奇难杂症精选

黄永源　编著

廣東省出版集團
广东科技出版社
·广州·

图书在版编目（CIP）数据

奇难杂症精选/黄永源编著. —广州：广东科技出版社，1996.5（2024.3重印）
ISBN 978-7-5359-1607-5

Ⅰ. ①奇… Ⅱ. ①黄… Ⅲ. ①疑难病—中医诊断学②疑难病—中医治疗学 Ⅳ. ①R24

中国版本图书馆CIP数据核字（2003）第004852号

出 版 人：朱文清
责任编辑：丁嘉凌
责任印制：彭海波
出版发行：广东科技出版社
（广州市环市东路水荫路11号 邮政编码：510075）
销售热线：020-37607413
https://www.gdstp.com.cn
E-mail: gdkjbw@nfcb.com.cn
经 销：广东新华发行集团股份有限公司
印 刷：广州市岜侨彩印有限公司
（广州市番禺区石楼镇官桥 邮政编码：511447）
规 格：889mm×1 194mm 1/32 印张19.125 字数600千
版 次：1996年5月第1版 2024年3月第37次印刷
定 价：35.00元

内容简介

本书将《奇难杂症》、《奇难杂症续集》、《奇难杂症新编》三书的有关内容精选归纳而成，分概论和各病论治两大部分。在概论中，叙述杂病的辨证及治疗特点；在各病的论治中，按内科、外科、男科妇科、儿科、骨科、皮肤科、五官科介绍215种疑难病的诊治，内容丰富，实用性强。

本书供临床医师、群众参考、应用。

说　明

我16岁随父（广州市越秀区中医杂病医院院长黄振鸣，现已退休。经批准，设立“广州市黄振鸣中医中药研究所”，我亦随父亲一起工作。）习医，至今已29年矣！在父亲的把手慈教下，经过临证实践，熟练地掌握了奇难杂病的诊治知识。《奇难杂症》、《奇难杂症续集》、《奇难杂症新编》三书已相继出版，深受读者的欢迎，有一定的社会影响。父亲黄振鸣编著的《奇难杂症》和《奇难杂症新编》中父亲黄振鸣的文章，都是我整理，我的临证心得亦融入其中。由于上述三本书对奇难杂病诊治的理论分散，且临证经验各有所偏，鉴于此，我将三书有关内容精选归类为《奇难杂症精选》。仅此一书，就可系统地了解奇难杂症的辨证论治全貌。

愿诸位皆健康长寿！

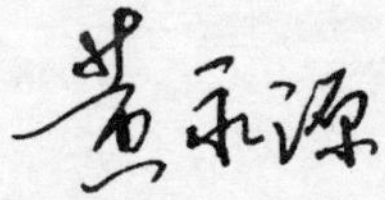

1996年春于羊城

目　　录

概　　论

杂病辨证

杂病治疗方法

各病论治

内　　科

外　科

男科妇科

儿　科

骨　科

皮 肤 科

五　官　科

概　论

杂病辨证

杂病病因

一、六　淫

泛指外界风、寒、暑、湿、燥、火六淫之邪，均可以引起各种杂病病症。因为六淫邪毒侵袭，易于化热、化火、腐脓、蓄毒。在杂病常见的感染性疾病的发病过程中，以风毒、热毒、火毒致病者为多见，寒湿、湿热等也是引起杂病病症的主要原因之一。

二、损　伤

凡因跌仆损伤、水火烫伤、虫兽咬伤、接触毒物伤、金刃伤、枪弹伤、挤压、扭捩伤等等，均可以引起皮肉、筋骨、内脏等的损伤，以致气滞血瘀，损筋伤骨或经皮肤破损感染毒邪而引起杂病病症。

三、情 志 内 伤

内伤七情（喜、怒、忧、思、悲、恐、惊），致脏腑功能失调，经络阻滞，气血不畅，均可以引起杂病病症。其中尤以忿怒伤肝，肝气郁结，郁久化火，或忧思伤脾，脾失健运，痰湿内生最为常见。气郁、火郁、痰湿凝聚，都可致经络阻隔，气血凝滞，多易引起痰核流注、乳核、乳岩、瘿瘤等杂病病症。

四、饮食失节

过食膏粱厚味、醇酒炙煿或辛辣动风食物，可致脾运失调，湿热火毒内生，易于发生痈、疽、疔、疮，如《素问·生气通天论》中说："膏粱之变，足生大疔。"此外，饮食生冷或暴冷暴食，可引起脾胃升降失常、六腑传导失调而致多种急腹症。

五、劳逸所伤

过度的劳累则耗气，过度的安逸则影响气血运行以及使脾胃功能减弱，而引起不同的杂病病症。

外因邪毒可以引起疾病，但是当人体的防御机能健全时，不一定发病，即所谓"正气存内，邪不可干"。不过在一定的条件下，强烈的外邪破坏了机体局部的防御机能时，则能起决定性的致病作用。这也可以说是杂病病症的发病特点。至于上述外邪之为病，往往有兼挟症状，而人体的反映和各个阶段的表现也不一致，所以应全面地分析病情，区别对待。同时，不同的病因与发病部位也有一定的关系。例如风热、风湿、风火、风毒等，因为风性善变，火性上炎，所以病位多在头面、颈项等上部；而寒湿、湿热、湿毒，因为湿性下趋，所以病位多在臀、腿、胫、足等下部；若与气郁、火郁相挟杂时，因气火多发于中焦，则病位多在胸、腹、腰、背等中部。

杂病病机

疾病的发生与气血、经络、脏腑的生理功能有着密切关系。局部和整体气血凝滞，经络阻隔，以及脏腑功能失调，这些都是引起杂病的基本病机变化。

一、气血凝滞

由于外因的邪毒损伤、内因的情志内伤、饮食失节和阴阳失调、脏腑失和、劳伤虚损等，都可以引起全身或机体局部的气血凝滞，或阻于肌肉，或留于筋骨、脏腑等。如《素问·生气通天论》中所说："营气不从，逆于肉理，乃生痈肿。"局部气血凝滞，郁久化热，可致血肉腐败而成脓。如《灵枢·痈疽篇》中所说："营卫稽留于经脉之中，则血泣而不行；不行则卫气从之不通，壅遏而不得行，故热；大气不止，热盛则肉腐，肉腐则为脓"。这清楚地阐明了中医对化脓过程的看法。气血凝滞是杂病最为常见的病机过程。例如《素问·阴阳应象大论》说："气伤痛，形伤肿。"又如《杂病源流犀烛》中记载："跌扑闪挫，卒然身受，由外及内，气血俱伤病也。"均是对气血凝滞为杂病病机过程的很好说明。

二、经络阻隔

经络分布于人体的全身各部，内联脏腑，外通皮、肉、脉、筋、骨等处。其功能运行气血，联络人体内外各器官。所以前述各病因都可引起全身或局部的经络气血阻隔。不但如此，而且疮疡的邪毒，还可以沿着经络的通道，由外传里，内攻脏腑，如疔疮走黄、火毒传里、红丝疔毒郁滞孙络而上延经络等。相应的，由于脏腑功能失调所引起的气滞、火郁、蕴毒，也可以由里达表而发病，如肝郁气滞易生瘰疬、乳核、瘿瘤，心经火毒炽盛易生疔疮等。很多的杂病病症，实际上是"有诸内必形诸外"。

三、脏腑功能失调

脏腑功能失调是杂病病症发生的内在依据。例如《诸病源候论》中说："痈者，由六腑不和所生也；疽者，五脏不调所生也"。这说明杂病病症的发生与脏腑的病理、生理密切相关。

总之，杂病病症的发生、传变和预后都与气血、经络、脏腑的生理功能密切相关。不但说明其病理生理的整体性，而且也表现了杂病病症的特殊性。因为气血的盛衰，关系到整体的防御机能。若气血旺盛则外邪不得内侵，但在一定的条件下，强烈的外因作用于局部，破坏了局部防御机能，可致经络阻隔，气血凝滞而发病；或当邪毒亢盛，正气不能抵御时，也可以通过经络“内陷”于相连属的脏腑。若脏腑机能失调，郁滞蕴毒，同样可以通过经络而发于外。因此，在辨证分析时既要重视局部情况，更要注意整体机能状况。

杂病辨证

一、病因辨证

从发病学的观点来看，杂病病症由于致病因素不同，所引起的机体反应也有区别。在辨证分析时，要透过临床现象来判断其致病因素的特异性。这是一个由表面现象而深入到病症实质的过程，即所谓“审症求因”。常见的病因及其病理变化，可以归纳为风、热、湿、寒、气、血、痰、食、虫等九种。

1. 风邪：风为百病为长，风性善行而数变。常与热邪、火邪互结而发病，火性炎上，故病变多在上焦。

风热引起的杂病，局部焮肿，皮色发红。

若风热化火，则病势急剧，多有壮热烦渴，面红目赤，局部红、肿、热、痛。如面部丹毒、痈，颈部急性淋巴结炎，带状泡疹等。

另有一种内风证，主要是肝病的一种表现，主要见症有头目眩晕，四肢抽搐、麻木、振掉、强直，乃至卒然昏倒，不省人事，口眼喎斜，半身不遂等。其证大多关系于筋、目和精神异常。肝主藏血，淫精于目，淫气于筋，又和精神活动有关。故内风主责于肝，临床上俗称“肝风内动”。

2. 热邪：热为阳邪，热极可以化火。热与火两者仅是程度上的不同。热与火蕴，日久均可生毒，热毒势缓，火毒势猛。

热毒壅阻肌肤，则见局部焮红、肿胀、灼热、疼痛。热毒壅盛，腐肉成脓，全身可伴有发热、恶寒、头痛、全身不适、舌红苔黄、脉滑数等热病征象。破溃后外溢黄稠脓，如疖、痈、蜂窝组织炎等。

火毒内攻脏腑，除见有全身严重的热病症候外，若火毒攻心，则烦躁不安，神昏谵语；火毒灼肺，则气粗喘息，或咯脓血；火毒伤肝，则胁痛黄疸，甚则痉挛抽搐；火毒伤于脾胃，则烦渴、嗳气、腹胀、纳呆；火毒伤肾，则尿赤、尿闭、腰痛、尿血。例如全身性化脓性感染、感染性休克等。

3. 湿邪：杂病中湿邪常与热邪互结，但可有湿重于热，或热重于湿，或湿热并重等区别。湿热蕴久也可以生毒。

湿热客于肌肤，则皮肤起水疱，有渗液及瘙痒，破溃后糜烂结痂。

湿热蕴久生毒，则见皮肤周围红晕，有脓性渗出及灼热痒痛，破溃后糜烂结脓痂，如急性湿疹继发感染、脓疱疮等。

湿热蕴于肝胆，则胁痛口苦、恶心呕吐、食少腹胀、发热、黄疸（色泽解明如橘皮）、舌苔黄腻、脉弦数，如急性胆囊炎、胆石症、胰腺炎等。

湿热下注，蕴于肌肤血脉，则见皮肤肿胀光亮，或坏死流液，溃口经久不收，如下肢丹毒、下肢慢性溃疡继发感染等；或见下肢肿胀、局部灼热疼痛，皮肤起疱、溃烂、坏死，走路时胀痛或间歇性跛行，如小腿急性蜂窝组织炎、下肢血栓性静脉炎、血栓闭塞性脉管炎等。若湿热下注膀胱，则有尿频、尿急、尿痛、血尿或尿浊、会阴部肿痛等，如急性前列腺炎、急性膀胱炎等。

4. 寒邪：寒性凝滞而收引，使经络气血受阻，可引起气血运行障碍或剧烈的疼痛。如《素问·举痛论》所说："寒气入经而稽迟，泣而不行，客于脉外则血少，客于脉中则气不通，故卒然而痛"。寒邪蕴久也可以化热，或与湿邪相结合而致病。

寒邪客于肌肤，可见局部暗红肿胀；若兼有湿邪，则可出现水疱，如冻疮等。

寒邪侵入经脉，可见趾（指）端冰凉、怕冷、皮肤苍白或青紫，甚则疼痛或伤筋蚀骨。如血栓闭塞性脉管炎、雷诺氏病、骨结核等。

寒邪侵犯胃肠，多因脾阳不振或肾阳虚阴寒内盛，复感受外寒或过食生冷所致。发病急骤者，则见剧烈腹痛、腹胀、便结、呕吐、脉弦紧或沉弦，如某些胃痉挛、急性肠梗阻；发病缓慢者，腹痛缠绵，喜暖怕冷、得热则缓、喜按，下利清谷，小便清长，舌质淡，脉沉迟，如肠结核、慢性肠粘连等。

5. 气病：以气郁、气滞、气结、气逆为主，也可见疾病后期出现之气虚者。气郁多表现为胸腹闷胀、善太息、吁气为快，气滞多表现为疼痛、胀痛，气结则多表现为痰核凝结，气逆多表现为呃逆、嗳气、呕吐、反胃，气虚多表现为面白、神疲乏力、少气懒言等。

气结于胸胁、颈部：则局部核肿、胀痛，呈结节状或囊性包块；严重时可见胁痛剧烈，遇烦怒或情绪波动后症状加重，如颈淋巴结核、甲状腺肿物、乳腺纤维瘤或乳腺囊性增生病等。

气郁于胁肋：则见胁痛、上腹部闷胀，甚则绞痛阵作、口苦咽干、胃纳呆滞，或有寒热往来。如急性单纯性胆囊炎、急性水肿性胰腺炎等。

气阻于胃肠：则见腹脘痛、恶心呕吐。如急性肠梗阻等。

气虚：则头晕目眩、少气懒言、乏力自汗。如胃下垂、直肠脱垂等病症。

6. 血病：以瘀血、出血为主，也可见于疾病后期血虚症。

血瘀化热，经络阻滞：则见局部肿痛，皮色暗红，常伴有发热。如复发性丹毒、阑尾炎性包块等。

气滞血瘀，毒热壅盛：则痛有定处，呈持续性，有时可触及包块、拒按，常伴有发热、口渴、便干、尿赤等。如肠痈、腹腔炎性包块等。有时毒热已减，气滞血瘀仍在，则腹痛、腹胀、食纳不佳、大便不通，如腹部手术后肠粘连等。

外伤瘀血，经络阻滞：多见于跌打损伤、骨折、扭伤、挫伤之后，局部瘀血胀痛或刺痛、转侧不利、皮肤青紫，或皮下有瘀血，出血斑块。

血热妄行，血溢脉外：邪热盛于血分，血受热迫，血络损伤。除呕血、便血、出血外，可见心烦口渴、身热、舌酸嘈杂、脘腹胀满或疼痛，如上消化道出血等。

血虚：皆由失血过多，或脾胃虚弱，生化不足，以及七情过度，暗耗阴血而成。可见于脱发、手足麻木、皮肤瘙痒、月经涩少等病症。

7. 痰饮：以痰核、留饮为主。

肝郁气滞，痰湿凝聚：痰滞于肺，可见咳喘咯痰；痰迷于心，可见胸闷心悸、神昏癫痫；痰留经络筋骨，可致瘰疬痰核、肢体麻木，或半身不遂，或阴疽流注；痰气结于胸胁、颈部，则成瘿瘤或乳房肿物或乳腺囊性增生病等。

脾失健运，水饮内停：饮停心下则胸闷呕恶，水走肠间则腹鸣漉漉有声。如幽门梗阻、浅表性胃炎等。

8. 食滞：脾胃阳虚，宿食不化，或暴饮暴食之后，症见腹胀、呕吐、腹痛、便结，如急性胃炎、急性肠梗阻等。又有过食肥甘厚味，或嗜酒无度，以致湿热痰浊内生，气血壅滞，常可发生痔疮下血、痈疡等病症，正如《素问·生气通天论》说："膏粱之变，足生大疔"。

9. 虫积：虫积内扰，则见腹痛，时作时止，痛后如常。痛时恶心、呕吐涎沫或吐黄绿水，时有烦躁。虫积在上，则呕吐频繁或吐蛔虫、胃脘痛重、腹痛则轻；虫积在下，则腹胀重，可有大便干结，如胆道蛔虫病或蛔虫性肠梗阻。

二、经络辨证

辨经络主要是分析病位，并联系其与脏腑的所属关系，判断其传变途径，便于指导治疗。例如，口唇部的疖、痈等症，属于脾胃湿热蕴结，火毒上攻所致；颈部两侧属于少阳经的循行部位，因为肝为胆相表里，肝气郁结，痰湿凝聚阻滞经络，易患瘰疬（淋巴结核）、瘿瘤（甲状腺囊肿、甲状腺腺瘤）等症；乳房部属于肝胃二经，乳房属于足阳明胃经，乳头属足厥阴肝经，若肝郁气滞，阳明胃热易患乳痈（急性乳腺炎）；两侧胁肋部属肝胆二经，若肝胆郁结，湿热内蕴，则易患急性胆囊炎、急性梗阻性化脓性胆管炎等；阴囊部属于肝肾二经，若肝经或膀胱经湿热下注，则易患急性附睾炎等。

此外，脏腑之外窍也与经络所连属，故亦与经络有关。目为肝窍，故生于眼部的疾患与肝经有关；鼻为肺窍，故生于鼻部的疾患与肺经有关；耳为肾窍，故生于耳部的疾患与肾经有关；口为脾窍，故生于口腔疾患与脾经有关；舌为心窍，故生于舌部的疾患与心经有关。这些病位的分析都可以作为杂病辨证的参考。

三、脏腑辨证

脏腑功能失调同样可以引起杂病病症。脏腑辨证，主要是病位与病情属性的综合分析。因为某些特异性的症状，反映了脏腑功能失调的病理生理现象。例如《黄帝内经》病机十九条中说："诸风掉眩，皆属于肝。"凡是因为风盛出现肢体颤动抽搐、头目眩晕等症大都与肝有关。其中包括火毒感染、热毒炽盛、热极风动的热痉风，主要表现为高热神昏、痉厥抽搐等；也包括风邪内侵，肝风内动的破伤风症，主要表现为牙关紧闭、角弓反张、四肢拘急抽搐等。同时在全身性感染后期或久病阴血亏虚时，会出现阴虚风动或血虚血不荣筋之虚风，主要表现为手足瘈疭或拘急、振颤等。

"诸寒收引，皆属于肾"，因为肾主骨，凡是因为阳虚阴盛，以致气滞血涩，筋骨失养，寒从内生而引起的筋脉拘急、关节屈伸不利的症候，大都与肾有关。其中也包括骨与关节结核、血栓闭塞性脉管炎、慢性骨髓炎等。

"诸气膹郁，皆属于肺"。因为肺主一身之气，司呼吸，喜肃降。凡是因为气机不宜而引起的喘急、胸痞满闷等证候，大都与肺有关。其中也包括火毒伤肺，如肺脓肿等。

"诸湿肿满，皆属于脾"。因为脾主运化水湿，凡是湿盛所引起的水肿，腹鼓胀满的证候，大都与脾有关。其中也包括下肢丹毒、下肢慢性溃疡、泌尿系感染、门脉性高压症等。

“诸痛痒疮，皆属于心”。因为心主血脉，凡是痛、痒、疮三种症候，大都与心火亢盛、血分郁热有关。

四、局部辨证

杂病的局部辨证同样是很重要的，而且局部病损也有一定的特点，分辨如下。

1. 辨颜色：主要辨局部的颜色。若疮疡皮色红者多为热症，白色多为寒症，黑色多为肌肤坏死，青紫多为血瘀。溃疡或肉芽组织颜色紫暗，属阴症，难愈，难敛；若颜色红活润泽，属阳症，易愈、易敛。

2. 辨温度、硬度：通过触摸以辨识局部病损的特性。触之高肿、焮热痛甚，为热症，属于阳症；平坦。不热不痛，触之冰冷者为寒症，属于阴症。若疮疡按之坚硬为无脓，按之应指有波动为脓已成。

3. 辨肿胀：经络阻隔，气血凝滞则肿胀，即所谓“形伤肿”。

肿势局限，红肿高起，灼热疼痛，根周收束，为气血充实，且为火毒所乘而致，多属阳症、热症、实症。

肿热弥漫、局部平坦、漫肿无头、边界不清，若为阳症，则因邪盛毒势不聚，焮肿红赤急速扩散；若为阴症，则因气血不充，不红不肿，发展缓慢。

局部肿而发凉、色白或青紫为寒肿；肿而发热、色红光泽为热肿；肿而坚硬如石，有棱角，形如岩突。为癥瘕肿块；肿胀迅速，色暗青紫，持续肿痛为瘀血肿；肿胀轻浮或游走不定，消退后如常者为风肿；肿胀柔软或如硬核为痰核；肿胀而皮色光亮、按之凹陷，破溃渗液者为湿肿。

4. 辨疼痛：气血壅滞，阻塞不通，不通则痛。即所谓“气伤痛”。

虚痛：喜按，按则痛减。

头痛：拒按，按则痛增。

寒痛：局部发凉，遇冷疼痛加剧，得热则痛缓。

热痛：局部发红、灼热焮痛，遇冷则痛减。

风痛：痛无定处，遇风而作，走注迅速。

气痛：游走不定，遇情志郁闷而作，窜痛无常。

卒痛：疼痛突然发作，痛势急剧，多见于急性病。

绞痛：痛如绞割，是为绞痛，多因有形实邪闭阻气机而成。如心血瘀阻引起的心绞痛、蛔虫上窜之胆绞痛、石淋引起的肾绞痛等。

掣痛：抽掣或牵引而痛，多由筋脉失养或阻滞不通所致之神经性疼痛。因肝主筋，故掣痛与肝病有关。

瘀血胀痛：皮色暗褐或青紫，痛有定处，持续性隐隐胀痛或刺痛。

阵发性疼痛：忽痛忽止，痛时剧烈，止如常人，或钻顶样痛或阵发性加剧，多见于胆道、胃肠道疾病。

持续性疼痛：痛无休止，持续不减，如化脓性疾病。溃脓前或隐隐作痛，持续较久，不红不热，属阴症。

5. 辨脓液：脓为气血所化，热盛则肉腐，肉腐则为脓。脓液的形成是感染性杂病，不能内消时的主要局部证候。脓肿外溃是正气托毒外出，毒随脓泄的向愈趋势。对于脓肿的辨症，应当从脓的有无、部位、性质三为方面的分辨之。

脓的有无：按之疼痛，肿块坚实，无波动感，为无脓，按之痛剧，随指而起，局部有波动感，为有脓；按之实而痛甚，为内有瘀血；按之波动较大，痛轻微，为稀脓。穿刺抽脓亦可确诊，同时要结合全身症状，进行分析。若脓已成者，多见高热、脉数。

脓的部位：浅部脓肿，多见高突肿起，皮薄灼热焮红，按之有明显波动感；深部脓肿，肿胀不明显或漫肿微硬，皮厚不热或局部微热，皮色不红或微红，重按有深波动感。

脓的性质：包括对脓液性质、色泽、气味的综合观察，才能充分估计局部病损的预后。脓液色泽鲜明，黄白质稠，略带腥味，为气血充实；若先出黄稠脓液，而后出现稀液，而且量逐渐减少，是脓尽疮敛的佳象。脓液淡薄清稀，为气血虚弱；浓液色黄白质稀，其色不晦，其味不臭，为气血亏虚但不是败象；脓液质烯如粉浆或污水或色紫暗，气味腥臭，为气血俱虚，无力化脓，多为败象。脓液色绿黑而稀薄，为蓄毒日久有损筋伤骨之势。

6. 辨痒：痒是由于风、湿、热、虫等因素，客于肌肤所致。另外血虚或疮疡将愈之时，亦可作痒。

风胜作痒：痒无定处，遍体瘙痒，时作时止，局部有抓痕无渗液。

热胜作痒：局部斑疹，焮红灼热而痒，或有渗液、糜烂、结痂。

湿胜作痒：局部渗出液多，浸淫四窜而作痒。

虫淫作痒：浸淫蔓延，少量渗液，痒感剧烈犹如虫行。

血虚作痒：皮肤干燥，脱屑而作痒。

疮愈作痒：疮口脓毒已尽，气血流畅，故有“痒若虫行气血通”之说。局部肉芽生长，疮面修复愈后，也可微微作痒。

7. 辨麻木：麻木是由气虚不运或毒邪炽盛，或痰瘀阻塞经脉所引起的异常感觉，即所谓“麻属气虚”、“木属痰瘀”。杂病所致麻木，多为气血亏损之象。

五、指甲象辨证

中医学自《黄帝内经》以来，已有指甲辨证的论述。杂病辨证亦有诊察甲象的丰富经验。现据古代医经论述，结合笔者临床实践，就诊察指甲与甲象辨证方法，介绍于下。

1. 指甲象与脏腑病机的联系：爪甲位于四肢末端，为皮部之附庸。指甲由角质化表皮所形成，是半透明的致密组织，覆盖在指端的背面，有保护指头的作用。《灵枢》曰：“皮之部，输于四末。”可见经脉都从四肢末端为根，头面胸腹为结。表明四肢与胸腹、脏腑之间有着紧密的联系。如手太阴肺经，脉起中焦，出大指指端。其支脉从腕后直出次指内廉出指端；手阳明大肠经，脉起大指、次指之端。凡互为表里的经脉，均以爪甲处丰富的孙络为沟通的渠道，使爪甲成为经络转输的枢纽，阴经自此出表，阳经自此入里。

人体脏腑气血、生理病理的变化，常能通过指甲反映出来。《素问·痿论》曰“肝主身之筋膜”、“爪为筋之余”。肝血的盛衰，能影响筋络的运动，亦可影响到爪甲的枯荣。肝血足，筋强力壮，爪甲坚韧；肝血虚，筋弱无力，爪甲多软而薄，枯而色夭，甚至变形或脆裂。《素问·五脏生成篇》曰：“肝之合筋也，其荣爪也。”就是这样的道理。

2. 诊察方法：诊察指甲，宜在自然光线之下，病人伸手俯掌，各指自然伸直。医者可相距一尺（33 厘米）用目直视，也可用放大镜观察。逐一检查各指甲体、甲床、甲弧、皱襞、孙络，分辨其形状、质地、颜色、泽度、动态等。一般应诊视双手指甲，并互为对比，必要时也可诊视足趾甲。检查甲象要领：

甲体：为指尖皮外，微曲透明的角质板，亦称为甲板。望诊时要注意其形状大小、弯曲、扁平、凹凸、厚薄、嵴棱、断裂、残缺等。指甲质地方面，要诊察及按抚其是否坚软、韧脆、致密、粗糙等；颜色方面，要诊察其颜色的深浅、泽度的荣枯等等。此外要注意因某些药物、化妆品、颜料等原因引起的指甲变化，而加以区别之。

甲床：甲板下面是甲床，由表皮生发层和真皮所构成，内含丰富的毛细血管。诊察时以指按甲床，透过角质层检查甲床形态、斑纹、瘀点、色泽及孙络动态等。

甲弧：甲根基底部是淡白色弧影，有如一痕新月，亦称月痕。以指压甲床，察甲弧形态变化、色泽改变、孙络动态等。

甲襞：为甲沟之皮质部分。观察皱襞之形态、色泽、孙络充盈度，以及与甲体结合是否规整，有无缺损等。

3. 辨症要点：根据中医杂病的临床实践和中医学理论，兹综述下列 19 种甲象辨证要点。

（1）本色甲：甲体微曲、厚薄适中，甲质坚韧，其色淡红，甲面光滑、润泽，甲弧清晰，甲床无横沟嵴迹，无瘀点斑纹；以指压甲床淡色，松指后红润如故。本色表示经络通畅，气血循常，脏腑调和，为正常甲象。

(2) 葱管甲：甲体卷曲且薄如筒状，多为久病体虚；以指压甲板，甲床苍白者为血虚，甲床暗红者为阴虚，松指后甲床转色缓慢为气虚。

(3) 杵状甲：又称槌状指，是指头末节软组织肥大似舂杵而名之。甲板增宽并向指尖弯曲，但甲板不增厚，指端粗大如蒜，多属气虚血瘀。若以指压甲床，见甲床之孙络瘀红浮现，为气机郁滞，经络阻隔，气血凝滞不通，提示咳喘、痰饮、虚劳、肺痿、胸痹、肝郁、积聚癥瘕。现代医学认为：槌状指约80%为呼吸系统疾病，如肺结核、支气管扩张、肺肿瘤、脓胸等；10%～15%为心血管系统疾病，如亚急性细菌性心内膜炎；如槌状指伴骨质变化，四肢关节肿痛肥大，则多为胸部恶性肿瘤。肝硬化、炎性腹泻，也有槌状指出现。一侧患有腋动脉瘤及肩关节半脱臼时，可出现单侧性槌状指。

(4) 匙状甲：指甲板中间凹陷，边缘翘起如小匙，也称为反甲。手指平放时，水珠滴在甲上不会溢出，多为气虚血亏，脾失健运，气滞血瘀，营养障碍，见于中医瘿症、积聚癥瘕等。现代医学认为：匙状甲出现于低血色素性贫血、风湿热、黑棘皮病、梅毒、真菌感染和甲状腺机能亢进者。

(5) 钩甲：甲板肥厚，并向指（趾）尖弯曲变形，如鸡爪样，指（趾）甲呈褐色、甲面凹凸不平，失去正常光泽，俗称鸡爪风，多属气郁血瘀、风痹、筋挛。成年人发生于足拇趾者，多由于外伤或鞋子过小，压迫趾甲所致。手烧伤，疤痕挛缩亦有钩甲。另外，有些天疱疮、银屑病、内分泌或血液循环障碍的患者，也可能出现钩甲。

(6) 粗厚甲：甲板肥厚变硬质粗，不透明，色灰枯槁，失去光泽，多为气虚血燥，失于营养，常见的病因为外伤、霉菌感染、银屑病、手癣、鹅掌风、先天性厚甲症和先天性外胚叶缺陷。坚硬的指甲压迫甲床常会引起疼痛。

（7）薄甲：甲板萎缩变薄，状如枯鱼之鳞，称鱼鳞甲。多为肾气虚损，脾失运化，水湿内停所致。现代医学认为，常见的病因为先天性甲发育缺陷、贫血、末梢循环障碍（如雷诺氏病）、扁平苔癣、大疱性表皮松解症、脊髓空洞症等。麻风病的营养失调表现在指甲上者，可有甲板萎缩挛曲、变软破坏，最后爪甲脱落。

（8）脆裂甲：甲体不坚，甲板变薄，且失韧度，常易断裂，并有分层状分离。每因阴虚、血瘀、血虚、风燥引起脆裂。现代医学认为甲板表面水分丧失所致。如四肢末梢血管收缩，血液循环差，水分丧失多，就容易形成脆甲。冬季气候干燥，以及经常作喷漆工作者，也可能引起脆甲症。

（9）横沟甲：甲板的平滑表面被破坏，出现数毫米宽的凹陷横沟，多为气虚血瘀、邪热肺燥、气滞肝郁所致。临床上多见是甲沟部的湿疹、皮炎、感染、外伤所引起。猩红热、肺炎等急性病后，指甲上也可出现一条横沟，横沟向远端延伸，并渐渐消失。甲板上几条波形横沟如洗衣板样，多为甲沟炎或甲基损伤或甲基部有肿瘤压迫造成。

（10）啃缺甲：自咬甲缘，残缺不整。这种甲板会发生短缩，软化而失去光泽。甲板有横沟出现，或匙状改变，常常伴发甲沟炎，属小儿疳积，及体内有寄生虫等。

（11）脱甲：爪甲自行脱落，皆缘肾经虚火，以及蛇头疔、脱疽等病症所致。现代医学有一种黄甲综合征，中年人多见，患者下肢及面部淋巴水肿，慢性胸水，同时指甲肥厚弯曲，呈黄色及黄绿色变化，指甲生长缓慢，半月形甲弧消失，最后指甲松解脱落。

（12）缺甲：出生时就没有指（趾）甲，称为先天性缺甲症，与遗传因素有关，多属中医肾虚先天不足。后天性缺甲，往往是甲板损伤、烧伤或反复的炎症所致。

（13）白甲：甲板表面出现点状或线状白斑，甚至融合成片，指甲软萎，全甲皖白，压之苍白无华，多为元气亏损，营养障碍引起。现代医学认为，凡外伤、营养障碍、慢性肝硬化、肾病、肠伤寒、真菌感染、甲床分离症等，均可出现白甲。甲板上白色带与半月状甲弧平行者，见于低蛋白血症；甲床近端呈白色、无端呈红色者，见于氮质血症；慢性砷中毒者指甲上也有白色横纹。贫血与失血者的指甲苍白是暂时性的。

(14) 黑甲：久病见黑色甲，为肾气衰败之征。临床上亦见于砸伤，甲床出血，开始为紫红色，久之成为紫黑色，需与黑色素痣区别。重金属银沉着，会产生黑褐色指甲。甲下或周缘有绿脓杆菌感染的甲沟炎存在时，指甲可呈黑色。服用8-甲氧补骨脂素、照射长波紫外线，甲板可产生紫黑色的纵条或全部指甲有色素沉着。

(15) 黄甲：甲板增厚，发育缓慢或甲板剥离时呈现淡黄色，多属肝胆疾患，鲜黄色者属热，黄黯而涩者为恶候。临床上银屑病、黄疸、甲状腺功能减退、肾病综合征时引起的胡萝卜素血症、慢性肾上腺功能不全及长期服用四环素药物者，指甲也可呈黄色。老年人由于指甲退行性变，稍呈浅黄色。黄甲癣可使指甲出现黄色点状斑。

(16) 红甲：以指压甲体，甲床呈现红色以至绛色，多为风热毒盛，邪犯心经。痹症、历节风、类风湿性关节炎及亚急性细菌性心内膜炎，可见到红甲。

(17) 紫绀甲：紫绀是血液缺氧的一种征象。其中青紫甲为邪热重，气血郁滞。虚证而见青紫甲者为恶候。蓝紫甲多为血瘀、心血损害或肝经受邪。现代医学认为紫绀甲多见于先天性心脏病者。

(18) 蓝甲：在肝豆状核变性时，铜的代谢紊乱，有时可出现蓝甲。某些药物如硫磺、亚硝酸盐、阿的平等，也可引起蓝甲。

(19) 癥瘕甲：甲下赘疣，软者为血瘀，坚者为骨疣，属气滞血瘀。此外，要注意指甲下出现肿瘤，如甲床血管球瘤、甲下外生骨疣、黑色素瘤等。

诊察指甲与甲象辨证，是杂病辨证独具一格的临床诊察手段和辨证方法，应力求精确，并与中医四诊八纲合参，综合辨证，而知常达变，准确用药。

杂病治疗方法

杂病的治疗方法，除内服药物之外，尚有丰富多彩的外治法，如丹火透热疗法、灯心直火灸法、外敷法、洗涤法、导入法、挂线法等等的多种疗法。上述这些方法在治病时往往互相配合，成为杂病治疗的一个特点。下面介绍几种治法。

论火的治法

火是生命的动力，为阳气所化。在生理状态下，人体的脏腑活动，赖水谷之气的营养，以生热生火为用。反过来，人体赖此火热之能以腐熟水谷，化生精气，从而维持生命。这种火称为“少火”。若在病理状态下，精血耗伤，脏腑功能失常，阴阳失去相对的平衡，使脏腑的阳偏亢，所产生之火则称为“壮火”。此火为反常之火，能伤人体正气而为病象。这就是《内经》中说的“壮火食气，少火生气”，少火为正常之火，物赖以生；壮火为反常之火，物因以耗。火盛是指病理性的机能亢进，一般表现为某些脏腑组织气机失调性的亢盛。究其病机，不外内伤和外感两个方面，凡感受六淫之邪而为火证者，可因直接感受火热之邪所起，也可由他邪演化而生。由于感受火热之邪而出现的症状，乃由火热直接灼伤津液营血，内伤脏腑所致。因感他邪而为火证者，则须要经过一段化热、化火的病程，如寒之化火，必须由寒化热，热极而后生火。湿之化火，必须与热相结，或湿蕴化热，湿热极甚而成痰火。一般认为，由外感引起的火，多属实火。内伤也可以生火，如情志怫郁，郁久化火；暴怒则肝阳亢盛；即所谓“五志过极”化火。饮食积滞、停痰、血瘀等，在一定条件下，也能郁而化火，从而产生积热、瘀热、痰火等。此外，凡津液过耗，或精亏血少，阴不胜其阳，使水不制火，而虚火妄动，更是常见的一类化火病证。

化火的原因虽多，证候繁杂，但按“邪气盛则实，精气夺则虚”的原则，分为虚实两类。

实火多由病邪所化，属阳气有余。表现为病势急速，病程短。多有壮热，面红，目赤，心烦，口渴喜冷饮，甚者狂躁、昏迷，小便短赤，大便秘结，唇焦，舌质红起刺、苔黄燥，脉洪数等。治宜直接了当，折其锐气，根据不同证候，施以清营、解毒、熄风、开窍、通下等法。

虚火上炎，多见于热病后期，慢性感染，肿瘤等消耗性疾病以及嗜烟、嗜酒和某些慢性职业性的损害等，皆因阴津内耗。其表现为病势缓慢，病程长。多见潮热盗汗，午后颧红，虚烦不眠，口干咽燥，干咳无痰，或痰中带血，耳鸣健忘，腰酸遗精，舌质红绛少津、光剥无苔，脉细数等。治宜据病情轻重，如火盛伤津未累及脏腑，表现有口干渴，小便短少，舌唇焦、舌红绛等症者，用清热生津法，热退则津复；但对阴亏而损及五脏者，则非清热生津法所能治，例如临床常见到的肺结核、支气管扩张、肺癌及肺原性心脏病，多以阴虚为共同见证，严重者发展到肺肾阴虚，或阴损及阳。各种肝病，通常肝功能损害愈严重，肝阴亏损就愈明显。慢性胃炎、胃癌、食道癌，多有胃阴不足，津液干涸的表现。再生障碍性贫血、各种恶性贫血、白细胞减少症、白血病、淋巴瘤，以及血小板减少性紫癜等血液系统疾病常表现为肾阴亏损。这些说明器质性疾病所出现的机能不全，或失调，或亢进，它们往往不一定有明显的原发病，都是在疾病的各种耗损过程中致真阴亏损后，继发各种虚火之症。所以治疗上在针对病因的同时，还应着重滋养真阴。

一、实火治法

1. 清泻心火法：治疗心火炽盛，表现为面红目赤、五心烦热、少寐多梦、口燥唇裂、舌红等症。代表方如黄连解毒汤。

2. 清热泻肺法：治疗肺火壅盛，多见有气粗、鼻煽、咳吐稠痰、烦渴欲饮、大便燥结，或鼻衄吐血等症。代表方如鱼腥草石膏汤。

3. 清泻肝胆法：治疗肝胆火盛，表现为耳聋、胁痛、头昏目赤、烦躁而怒、口苦、筋痿，或淋浊溺血等症。代表方如龙胆泻肝肠。

4. 清胃泻火法：治疗胃火壅盛，表现为烦渴引饮、牙龈腐烂而痛或有出血、呕吐、嘈杂、消谷善饥等症。代表方如清胃散。

5. 泻下积热法：治疗大肠火热之大便秘结不通，或暴泻黄赤，肛门灼热等症。代表方如大承气汤。

6. 清利湿热法：治疗湿热两盛或湿从热化。出现黄疸、午后身热、胸闷腹胀；或湿热下注，出现足膝痿痹、血淋、热淋等。代表方如八正散、清热利湿汤。

7. 清心宣窍法：由清心凉血，开窍醒神之品组成，治疗火热入心，蒙蔽清窍，表现为神昏谵语、抽搐等症。代表方如安宫牛黄丸、至宝丹类。

二、虚火治法

1. 滋阴降火法：治疗肾虚火动，多见耳鸣健忘、腰酸遗精、虚热骨蒸、舌质红降少津、脉细数之症。代表方如六味地黄汤。

2. 甘温除热法：治疗脾胃虚火，表现为渴喜热饮、懒言恶食等症。代表方如补中益气汤。

3. 滋肺降火法：治疗肺阴不足，虚火上炎之咳嗽、气上逆、咳血、声嘶，及午后低烧、盗汗、腰酸脚软、口干、身体消瘦、舌红、脉细数等症。代表方如百合固金汤。

论气的治法

气是人体生命活动的动力和源泉，它是脏腑功能的反映。因为气的活动范围较为广泛，故疾病的发生、演变与气的关系极为密切，有“百病皆生于气”之说。

气病成因，概括分为外感与内伤两种。外感方面：如风寒外束，肺气失宣，而为咳嗽；寒与气结，则为疝为痞；风热犯肺，肺失肃降，热熬津液，而咳嗽咯黄痰；邪热侵入心包，心气逆乱致神昏惊厥；痰浊阻遏气机，则肺气壅塞而喘逆；脾气不升则泄泻。内伤方面：劳损过度，则气耗血虚；饮食失节则胃气失和；七情无制，怒则气上，喜则气缓，悲则气消，恐则气下，惊则气乱，思则气结。说明劳倦、饮食和情志所伤都与气的发病有一定的关系。综上所述，外感内伤均可引起气病，由于病因病机的不同，则其病理变化所反映出来的证候亦自不同，但归纳起来不外是气逆、气滞、气虚三类。所以治气之法，亦不外逆则降之，滞则行之，结则开之，虚则补之。在上者达之，在中者调之，在下者消之。

一、行 气 法

适用于气滞实证。多见胸满胁痛、嗳气腹胀、脉沉而涩。但气滞之证，五脏皆有，而以肝、脾、肺三脏为多。肺主气，制节一身之气机。肺气郁滞，不仅本脏气机失于清肃畅达，出现喘促咳嗽，且肺气不降，脾亦失升，继而为痞为胀；气化不行，水道失却通调，可以为肿为饮。此皆肺气郁滞而导致他脏为病。肝为刚脏，性喜条达，在志为怒。肝气郁结，情志不舒，易怒气逆，不仅胸胁痞满，且“木郁则泄水以克土”，嗳腐吞酸、淋癃、泄泻等症多作。肝郁化火，上刑肺金，咳嗽、咯血接踵而至。脾为中土，主受纳水谷，运化精微，为后天之本，其志为思为意，若忧思不解，寒温不适，中气怫郁，脾失健运，而为腹胀恶食，呕吐泄泻，久则由本脏累及四旁，诸虚百损，由此可成。故气郁之治须分新久、因果、虚实。如新病气郁实证当行气开郁为主；久郁致气虚血滞，当调气和血；肺气郁滞，宜开泄宣发；肝气抑郁，宣疏肝解郁；脾气郁结，当运脾开郁；若肝脾相因互郁，又当调肝理脾；肝肺气郁化火，则当清肃降通；脾肺气郁生痰，则须调气豁痰。

1. 行气疏肝法：治疗肝气郁滞的病证。多因精神受刺激，郁怒伤肝或其它原因引起肝失疏泄所致。主要症状为胸胁胀满作痛、少腹胀痛、妇女乳房胀痛，其中尤以胀为特征。其发病多由本经部位开始，以两胁及小腹最为明显，然后循经扩散，上及胸膺，下及前阴等处。常用药有郁金、青皮、香附、木香、佛手、延胡、川楝子、柴胡、八月扎等。代表方是木香流气饮。

由于疏肝理气药性味多辛香而燥，且易耗伤正气，所以使用时应根据病情的轻重而酌情使用，适可而止。此外，肝脏以血为体，以气为用。肝气太过能使肝血暗耗，用理气药还须防上伤血，血虚则气更横逆，所以可酌用少许当归、白芍以护阴。

2. 行气运脾法：治疗脾气失健的病证。脾有健运水谷功能，当脾气受七情刺激，或受寒，或痰湿内阻而直接影响其运化功能，则可出现脘腹痞满、胀痛、食欲不振、嗳噫等症。常用药有陈皮、砂仁、蔻仁、川朴、法夏、木香、藿香、枳壳、茯苓。代表方如香砂六君子汤。

此外，肝气太强，则木横克土，影响脾气的升降功能出现食呆、嗳噫、呕恶、泄泻等消化不良证。治疗上应以疏肝理气为主，结合健脾和胃，方如逍遥散。

二、降 气 法

降气是使上逆之气得以平顺，多用于肝气上逆胸脘胀闷欲绝，胃气上逆，呃逆不止及痰浊上壅，肺气不降等证。

1. 降气平肝法：治疗肝气上逆所致的气厥证。本病多与情志有关，由于恼怒或惊骇，情志过极以致气机逆乱，上壅心胸，蒙闭清窍致突然昏倒，不省人事、口噤握拳、呼吸气粗，或四肢厥冷、舌苔薄白、脉伏或弦。常用沉香、檀香、丁香以降气平肝，代赭石、磁石以潜镇降逆，郁金、香附以理气解郁。若肝阳偏亢，见有头晕且痛、面赤唇红等，可加入羚羊骨、水牛角、石决明以平肝潜阳；如精神异常者，可加熟枣仁、茯神、合欢皮以宁心定志；气逆之症每易夹痰上犯，呈现痰多气塞者，可加胆南星、法夏、僵蚕、陈皮等药以除痰。情志改变是本病发作的主因，因此精神的刺激常可导致本证的反复发作。故平时既要注意情绪，又要注意调理肝气，使肝气得疏，病难复发。

2. 降气平喘法：治疗痰浊上壅，肺失宣降之证。本证与脾肺关系密切，脾为生痰之源，肺为贮痰之器，脾失健运，聚湿成痰，痰浊日盛，上贮于肺，肺气壅阻不得宣畅以致气逆，喘咳痰多，胸中窒闷之症发生。若痰困阻脾胃，又每兼有恶心、纳呆、口粘苔腻等，治宜降气、平喘、祛痰，笔者常用三拗汤合二陈汤酌加地龙、蜈蚣、僵蚕以走窜通络，化痰平喘，疗效迅捷。若湿痰化热，或痰火素盛，咳痰黄稠、喘急面红、烦热口干、便闭溲黄，属痰热壅实之证，治宜清热涤痰，降气平喘，用麻杏石甘汤与鱼腥草、栝蒌仁、黄芩配合运用，使痰火得清，肺气复降，则喘急可平。

3. 降气止呃法：治疗胃气上逆，作呃不止之证。本证的治疗须掌握虚实，分清寒热，在针对病因治疗的基础上均应加入和胃降逆之品以疏通膈间之气。常用药有丁香、陈皮、川朴、法夏、生姜、柿蒂。丁香柿蒂汤可加减运用，本方辛香之品易损伤中气，久病及年老体弱者须防胃气衰败，可以酌加人参、生姜。

三、补气法

补气法主要针对肺、脾、肾三者之气不足而言，因脾胃为元气生化之源，脾胃虚弱则元气不足，其他脏腑亦因元气不足而虚弱。肺为脾土之子，脾气不足，最易导致肺气出入升降失常，加重病情的发展。肾为先天之本，主藏精气又为气化之司，如肾气不足，就会引起一系列水液气化失调的病证。因此气虚的治疗，一般根据气虚的不同病机，以补脾、肺、肾之气为主。

1. 培补中气法：治疗中气不足，脾胃虚弱而引起功能衰退的病证。表现为精神疲倦、面色萎黄、懒言音低、四肢无力、消化不良、大便溏泄及气虚下陷引起的脱肛、子宫下垂、久痢、慢性出血等证。常用补中益气汤加减治疗。

2. 补益肺气法：治疗肺气不足之证。多表现为呼吸气怯，咳嗽声微，皮毛不固，多汗畏风，容易感冒。在补益肺气的治疗中应照顾到固表收敛。此外，肺能输布津液，气弱则津液不行，汗多亦能伤津，故补益肺气，经常要照顾肺阴。常用药有党参、太子参、五味子、石斛、麦冬。常用方为生脉散。

3. 温补肾气法：治疗肾阳不足之证。肾为先天之本，中寓命门之火，前人认为命门为人体生理功能最重要的部分，命火一熄，则全身机能均停止。所以，肾阳不足，不能温养下焦，则腰痛脚弱，半身以下常有冷感。肾阳虚弱，不能化气行水则小便不利，肾虚不能摄水则小便反多。常用药有附子、山萸肉、杞子、巴戟、肉苁蓉、肉桂。代表方如肾气丸。

论痰的治法

痰有两种涵义，即狭义的痰和广义的痰。狭义的痰一般是指肺部渗出物及呼吸道的分泌物，或咳咯而出，或呕恶而出。广义的痰是指由于机体气机郁滞或阳气衰微，不能正常运化津液，使体液停留积聚于机体某一部位，且变幻百端。因此，中医十分重视这种无形之痰。痰的形成与肺、脾、肾、肝、三焦有密切关系，因肺主气而司法节，脾主运化水谷精微，肝主疏泄协助脾胃运化，肾主水而司开阖，三焦主气化而司决渎，为水谷精微运化之道路。如上述脏腑功能失调或障碍，津液就停留于体内，逐步酿成病理产物“聚而为痰”。此外，由外邪闭阻或由情志抑郁，或饮食劳倦而致气机壅滞，津液不行，或热煎津液，寒湿凝滞，亦成痰证。痰是一种病理性产物，又可重新作为一种病邪，“百病皆由痰作祟”，“痰随气行，无处不到”因此由痰而导致的疾病也就势必是多种多样的了。如痰滞在肺，可见咳喘咯痰；痰迷于心可见胸闷心悸、神昏癫狂；痰停在胃，可见恶心呕吐、痞满不舒；痰阻经络筋骨，可致瘰疬痰核、肢体麻木或半身不遂或阴疽流注；痰饮上犯于头，可使眩晕昏冒；痰气凝结咽喉，可结咽中梗阻，如有异物。总之，痰证随其病变部位以及寒热虚实性质的不同而各有不同的临床表现，可以概括为：(1) 神志恍惚或抑郁；(2) 厌油腻厚味，喜素食或热食；(3) 形体日趋肥胖，或肌肉松软如绵，掌厚指短，手足作胀；(4) 头眩而痛，头重如裹；(5) 呕恶或呕吐痰涎，或口粘、口腻、口干不欲饮水；(6) 咽喉中似有物阻梗塞，吞吐不利，时消时现；(7) 神疲乏力，嗜睡困顿；(8) 大便粘腻溏泄或大便不畅；(9) 低势身困，或自觉身热但体温并不明显升高；(10) 溃疡、糜烂、渗水，或渗流粘稠液体，久不收口，也有局部皮肤增厚或生肿物质软；(11) 肿块、结节或结于皮下，或凝聚于腹内，也可以发生在其他脏器之中，皮肤表面无变化，或有微冷感，或肤色暗晦；(12) 舌体较正常人胖大，舌上时而有津、滑润、脉象滑或濡缓。

治痰之法，《医学准绳大要》中说“痰饮变生诸症，形似种种杂病，不当为诸杂病牵制作名，且以治痰为先，痰饮消，则诸愈”。这说明疾病虽然复杂怪异，“变化百端”，但只要掌握痰的概念、产生以及发病脏腑和辨痰要领，不仅可准确地识别痰病和某些夹痰之症，而且还可正确地进行治疗，从而提高治疗效果。古人有“病痰饮者当以温药和之”以及“痰为阴邪，非湿不化”等治疗大法。但这些治法局限于“温”，只适宜于阳气虚衰，痰湿留伏等疾病，不能对广义的痰一概论治，应根据痰之寒、热、虚、实、郁、燥、火之不同，以及病程长短和痰浊凝聚之部位而立法用药。如痰郁于肺，治宜清降肺气；痰郁肠胃，实者下之，脾虚者健运之；气痰交阻，胸胁痞胀，噫气不除，咽中如有异物，宜开郁理气；郁滞经络，麻木冷痛，宜温通祛涤；流滞皮里膜外，为核为块，宜软坚消散；流注筋骨，冷痛不红，败血腐骨，宜散寒祛痰，通阳活血。至若瘰疬、痃癖、乳疬、骨痨诸证，亦属痰郁日久之转归，又宜分而治之。笔者常用的方法有清热化痰、燥湿化痰、软坚化痰、温阳化痰、搜风逐痰等，但对于顽痰死血胶着而形成结肿积聚，不仅要化痰，且应用逐瘀和搜透血脉之法并举（如兼有麝香、土鳖虫、三棱、莪术等）。对于年老体弱或从事脑力劳动的痰病患者，则宜兼用健脾、舒肝法，不可妄用化痰、逐痰峻剂。

1. 燥湿化痰法：治疗湿痰为疾。湿痰的生成是由于脾阳不振，运化失司，水湿留聚，湿胜痰生。临床表现为痰白易咯、胸痞恶心、肢体困倦、或头眩心悸、舌苔滑、脉弦等。燥湿化痰是以苦温燥湿药与化痰药配合，常用药有胆南星、法夏、白芥子、陈皮、云苓。二陈汤可用主方，灵活加减运用。

2. 清热化痰法：治疗热痰为病。热痰的生成，多由邪热内盛煎熬津液，郁而生痰，甚至郁久化火，成为痰火。临床表现为咯痰黄稠，面赤烦热，脉数口干，或为惊悸，或发癫狂等。清热化痰是以苦寒之品与化痰药配合运用，常用药有黄芩、夏枯草、川贝、栝蒌仁、竹沥、竹茹。夏枯草汤为代表方。

3. 温阳化痰法：治疗寒痰为病。寒痰的生成是由于脾胃阳虚，寒湿内停。临床表现为吐痰清稀，口中自觉有冷气、身寒、手足不温、大便溏薄、舌淡苔滑、脉沉等。祛寒化痰是以辛热温阳之品与化痰药配合运用，常用药有附子、干姜、法夏、胆南星、肉桂。以附桂半夏汤为代表方。

4. 软坚化痰法：治疗痰核、瘰疬及浅表肿物一类的疾病。常用药有僵蚕、土鳖虫、山慈姑、贝母等。攻坚化痰汤为代表方。

5. 搜风逐痰法：治疗中风昏愦、痰涎上壅等症。常用药有：九节菖蒲、蜈蚣、僵蚕、全虫、守宫、法夏。菖蒲蜈蚣汤为代表方。

论瘀的治法

血液循行于脉中，依靠心气的推动而流行全身，故称为“心主血脉”。依靠肝的贮藏和调节，故称为“肝藏血”。依靠脾的统摄，循经而行，故称为“脾统血”。此外，气与血关系极为密切，血的运行依靠着气的推动，故有“气行则血行，气滞则血滞”、“气为血之帅，血为气之母”、“载气者血也，而运血者气也”等说法，说明了气对血的影响甚大。如当阳气虚损，推动无力，血的运行可因之而迟滞；肝气郁结、疏泄不利，血的运行可因之而阻塞。瘀血的成因除气虚、气滞等原因外，偏寒、偏热也是促使血瘀的重要条件。寒入于经，经脉拘急收引，血液凝涩不能畅通，常可因之而瘀滞。热入营血，血热互结，亦可使血液因之而蓄结。又如各种出血或外伤，导致离经之血停留体内某一局部，而不能及时消散与排出，也是形成瘀血的常见原因之一。

瘀血轻浅者，壅阻肌肤孙络，发为斑疹瘙痒。郁结脏腑，有形之瘀积不去，久则为块为癥。无形之郁滞稽留，则可出现血瘀而气滞，血郁而痰结，血郁而食不化等种种错综复杂之病证。血瘀即成，血寒则凝泣伤筋，阴疽寒毒、血疝石瘕皆发于阴分；血热则火毒内蕴，经络隔阻，营卫壅滞，发于阳分为疮痈；血瘀膈上，烦躁不宁，胸膈满痛，呃逆拒食，漱水不欲咽，不便不利；血瘀于中，脘腹胀痛，手不可近，及于肠胃，则吐血下血；热入血室，谵语发狂，淋漓尿血。凡此种种，皆由血瘀为患。所不同者，仅病位相异，寒热胜衰，虚实名别，或血滞而致气滞、痰结、食积等，相因兼夹，见证不一。虽然瘀血症候繁多，病因复杂，但临床表现都有以下共同特点。

1. 疼痛：瘀血阻塞经脉，气血不通，即发为疼痛，中医认为“痛则不通，通则不痛”，故疼痛是瘀血最常见的症状之一。引起疼痛的原因甚多，不论跌打坠损，痈疽疮疖，抑或脏腑内伤，寒滞热郁，诸多病患所见各部位的痛症，其基本的病理机制均与血行不畅和瘀滞有关。瘀血所引起的疼痛，特点是痛有定处，多呈刺痛性质，其痛拒按，持久不愈，反复发作。

2. 瘀斑：皮肤、粘膜、口唇、舌质出现青紫或暗赤的瘀点瘀斑。如血液病或某些传染病皮肤有出血点，肝病的蜘蛛痣、毛细血管扩张、腹壁静脉曲张等，均为瘀血的表现。

3. 肿块：可在伤处形成血肿，若体内脏腑组织发生血瘀，聚积不散，日久在患处也可形成肿块。此外如急、慢性炎症肿块，结缔组织增生，骨质增生，肉芽肿等都属于瘀血一类。

4. 出血：正常人之血畅行于脉络，充达肌肤，流通无滞，是谓循经。因此不论何种原因引起的出血，都必然发生血离脉道，血不循经的病理变化，故称为离经之血。诚然出血和瘀血两者有着密切的因果关系，许多出血的发生，是由于内有瘀血久踞，堵塞脉道，而致血溢脉外，如溃疡病、肝硬化、肺心病以及肿瘤等病所见之出血。另一方面，凡出血之证必有离经之血蓄积停滞于内，从而并发和导致瘀血形成。因此出血证本身往往就带有瘀血的病变。

5. 神志方面的症状：心主神明，若心血瘀阻或败血攻心，可致心失所主而神志异常。如温热毒邪入营血，热与血结可见神昏谵语；瘀血扰心或痰浊瘀阻，可见啼笑失常，语无伦次，睁目不识人；脑卒中瘀血内阻，轻者可偏瘫失语和精神神志异常，重者可致神志昏迷，大小便失禁等。对这些病证，用化瘀之法治疗可取良效。

6. 妇女方面的症状：如月经不调，经闭、不孕，产后恶露不尽，乳汁不下，经行不畅，经色紫暗或下血块，以及盆腔肿物等，均可与血瘀有关。

7. 舌诊脉象：舌质紫红或有暗赤色、紫色的瘀点或瘀斑。脉象多为弦、沉、涩。

活血化瘀是瘀血证的主要治则，具有活血行气、祛瘀生新、疏通经络、调理脏腑的作用，并有定痛、祛瘀、消癥、散结、调经、消肿、止血等功效。在治疗瘀血证时，应根据患者的寒热虚实的具体情况配伍治疗。如血寒凝滞而致郁，治宜湿散；血热郁滞而致妄行，又当清泄。若因劳伤怒愤，正虚血瘀，久不能愈，只宜活血调气。若跌仆坠堕，恶血留内，则宜攻破逐瘀。若兼脾虚泄泻，形瘦体虚等，不可峻攻猛逐，当缓中补虚，寓攻于补。如产后血瘀腹痛，用补血活血法，即是行瘀血而不伤正的妙法。

1. 清热化瘀法：治疗邪热深入营血，伤津耗血，血行不畅而致血瘀阻塞之症。表现有高热、皮肤发斑、其色紫暗、甚则衄血、身热神昏等。常用犀角地黄汤加味，并可酌加羟羊骨、水牛角，以加强清热作用，使热退血止。

2. 温经化瘀法：治疗瘀血兼有寒症。寒性凝滞，客于脉络则血泣不通，不通则痛，故轻则局部，甚则周身作痛，状若针刺，固定不移且拒按，皮色紫暗。宜用温经汤加减，并可加重散寒之品，如川乌、小茴香、干姜等，使“温则消而去之”。

3. 开窍化瘀法：治疗血瘀于上部。症见头痛、头晕、紫斑、脱发及精神异常、癫痫。宜用辛香开窍之品配合活血化瘀之药治疗，如麝香、红花、归尾、桃仁、川芎、赤芍、三棱等。

4. 攻下化瘀法：治疗瘀血实证。如肠痈初起，右下腹疼痛拒按，均应泻热破瘀。用桃仁承气汤为主加入丹皮、板蓝根、金银花，以加强清热作用。

5. 益气化瘀法：治疗气虚血瘀证。如中风后期之半身不遂、语言蹇涩、口眼歪斜、脉大无力等。用补阳还五汤调治，本方具有补气、活血、通络作用，使气旺血行，瘀去络通。

6. 滋阴化瘀法：治疗瘀血兼有阴虚证。如肺燥伤阴（肺结核）、临经吐衄等。宜根据病情选用养阴、祛瘀之药相结合，如天冬、麦冬、石斛、沙参、当归、桃仁、红花等，即能滋阴润燥，又能养血化瘀。

7. 软坚化瘀法：治疗瘀血形成积聚。如腹部肿块、子宫肌瘤、肝脾肿大等。宜用活血散瘀汤。

论风的治法

风邪为病有内风、外风之分。外风多由自然界风邪侵袭人体而得病。其特点为发病急聚，身热而渴，恶风或兼有咳嗽，肢体酸痛或关节红肿、游走不定，或皮肤发生风疹作痒，或口歪舌强等。内风多由心肝肾三脏的功能失调而发生，如肝阳、肝火或由于情志、起居饮食失节等因素而诱发。根据病情轻重不同，多有头痛，眩晕，抽搐，震颤，癫狂或卒中，口眼歪斜，语言蹇涩，半身不遂等。

风病证状复杂，治法亦很多。一般外风以发表驱风和疏散为主。内风虽有风之名，实无风可散。由于病因有痰、湿、火热、气虚、血虚、阴虚之别，治疗时当根据不同的原因而分别论治。

1. 宣散祛风法：主要采用味辛具有宣散走窜、祛风的药物，以达到疏散风邪，活络祛风，透关节通窍等作用。常用药物如荆芥、防风、羌活、独活、蝉蜕、川芎、白芷、僵蚕、乌梢蛇、全蝎。可用于如下病证。

（1）外感风邪表证初期具有恶风、恶寒、发热者。由于有风寒、风热之异，治疗亦有辛凉解表、辛温解表之不同。辛凉解表用蠲风饮，辛温解表用荆防败毒散。

（2）风邪湿毒郁于肌肤腠理而致的风疹、湿疹、过敏性皮炎及一切瘙痒症。可选用清热祛风饮以辛凉散风、清热除湿。

（3）风寒湿邪留滞经络而致肢体筋脉挛痛，或疼痛游走不定。可选用羌活、独活、川乌等湿经搜风、逐湿止痛药，方如云蛇汤。

（4）风邪上犯头目而致偏头痛、顽固性头风痛。治当祛散上部头面风邪，可用钩藤蜈蚣汤。

（5）风痰阻络而出现面瘫，口眼㖞斜。可用祛风牵正饮以祛风化痰。

（6）风邪毒气浸入皮肤而致破伤风，出现口噤、手足拘急、角弓反张。治宜祛风化痰，定搐止痉，可选用玉真散之类。

笔者临床上常用的虫类药如僵蚕、乌梢蛇、白花蛇、全蝎、蜈蚣、守宫、地龙等，不但能祛除外风，而且对风阳内动而致的抽搐、口眼歪斜者都有显著的疗效。

2．清热熄风法：既用于外风的治疗，也适应于治疗内风。在外风中治疗风热之病，以清热药与祛风药同用。若纯因邪热传入，有高热、烦渴、抽搐项强、两目上翻、角弓反张、神志昏迷、舌红苔黄、脉弦数者，治宜清热凉肝熄风，可选用羚羊钩藤汤。此汤重在清热，热清风自灭。如邪热入侵或内热炽盛，入于营血，致血热炽盛而生风，出现瘾疹、风疹块、紫癜等，可用凉血搜风，或清热解毒的乌蛇汤治疗。至于热邪内陷心包而致的心烦口渴、不寐多梦、面赤气粗、尿赤便秘，甚至胡言乱语、狂越妄动、打人骂人等症，宜清心降火，熄风通窍。

3．平肝熄风法：内风之动，多是肝木鸱张，风阳上扰。病初水亏症状较微，而见头目眩晕、头痛、耳鸣，甚则眩晕而颠仆、昏不知人、脉弦数有力。治当平肝熄风，药如石决明、牡蛎、代赭石、珍珠母、灵磁石、龟板、丹皮、钩藤、蒺藜、水牛角。方如镇肝熄风汤、天麻钩藤饮等。应用平肝熄风法治疗时，可根据因热、因痰、因气虚之不同情况而作适当配伍。

4. 豁痰熄风法：风病与痰关系密切，如朱丹溪说："东南气温而地多湿，有风病者非风也，皆湿土生痰，痰生热，热生风也"。临床上风痰来源有二：一是脾失健运，聚湿成痰，与风邪相结而为风痰，由于外风时热，引动痰湿，而风性升腾，上行迅疾，其症多在颈项腮颐，如发颐痄腮、项前颌下诸痈，皆本于痰结而动于外风。故治疗宜泄热疏风化痰，如用普济消毒饮加减。二是内热偏盛，热灼津液为痰，若随肝火而上逆，蒙蔽心窍，流窜经络而成中风之痰。由于热盛生痰，堵塞经络，使营卫气血周流受碍而生风，可见周身筋肉抽搐不止、高热、头摇、舌强语蹇、肢体麻木、口噤、痰鸣、神昏、角弓反张、苔白腻或黄腻、脉滑数。治宜豁痰熄风，宣窍通络定惊。可选用天麻、全蝎、胆南星、川贝、天竺黄、僵蚕、地龙、石菖蒲、郁金、竹茹等药。此外癫狂、痫证亦多责之痰气、痰火为患，发作时用豁痰平肝熄风之法，往往疗效良好。

5. 滋阴熄风法：是以滋阴为主，消除因阴虚而动风的治法。适用于肝阴不足，肝阳亢盛，阴虚不能制阳，阳气动而生风。多见于疾病过程中由于津液亏损，肝肾阴虚，筋脉失其濡养，虚阳上扰化风。其症除了头昏眩晕、耳鸣肢麻、抽搐手抖、心悸等肝风症候外，还可显现面潮红、口燥咽干、盗汗、舌红少津、脉弦细等阴虚症候。年老体弱及瘦人多见此证。常用药如阿胶、龟板、鳖甲、旱莲草、女贞子、沙参、石斛、牡蛎、蒺藜、白芍等，方如大定风珠之类。若阴虚热盛可加入清热药。若单纯阴虚为主，热象不显则着重于滋阴以潜阳。

6. 养血熄风法：适用于血虚不能养肝，导致肝风内动者，以及血虚不能濡养筋脉，而致筋脉挛急、疼痛者。常见于各种慢性失血，病后、产后津血虚衰。前人谓"治风先治血，血行风自灭"，故风病治疗多采用养血活血和络之品，如熟地、当归、川芎、阿胶、首乌、桑椹、杞子、大枣、牛膝、桑寄生、鸡血藤、杜仲。

具体运用时可在养血药中加入少量祛风药。此法除治疗内风证外，亦用于外风的治疗，若证见面色苍白、手足蠕动、头目眩晕、四肢筋脉、关节挛痛者，均可采用。如治疗风寒湿痹之独活寄生汤，即是养血祛风之剂。另外，营血不足，血不养肝，风从内生，肌肤失养而出现的瘙痒性疾病如血风疮（皮肤瘙痒证），用养血祛风法疗效显著，如荆防四物汤。

7. 补脾熄风法：风之动，由于木（肝）陷，木之陷由于土（脾）湿。培土宁风就是燥土湿以开水，疏木陷以宁风，是一种肝脾同治法。如小儿久泄所致的慢惊风，证见形体疲怠，面色萎黄或㿠白、四肢厥冷，昏睡露睛，抽搐无力，时作时止，脉沉无力，多是脾虚肝盛，筋失所养。治当补脾益胃、平肝熄风。补脾胃之药如人参、白术、云苓、淮山、扁豆、白芍。平肝熄风之药如天麻、钩藤、白僵蚕、全蝎、石决明、牡蛎等。

消、托、补法

外科肿疡，虽生于肌体外部，然人体的脏腑经络、卫气营血与四肢百骸、五官、七窍，都是表里相关。因此，处理一切外科疾患时，决不能孤立地施治局部症状。前人有“痈疡虽属外科，其本实根于内”之说。不认识这一点，就不能从整体观认识外科疾患。单凭一方一剂，见证治证，不知兼治，不识其本，岂可以救危证而起沉疴？故治外证，内服与外治是同样重要的措施，要探本求源，首重阴阳，共审虚实、寒热、表里，本证、兼证、宿疾之患，皆要明察细辨。一般来说，肿疡可分酿脓、成脓、已溃、生肌四个阶段，故内服药的运用原则为：肿疡初起以消为主，成脓期以透为主，脓已溃兼以托法，溃疡后期，气血已虚，不能收敛则兼以调补。

一、消　法

1. 解表散邪法：凡痈疽等证初起有恶寒、发热、头痛、脉浮等表证的，就宜用解表散邪的方法。尤其是六淫所引起的疮疡，初起大都有表证出现，施以解表散邪的方剂，使表邪因势利导汗而发之。《内经》云："汗出则疮已。"现代药理实验证明，大多数解表药物具有抗菌、抗病毒和镇痛的作用，可增强体表血液循环，使营卫通行无阻，毒邪从汗而解。凡疮疡、化脓性感染初期及一些皮肤病，均可使用本法，不能一概而拘于"疮家不可发汗"。常用方剂是蠲风汤。如偏于热重，宜用牛荆败毒汤，以疏风泄热，特别在上部的疮疡，多因风热，此方最宜。如因风寒邪毒，治宜辛温疏透，用解表败毒饮。

2. 清消法：为"热者寒之"的治法。此法是外科的主要治法，适用于外证的各个阶段出现热象者，此治疮之要也，未成者必求其消，治之要早，使疮疡消散于无形之中。疮疡属于实热证者，在使用清消法时，首先要分清热在气分或血分。热在气分，用辛凉清热，苦寒泻火，如阳疡解毒方；热在血分，病灶红而焮痛、根部束红，或红外内紫、脉细数，如疔毒、丹毒之类，治宜凉血解毒，可用犀角地黄汤、蒲蛇汤；对白肿热痛的阳证，如淋巴结炎、流注、骨髓炎等，治宜解毒化痰散结，可用夏枯草汤加减；对全身化脓性感染的疾病，如蜂窝织炎、丹毒、疔疮等引起的"走黄"、败血症者，为火毒内攻，宜气营两清，用清瘟败毒饮或内固解毒汤；兼见神昏谵语者，宜清心开窍用安宫牛黄丸。

用清消法时，须照顾元气和胃气，因苦寒伤胃且耗真气，故溃后清消之剂均勿太过。

3. 消暑化毒法：常用于暑湿为患流注之症。局部色白肿胀，微痛漫软，发热缠绵。此乃暑湿交蒸，邪气壅于营卫肌肉之间，阳气不能外达，则局部色白似阴，属实邪阳证（此流注之症局部色白而少痛，为邪闭不得外发所致，若误为阴证，误服温热之剂，使气得热而败散，乃成内陷之弊）。治用清暑化湿解毒之法，宜流火解毒汤。

4. 行气法：疮疡的发生，原由气血壅滞而成，所以消肿止痛，必须活血行气。在运用此法时，要先辨疮疡的形成是由血瘀而后气滞，还是气滞而后血瘀。先血瘀而后气滞者，当以活血为主；先由气滞而致血瘀者，宜行气为主。总之，“气为血帅，血为气母”，血随气行，气行血亦行。这是用行气药治疗疮疡的依据。肝喜条达而主疏泄。临床上由于气滞不行，郁积所致的乳癖、瘿瘤、局部漫肿而按之坚硬之证，多责之于肝，宜疏肝解郁、行气散结，可用蒲蒌汤、散结流气饮；气痰互结，局部红肿微硬，如痰火核、耳根毒、腋疽、横痃等，治宜行气化痰散结，用消瘰汤；火气交加，瘀毒结聚而成癥瘕、甲状腺瘤、岩翻花疮者，治宜行气散结、破瘀解毒，可用秘方流气饮、解毒流气饮。

但行气之药品性多辛温，容易耗气伤阴，如气虚阴伤，或火盛的患者，要谨慎使用。

5. 温消法：属阴寒凝滞，邪闭经络，可用温消法。《灵枢·痈疽篇》说：“寒邪客于经络之中则血泣，血泣则不通，不通则卫气归之，不得复反，故痈肿。”可见寒邪客脉亦为痈疽的起因。若阴凝邪毒，袭于经脉，侵入筋骨，阴寒入骨，寒湿凝滞，脉虚弦细，局部漫肿无头，皮色不变，如脱疽（血栓闭塞性脉管炎）、骨疽、流痰（结核性冷脓肿）等，可以使用温消法。用温热散寒、通络止痛药物以驱散阴寒凝滞之邪，使血活筋舒，经络畅通，宜用桂附温消汤。偏于痰湿者用温经通阳汤、阳和汤。若寒邪日久，化毒羁留脉络，根深蒂固，局部不红不肿，坚如顽石，韧如牛皮之顽疾，宜用附子防风汤。可随证选用地龙、全蝎、蜈蚣、土鳖虫、乌梢蛇、守宫等通络善窜之品，以助收功。

温消法运用得法，确实可以达到阳和寒解的功效。但是误用温热的药品，往往能够助火劫阴，造成其他变证，所以马培之指出：“阳和汤阴虚有热，……不可沾唇。”

6. 破瘀软坚法：血行受阻，壅而瘀结为肿疡，其色青紫而黯，坚肿疼痛，均属实证，宜用此法。兼以局部触痛、焮热者，治宜清热破瘀，用活化汤。若紫瘀肿痛，或溃疡后肿块硬化不消，宜活血化瘀、散肿止痛，用活血散瘀汤。

二、托　法

《外科精要》云：凡为疡医，不可一日无托里之法。说明了内托法的重要性。内托法，既适用于肿疡和溃疡，同时亦适于虚证和实证。实证宜托毒，虚证宜托补。内托法的运用得广泛的，脓未成者，使脓早成；脓已溃者，使新肉早生；气血虚者，托里补之；阴阳不和，托里调之。

疮疡不易成脓，或脓成不易突起，或溃后脓汁稀少，或坚硬不软、不赤、不痛等，均属气血虚，宜用补托法，用托里消毒散。其病属于阳证气血实者，痈脓已成，要促使其加速破溃，可用托毒法，用透脓散。但疔疮火毒炽盛，不能误投温补托毒之品，免犯“实实”之戒。

三、补　法

疮形平塌散漫，顶不高突，成脓缓慢，溃后不敛，脓水清稀，脉虚神疲，这些均为气血俱虚之象，应当补气补血，用补益养荣汤。如疮形散漫无脓，或溃后新肉难生，肌冷肉寒，自汗厥逆，此为阳虚，宜培元益气，用四子汤。凡见骨蒸潮热、口燥咽干、脉细数、舌光剥者，属阴虚证，法当滋阴，宜六味地黄汤。然补法于疡科应用，均不宜蛮补，三几剂后，使胃纳既苏，精神既振，当撤去补药，仍予以清余邪余毒为主，以免火毒重积，死灰复燃。

外治法

通过外治法治疗疾病是直截了当的方法，疮疡更是缺少不了。种种直接或间接作用于局部的外治法，使病情减轻或消除，是临证治法中最常用和行之有效的措施之一。临床上有针刺、火灸、熨敷、浴洗、按摩等等。笔者临证几十年中，通过悟解前人外治的独特方法，用于实践，获得良效，并深感这些方法，有在继承的基础上加以发挥之必要。兹将常用的几种治法介绍如下。

一、丹火透热疗法

古谓针药之不能及者，艾峡以灸之。《医宗金鉴》论之最详。此丹火灸法，是以丹座与丹药片的燃烧共同作用于局部皮肤和穴位而达到温通经络、行气散结之功。本法温透性能强，凡顽固性浅表肿块和深部肿物或某些恶性疾病，其须行温透之消者，皆可用之。

1. 丹药片组成和制法：

硫黄粉 30 克　朱砂 12 克　雄黄 12 克。

将硫黄粉放铜杓中微火烊化，和入雄黄、朱砂调匀，倾注在铝平盘上冷却成片状。

2. 丹座组成和制法：

法夏、胆南星各 30 克　木香、两头尖各 18 克。

上药为末，蜂蜜调匀为膏，捏成如栗子大小中心凹陷之丹座（亦有因患者体质及症状不同而用其他丹座如五虎丹座、通气丹座）。

使用时，置丹座于穴位或患部放平，插瓜子大的丹药片于凹陷中点燃，以皮肤灼热感为度，然后熄火，继将丹座压扁，外敷棉垫，用胶布固定 4 小时后除去。

3. 五虎丹座（五虎膏）组成与制法：

胆南星 30 克　法夏 30 克　灵仙 30 克　细辛 12 克　田七 9 克。

上药为末，蜂蜜搅匀为膏，捏成如栗子大小中心凹陷之丹座。

4. 通气丹座（通气膏）组成与制法：

黄柏、黄芩、大黄各 30 克　青黛 15 克。

上药共为末，蜂蜜调匀为膏，捏成如栗子大小凹陷中心之丹座。

二、灯心直火灸法

此法广泛应用于民间，操作简单，价廉而疗效显著。古医籍中用此法治疗的记载较多，如七星灯疗法等等。笔者临床时将此法移用于甲状腺肿、瘰疬、乳癖、扁平疣等，凡为阴证或半阴半阳证者，皆可获效。凡疽毒初起，肿痛重如负石，坚而不溃者，用之其效更著。因能助阳气、散凝毒、移深毒于浅居，故能解毒止痛，消肿散瘀。若阴性溃疡新肉难生者，用之可得托肉生肌之效。

操作方法是以灯心草端蘸“蜈蚣油”，湿润后以灯火点燃，碰于拟定的部位上，在与皮肤接触时产生“劈拍”响声，且以灯火不熄为上。

按此原属火攻之法，借“蜈蚣油”以解毒消肿，“拍”声瞬间由火力透于肌腠，通过穴位的感应，经络的传导，从而促进病愈的效果。此法若掌握好灯火的位置和碰接的手法，施术后永无疤痕。但术后应使局部皮肤清洁，免受感染。

三、药条照灸法

此法源于《医宗金鉴》之“神灯照法”。用朱砂、雄黄、血竭、没药、青黛等分为末。每次用一克药末，纱纸滚包搓条，长 20 厘米许，麻油浸透，点燃后照灸患处，有解散毒气之效。若皮肤湿疹瘙痒，照之立止；痈疮若七日前照之，有未成则消，已成者溃，或移深居浅等效。

四、膏药外敷

膏药外敷是中医传统的外治疗法之一。适用于内外诸科，以骨科、外科尤为普遍。适用于一切肿痛、疮疡、瘀毒。分别有清热解毒、活血消肿、行气止痛、咬头提脓、去腐拔毒、生肌收口等功用。临床上有膏药和油膏两种，按照病情恰当使用。有关用法诸方书介绍详细，不尽赘述。

笔者临证喜欢用清热解毒为主的“通气膏”治疗一切阳热性痈疽、疔毒以及丹火流注等，毒重而顽者以“拔毒膏”，阴寒之证以“五虎膏”，重以温阳通经，散寒拔毒之用。另有消托兼备之“回春散”，蠲痹为主的“宣痹膏”，贴穴位而止喘定息的“宣肺膏”等等。凡此种种不同性质的膏药，按照病情的阴阳寒热，分别施用，以资无误。

大凡肿疡初起红肿热痛者，可用凉散之剂。但不可苦执寒胜热之说，使用时亦不可太过，以抑病即止，恐毒为寒凝，阳转阴证，致拖延不已。若疮毒不红不肿或漫肿无头者，则宜温散之剂，引毒外发，俟阴转阳，可使病程缩短。若阴阳不和，寒性相兼，毒气凝结，欲陷难举者，此宜消托兼备之品，免致毒气内凝。使用火热刚烈之药应先明辨症之阴阳，若表阴内阳之症，用之则招致脓溃于内而造成内毒侵淫，侵扰筋骨，遗祸不浅。使用生肌收口药则应先去脓腐，脓腐去尽而新肉欲生时，方可用之以促进生长，反之则如"关门揖盗"，造成不良的后果。总之，使用外敷膏药，亦须如内服药辨明阴阳虚实，寒热表里等等，才可使病情由重渐轻，由大变小。

五、丹 药 吹 撒

丹药大多数配合膏药来使用，一般是撒于膏药上，或粘作药条，以达到预期效果。有时还可以作为代替手术割除的一种药物疗法。此药沿用已久，分为升丹和降丹两种。升丹药性猛烈，通常合赋形药来使用，以减少流弊。

笔者所使用的"蟾酥丹"是在《医宗金鉴》的"白降丹"基础上化裁而出，除有腐蚀平胬之功外，特取蟾酥强烈的解毒功效，适用于肿疡脓已成而难溃者。其法是把此丹掺于适应的膏药上使脓速溃；水调点放，亦可以代刀剪破疮头。如脓深疮口小者，可拈纸裹药插入疮口扩大，使其排脓透彻。此丹因具腐蚀平胬之功，故可治鼻痔、痔疮等，使其枯痿或脱落。阳升丹搓成药线，插入瘘管，能拔毒化腐，去死骨，亦为外科必不可少之手段。

外用的散药前人多已悉具。在临证时，笔者每遇癫痫发作及卒中之口噤不开，不省人事者，常用麝香散以通窍开关，用鹅毛管点散少许吹入鼻孔即醒。由于麝香窜透力最强，故凡上述急症者可选用之。如结合使用先进的西医急救方法，以解除病险，则效果更好。

六、熏 洗 渍 搽

凡疮疡和各种皮肤疾病，均可使用熏洗的办法。缘古人“摩之、浴之”之意，笔者对脂溢性皮炎、斑秃、风癣、疥疮和疮疡脓溃不畅者，以“201 消炎水”洗患处，可有解毒止痛，祛风杀虫止痒之功。若湿疹性皮炎或一些溃疡感染糜烂者，如湿疹、瘾疹、狐臭、灰指甲、热疮等，亦可用之湿敷。白斑、白癜风者可用“蟾酥水”，因其有麻醉作用，故临床亦可作浅表肿疡切开排脓术前的局部麻醉，搽药后 10 分钟左右即可施行。

另外笔者配制的“白内障”眼药水用治老人的白内障以明目去翳，临床上收到一定的疗效。

七、草药离子导入及红外线照射

把中药的浓缩剂用直流电作离子导入，是近十年研究的成果。笔者治急慢性肝炎、肾炎用“岗板合剂”离子导入，治哮喘用“千里香溶剂”离子导入，俱收到很大的疗效。利用“大云酒”的祛风除湿，舒筋通络、养血宣痹的功效，用纱布蘸药外敷局部，再加红外线灯照射治疗虚性痹证，疗效颇佳。

八、蒸气喷射疗法

此法用于急慢性扁桃腺炎、咽炎及鼻咽疾患及口腔炎。方法是取浓缩的“岗梅根喷剂”，而蒸汽机通过蒸汽的压力，把雾化的药液喷射到口腔或咽喉部位，从而收到清热解毒，利咽膈和消炎止痛的作用。

九、穴位敷贴按压法

此法适用于各类神经性的疾患，如三叉神经痛、颜面神经麻痹、中风后遗症、癫痫等。施法时取“秘方流气丹”一粒（黄豆大），根据不同的病情而选定穴位，置丹粒于穴位上用拇指按压 5～10 分钟，至局部发生热胀感，然后外贴胶布即可。本法具有针和灸的双重作用，按压的机械作用相当于针刺，当药物与肌肤的持续刺激所产生的热胀感类似灸，从而起到活血通络的作用。

情志杂病心理疗法

运用心理疗法治疗奇难杂病，是中医学的特色之一。在非药物疗法兴起的今天，更显示出它越来越重要的作用。

杂病一般是指除伤寒外，以内科为主的多科病证。因范围广，病种多而繁杂，治疗上较为棘手。其中很多病除常规施药处，辨证施以适当的心理疗法，其作用不可忽视。杂病的病因，常常与情志变化有关。常说“三分药物七分调养”。这七分调养亦包括心理疗法在内。

心理疗法历代医家都很重视，积累了丰富的经验。有目的地选用这些经验于临床，确能取得较好疗效。本文主要论述情志变化引起杂病的心理疗法。

一、情志杂病的主要原因

中医学认为，情志杂病的原因和所有疾病的病因都是一样的，不外是外感六淫（外因）、内伤七情（内因）、饮食、劳倦、虫兽、金刃（不内外因）。但作为情志杂病，主要是七情所伤。

喜、怒、忧、思、悲、恐、惊七情活动，在正常的情况下，是人体精神活动的外在表现。正常而有节制的精神情绪活动，是以人体脏腑、精气作为物质基础，是神的外在表现。它能促进气血流通，营卫调和，有助于脏腑的正常生理活动。但七情过度，“盛怒不止”、“喜乐无极”、“思想无穷”、“悲哀太甚”、“恐惧不解”等强烈而持久或突然的精神刺激，超过了人体生理活动所能承受和调节的范围，就会致病。如《灵枢·寿夭刚柔》所说“忧恐愤怒伤气，气伤脏乃病脏”。

情志异常包括太过和不及两方面。情志太过，对心身影响极大。如《吕氏春秋·尽数》说“大喜、大怒、大忧、大恐、大哀，五者接神，则生害矣”。情志不及，也不利于心身健康。如《左传·昭公元年》孔疏“神不用则钝，形不用则废，不可久逸也”。这说明没有正常的情志活动，会使人变得痴呆迟钝。

情志变动对人体的影响，除取决于精神刺激的程度外，更主要取决于“神机”状态。《素问·灵兰秘典论篇》云“主明则下安……主不明则十二官危”。神机有综合、平衡全身阴阳气血、表里上下、脏腑百脉的功能。它是心主神明的内容之一。《素问·经脉别论》说“凡人之惊恐恚劳动静，皆为变也，……勇者气行则已，怯者则着而为病”。勇是指意志坚强的人，能善于控制自已的情绪，免于过激，故不会致病。相反，意志怯弱的人，经不起七情六欲的刺激，则会变生百病。

二、情志所伤的病机

中医学认为，升降出入是脏腑气机的主要运动形式，维持人体正常的生命活动。《素问·六微旨大论》指出“出入废，则神机化灭；升降息，则气立孤危。故非出入则无以生长壮老已；非升降，则无以生长 化收藏”。这阐明人的发育、呼吸、消化、生殖等，都是气化机能的表现。如果情志所伤，气机的升降出入正常功能就会发生种种紊乱。气机紊乱，是情志疾病的最主要病机。其次是脏腑虚实、阴阳偏胜、痰瘀内结等。

1. 气机紊乱：由于七情所伤能导致人体的升降气机功能发生紊乱，所以《素问·举痛论》上说“百病生于气机。怒则气上，喜则气缓，悲则气消，恐则气下，……惊则气乱，劳则气耗，思则气结”。又说“怒则气逆，甚则呕血飧泄，故气上矣。喜则气和志达，荣卫不散，热气在中，故气消矣。恐则精却，却则上焦闭，闭则气还，气还则下焦胀，故气不行矣。……惊则气无所倚，神无所归，虑无所定，故气乱矣。……思则心有所存，神有所归，正气留而不行，故气结矣”。上述经文将气机紊乱的机理已阐述清楚了。

（1）怒则气上：怒是由于个人某些目的和愿望不能达到，因而从激动到发怒。暂时轻度的怒气，略有利于压抑的肝气得以疏泄，但如愤怒过度，则肝气横逆，出现亢害的病变，如头痛眩晕、呕吐呕血，重则昏厥卒中等。我曾治一王姓姑娘，性情善忧多怒，一次因与邻居口角，当晚胁脘胀痛，嗳气纳呆，到半夜心烦不安，而出现呕血。此病为暴怒伤肝，肝气犯胃，损伤脉络而致。经说理劝解及服疏肝解郁降逆止血之品而愈。

（2）喜则气缓：暴喜可致心气涣散失收，而出现心神散越不敛之狂、痴和笑不已等证。《灵枢·癫狂篇》云“狂者，……善笑而不发于外者，得之有所大喜”。如《儒林外史》中描写范进从年轻时起，年年参加科举考试，都没考中，直至五十多岁高龄仍不悔，终于实现考中这一天了。“中了，中了！嘻，中了！……”。范进披头散发地在街市上狂奔狂喊。这就是他久望而得中举的过喜刺激，使心无所归、神无所倚而发狂。

（3）悲则气消：过分的悲忧可导致心肺郁结，营卫不通，郁而化热。《素问·痿论篇》说“有所失亡、所求不得，则发肺鸣，鸣则肺热叶焦……发为痿躄”。我曾遇到一大龄女青年，因年长未婚，又未找到固定工作，忧郁烦闷，加之其母去世，渐渐心神不守，悲痛不已，时而欠伸，双足萎弱无力。此为妇人脏躁，因忧郁不解，悲痛过度而致。经开导劝说，并与甘麦大枣汤加减而愈。

（4）恐则气下：如突然恐惧过度可致肾精不得上奉，出现心肾不交和肾气不固的病理。《内经·素问》说“恐惧而不解则伤精，精伤则骨酸痿厥，精则时下”。卒然恐吓后，可出现遗精、早泄、遗尿、腹泻等症状。我治疗一个姓陈的技师，他平素性情怯弱，婚后性生活一向正常。一次夜里正值夫妻房事，因被猫偷食打烂碗碟响声吓惊，疑为歹人盗窃，终止性交。此后每到夜间常惶恐不安，心情紧张。随后出现早泄甚至阳萎，精神萎靡，痛苦不堪。这是因恐惧伤肾引起的阳萎证。

（5）惊则气乱：惊是指突然遇到刺激或临危，使心惊意乱，神不守舍。如忽闻巨声、偶见异物或突临险境，受吓不已，心悸动荡如无所倚，神志无所归，出现心悸怔忡、失眠、惊跳，甚至六神无主或痴呆、僵仆等。我曾治一甲状腺囊肿的女患者，因怀疑自己患癌症，惊怕不已，经常彻夜不眠，心悸怔忡，卧床不起。经解释不是癌瘤，嘱要宽心，再用疏肝化痰散结的中药治疗，甲状腺囊肿很快消散。

(6) 思则气结：思虑太过或过于集中精神考虑问题，易造成志凝神聚的精神状态，久则气机郁滞，脾气不运。临床常常遇到思虑过度的人，容易有胸胁翳闷、胃纳不佳、脘腹胀滞等。这些症状的病机，就是气结。

2. 五志化火：情志变化，常影响气机壅塞不通，郁积生火。“气有余便是火”，气就是七情过度的气。《医学心悟》云“若夫七情气结，喜、怒、忧、思、悲、恐、惊互相感触，火从内发”。情志化火多伤内脏，尤多影响及心和肝两脏。如喜气太过可出现心火炽盛，怒气有余则肝火上炎。火为热极，其性炎上。火热之邪最易耗伤机体津液，灼伤脉络，迫血妄行，临床可出现发热、神昏谵语、狂躁不安，或五心烦热、心烦失眠、咯血咳血等。

3. 痰湿郁结：七情郁结，气机阻滞，可以影响脾、肺、肾及三焦的水液代谢，致水湿内停，聚而成痰。明代医家赵献可说“七情内伤，郁而生痰”。又常云“百病皆由痰作祟”。痰饮上犯于头可使眩晕、昏冒、头痛；痰饮结于咽则成梅核气；痰迷清窍则神昏、中风、颠狂、痫证；迷于心窍则心悸、怔忡等等。

4. 瘀血内结；如七情郁结，气机阻滞，脉络受伤，血行不畅，内结成瘀。瘀血内停又可以变生它疾。

三、情志致病的表现

1. 心神失调：如癫狂、痫病、痴呆、脏躁、失眠、健忘、厥证、中风、郁证、奔豚气、小儿惊风、耳鸣眩晕、惊悸怔忡，心胸痹痛、血证。

2. 肝胃不和：如胃脘痛、嗳气吞酸、噎膈、梅核气、泄泻呕吐等。

3. 肾与冲任失调：如女子月经不调、崩漏带下、胎动小产、不孕，男子阳萎、阳强、遗精、早泄、不育等。

4. 其他：如癥瘕积聚、臌胀、消渴等。

四、几种心理疗法

1. 情志相胜法：情志五行相胜法是我国古人与疾病作斗争创造出来的一种心理疗法，与现代医学心理学家提出的“行为矫正疗法”相似。世界著名精神病学家沃尔泊1958年发表的“交互抑制心理疗法”中指出：“如果在出现激惹焦虑的刺激时，作出对抗焦虑的反应，这样，刺激与焦虑反应之间的联系会削弱。因而部分地或全部地抑制了焦虑的反应。”情志相胜法首见于《内经》“怒伤肝，悲胜怒”，“喜伤心，恐胜喜”，“思伤脾，怒胜思”，“忧伤肺，喜胜忧”，“恐伤肾，思胜恐。”朱丹溪提出“因七情而起的病，宜以人事制之，非药石所能疗也”。认为“怒伤以忧胜之，以恐解之；喜伤以恐胜之，以怒解之；忧伤以喜胜之，以怒解之；恐伤以思胜之，以忧解之；惊伤以忧胜之，以恐解之，此法唯贤者能之。”张子和在《儒门事亲》中指出：“悲可以治怒，以怆恻苦楚之言感之；恐可以治喜，以恐惧死亡之计怖之；怒可以治思，以污辱期罔之言触之；思可以治恐，以虑彼忘此之言夺之。凡此五者，必诡诈谲怪无所不至，然后可以动人耳目，易人视听。”实践证明，某些情志病按这种以情胜情的心理疗法，可取得一定的疗效，现举例如下。

（1）恐胜喜：古时有个姓赵的太原人，因过喜伤心，请巢医生诊治。巢诊脉后做出十分惊奇的样子，说回家取药，但没有拿药给他。几天后，姓赵的认为自己患了不治之证，悲哀地哭着对家人说：我活不久了。巢知道姓赵的病将要好了，便派人去安慰他，并对赵原原本本说出这是用《内经》恐胜喜的方法。又上文已介绍到范进中举发疯，这里说对他发疯的治疗。范进发疯后，众人都不知如何是好。当中有一个说：“只要他平时最怕的人打他一巴掌，并哄他没有中举，他被这一吓，就会清醒过来的。”后来他平日最害怕的岳父胡屠户，凶神恶煞地走到范进跟前，喝道：“该死的畜生！你中了什么？”并一巴掌打过去，把范进打晕。过了半天，范进渐渐喘息过来，眼睛明亮，不疯了。

（2）喜胜忧：《图书集成》介绍有个姓韩的丞相患了病，适值天久旱不下雨，换了十个医生治疗均未治好。丞相有个懂得医学的朋友来给他诊脉，并以手指计数后说：某日天下雨。说完就走。韩丞相十分生气，忧虑地想：为什么讲下雨，而不讲我的病是否能治呢？到了某日下午暴雨，丞相大喜，在院庭里行走，直至于亮，疾苦亦霍然而去。

（3）怒胜思：元朝有一妇女，因丈夫外出经商两年不归，思念过度，不进饮食，因倦卧床不起。患者的父亲请朱丹溪去诊治。他诊脉后对其父说：这个病是因思念过度，肝气郁结而致，服药难以取效，如让她大喜病就能痊愈，或者使她大怒也行。于是患者的父亲打了患者一巴掌，并诬蔑她有外情。患者果然大怒，啼哭了三小时，遂知饿，进食后病得缓解。朱丹溪又对患者的父亲说：她病虽然好了，但要她欢喜才能彻底痊愈。其父亲写信叫女婿回来，她的病再没有发作了。

（4）恐胜惊：《儒门事亲》记一医案，说一民妇，因受强盗抢劫之惊而患惊病，凡是听到响声就昏倒不知人事，其夫遍求诸医而未愈。适遇张子和，即请往诊治。张认为这不是心病而是胆伤。便叫侍女执住患者两手，按在高椅上，并在她前面放一小几，张说“娘子请看这里”。说着一棍打在小几上，病者大惊。张说“我用棍子打几，你惊什么呢”？待她稍定了定神，又打小几。这回她没那么怕了，接着又打小几三五次，又用手杖敲门，又暗使人敲背后的窗子，那病妇渐渐惊定，笑问这是什么治法。张答“惊者平之”。平，就是平常，常常见到的必然不会惊怕。当晚，他又使人敲打窗门，通宵达旦。以后病人即使听到雷声也不惊了。

（5）喜胜悲：《儒门事亲》又介绍一病人，因听说他父亲被盗贼杀害，悲痛万分，不久觉心腹痛，且日渐加重，一个多月腹部出现如覆杯样的肿块，大痛不已。当请张子和去诊，刚好有个巫者坐在他身旁，张就学巫者的样子，用狂言戏语对病人说，病人大笑不止，经过一二日，心下结块就散去。

（6）思胜恐："杯弓蛇影"这一成语，老少皆知。此成语出于《晋书·乐广府》。有个叫乐广的人，他的一个亲客在相当长时间才来探访他。乐广问他为什么相隔时间这样长才来，亲客回答说：上次在你这里坐，你赐酒举杯饮时，见杯中有蛇，勉强饮下，回家想起吃下肚中之蛇，心里惊恐，就病了。现一想起饮酒，就惊恐不已。乐广取了一杯酒，又让墙壁上挂的弓影照入杯中，指着杯中的弓影问亲客看见没有？亲客说：跟上次看到的一样。乐广就"杯弓蛇影"的道理向他解释，经亲客深思，因恐惧引起的病就消失了。

2. 催眠疗法：用一种暗示的方法，使患者进入睡眠状态，然后采取心理疏导的方法，并以适当的语言和措施诱导病人遗忘病因，解除焦虑，宣泄抑郁，或消除恐惧达到治病的目的。如有一姓陈的男患者，因失眠、心悸、头痛、咳痰，半年后渐出现哮喘，不能平卧，严重时抽搐遗尿，曾诊为痉挛性支气管炎，经中西药治疗无效。来诊时笔者也用过导痰汤合三子养亲汤，服 18 剂未见好转。后深入了解病情，原来是与同窗女友在即将结婚之际，因小事意见分歧分手，失恋后由失眠发展至哮喘。尤其见到定情的玫瑰花则气喘难平。我首先向他解释病情，说明这是情志变态引起的哮喘病。继而用暗示、催眠术，使他醒悟到一时姻缘的得失，只是个教训，自己正处锦绣年华，今后人生道路另有一番风光……。每周催眠一次，三周而愈。

3. 移精变气：移精变气术即移易精神，改变脏气。此术是《内经·素问》中首行提出的，目的是移情易性，即排遣情思，改易心志，以分散病人对疾病的注意力，使思想焦点从病所转移于它处；或改变患者所处的环境，避免不良因素刺激，把情感从某种纠葛中摆脱出来，转移到另外的事物去。同时通过推心置腹的交谈，排除患者内心的不良杂念，或改变错误认识，树立健康的生活习惯和高尚情操。我曾治一姓李的女理发员，她平素胆小怕事，婚后已生一男孩。一次夫妻同房完毕，恰巧一只老鼠钻进被窝内，受惊后，日夜频频尿意，即刚解完又有尿意，特别是性生活后尿意更频。心烦失眠，痛苦万分。经中西医治疗一年无效。这是情志变态引起的多尿症。我用移精变气术来治疗，首先把发病的道理详细向她解释，然后教她使用以下方法。

（1）上床前解尿，上床后产生尿意时心里默念：我的尿已解净，现在的尿意是条件反射引起的，不是真的有尿，可以不解。

（2）心平气静，全身放松，默念自己身体健康，明天还要工作，该睡了。

（3）参加一些文娱体育活动，培养多种兴趣，使大脑功能得以增强。

经上述办法训练二旬左右，多尿症就痊愈了。

这种疗法类似近代的“系统脱敏疗法”，适用于由紧张或恐惧引起的病变。

我又治一高中女学生，她个性内向，爱好文学，学习成绩好。在一次学校观摩教学课中，一位男年青教师向她提问，由于人多，且有些陌生人，精神紧张过度，当即觉得一股气从脚下上冲至头，面红头热，全身出汗，昏倒不知人事。几分钟后清醒，除疲乏外无不适，曾往几间医院检查均无异常发现，某精神病院诊为癔病。从那次以后，每次教师提问都有热气上冲感，头面发热，全身出汗等，但无昏倒，尤其年青男老师提问更敏感。以后发展至与生疏人谈话也出现上述症状，伴头昏、脑胀、心悸、烦躁、失眠、记忆力下降。经服镇静、安眠、抗焦虑类药物均无好转。来诊时通过两次从谈文学投其所好开始，取得与病人有共同的语言后，话题转入她发病的原因，启发她要提高应变能力，鼓励多与亲人及朋友交谈，主动回答课堂老师提问等。经几个月时间的训练，症状逐步减轻到消失，后来考上大学。

4. 说理开导法：《灵枢·师传》指出：“人之情，莫不恶死而乐生，告之以其败，语之以其善，导之以其便，开之以其苦，虽有无道之人，恶有不听者呼。”“告之以其败”，就是指出疾病的危害，引起病人对疾病的注意，使病人对疾病有正确的认识和态度。“语之以其善”。就是指出患者要与医务人员配合，及时治疗，措施得当，疾病是可以治愈的。这可以增强病人战胜疾病的自信心。“导之以其便”，就是告诉病人如何进行调养，指出治疗的具体措施，放下思想包袱，克服内心的苦闷、焦虑和紧张。“开之以其苦”，就是要帮助患者解除紧张、恐惧、消极的心理状态。要求医者做到：动之以情、晓之以理、喻之以例、明之以法，从而起到改变病人精神及躯体状况的目的。

《续名医类案》中记载这样一个医案：有个姓沈的患了恐惧症，整天怕会死去，请了很多名医和算命先生诊过，病情总不减。后来请一个姓卢的医生诊治。卢医生一边开方给药，一边说理开导、解释，沈的思想负担已稍减轻。但第二天一早他去找卢说，卜卦者说我十天后会死，心中更怕，不敢独睡。卢除陪“留宿斋中，大壮其胆”外，又带他去附近寺庙听谷禅大师讲授“性命之源”的知识，进一步开导他，使他开始研究“性命之源”。当他明白人为什么有生有死的道理后，思想安定了，恐惧心理消失了，精神振奋了，病也就不药而愈。笔者也曾治疗一位女职业作家，她失眠多梦一年余，后渐出现气上冲咽，自觉咽喉有物粘附，吞之不下，吐之不出，颇感痛苦，疑是喉部生肿瘤。几经检查，未发现异常。也曾看中医，诊为梅核气，治之罔效。经笔者说明这个病与她整天冥思苦想，废寝忘餐写作有关。因思则气结，气结不消而进食，气与食相搏于咽而致本病。对她要求进餐前放下笔散散步，宽息一下，然后轻松进餐。同时，还要其家人配合。如进餐时要讲些高兴的事，若一边生气一边进餐就会加重此病。经过一段时间的训练，作家的病也就逐渐好了。

5. 顺情从欲：顺情从欲就是顺从病人的意志、情绪，满足病人心身的需要。《灵枢·师传》篇说：“未有逆而能治之也，夫唯顺而已矣。……百姓人民，皆欲顺其志也。”张景岳亦说：“以情病者，非情不解。其在女子，必得愿遂而后可释。”又说：“若思虑不解而致病者，非得情舒愿遂，多难取效。”人类的生存就有生理和心理的需要，如衣、食、住、行，爱情婚姻、家庭子女、求学就业，名誉地位、娱乐治病等。必要的要求不能得到满足，不仅影响正常生理活动，甚至导致精神情志的病变。对此，仅用劝说疏导、移情易性，甚至采取强行压制的办法，是不能解除病人疾苦的。所以对这类病人须要欲从愿遂，病情才能解除。上文提到那位姓陈的技师因恐惧伤肾引起的阳萎证，曾往某医院就诊，诊为“肾亏阳萎”，经服药无效。来本院诊后几经诚恳交谈，取得病人的信任，便告诉病人，这是一种因惊吓引起的疾病，由于没有及时解除心理负担，性生活的要求不能满足，逐渐发展成阳萎。这是一种情志变态引起的，并没有器质性的改变，只要解除思想负担，健康完全可以恢复。笔者与病人这样的谈话，就是顺情从欲心理疗法，再处以疏肝补肾，交通心肾的中药，还嘱病者思想要开朗，他的阳萎证很快就治愈了。

对于病人生理和心理上的欲望，应当有分析地对待。如果是合理的欲望，客观条件又能允许，应尽力满足，或诱导上正轨，或指导其创造条件达到，或对其想法表示同情、理解和支持。对一时无法实现的，则应开导说明。但是，在一定的社会条件下，个人的欲望总是不可能全部得到满足的，尤其对于那些胡思乱想、淫欲邪念、放纵无稽、损人利已的意念绝不能纵容和迁就，应当善意地、诚恳地说服教育，使其树立正确的人生观。

在进行心理治疗时，应注意以下几个问题：

1. 要切实注意医患之间的谈话艺术，包括语言、表情和举止等。好的谈话艺术可以对患者起到好的心理治疗作用，反之，可起到加重疾病的反作用。

2. 要调动患者进行自我治疗。告诉病人对疾病要采取既来之则安之的态度，完全摒弃杂念，宁静淡薄，畅遂情志，愉悦平和，则能真元内存，防治情志变态之病。

3. 协调患者与家庭环境关系的和谐，使病人有个良好的生活条件，有利于疾病恢复。

4. 正确处理心理疗法与其它疗法的关系。由情志变态引起的杂病，在强调用心理治疗的同时，不应放弃必要的药物、针灸、按摩、敷贴等其它疗法。

各病论治

内　　科

中风后遗症

病例1　梅××，男，55岁。初诊日期：1986年5月30日。

【病史】　起病旬前，在出家路上遇大雨湿衣，返家即感形寒肢冷、头痛，继感左上肢很疲倦、活动不灵、阵阵拘急抽搐，语言不利，口眼㖞斜；其后左下肢功能障碍，难以行走。曾在某医院诊断为“脑血管痉挛、脑血栓形成”。经治疗2个月后，口眼㖞斜、语言不利消除，左侧肢体仍乏力，活动不灵。患者要求出院。出院后曾中、西医及针灸等治疗半年，未见显效，转赴我科治疗。

来诊时症见：言语清楚，精神尚可，胃纳及二便正常，左下肢不能久站、不能自主走动，左上肢乏力、不能握物。

【检查】　血压17/1kPa，神清，左下肢肌力Ⅳ°、左上肢肌力Ⅲ°～Ⅳ°，肌张力均增强；双侧肢体未引出病理性神经反射；舌红边紫点、苔薄白，舌底静脉怒张，脉弦。

【辨证】　肝肾阴虚，瘀阻脑络。

【治法】　滋补肝肾，活血化瘀，宜通脑络。

【处方】　1. 复原丸（自拟方）：

黄芪30克　太子参18克　全当归12克　白术18克

云苓18克　熟地18克　黄精18克　山萸肉15克　川

芎12克　淫羊藿15克

上方制成丸剂，每丸2克。每次2丸，每天服3次，开水送服。

2. 解凝活脑丹（自拟方）：

水蛭10克　丹参18克　川足2条　川芎12克　田七末1.5克

上药制成小丸剂，每次2克，每天服3次，开水送服。

3. 理疗：超声通脉，用化瘀通络油（由原麝香、细辛、冰片、皂角刺等组成），取穴百会、目窠（右）。

复诊：1986年5月29日。经超声通脉及中药治疗25天（1个疗程）后，右侧肢体乏力较前明显减轻，活动尚感笨拙，活动多即感疲劳。

嘱继续服上两方，停理疗1周。再经本法治疗3个疗程，可随意步行，左上肢握物亦有力。左侧肢体肌力、肌张力恢复正常。

病例2　孔××，男，65岁。初诊：1988年10月28日。

【病史】　患者患高血压病已5年。1年前卒然语蹇，右半身不遂，曾到某医院住院治疗。当时血压29/16kPa，脑动脉造影诊断为“高血压性脑溢血”。治疗1个月后，血压为20/13kPa，出院。出院时仍语言不利、右半身不遂，再经中西医治疗1年余不效，特来诊。

来诊时症见：语言不利，胃纳好，二便调，右下肢乏力、不能站立，右上肢时麻痹、活动不灵、不能梳头、穿衣、写字等。

【检查】　血压16/11kPa，神清，发音缓慢，右下肢肌力Ⅲ°，右上肢肌力Ⅱ°～Ⅳ°，舌红边紫点，脉弦。

【辨证】　肝肾阴虚，瘀阻脑络。

【治法】　滋补肝肾，活血化瘀，宣通脑络。

【处方】　1. 复原丸（见病例1），每天3次，每次2丸，开水送服。

2. 解凝活脑丹（见病例1），每天3次，每次2克，开水送服。

3. 理疗：超声通脉（见病例1）。1个疗程（25天）。

复诊：1988年11月24日。右下肢略感有力，已能站立，扶着物略能起步；上肢麻痹亦减少，已能屈伸。

按上法治1个疗程。

三诊：1988年1月26日。右手已能梳头、穿衣，扶杖右下肢亦能慢步活动。

按上法减去解凝活脑丹，超声通脉理疗改为每周2次，治疗15天。

四诊：1989年2月16日。右下肢感觉较前有力，不用扶杖活动；右上肢活动功能逐渐恢复。

嘱再服复原丸1个月。1个月后检查，右侧肢体活动基本正常，右上、下肢肌力、肌张力基本恢复正常。

【按语】

对中风后遗症，必须抓紧时间积极治疗。中风之后，脏腑虚损，功能失调，病邪稽留日久，正气亏耗，临床上本虚标实。当然以本虚证较明显，其中尤以气虚、肝肾阴虚、心脾肾阳虚突出。因此，笔者在临床上治疗这类病，都是采用滋阴健脾、活血化瘀之法。复原丸滋补肝肾，益气养血。方中的熟地、黄精、山萸肉、淫羊藿滋补肝肾；黄芪、太子参、白术、云苓、川芎、全当归益气养血，使气血周流旺盛，有助通络活血化瘀之力。解凝活脑丹的功能为宣通脑络，化瘀解凝。本丹以水蛭为主药。水蛭是吸血动物，性迟缓善入；迟缓则生血不伤，善入则坚积易破。其味咸、苦，咸入血走血，苦泄结，咸苦并行，治疗血瘀有良效。本病多为脑实质内形成血块，水蛭使脑络能通，血凝能解，说明水蛭有促进血肿吸收和恢复神经功能的作用。

超声通脉疗法又称超声药物导入疗法，是利用超声波的高频振荡所产生的生物效应，配合化瘀通络油的麝香、梅片、细辛等的高渗药进入人体内，有提神醒脑、开窍通闭、宣通活血解凝之功能。且通过穴位产生温度升高，透经入络，直接作用于病变的脑组织，可使局部血管扩张，解除脑血管痉挛，有利于缺血区侧枝血管的血液循环，改善病变部位的缺血状态。同时，还能提高脑细胞酶的活性，加强细胞膜的渗透作用，促进细胞新陈代谢，调节中枢神经兴奋和抑制的平衡，故对中风后遗症有一定疗效。

治疗方法：患者取仰卧、半卧或坐位。治疗前，在头颅区选定穴位，剃去治疗部位的头发，消毒后，即搽上活血化瘀油，探头置穴位上稍加压，使其与头皮密切接触。按常规操作机器，在治疗部位作接触移动法治疗。开始治疗多选用声强 0.75～1 瓦/cm²，逐渐增加至 1.5 瓦/cm²，每次治疗 10 分钟，每天 1 次，25 次为 1 个疗程。

使用注意：(1) 本法主要用于中风后遗症，要待病情稳定、神志清醒、血压不高、舌暗红边紫点方可使用。在急性期，特别是昏迷患者不宜使用。(2) 治疗前应依据病变部位，选择头部的相应区域。如右侧偏瘫，应选左侧颅脑穴位。中医认为：人左半身经络上头从右行，右半身经络上头从左行，有左右交互之意。因气血上行偏重于左而发病的，则发病在右半身不遂；气血上行偏重于右而发病的，则病多在左半身不遂。此为阴阳升降之理（阳升于左，阴降于右）。(3) 经超声通脉疗法治疗 1 个疗程，应停 1 周后方能再用。(4) 如发现有不良反应，应立即停止使用。

冠　心　病

病例 1　丘××，男，55 岁。初诊：1980 年 4 月 15 日。

【病史】　患者头晕目眩，心悸胸闷，神疲气短已两年多。经本省××医院多次检查，确诊为“冠心病”，经西药治疗，收效甚微，故来诊治。

来诊时除上述病状外，时感心前区间歇针刺样疼痛，伴有手足麻痹，面赤口干，失眠多梦，大便干燥，小便黄浊。

【检查】　形体肥胖，面色红赤，舌黯红，舌苔干燥，脉弦缓。血压 21/16kPa，心界向左下扩大，心率 54 次/min，心律齐，心尖区可闻收缩期收风样杂音Ⅱ级。

X 线胸透：主动脉屈曲延长，左心室向左下延伸，左心室扩大；心电图：窦性心动过缓，心律不齐，陈旧性心肌后壁梗塞。

【辨证】　心阴虚损，气机瘀滞。

【治法】　滋阴降火，疏肝解郁，行气活血。

【处方】　五味子 12 克　太子参 18 克　石斛 18 克　白芍 12 克　麦冬 12 克　丹参 18 克　佛手 18 克　红花 9 克　九节菖蒲 18 克　牡蛎 30 克　珍珠母 30 克　郁金 18 克，水煎服。

复诊：1980 年 4 月 19 日。服药 4 剂，心悸气促、胸闷减轻，仍头晕伴头痛，间有胸痛。原方去珍珠母、佛手，加羚羊骨12克以平肝潜阳，加延胡索9克以行气活血。

三诊：1980年4月29日。服药10剂，自觉一切症状良好，无不适感，饮食、睡眠正常。诊其脉有结脉出现。原方去羚羊骨加苦参16克。嘱病人隔天服1剂，连服3个月，以巩固疗效，防止复发，并要求患者配合体操锻炼如打太极拳、注意饮食、多食水果青菜，不食油腻、辛热燥烈的食物。追踪治疗1年半，无心绞痛发作，病情稳定。

病例2 范××，男，50岁。初诊：1979年8月20日。

【病史】 患者自觉胸闷心悸、气短神疲、夜寝不宁已5年多。于1979年3月病情加重，在广州某医院住院治疗，经全面检查，确诊为“冠心病”。医嘱病情较重，时有危险，需住院治疗。经过一段时间的治疗，症状减轻出院，在家休息。此后，曾因多次病情加重而住院，前后治疗5个月，效果不显著而来诊治。

来诊时症见：感觉心前区刺痛及憋闷，痛放射左肩、呈阵发性，伴有心悸、气短乏力、怕冷、饮食量少等。

患者既往有十二指肠球部溃疡病史。

【检查】 面色无华，舌淡苔薄白，脉沉细、时有结代。血压14.7/kPa；心率60次/min，心律不齐，心界向左下扩大；总胆固醇9.84mmol/L。

【辨证】 心阳亏虚，气血亏虚，气滞痰阻。

【治法】 温补心阳，补益气血，理气化痰。

【方药】 熟附子12克 桂枝12克 春砂仁12克 云苓18克 红参10克 法夏12克 白术12克 丹参18克 九节菖蒲12克 延胡索9克，水煎服。

复诊：1979年8月23日。服药3剂，心悸、气短促力、怕冷有所好转，惟觉口干苦，动则汗出。原方去春砂仁，加黄芪30克、麦冬12克。

三诊：1979年9月7日。服药2周，自觉症状大减。检查面色红润，精神愉快，行动自如；但有时感觉手足麻痹。此仍痰浊瘀滞脉络，故原方加田七粉 3 克（冲）。

四诊：1979 年 9 月 21 日。续服上方 2 周，精神好，自觉无不适，已能上班工作。经全面检查，病情确实向愈发展。为了防止反复，嘱患者取上药 6 剂，研为细末，练蜜为丸，每丸 10 克，每服 1 丸，每天服 2 次。1979 年 12 月随访，自丸药服完后，其饮食、睡眠等恢复正常。

【按语】

冠状动脉粥样硬化性心脏病（简称冠心病）是指冠状动脉粥样硬化，管腔狭细，甚至栓塞，引起心肌血液供应障碍的一种疾病。由于心肌缺血缺氧，临床上以胸骨后或心前区疼痛、胸闷和呼吸不畅为主要症状，久之导致心肌梗塞和坏死，出现危象或发生猝死。中医典籍中记载的胸痹、厥心痛、真心痛都和冠心病中的心绞痛、心肌梗塞相吻合。由于冠状动脉管径狭窄，使血流的阻力增加，运行不畅，久之引起血液的瘀滞不通，导致疼痛。由此可见痹塞不通为本病的实质。“通则不痛”，要缓解疼痛，化瘀通脉是应采用的一种治疗方法。

冠心病的病因，可归纳为劳逸不当、恣食膏粱厚味，或七情内伤。但这些因素，并非可使人人罹难此病，而是决定于正气之盛衰。“正气存内，邪不可干”，正气虚则上述因素才起作用。本病是因心阳亏虚，心阴受损，以致“心痹者、脉不通”，痰瘀痹阻心络而成。

冠心病的中医辨证，可归纳为如下：

1. 心阳亏虚，气滞痰阻气机（或瘀滞气机）：表现为胸闷、头痛、心悸、气短、面色苍白或黯滞、肢冷畏寒、自汗、小便清长、大便稀薄、舌胖嫩苔白润、脉缓滑或结代。

2. 心阴虚损、痰阻气机（或瘀滞气机）表现为：心悸、心痛、憋气、口干、耳鸣、眩晕、盗汗、夜睡不宁，夜尿多、腰酸腿软、舌嫩红苔薄白或无苔、脉细数而促或细涩而结。

痰阻气机的舌脉辨证：舌苔厚浊或腻，脉弦滑或兼结代。

瘀滞气机的舌脉辨证：舌有瘀斑或全舌紫红而润少苔，脉涩或促、结、代。

在治法上，宜根据患者临床表现不同而采用急则治标、缓则治本、先攻后补、先补后攻、攻补兼施等治法，切不能一攻到底或只知补虚而忽视疏导痰瘀。

冠心病的治法：

1. 心阳亏虚（兼痰兼瘀）：心阳不足为心气不足的重症。因此心阳不足的冠心病人有畏寒肢冷、腰酸膝软、小便清长、大便溏急、五更泄泻、舌淡苔白、脉沉迟等虚寒证的同时，还常见神疲乏力、短气懒言等气虚的症状。古人说："心包相火附于命门。"心阳不足的根源乃是命门火衰，立方以附子、桂枝益肾中真火。《名医方论》说"火少则生气，火壮则食气"，故不用肉桂而用桂枝，且附、桂用量不宜过大、其用意在于微微生火，以防过燥伤阴。补气之品多用红参（最好高丽参、吉林参）。冠心病人都有不同程度的心脉瘀阻，所以多配以红花、桃仁、丹参等活血化瘀药。在活血化瘀的同时，还应注意理气、行气，意在调整脏腑的气机以调理气血，去瘀生新。冠心病人的血瘀既可因寒而凝，也可因热而结。寒凝瘀久且可化热。凡热结而瘀或瘀久化热者，如仍用温通之品，必然助热伤阴。而应凉血化瘀，其意在于护阴。此外，冠心病患者亦有不同程度的痰浊阻滞，故往往采用芳香化浊、温化痰饮的法夏、陈皮、南星、蔻仁、春砂仁。但如蕴久化热者仍用温化之品，必然助热伤阴，此时应予以清化。

2. 心阴虚损（兼痰兼瘀）：冠心病者多见于老年人，而老年人常见素体阴虚。在病变过程中，多易出现阴虚尤其是肾阴虚的证候，久之阴损气伤，或气虚津液生成不足，都可出现气阴两虚的证候。临床上除见有心悸、心痛、口干、耳鸣、眩晕、盗汗、夜睡不宁外，还可伴有气短乏力、神疲懒言等气虚之症。因而益气养阴也是治疗冠心病的一种方法。五味子、太子参、白芍、麦冬、石斛均为常用益气养阴之品。虽药味不多，而兼有补气、清热、滋阴、敛阳四法。养阴能增加气血的来源，益气能行血，故益气养阴的同时，又能促进活血化瘀的作用。太子参、五味子、麦冬为生脉散，根据现代药理研究：生脉散有稳定而持久的强心作用，对已被损伤的冠状动脉内壁有修补作用，同时还能稳定正常的血压。

房室传导阻滞

病例　陈志雄，男性，39 岁，工人。初诊 1982 年 4 月 26 日。

【病史】　患者自觉胸闷、心慌、气短，活动后加重 10 多天。而于 1982 年 1 月 2 日入本市某医学院内科住院治疗。经入院检查拟诊心肌炎（既往于 1980 年曾由心电图检查发现有完全性右束支传导阻滞），经用皮质激素、能量合剂等治疗无效，心率仍在40次/min左右，乃建议安装起搏器。由于患者家属不同意，遂作为随访对象嘱其出院。出院诊断：心肌炎、高度房室传导阻滞伴三束支传导阻滞。出院后3个多月曾由我院中医诊治，由于疗效不显，而来诊治。

来诊时症见：心悸头晕、气短神疲，食欲不振，时感口干而不欲饮，小便频而量多，大便正常。

【检查】 面色淡而无华，唇现紫色，慢性病容。心率40次/min，心律齐，第一心音轻重不等。舌苔薄白，脉细而迟缓。

心电图：房室传导阻滞。

【辨证】 气弱无力，心脉痹阻，血行迟缓。

【治法】 补气养血，温适心阳，活血通络。

【处方】 红参6克　北芪30克　炙甘草10克　桂枝6克　当归12克　白芍12克　川芎10克　丹参18克　赤芍10克　五味子10克　淫羊藿10克，水煎服。

另嘱药后饮糯米酒1小杯。

复诊：1982年5月6日。服药25剂。近10天以来，初次出现夜间睡醒后心率60～70次/min，白天下床走动即趋缓慢。此为病情好转之吉兆，拟前方加入扶阳振奋之品。

【处方】 红参10克　北芪18克　炙甘草12克　五味子12克　当归12克　白芍12克　桂枝9克　细辛6克　制附子10克　丹参18克　川芎6克，水煎服。

另嘱药后饮糯米酒1小杯。

三诊：1982年6月8日。服药30剂。近来心率在60～70次/min左右，夜间可达70～80次/min，面色转红润。守原方治之。

四诊：1982年8月6日。心率渐趋正常，持续时间亦逐渐延长，白天短距离走路及一般劳动情况下心率在60次/min，夜间基本上已是正常心率70～80次/min。再予原方调治月余，白天、夜间心率已基本正常，患者精神爽朗、疲乏状态已消失、饮食、二便正常。心电图检查结果正常。上全日班。

1983 年 5 月 8 日随访，患者自去年 12 月复工后，未请过 1 天病假。现心率 70 次/min 左右。

【按语】

房室传导阻滞，属于中医的迟脉证。心主血脉，脉为血腑。脉象的变化可以反映心搏的异常。迟脉是由于心阳不足，无力鼓动血液，血液流行不畅之候。古人以“迟主脏寒，其病为阴”。“迟为阴寒，气不宣通”来解释迟脉。盖阳虚则阴凝，故本病可兼有不同程度的气瘀滞。笔者通过多年来的临床实践，认为本病当以心阳气亏虚为主；有时可见气滞血瘀等症情。但此乃因虚致实，尤为辨证的关键所在，不能一见迟脉，就单纯地认为“虚寒”。本病的病机是：阳虚而阴盛，气弱导致血虚成血瘀。根据中医理论阳动阴静，气畅血行，故治疗上强调扶助心阳，温养气血。而心气心阳亏虚，必将影响血液的循环运行。血遇寒则凝，得温则行。温阳益气与活血之品同用，使血液借阳药之推动而运行，可收相得益彰之效。阳得阴助而益生化之功，故又在温阳药中佐以滋阴养血之品。方中红参、北芪、炙甘草补虚以益心气；桂枝入心以助心阳；五味子增液敛阴；当归、白芍养血和营；赤芍、川芎、丹参活血通窍；细辛、淫羊藿宣阳散寒，鼓舞肾中阳气。在服药同时，饮少量糯米酒，一以温运血行，一以鼓舞肾气，一以载行药力。笔者治疗迟脉症，常喜欢嘱患者饮少量糯米酒，以为辅助，效果较好。但切莫过量，过量则引起心率突然加快，每易导致心律失常。

上方药物阴阳相伍、而以扶阳为主，务使机体发挥自愈能力，从根本上调整阴阳气血的失调，从而改善心肌功能，达到恢复心律的效用。

心律紊乱

病例 1　陈××，男，52 岁。初诊：1985 年 10 月 8 月。

【病史】　患者 1 年前患急性心肌前壁梗塞。近 2 周来，心跳，气短、气促加重，伴心前区痛、胸闷。经广州市某医院心电图诊断：“心律紊乱（室性早博呈二三联律）、陈旧性心肌梗塞、心肌缺血”。经服西药效果不显，而来诊治。

来诊时症见：心悸，心慌，气促，头晕，心前区微觉刺痛，胸闷，乏力。

【检查】 血压22.7/10.7kPa，心率88次/min，心律不齐，早搏42次/min，心音低钝，双肺正常，舌瘀暗、苔白滑，脉结代。

【辨证】 心气亏虚，瘀阻脉络。

【治法】 补益正气，养心复脉，去瘀通络。

【处方】 红参12克　麦冬15克　五味子15克　苦参12克　大枣18克　丹参15克　赤芍12克　北芪18克，水煎服。

腕针疗法：取神门、内关。

选用28号2～6寸毫针，病人取坐位；在进针点先用酒精棉球消毒，针尖迅速刺入皮肤后，使针体与皮肤面呈30度角，针体在皮下的位置尽可能紧贴在真皮下不能过深；进针求快。推针要慢，不必捻转。注意取表浅位置，要针感松弛，不产生酸、麻、胀痛等感觉。如进针时遇有阻力或胀痛感，这是进针过深，应将针尖退至皮下再沿表浅层刺入，一般进针4～5分，留针30分钟。

每天腕针1次，10次为1疗程，间隔10天再进行第2个疗程。

复诊：1985年10月15日。经服药7剂及腕针疗法后，心悸、胸闷、胸痛等症大为减轻，心律偶有期前收缩。效不更法，继用前方30剂和腕针治疗2个疗程。

三诊：1985年11月14日。诸症基本消失，心律齐；心电图示窦性心律，室性早搏消失。嘱患者续服上方10剂以巩固疗效。后随访2年未复发。

病例2 曹××，男，42岁。初诊：1983年3月2日。

【病史】 患者心慌、心悸、胸闷憋气已1年余，稍为活动则病情加重。曾于江门多间医院治疗，服用中西药效果不显，经友人介绍来诊治。

来诊时症见：头晕，心悸，胸闷憋气，失眠多梦，常常梦见一些恐惧的情节而惊醒，自觉五心烦热，大便常干结。

【检查】 血压20/10.7kPa，心率96次/min；心律不齐，早搏20次/min，舌边尖红、苔薄白，脉结代而细数。

心电图：频繁室性早搏。

【辨证】 心阴亏虚，阴虚瘀热，热忧心神。

【治法】 滋养心阴，宁心安神，去瘀通脉。

【处方】 太子参12克 五味子12克 麦冬12克 酸枣仁18克 丹参15克 苦参12克 大枣18克 柏子仁12克 琥珀3克（冲服），水煎服。

腕针疗法：选穴及针法按病例1。

复诊：1983年3月12日。服药10剂及腕针治疗1个疗程后，诸症均减，已能安睡。继用上法治疗10天。

三诊：1983年3月23日。诸症消失，复查心电图恢复正常。

【按语】

笔者通过多年的临床实践，运用中药配合腕针疗法治疗心律紊乱，获效甚佳。中药的基本方：人参（或太子参）12克 五味子15克 麦冬15克 苦参12克 大枣18克 丹参18克 赤芍18克 北芪18克。方中人参、麦冬、五味子即生脉散，益气生津、扶正养脉，有补虚固脱之功。据药理研究证实，生脉散对增强心肌收缩力、促进大小循环和冠脉循环、调整血压，效果最为明显，并能保护心肌细胞。北芪补肝益气，有营养心肌和加强心肌收缩力作用。苦参在本方中亦为较重要的药物，其有效成份主要是生物碱、黄酮类、甾醇、氨基酸等，有抗菌、利尿、抗心律失常作用。据有关报道，苦参治疗期前收缩的有效率为68%。苦参抗心律失常作用机制，可能与其抑制心肌细胞的自律性和兴奋性，延长有效不应期有关。这些作用又可能与阻滞慢通道抑制钙向细胞内流密切相关，因此在治疗早搏中起很重要的作用。丹参主要成份为丹参酮，其作用主要是扩张冠脉、增加冠脉血流量、改善心脏功能，同时能抗凝、促进纤维蛋白原溶解，并能扩张周围血管而降血压。另外，丹参还有镇静、镇痛等作用，对于冠心病、心肌炎等原因引起的室性早搏患者，亦有较好的治疗作用。赤芍活血化瘀，辅以丹参疏通经脉。大枣能降低血中胆固醇，增加血清蛋白，同时具有营养心肌细胞作用。全方虽有益气养阴、活血化瘀、养心复脉之功，但在临床上还要随证灵活加减，才每获显效。如气滞者，加郁金、延胡索入血理气、行气解郁：血瘀较重者，加田七活血行气，去瘀止痛；痰阻者，加瓜蒌、法夏化痰散结，开胸通阳；邪毒稽留者，加七叶一枝花、板蓝根清热解毒，凉血去邪；高脂血症者，加山楂、云苓、石决明去脂化浊，畅通心脉；如心动过速、房颤者，大都属于心气不足，心阴亏虚，阴虚瘀热，内扰心神，血行失常所致，故常加酸枣仁、柏子仁收敛心气，镇静安神，活血散瘀，使心神调节复常。

笔者多年来实践经验，认为腕针疗法对心律紊乱疗效甚佳。但本法在操作过程中，手法非常重要。手法要轻，进针要浅，沿着真皮下走行，不发生针感是取得好效果的关键。轻刺激为补法，重刺激为泻法。本疗法所选针刺部位，相当于内关、神门穴，属于厥阴心包经及手少阴心经，可主治心胸疾患、心胶痛、心悸。但腕针疗法有别于一般针刺方法，采取皮下平刺，其机理是表浅神经感应性较强，是一种温和的良性刺激。通过经络，使经气发挥其效应，即疏通经脉，调和气血，改善心肌供血，消除心肌异位兴奋灶，从而控制心律紊乱的发生。

重症肌无力

病例1 朱××，女，21岁。初诊：1985年6月20日。

【病史】 患者素体健康，近1个月来因工作繁忙、紧张，出现头晕、耳鸣。经单位医疗室诊为“神经衰弱”，予西药治疗后症状略减轻。4天后出现神疲乏力、眩晕、眼睑下垂、胸闷、恶心，咽喉如有物梗阻、吞咽困难。经某医院检查诊断为“重症肌无力、咽肌麻痹”并住院治疗，用新斯的明等多种药物治疗后，病情一度好转，但有反复，且四肢无力逐渐加重，不能自行，要求出院来求治。

【检查】 身体消瘦，声低气怯，眼睑下垂，眼球不能转动，四肢无力、不能行走，面色苍白，精神萎靡，目陷颧突，皮肤干枯，肌肤甲错，胃纳差，大便时溏，舌淡边有瘀点、苔白，脉弦细。

【辨证】 脾肾紫弱，瘀血阻络。

【治法】 健脾补肾，活血化瘀。搜风通络。

【处方】 黄芪24克　丹参24克　白术18克　云苓24克　天麻15克　柴胡18克　川足2条　守宫12克　全虫12克　川红花12克　蛇退12克，水煎服，复渣再服。

复诊：1985年6月27日。服药7剂，眼睑下垂减轻，眼球略能斜视，食欲改善，大便正常，而舌脉无变化。继上方加当归尾

12克，7剂，煎服法同前。

三诊：1985年7月5日。诸症好转，精神好，咽喉梗阻感基本消失，饮食自如，食欲增进，能在他人扶持下行走。

按上方去柴胡，加天麻18克，服45剂后，症状基本消失，改服补中益气汤及本院制的熄风散（注），以巩固疗效。同年12月已恢复健康，正常工作。随访1年未再复发。

病例2 李××，男，24岁。初诊：1986年5月12日。

【病例】 患者2个月前因发热、咳嗽、胸痛、四肢酸痛，经某医院X线检查示“肺部感染”，经消炎、对症治疗20天后复查已愈。但继而出现双眼睑下垂、神疲、四肢软弱无力、行动不利。经本市某医院检查后示“重症肌无力”，服用新斯的明药治疗，药后症状立即好转，但药效过后诸症如故，特来求治。

【检查】 体温36.2℃，血压12/8kPa，面色萎黄，消瘦，神疲乏力，双眼睑下垂，四肢痿弱无力，胃纳差，口干，肌肤甲错，舌淡红边紫、苔白，脉沉细弱。

【辨证】 脾肾虚弱，瘀血阻络。

【治法】 健脾补肾，活血化瘀，搜风通络。

【处方】 黄芪24克 丹参24克 白术18克 云苓24克 天麻15克 柴胡18克 川足2克 守宫12条 全虫12克 川红花12克 蛇退12克 淫羊藿18克，水煎服，复渣再服。

复诊：1986年5月18日。服药5剂后精神好转，食欲改善，眼睑下垂有所减轻，余无特殊变化。继服上方14剂，煎法同前。

三诊：1986年6月3日。已能在他人搀扶下行走，纳好，余下诸症减轻。上方去柴胡、升麻，加当归尾12克，7剂，水煎服，复渣再服。

后经8次复诊共服56剂药，病基本好转，惟觉少许乏力，不能久行。予补中益气汤加减，并服本院制的熄风散巩固疗效。半年后恢复正常工作。随访1年未复发。

【按语】

重症肌无力是一种慢性疾病，由于神经与肌肉间传导阻滞致使某些横纹肌非常容易疲劳，并产生暂时性的瘫痪，休息后改善；晚期可导致瘫痪，少数病员的心肌亦可受累。本病属中医学痿证范围。

中医认为，引起痿证的病因，有外感和内伤两种。如温热毒邪与久居湿地而致病的，属于外感；脾胃虚弱和肝肾亏虚的，为内伤。但外感致病，日久不已亦必影响内脏的功能，所以两者互有联系。同时，即使在初病时由于外感因素，但正气不足还是主要内因。对本病的治疗，西医运用抗胆碱酯酶药等，然病情易波动，副作用大，疗效不理想。笔者在多年临床实践中，对本病治疗积累了一些经验。认为本病的主要病因病机，为脾肾虚弱。肾为先天之本，主一身阳气之根，藏精，主骨；脾为后天之本，主一身之肌肉。久病、劳累或素体虚，使脾肾之气受损，则肌肉筋骨失养，而出现本病。此外，体虚卫外不固，风邪趁虚而入，风瘀阻络，脉络瘀痹，肢体痿弱不用。因此治疗上以健脾补肾、活血化瘀为主，并佐以搜风通络。用药上，除以黄芪、白术、云苓、淫羊藿等培补脾肾外，以丹参、归尾、川红花活血化瘀；以柴胡、升麻理气升阳，并配以川足、守宫、全虫等动物类药，取其行走攻窜之特性，以疏经达络，达到理血消滞、宣通气机；天麻善理虚风，配合蛇退及活血药能活血祛风，增强血管的舒缩功能。诸药合用，临床疗效满意。由于本病是一种慢性疾病，在治疗后期的症状好转后，应注意培补后天之本，故用补中益气汤酌加丹参、川足等着重扶正，并配服熄风散（全虫、川足、守宫、僵蚕等组成）巩固疗效，改善身体虚弱状态。

注 熄风散组成：全虫　僵蚕　天麻　石菖蒲　钩藤　蝉蜕　麝香　牛黄

制法：研极细末，入胶囊，每胶囊约1克。

功能：熄风通窍，走窜活络。

无 脉 症

病例　何惠贞，女，34岁。初诊：1980年12月2日。

【病史】　患者近1年来右上肢无力、酸痹发麻，厥冷感，活动后上述症状加重。经某医院检查诊断为“上肢大动脉炎”，服用中西药及针灸治疗，效果不著而来诊。

【检查】 左上肢血压 14.7/9.3kPa，右上肢血压 6.7/2.7kPa。慢性病容，形体消瘦，面色不华，语言低微；右上肢冷感，桡动脉搏动减弱；舌淡苔薄白，脉沉细。

【诊断】 无脉症（脉痹）。

【辨证】 肾阳虚弱，瘀阻经脉。

【治法】 补肾壮阳，活血化瘀通脉。

【处方】 乌蛇汤加减：

乌梢蛇 18 克　小茴香 12 克　熟附子 12 克　黄精 30 克
制川乌 12 克　桂枝 12 克　威灵仙 18 克　熟地 30 克
鸡血藤 30 克　炙甘草 10 克　川足 2 条，水煎服。

复诊：1980 年 12 月 10 日。服药 8 剂后，右上肢冷痹发麻感明显减少，精神好转，续前法治疗，上方 30 剂。

三诊：1981 年 1 月 12 日。患肢酸麻感缓解，已无冷感，只有疲乏感觉；微觉口干，舌淡红苔薄微干，脉较前有力。检查患肢血压 12/6.7kPa。按前法方药加减。

【处方】 乌梢蛇 15 克　生地 18 克　威灵仙 18 克
桂枝 6 克　制川乌 10 克　鸡血藤 30 克　甘草 10 克
川足 2 条　黄精 30 克　小茴香 6 克，水煎服。

继后，按上方稍为加减治疗 5 个月左右，左桡动脉已搏动如常，冷痹感消失，双上肢血压均 14.78/9.3kPa。达临床治愈。

【按语】

无脉症亦称大动脉炎，是主动脉及其分支的慢性进行性，且常为闭塞性炎症。由于受累动脉部位不同，临床分为上肢无脉症、下肢无脉症、肾动脉狭窄性高血压等。本病例为上肢无脉症，属于中医“脉痹”范围。本病的病因尚未完全明了。中医学认为本病系先天不足，脾肾两虚，或先天失调，肾虚气弱所致。本例为肾阳虚，肾阳虚则阴寒内盛，血脉遇寒而凝滞，气虚则血行不畅，运行缓慢，日久则脉络瘀滞，甚则闭塞阻隔，以致脉涩如丝或无脉。

治疗用补肾壮阳、活血化瘀通脉法改善症状，有助于侧支循环的建立。方中制川乌、熟附子补肾壮阳通行血脉，熟地、黄精、桂枝、灵仙、鸡血藤补血活络通脉，乌梢蛇、川足走窜搜风通脉，炙甘草补虚和药，制药之燥性。此外，患者有信心持久服药，才能收到良效。

血　证

病例1　王××，男性，7岁。会诊日期：1989年7月25日。

【病史】　患孩于7月初发现颈部、前胸及下肢出现散在性出血点，7月15日晨6时突然鼻出血不止，随即大吐血，为紫色血块。当日8时即急诊入住某西医院，给予多种止血剂、强的松等治疗，并曾输血200ml。经西医治疗病程曾一度稳定，并诊断为“原发性血小板减少性紫癜”，7月25日病情又有反复，右鼻孔又出血，烦躁不安，心率加快，并呈昏睡状，呼吸微弱，当即输血100ml，下午前往会诊。

【检查】　体温39℃，面色苍白，神志不清，全身散在紫斑，时有躁动，大便秘结2天未解，小便短赤，舌苔黄燥、舌心有黑色，脉滑。

血常规：血红蛋白93g/L，血小板计数80×10^9/L。

【辨证】　热毒入于营血，热迫血妄成吐衄。

【治法】　清热解毒，凉血活血。

【处方】　犀角地黄汤合清营汤：

金银花18克　生地18克　玄参15克　大黄10克（后下）　赤芍10克　丹皮12克　麦冬12克　白茅根30克　甘草6克　生石膏30克　水牛角粉3克（冲服），水煎服。

复诊：1989年7月26日。服上方1剂后大便泻3次，体温降至37.8℃，未再有出血，神志清楚，皮下未见新鲜出血点。药已中症，守上方稍为加减。

【处方】　水牛角30克（先煎）　金银花18克　柴胡10克　羚羊骨18克（先煎）　生地18克　玄参18克　三七粉2克（冲服）　石膏30克　青蒿12克　蝉蜕10克　地龙10克　赤芍12克，水煎服。

三诊：1989年7月29日。服药3剂后体温正常，精神体力好转，出血全止，紫斑开始消退，复查血红蛋白 119g/L，血小板计数 270×10^9/L；舌红、苔薄白，脉数。

出院后按上方加阿胶 12 克调服，继服 1 个月后，查血小板计数 200×10^9/L。3 年后随访，身体健康，未再复发。

病例 2 徐××，男性，45 岁。会诊日期：1988 年 7 月 19 日。

【病史】 患者 7 月 11 日因胆结石在某×医院，行胆囊切除术，术后 3 天黄疸逐渐加重，第 6 天呕吐咖啡样液体，多次黑便，内出血明显。7 月 18 日进行第二次手术，发现腹腔内有陈旧性血液夹杂胆汁约 300ml，肠管水肿青紫色、胀气。术后第二天引流管及疮口均有胆汁外溢，有咖啡样呕吐物，黑便。当时西医诊断为“胆囊切除后胆总管损伤，胆汁性腹膜炎，上消化道出血”。遂采取输血、补液、止血、抗感染、抗休克等措施，症状未有改善而约余会诊。

会诊时症见：消瘦，少气乏力，口干舌燥，语言低微，心慌心跳，呕血、便血。

【检查】 体温 38℃，血压 16.7/10.7kPa，精神萎靡，巩膜黄染，右中、上腹有二引流管，舌红苔黑燥，脉沉细数。

【辨证】 气阴两伤，肝胆湿热，迫血妄行。

【治法】 扶正固脱，清热解毒，凉血活血。

【处方】 生地 30 克　玄参 18 克　麦冬 12 克　白茅根 30 克　五味子 18 克　青蒿 12 克　丹皮 12 克　大黄炭 12 克　茵陈 30 克　羚羊骨 18 克（先煎），水煎服。

另：西洋参 15 克、吉林参 12 克。水煎 1 碗药汤，分 3 次服（早、中、晚）。

复诊：1988 年 7 月 21 日。服上药 2 剂后，体温 37.2℃，便血已止，汗出如洗，鼻孔中黑染，舌红少津、舌体微颤，脉细数无力。此乃出血虽止而阳气欲脱，肺气将绝之象。急转补气滋阴，清热和胃之法。

【处方】 黄芪 30 克　西洋参 12 克　生地 30 克　白

芍18克　五味子18克　沙参18克　麦冬18克　浮小麦30克　糯稻根30克　羚羊骨18克(先煎)　青蒿12克　柴胡12克，水煎服。

服2剂后，按上方增加龟板18克，调治至7月31日，症状基本好转，偶有恶心烦躁，以善胃和阴，芳香化浊之法而收功。8月5日复查，创口愈合良好，各项检查均在正常范围，停药观察，2周后痊愈出院。

【按语】

中医血证，系指以出血为主的病证，包括咳血、吐血、衄血、尿血、便血、损伤出血等。血，来源于水谷之精微，入心化赤而为血，主于心，统于脾，而藏于肝。在气的统帅下，血循经而行，外养四肢百骸、内注五脏六腑，周流不息，供养全身，即所谓气血调和。若某种病理因素影响了气血的运行，或使气与血发生质与量的改变，造成气血运行障碍而诱发血证。诸凡影响气血运行的一切因素，都可以形成瘀血，而瘀血滞留，阻隔经络，是引起出血的病理实质。在治疗血证中，切记审征求因，针对引起瘀血的原因，遣方用药，使瘀血化散，气血调和，才是治本之法。正如《素问·至真要大论》中说："谨守病机……疏其血气，令其调达，而致和平。"血证不论病程长短，其热多急，耗伤元气较重。所以《血证论》中一再强调止血为第一要务，养血继之，旨在扶正。病例1患孩，在会诊时症见神昏息弱、面色苍白，属一派气血衰微之象。但细察患孩高热、便秘、肌衄、溲赤、舌红、苔黄燥夹黑、脉滑，此乃温毒之热入于营血，瘀血阻络，迫血妄行以致发斑吐衄之故。治以清热解毒、凉血活血为法。处方为犀角地黄汤合清营汤加减。方中用大黄急下存阴，釜底抽薪；水牛角、羚牛角解心肝之热，且有凉血解毒之功；生石膏清气解热，甘寒生津；金银花、柴胡、青蒿凉血清热解毒；地龙、白茅根清热利水，使二便通畅而邪有出路。本病例是针对病因辨证施治，不是单纯见血止血，同时要权衡标本缓急、现象与本质的辨证关系。

例病2，患者在2周内作2次手术，气血耗伤严重。术后发热、黄疸，伴消化道粘膜广泛出血、胆汁性腹膜炎、休克等，曾经西药积极治疗，症状未减。症见少气乏力，心慌心跳，口干舌燥，呕血，便血，舌红、苔黑燥，脉沉细数。辨证为气阴两伤，肝胆湿热，迫血妄行。当时虽然大量呕血、便血，似应治标为急要务，但是气血亡失，正气欲脱，固本更为重要，否则血虽止而人亡，徒止无益，所以取生脉散、增液汤气阴双补。生脉散固脱，辅以清热解毒、凉血活血之剂，使之血热得平，气血得宁，瘀血得散，血流行畅通。尔后又以补益气血、滋阴清热调和脾胃而收功。

再生障碍性贫血

病例1 陈耀辉，男，29岁。初诊：1978年5月12日。

【病史】 患者头晕、心慌、疲倦、衄血已3年。于1975年3月出差回家后因过度疲倦，鼻衄量多，经当地医院治疗后而血止。于本年12月又再次鼻衄多量，同时齿龈出血，皮下散在出血点，伴头晕、心慌、心悸，面色苍白，常常感冒。曾在当地医院住院治疗半年，诊为“再生障碍性贫血”。经输血及服西药治疗，未见好转，转广州市某医院骨髓检查亦诊为“再生障碍性贫血”。经服西药、输血治疗后转来治疗。

来诊时症见：鼻衄，胸部有散在出血点，头晕，畏寒发热，腿软无力，失眠多梦，饮食欠佳。

【检查】 体温37.6℃，血压14.7/9.3kPa，心率90次/min，心律齐，心前区可闻及Ⅱ级吹风样收缩期杂音，肺动脉瓣区亦听到Ⅱ级吹风样收缩期杂音；肺（—）；肝脾未及。舌淡、苔薄白，脉弦细。以往身体健康良好，时易感冒。

血常规：血红蛋白37g/L、红细胞计数1.28×10^{12}/L，白细胞计数2.8×10^{9}/L，中性0.48，淋巴0.52；血小板计数30×10^{9}/L。

【辨证】 心脾两虚，气血亏损。

【治法】 养心健脾，补益气血。

【处方】 熟地24克　当归12克　黄精18克　五味子12克　熟枣仁12克　山楂炭18克　云苓18克　红参10克（另煎）　北芪30克　神曲18克，水煎服。

复诊：1978年5月26日。服药14剂后睡眠好转，食量增加，鼻衄及皮大出血现象好转，体温37.4℃；仍时有头晕、头痛、心悸、四肢无力，腰酸、舌淡白、脉沉细。药已对症，前方去神曲加阿胶10克（烊化）。

三诊：1978年10月6日，上方连服4个多月，鼻衄及皮下出血明显好转，自觉头晕、心悸好转，发热已退，但午后有时低热、烦躁、手足心热，腰膝酸软，舌淡红，脉沉细。此为心脾两虚，肾阴亦虚之证，故用补益气血、滋阴补肾之法。

【处方】 菟丝子12克 熟地30克 黄精18克 山萸肉12克 白术18克 淮山18克 北芪30克 阿胶10克（烊化） 红参10克（另煎） 五味子12克 龟板18克，水煎服。

四诊：1979年1月10日。服上方3个月，诸症已减，舌淡红，脉细沉，实验室检查：血红蛋白稳定在60g/L以上，效不更方，继进前方。

五诊：1979年4月22日。继服上方3个月后，诸症明显减轻，低热消失，食欲增加，已无皮下出血及血衄；3月18日查血红蛋白90g/L。但仍时觉头晕、头痛、睡眠多梦易醒。此乃血虚生风，上扰头部，原方加天麻10克。

六诊：1979年10月28日。连服上方半年，8、9、10月份连续查血红蛋白110g/L，白细胞计数7.2×10^9/L，血小板计数100×10^9/L；患者一般情况良好，唯时觉眩晕、皮肤干燥瘙痒、多梦。此乃阴虚血燥生风，拟滋阴养血、凉血熄风以调养。

【处方】 天麻10克 黄精18克 熟地18克 白芍12克 丹皮12克 五味子12克 熟枣仁12克 远志10克 珍珠母30克 龙骨30克，水煎服。

上方服至1980年6月，经多次复查血象均正常，于1980年10月恢复工作，健康状况良好。

病例2 李伟仪，女，40岁。初诊：1970年8月8日。

【病史】 患者皮肤紫癜、齿龈出血已4个月。于1970年4月2日，发现两大腿前面有散在出血斑，小如针尖，大如绿豆，继而鼻衄、齿龈出血，排柏油样大便每天2～3次，在韶关某医院住院，骨髓检查诊为“再生障碍性贫血”。前后输血2500ml，用西中药治疗，未见好转，转广州市某医院骨髓检查亦诊为“再生障碍性贫血”，经输血后转来治疗。

来诊时症见：神疲乏力，头晕，心悸，烦燥，自觉手足心热，失眠多梦，夜间常惊醒，胃纳差。

【检查】 体温37.8℃，血压13.3/8kPa；贫血面容，两颧红，胸腹部、两大腿前面有散在的大小出血点，心率102次/min，心律齐，心界不大，肝脾未扪及。舌淡红，脉沉细微数。

血常规：血红蛋白50g/L，红细胞计数2.2×10^{12}/L，白细胞计数3.2×10^{9}/L，血小板计数80×10^{9}/L。

【辨证】 肝肾阴亏，虚火内生。

【治法】 滋养肝肾，填阴降火。

【处方】 女贞子18克 五味子12克 石斛12克 当归12克 熟地18克 淮山12克 云苓18克 党参12克 龟板18克 藕节30克 阿胶12克（烊服），水煎服。

复诊：1970年8月16日。服上药7剂后，体温37.4℃，口干鼻燥，干咳、鼻衄少许，舌红，脉细数。此乃阴虚火动，迫血妄行，在治法上加重养阴清热凉血之药。

【处方】 沙参30克 玉竹30克 石斛12克 生地18克 龟板18克 玄参12克 熟地18克 五味子12克藕节30克 鲜茅根30克 丹皮18克 羚羊骨18克（先煎），水煎服。

三诊：1970年8月30日。服上药14剂后，体温37.2℃，诸症减轻，精神好转，鼻衄止，口鼻干燥减轻。仍有皮下散在出血点，头晕，心悸，心慌，纳差，眠差，腰酸，经期前后无定期、量少。此乃阴虚血亏之故，在原方中加强补血滋阴之药。

【处方】 熟地18克 女贞子18克 五味子12克 黄精18克 石斛12克 沙参30克 菟丝子12克 酸枣仁12克 藕节30克 玄参12克 阿胶12克（烊化），水煎服。

四诊：1970年12月2日。服上药3个月后检查血红蛋白90 g/L,血小板计数95×10^9/L，诸症明显好转，无新的皮下出血点，月经基本正常。尚感食欲不振,改用补血健脾、滋阴益肾之法。

【处方】 白术12克 党参12克 云苓18克 淮山18克 神曲18克 熟地18克 女贞子12克 五味子12克 砂仁6克 山萸肉12克 阿胶12克（烊化），水煎服。

五诊：1971年5月10日。服上药5个月，检查血小板计数100×10^9/L，血红蛋白110g/L，诸症消失，遂停止服药，恢复全天工作，随访2年身体健康，多次复查血象均正常。

【按语】

再生障碍性贫血属于中医学虚劳、血证范围。中医学认为，本病的产生与心、肝、脾、肾四脏有关。其中关键在于脾肾两脏。肾为先天之本，肾主骨髓。若先天不足，肾精亏损，则精髓不充，髓虚则精血不能复生。肾阳不振，则不能温养其它脏腑，使心肝脾三脏俱虚。心虚则不能主血，肝虚则不能藏血，脾虚则不能统血，出现血虚、出血、血瘀的证候。脾为后天之本，饮食需经脾的运化后才能生化气血。如因饮食失调、劳倦内伤等，使脾气受损，生化气血功能减退，从而出现气血不足的症候。而一个脏腑病变，久则可影响到其它脏腑。再生障碍性贫血的临床症状表现有面色苍白、或萎黄无华，精神倦怠，肢体疲乏，头晕目眩，心悸失眠，气短，烦躁，舌、唇、甲色淡等虚劳内伤症候。但根据脾肾阴阳虚损程度不同，以及累及心肝的深浅也有差别，所以临床便出现了各种错综复杂的症候。笔者临床体会，本病多见心脾两虚、气血亏损和肝肾阴亏、虚火内生之症候，临证时应当审证求因，辨证施治。

心脾两虚、气血亏损型：主要表现为头晕头痛，心悸，四肢无力，神疲懒语，纳差，大便溏，皮下有散在性出血点，舌淡，脉沉细。治疗以养心健脾、补益气血。方中当归、熟地、黄精、五味子补血养心，北芪、红参、云苓补气健脾以摄血，酸枣仁养阴潜阳以安眠，山楂炭止血。诸药合用，共奏养心健脾、补益气中之功。

肝肾阴亏、虚火内生型：主要表现为头晕目眩，烦躁失眠，午后身热颧红，耳鸣，手足心热，盗汗，出血较明显。治疗以滋养肝肾、填阴降火为主。方中女贞子、五味子、菟丝子滋养肝肾、补阴潜阳，熟地、黄精补血养阴，酸枣仁、石斛、沙参、玄参养阴生津止烦，藕节凉血止血，阿胶补血摄血。全方共奏滋阴潜阳、养血止血之功。

本文所举病例1，属于心脾两虚、阴血亏耗型；病例2，属于肝肾阴亏损、阴血亏耗型。但在治疗过程中，还要根据具体症状灵活加减。

脑 积 水

病例1 陈某，男，1岁4个月。初诊：1981年4月16日。

【病史】 半个月前发热、呕吐、颈硬、嗜睡，在某医院治疗，经注射青霉素后呕吐止，仍烦躁、睡眠不安而就诊。

【检查】 体温38℃，精神萎靡，颈软，皮肤无出血点，前囟1×1cm、饱满，两下肢无力，不会站（原来已能走路），唇干，舌红苔黄，指纹青暗。

尿常规：正常；腰穿：压力（侧卧位）53kPa，无色透明；X线头颅侧位片示：（1）颅内压增高症；（2）蝶骨及额骨水平部交界处有骨质吸收破坏，蝶鞍增大；B超示："颅内压增高性脑积水"。

【辨证】 痰热壅盛，上蒙清窍。

【治法】 清热利水，化痰开窍。

【处方】 羚羊骨10克　郁金6克　生石膏15克　九节菖蒲6克　金银花10克　地龙6克　僵蚕6克　路路通12克　柴胡6克　钩藤6克　天竹黄3克　守宫3克，水煎服。

复诊：1981年4月20日。服上方4剂后，体温渐退（37.5℃），睡眠安，余症同前。再以上方加生地6克、丹皮6克。

连服此方20余剂，体温渐恢复正常，精神好转，无呕吐，颅缝尚水闭合，头皮静脉显见，自己能扶走，嬉戏自如，头围如前。再连续治疗1个月，头围未增加，囟门已闭。视其面色发黄，毛发烯疏，舌淡白，脉缓，以健脾和骨通络为调治。

【处方】 郁金6克　路路通12克　鸡内金6克　神

曲 12 克　麦芽 12 克　云苓 6 克　木通 6 克　春砂仁 3 克　槟榔 6 克　陈皮 3 克　薏苡仁 10 克，水煎服。

再服上方 1 个月，复诊病情稳定，脑积水静止，头围 50cm，两耳间距 29cm，额枕间距 29cm，囟门闭合，智力好，四肢如常，走路稳健，临床治愈。

病例 2　毛某，男，8 个月。初诊：1983 年 7 月 1 日。

【病史】　患儿系第 1 胎难产者。1 周前因肺炎住某医院，发现患有脑积水，肺炎稍好转，友人嘱其来诊治。

【检查】　头大畸型，囟门饱满，张力高，冠状缝、矢状缝裂开，头皮静脉怒张，头部叩诊破壶音，落日征(＋)，测头围 47.5cm，两耳间距 30cm，额枕间距 28cm，前囟门 5×6cm，头部发热，烦躁惊悸，吃奶后呕吐，咳嗽痰多，偶见低热，舌苔稍白，指纹青暗。

【辨证】　肺热壅盛，痰火上扰，窍络受阻。

【治法】　宣肺清热化痰，通窍利水。

【处方】　羚羊骨 6 克　麻黄 1 克　北杏 4 克　鱼腥草 10 克　全虫 3 克　钩藤 6 克　甘草 3 克　石膏 12 克　浙贝 6 克　路路通 10 克　地龙 3 克，水煎服。

复诊：1983 年 7 月 7 日。服药 6 剂，身热渐退，痰热渐清，咳嗽已轻；囟门稍软，头皮静脉显见；精神佳，眠安不惊。按上原方治之。

三诊：1983 年 7 月 11 日。服上方服 4 剂，痰去咳止，囟门张力不高，落日征（±），饮食二便如常。遂去麻黄、北杏、石膏，加土鳖虫 1.5 克、红花 3 克、云苓皮 10 克、郁金 6 克以加强化瘀利水之品。

四诊：1983 年 8 月 15 日。连续服药 30 余剂，病情尚稳定，测头围稍增为 49.2cmm，但囟门逐渐缩小为 3×4cm，张力不高，可见搏动，头皮血管已不充盈，落日征（±），精神佳，四肢活动好，二便如常，再以利水通窍之剂。

【处方】 羚关骨6克　九节菖蒲6克　路路通10克　全虫3克　云苓皮10克　土鳖虫1.5克　红花3克　守宫3克　钩藤6克　威灵仙6克　地龙6克　天竹黄6克，水煎服。

嘱服药15剂后，停药观察1个月复查。

五诊：1983年10月5日。症状消失，囟门约1.5×1.5cm大小，搏动好，落日征（—），头围50cm，颅缝闭合，头皮静脉隐见，智力发育好，已会叫“爸爸”、“妈妈”等，扶床可以自己站立和扶墙行走。患儿此时已11个多月。嘱其停药，继续观察。

于1983年底来院复查，患儿体健，智力好，一切正常，临床治愈。经某医院复查，未见异常。

【按语】

脑积水一病，现代医学认为是由脑脊液循环障碍而产生颅内压增高，脑实质压缩，出现头颅增大等改变。临床上分阻塞性与交通性两大类。阻塞性则多由先天畸型，如导水管畸型，或炎症、肿瘤、寄生虫等致使通路受阻，脑脊液部分或全部不能流向蛛网膜下腔及小脑延脑池而发病；交通性则多属脑脊液的吸收不良与分泌过多，及排泄障碍而发病。中医学虽没有“脑积水”此一名称，但根据脑积水之囟门扩大、颅缝不合、头大而智力不足等临床表现，颇似中医文献所载之解颅与囟填症。《小儿药证直诀》中载有：“头大而囟不合，肾气不成也，长必自笑，更有目白睛多，㿠光色瘦者，多愁少喜也。”朱丹溪又提出“解颅”一证为热证居多的一种说法。关于囟填《幼幼集成》曰：“囟肿者，囟门肿起也。脾主肌肉，若乳哺不常，饱饥无度，或寒或热，乘于脾家，致使脏腑不调，其气上冲，为之填胀，囟突而高……然寒肿者十之一，热肿者十之九。”可见囟填一证多由诸热性疾患导致脏腑不调，气逆上冲，热邪壅滞，热胜则肿，脉络受阻而为病。

从临床治疗来看，先天性脑积水患儿大部分属于热证，极少数也有因禀赋不足，脾胃虚弱而致病。至于阻塞性、交通性脑积水或良性颅内压增高症的临床表现及病因不同，但都表现了脑脊液的循环受限问题。按中医学“通则不痛”，“痛则不通”的观点，又按经络学说，脑积水的病变部位在头部，而“头之诸阳之会”，如水湿上泛，蒙蔽清窍，清阳不升，浊阴不降，必然出现颅内压升高的表现。基于此观点，笔者认为本病以通络利水、活血化瘀、通窍化痰为治则。病例1，患儿为痰热壅盛，痰热水湿之邪上涌巅顶，蒙蔽清窍，故治疗以清上启下、清热利水、化痰开窍为治法。方中羚羊骨、钩藤、僵蚕能平肝熄风、化痰通络；配以九节菖蒲、天竹黄、守宫皆为通络化痰通窍；柴胡、石膏清热，合郁金更能清热除烦；路路通具有行气宽中、活血通络、利水消肿的作用，合大黄对清上启下，通降脑积水有一定的作用。由于辨证确切，药证相符，患儿服药4天已热退神清。后期则用健脾利水为调治之本，适当用神曲、春砂仁、麦芽、鸡内金以健脾和胃，配以路路通、木香、云苓、薏苡仁以淡渗利水、降低颅内压为主。且不可多用苦寒克伐之药为宜。病例2，患儿为邪热壅肺之夹杂病例。患儿来诊时兼有身热、咳嗽、痰多、脉数等风热夹痰壅肺，又有烦躁、悸动不安、呕吐等颅内压升高的临床表现，治疗上以宣肺清热化痰与通络利水同时并举。方中麻杏甘石汤加鱼腥草、地龙能清肺化痰、止咳；合羚羊骨、全虫、浙贝一则加强清热化痰之力，二则能载药上行、通窍化痰、直达病所；配路路通利水消肿。服药6剂后热退咳除，此时加强活血化瘀及利水通络之品，如舌脉瘀滞而投土鳖虫，配红花。土鳖虫一般多用于外伤、炎症，但用其与红花、威灵仙、守宫、羚羊骨为伍，对提高疗效有一定作用。笔者认为活血化瘀药物在脑积水循环受限的情况下，可以增加血管通透性，另一方面能否形侧枝循环，帮助脑积水从其它通路排泄，待在今后的实践中进一步加以证实。

顽固性失眠

病例1　刘××，女，34岁。初诊：1985年6月8日。

【病史】　患者因心情不畅等致失眠已2年多。目前每夜仅睡眠2～3小时，且多恶梦，易惊醒，神志不安，头昏胀痛，耳鸣目眩，心悸胆怯，烦躁易怒，食欲不振，记忆力明显减退，口苦、干。

【检查】　精神不振、面色青白，心率90次/min，心律齐，舌淡红、苔薄白，脉弦细。

【辨证】　肝胆不和，虚热内扰。

【治法】　疏肝利胆，镇惊安神。

【处方】　延胡索12克　丹参15克　五味子12克　酸枣仁15克　麦冬12克　郁金15克　珍珠母30克（先煎）　羚羊骨15克（先煎）　夜交藤30克，水煎服。

复诊：1985年6月11日。服药3剂后，夜寐改善，纳食渐觉有味。其余症状尚无明显改善，舌脉如前。按原方去延胡索、羚羊骨，加白芍12克、远志10克、磁石30克。

三诊：1985年6月22日。又服药10剂后，夜寐明显好转，已能入睡6小时以上，且无恶梦，头昏、耳鸣、心悸等症状大为减轻。续服上方30剂，夜寐完全正常。无其它不适。

病例2 沈××，女，46岁。初诊：1982年5月20日。

【病史】 患者失眠1年半。于2年前因工作繁忙、家庭矛盾多，致使平常心情不畅，郁郁不乐，心烦心悸，经当地医院心电图检查诊为“心动过速”。此后每遇劳累则复发，经治疗服用中西药，稍有好转。由于反复发作，因而精神负担较重，常致失眠。近1年多来，经常彻夜不眠，常头晕脑胀，精神不振，心悸，食欲不佳，曾经多间医院治疗，服各种西药安眠剂均无效，而来就诊。

【检查】 面色不华，精神憔悴，舌略淡、苔白腻，脉细弱；心界不大，心率88次/min，心律齐，于心尖部可闻及收缩期Ⅱ级吹风样杂音及舒张期隆隆样杂音。

【辨证】 心血亏损，心气不足。

【治法】 补血益气，养心安神。

【处方】 归脾汤加减：

党参18克　白术15克　北芪30克　当归12克　茯苓18克　炙甘草18克　远志12克　酸枣仁12克　丹参12克　五味子12克　合欢花12克，水煎服。

复诊：1985年5月27日。服药7剂，夜寐好转，入睡较前容易，但睡至3～4小时容易惊醒，其它症状如前。按原方去丹参，加麦冬12克，20剂。

三诊：1985年6月16日。每夜均能睡6个小时以上，很少作恶梦，心情较佳，饭量明显增加，面色转华，头晕、头重、心烦、心悸等均消失。疗效益彰，效不更方，按原方再服。

1985年7月6日，来信详告睡眠安谧，诸症消失，心情愉快。

【按语】

失眠，属中医学不寐范畴。不寐轻者，则难以入寐，或寐而易醒，醒后难于再寐，也有似睡非睡，寐而不安；重者，则彻夜不寐。不寐的原因较多。如思虑过度，劳伤心脾，或情意失调，所愿不遂，或阳不交阴，水火不济，阴虚火旺，或肝阳扰动，或心胆气虚及脾胃、肝胃不和等，均可影响心神而致不寐。临床辨证有虚有实，如见多梦易醒、心悸健忘、神疲纳减、面色少华、舌淡苔白、脉细弱等，一般多属心脾两虚，治宜补血益气、养心安神为主；如有心烦不寐、咽干口燥，或梦遗滑精、舌红少苔、脉细数等，属阴虚火旺，治宜补肾壮水为主；如虚烦多梦不眠者，属心肾不交，肾阴亏损，阴精不能上承而心火偏亢，失于下降，治宜益气养阴、交通心肾；如兼见神志不安、心悸易惊、睡则惊痫、脉弦细者，属肝胆不和，虚热内扰，治宜镇惊安神；如纳呆、胸闷、脘腹胀满、呃逆气滞、大便不畅、舌红苔腻等，属肝胃或脾胃不和，治宜理气解郁、和气安神为主。总之，不寐的病因较多，病机也较复杂。它涉及到精神、气血、脏腑功能等各个方面的失调。

病例 1，因情绪不畅，肝郁气滞，胆失疏泄，肝胆不和，虚热内扰而致，故彻夜不眠，治以疏肝利胆、镇惊安神，方中的丹参、五味子、酸枣仁、麦冬、夜交藤养心安神；延胡索、郁金疏肝、行气、利胆；羚羊骨清热平肝；珍珠母镇惊安神。初诊药已对症，尚须加强滋阴养肝、镇潜安神，故二诊加白芍、远志、磁石疏通肝胆，使虚火平降，病很快痊愈。

病例 2，因情志不舒、工作繁忙，致心脾肾俱伤，耗损气血，故神不守舍，彻夜难眠，治宜补血益气、养心安神，方中的党参、白术、北芪、茯苓、炙甘草益气健脾；当归补血；丹参、五味子、合欢花、远志宁心安神。初诊获效，效不更方，乘胜追击，长躯直入，疗效益彰。

对于失眠，特别是顽固性失眠，一般都使用西药安眠剂，殊不知长期服用会引起许多副作用，而且有耐药性，效果也往往不理想。对于中药的安眠作用，一般人不大重视，甚至抱怀疑态度。实际上有些中药不仅有一定的安眠作用，而且中医中药治疗失眠是从整体的角度调整人体的功能，按照辨证论治的特点，根据失眠的不同证候表现，采取不同的方法治疗，能取得满意的疗效。

顽固性失眠常与精神因素密切相关。因此结合对病人做深入细致的思想工作，鼓励病人树立乐观主义精神，并向病人说明疾病的原因、性质和预后，解除其对本病的精神负担，以增强其治疗信心，也是非常必要的。

精气衰竭症

病例 吴琪轩，女，31岁。初诊：1972年7月4日。

【病史】 患者于1968年7月难产后，失于调理，加之精神创伤，此后则常处于恐惧、抑郁之中，遂至食欲减少，形体日益消瘦，精神疲惫至极，记忆力锐减、头晕眼花、心悸惊慌。盛夏的季节，虽身穿几件衣服亦畏寒肢冷，常年易感冒，头发枯槁如衰草，眼光昏暗无神，面色无华，气息微弱，即使近在咫尺，亦难于听到对答之声，全身骨痛难以活动。近一年多来，一直卧床不起，处于瘫痪状态，生活不能自理。近年来曾求医多方，服药几百剂，多为滋补之品，但每服杞子、熟地、当归、党参等滋补品，反而腹胀，便溏不适，终无收效。1972年7月4日来我科就诊。

【检查】 形体消瘦如柴，两目无神，精神萎靡，面色㿠白，气短懒言，语言低怯，头发稀疏枯槁，皮毛不泽，舌质淡白、舌体胖嫩，脉微欲绝。

血常规：红细胞 2.2×10^{12}/L、血红蛋白60g/L。血沉42mm/小时。

【辨证】 精血亏损，肾阳不足。

【治法】 温壮肾阳，补益气血。

【处方】 1. 炮天雄10克　制川乌10克　小茴香10克熟地18克　杞子12克　党参12克　白术12克　陈皮10克　鸡内金10克，水煎服。

2. 肉桂炖肥鸽，每次用肉桂2克、肥鸽1只，加清水适量，放炖盅内加盖盖紧，隔水炖熟，饮汤吃鸽。隔天1次。

服药7剂，吃鸽4只，精神转佳，胃纳有增，诸症略有改善。患者见服药有效，心情怡悦。继服上药40剂、食鸽20多只，诸症遂告痊愈，不久即上班工作，且体力充沛。1981年4月随访，患者面色红润，精神充沛，语声有力，目光炯炯，发黑如染，食欲、睡眠均好，已告康复。

【按语】

本例患者起病于产后体弱加之恐惧，抑郁过度，内伤精气尤甚。惊恐伤肾，思虑伤脾，脾肾精气暗耗，实为本症经久不愈之关键，加上病后食欲锐减，精微乏源，体内元阴、元阳缺乏后天水谷充养，而趋虚衰，酿成精气衰竭之危候，其所以迭进滋补药物而无效，甚至反增腹胀、便溏者，并非补法不宜，其谬在精气虚竭之躯，难以耐受药物滋腻峻补之骤耳。由于患者胃气衰攻，进食极差，故以甘温补益之剂，配合“食疗”治疗。

本例以肉桂炖鸽治疗为主，意地发挥“食疗”之长，有温补肾阳、补益精血的功效。肉桂性味辛、温、入肾、脾、膀胱经，含桂皮醛、乙酸性皮酯、乙酸苯丙酯、粘液、鞣质等，功能温肾壮阳，暖脾胃，通血脉，治命门火衰。《本草经》说它能补中益气；《医学启源》认为它能补下焦不足；元代名医王好古指出它能补命门不足；《太平惠民和剂局方》八味丸用它治肾气虚乏，下元惫冷脐腹疼痛，夜多旋溺。鸽性甘温，轻捷刚劲，滋养人体精血，胜过其它血肉有情之品，且油腻小，易吸收，尤适宜于虚极患者服用。据近年来有关资料报道，鸽肉中含有丰富的卵磷脂、脑磷脂和 γ-氨基丁酸、谷氨酸等成分，有补益精血的良好作用。笔者在临床上治疗一些疑难重症，在运用中医辨证论治的同时，常适当借鉴一些现代科研成果，以提高临床疗效，感到颇有收益。

本例精气衰竭至极，除用肉桂炖鸽汤滋养精血，温壮元阳外，还须配以甘温之剂，以补元气，益精血。方中炮天雄、制川乌、小茴香温壮命门之火；熟地、杞子填精益肾；党参、白术益气健脾；但对于胃气大伤之症，仍嫌补之过峻，故必须补中有行，机体方能吸收，取陈皮行气健脾，鸡内金味甘性平，为开胃醒脾之佳品。

从本例可见，凡重笃虚症，只要近期内不致丧身者，以“养生”配合“食疗”，比单纯药物治疗为好。早在我国周代，就有指导人们六饮、六膳、百馐、百酱的“食疗”。以后各代医家均有不少以“食疗”起沉疴的宝贵经验。宋代《太平圣惠方》中记载：“……夫食能排邪而安脏腑，清神爽志，以资血气，若能用食平疴，适情遗病者，可谓上工矣”，进一步强调“食疗”的重要性和优越性。“食疗”源远流长，是中医学宝库中的一个重要组成部分，应大力发掘，运用于临床。

脑炎后遗症

病例1 傅瑞详，男，18岁。初诊：1977年7月18日。

【病史】 患者于1977年6月间发热7天不退，抽搐昏迷，神志不清，即往某医院诊治，经检查，诊断为“乙型脑炎”，住院观察，此期间曾3次抢救而脱离危险期，但四肢仍不会活动，颈软无力向后仰，失语，神志呆滞，口流涎。后转我科治疗。

【检查】 体温37.2℃，神情呆滞，反应迟钝，营养发育差，咽充血，唇裂出血，舌淡红、苔薄腻，脉细滑。颈软无力，两肺呼吸音粗，心脏正常，肝脾未扪及，双上下肢运动障碍，感觉存在，无肌肉萎缩情况。

胸透：两肺正常。

血常规：红细胞3.3×10^{12}/L，血红蛋白100g/L；白细胞总数9.6×10^{9}/L，酸性0.02，中性0.50，淋巴0.47，大单核0.01。

【辨证】 风痰阻络，营卫失调。

【治法】 豁痰开窍，祛风通络。

【处方】 石菖蒲12克　胆南星12克　乌梢蛇15克（先煎）　僵蚕15克　蜈蚣3条　全蝎6克　地龙15克　威灵仙18克，水煎服，7剂。

针刺取穴：天柱（双）、大肠俞（双）、环跳（双）、委中（双）、解谿（双）、阳陵泉（双）、阴陵泉（双），每天取4～6穴位，交替使用。手法：迅速浅刺。

复诊：1977年7月25日。药、针后，精神转佳，能略讲几句话，口不流涎，双下肢活动稍有力。药已对症，前方踵进。

针刺取穴：哑门、廉泉、肩髃（双）、曲池（双）、合谷（双）、环跳（双）、委中（双）、解谿（双）、阳陵泉（双），每天取4～6个穴位，交替作用。手法：迅速浅刺。

三诊：1977年9月10日。按上方连服40多剂及针刺后，能说话，语音基本准确，颈已有力，活动自如；双上下肢均略可活动，能扶棍站立、走路，但觉头晕，耳鸣，手足麻痹；舌淡，脉细。仍属久病精血亏损，正气不足，拟补益精气，祛风通络之品。

【处方】 北芪30克　当归12克　川芎18克　熟地13克　白芍15克　肉苁蓉30克　威灵仙18克　乌梢蛇15克（先煎）　蜈蚣3条　水煎服，7剂。

针刺取穴同前。

四诊：1977年10月18日。服药及针刺后，症状基本消失，已能走路，活动如常，讲话能力恢复。停用针刺，按上方续服7剂以巩固疗效，并嘱如有不适之处，再来复诊。

1982年5月14日随访，病未见复发，身体健康，能坚持工作。

病例2 刘文辉，男，9岁。初诊：1978年8月8日。

【病史】 患者于1个月前患"乙型脑炎"后，出现失语、震颤、吞咽困难、大小便失禁等症。

【检查】 体温37℃，神志清楚，瞳孔等大，对光反射存在，眼球震颤，颈强，心肺正常，全身肌肉震颤，抽搐频作，舌边尖红、苔少而干，脉细滑。

【辨证】 肝肾阴虚，余热未清，瘀阻筋脉。

【治法】 养阴清热，活血舒筋。

【处方】 羚羊骨12克（先煎）　钩藤9克　生地9克　龟板12克　鳖甲12克　沙参9克　麦冬9克　地龙6克　蜈蚣2条，水煎服，7剂。

复诊：1978年8月15日。药后热退，其余诸症同前，按上法稍加减。

【处方】 羚羊骨12克（先煎）　龟板12克　鳖甲12克　鸡血藤10克　丹参6克　生地9克　土鳖虫3克　地龙6克　蜈蚣2条，水煎服。

三诊：1978年9月18日。上方连服30多剂，诸症大减，抽搐震颤消失，讲话能力恢复，但仍粗躁不安，睡眠欠佳，脉细数。仍属阴虚火旺，内扰心神所致，治宜滋阴安神，舒筋通脉。

【处方】 龟板12克 麦冬9克 丹参6克 沙参9克 熟刺仁6克 珍珠母15克 生地9克 土鳖虫3克 地龙6克，水煎服。

上方连服7剂，颈强消失，声音宏亮，饮食渐增，睡眠转佳，大小便自调。再守原方服10剂，诸症消失而痊愈。

【按语】

流行性乙型脑炎患者，在渡过极期以后，大多数病人可在半个月内痊愈，其中少数重症患者可留有神志迟钝，痴呆，失语，吞咽困难，四肢强直性瘫痪及肢体震颤，面瘫等精神、神 经症状。如不及时治疗，往往成为终身疾残。

按中医学的理论，根据本病主要的临床表现，笔者认为“乙脑”之所以出现后遗症，主要是由于急性期间，高热、抽搐、昏迷致风痰留阻经络，从而引起营血不通，营卫失调，气血衰弱，久病伤阴，瘀阻脉络所致。它不是“乙脑”发生、发展的必然规律，而是“乙脑”病程中的一个可恢复阶段。只要能正确辨证，及时治疗，是可以防止和减少后遗症发生的。笔者在临床上，对本病作如下辨证分型进行施治，获得良效。

1. 属于风痰留阻经络，营卫失调而出现偏瘫，失语流涎，头不能抬者，采用祛风通络，豁痰开窍之法。

经验方：乌梢蛇15克（先煎） 僵蚕15克 蜈蚣3条 地龙15克 全蝎6克 石菖蒲12克 胆星12克 威灵仙18克，水煎服。

2. 属于气血衰弱，瘀阻经络而出现面色苍白，神疲肢冷，舌质紫暗，脉细涩者，宜采用补气养血，舒筋活血之法。

经验方：当归12克 川芎12克 赤芍18克 北芪30克 桃仁12克 全蝎6克 蜈蚣3条 地龙12克 威灵仙18克，水煎服。

3. 对于久热伤阴而出现低热，发热时间多朝轻暮重，颜面潮红，口干，小便黄，大便秘结，舌红、无苔者，宜采用滋阴清热，润燥通络之法。

经验方：羚羊骨18克（先煎） 龟板30克（先煎） 生地18克 丹皮15克 蜈蚣3条 沙参30克 麦冬15克 地龙15克 黑芝麻15克 鳖甲30克（先煎），水煎服。

此外还配合针刺治疗，一般隔天1次，每10次为1疗程。具体使用方法是：吞咽困难，取天突、廉泉、内庭、合谷等穴；言语障碍，取廉泉、哑门、照海、通里、合谷、涌泉等穴；烦躁不宁，取内关、神门、三阴交等穴；强直性瘫痪，上肢瘫者取肩髃、曲池、外关、合谷等穴，下肢瘫者，取环跳、阳陵泉、足三里、委中、昆仑等穴；角弓反张，取阳陵泉、身柱、曲池、绝骨等穴。

对于关节强直的部分病例，采用按摩、推拿疗法，可使关节韧带及肌腱弹性增加，缓解痉挛，对避免肌肉萎缩，增强局部血液循环均有一定的作用。按摩的手法要有节奏，缓慢的、由轻至重，由远端到近端，每次10～30分钟，每天2～3次。

甲状腺功能减退症

病例 蔡某，女，42岁。初诊：1989年4月1日。

【病史】 患者半年前因“甲状腺瘤”在某医院作手术切除。近2个月前出现全身浮肿、皮肤干燥、毛发稀落、性情极度冷膜、智力迟钝、动作缓慢、畏寒肢冷、心悸、怔忡、性欲降低、闭经等而往原来手术医院，诊为“继发性甲状腺功能减退症”，经西药治疗2个月，无明显效果而来诊。

【检查】 体温36.4℃，面色皖白，全身浮肿，按之不留凹陷，舌质淡、舌体胖、边有齿印，舌苔薄白，脉沉缓无力。

基础代谢率测定－15％。

【辨证】 肾阳衰微，气化不利。

【治法】 温肾助阳，健脾利水。

【处方】 云茴汤合真武汤加减：

熟附子12克　干姜10克　白芍18克　桂枝10克　白术18克　菟丝子18克　小茴香10克　云苓18克　巴戟18克　仙茅15克　炙甘草10克，水煎服。

外治法：取肾俞（双）、命门，用丹火透热疗法的五虎膏为丹座、丹药片疗法（见34页），每天1次。

以上内外二法治疗3个月，全身浮肿渐退、基础代谢率测定正常。其间有出现腰膝酸软时，加补骨脂、金狗脊、川断；气虚作喘自汗时，加入参、浮小麦、五味子；浮肿明显、便溏时，加泽泻、车前子、猪苓；大便秘结时，选加肉苁蓉、当归、火麻仁。

【按语】

甲状腺机能减退症又称粘液性水肿，是因甲状腺分泌不足引起的一系列临床病证。西医学将其病因分为原发性和继发性两种。原发性病因不明，包括先天性呆小病和幼年粘液性水肿；继发性的常见病因为甲状腺组织切除过多、放射线及抗甲状腺药物治疗过量，部分病人因甲状腺炎以及某些脑垂体疾患引起。严重的甲状腺机能减退，可引起粘液性水肿，病理可见皮肤角化、皮层有粘液性水肿、细胞间积聚多量粘性蛋白及水分，形成无凹性水肿。本病属于中医学阴水范围，多因先天不足，肾元虚弱，或因手术所伤，元气受挫，肾阳亏损所致。肾为先天之本、水火之脏，主五液以维持体内水液的平衡。肾与膀胱相表里，若肾阳衰微，肾失摄纳之权，膀胱气化不利，而致水邪泛滥，水溢肌肤。若病程日久，命门火衰，肾精不足，则肾虚髓空，冲任不调。本病例为手术损伤元气，肾阳衰微，气不化火，水邪泛溢而水肿。病之本为命门火衰，不能温煦五脏。肺失所养，则皮肤干燥、毛发稀疏；脾失运化，肾气不足故疲乏无力、性功能减退；肝失所养则夜寐不实、月经不调；心无所主，则心悸、怔忡、心神恍惚；髓海不充，则记忆力减退。肾为先天之本，脾为后天之本，虽五脏俱虚，治疗应以调补先天、后天为主，佐以利水，为标本兼治之法，用云茴汤合真武汤主之，方中的附子、桂枝、小茴香大温大热为补肾阳之重剂，助以巴戟、菟丝子、仙茅补肾壮阳，白术、云苓、白芍健脾利水，甘草、干姜温化水湿。丹火透热疗法用性温辛热之“五虎膏”为丹座，取命门、肾俞穴以补肾壮命门之火，“益火之源以消阴翳”。内外配合调治，获得满意疗效。

甲 状 腺 炎

病例 1　马某，女，30 岁。初诊：1985 年 3 月 16 日。

【病史】　患者 3 天前颈前漫肿，色红灼热，疼痛牵引耳后枕部，活动及吞咽时加重。今晨高热寒战，声嘶，咽干，吞咽时喉痛，气促。在某西医院诊为“急性甲状腺炎”，并要求患者住院治疗。由于患者工作甚忙，无暇住院，遂来就诊。

【检查】　体温 38℃；双侧甲状腺肿大，局部灼热压痛；舌苔黄，脉沉数。

血常规：白细胞计数 18×10^{9}/L，中性 0.87。

【诊断】 瘿肿。

【辨证】 肝郁胃热，痛毒炽盛。

【治法】 舒肝清热，解毒消肿。

【处方】 清肝散结汤：

夏枯草30克 柴胡18克 蒲公英30克 昆布30克

板蓝根30克 郁金15克 花粉18克 皂角刺12克

连翘15克 黄芩12克 猫爪草15克 牡蛎30克，

水煎服。

外治：取甲状腺双侧，行丹火透热疗法的通气膏为丹座、丹药片疗法（见34页），每天1次。

复诊：1985年3月20日。服药3剂和外治后热退、寒热解；颈痛声嘶、吞咽受阻有改善；咽痛未除，舌红，脉数。加重清咽利膈之品。

【处方】 藏青果15克 桔梗15克 板蓝根30克

射干18克 昆布30克 猫爪草15克 夏枯草30克

柴胡18克 皂角刺15克 郁金18克 生甘草10克

川足1条，水煎服。

外治法同前。

三诊：1985年3月24日。服药3剂和外治后，诸症减轻，虽瘿肿未平，但按之已不甚痛；舌质红，脉弦。用软坚散结法攻之。

【处方】 玄参20克 猫爪草15克 郁金18克 皂角刺15克 川足2条 牡蛎30克 夏枯草30克 守宫6克 威灵仙18克 蒲公英30克 炒山甲18克（先煎），水煎服。

外治法同前。

四诊：1985年4月4日。服药10剂和外治瘿肿消失，诸症悉除，基本上临床治愈。

病例2 李某，女，56岁。初诊：1984年3月12日。

【病史】 患者2年前甲状腺肿大，伴有声嘶、气憋、身倦、神疲，经某医院诊断为“慢性甲状腺炎”，长期西药治疗无明显效果而来诊。

【检查】 面色萎黄，浮肿；甲状腺肿大，坚硬如石，按之不甚痛；舌苔薄白，脉沉弦。

【诊断】 瘿肿。

【辨证】 痰湿凝结，气血瘀滞。

【治法】 益气化痰，软坚散瘀。

【处方】 益气消瘿饮：

黄芪 30 克　白术 18 克　三棱 12 克　皂角刺 18 克　党参 18 克　川足 1 条　黄药子 18 克　猫爪草 18 克　威灵仙 18 克　僵蚕 12 克　柴胡 12 克　炒山甲 18 克（先煎），水煎服。

外治：取颈部气舍穴（双），用丹火透热疗法的通气膏为丹座、丹药片疗法，每天 1 次。

在治疗期间，出现身倦体乏，浮肿时，上方加仙茅、猪苓、泽泻；音哑、咽痛时，加玄参、马勃、板蓝根。配合外治法。一共治疗 3 个月痊愈。

【按语】

甲状腺炎是指甲状腺组织的急性、亚急性和慢性炎症，属于中医夹喉痛、瘿肿的范围。西医学认为本病多系葡萄球菌、链球菌，或肺炎球菌侵犯甲状腺所致。中医学认为本病是因肝郁胃热、风湿、风火客于肺胃，积热上壅，蕴聚化毒而成。若温毒内蕴，毒热炽盛，则肉腐成脓；若热邪蕴久，则伤阴耗气；若毒热灼津为痰，痰湿凝结，气血瘀滞，则瘿肿如石。病例 1，患者为急性甲状腺炎，其特点为肝郁胃热，毒热炽盛，症见高热寒战等热象。热盛壅阻经络，故颈前慢肿疼痛，肿甚夹喉，则气促声嘶、吞咽困难，治疗重在舒肝清热，解毒消痈，以清肝散结汤主之。方中的柴胡、黄芩、郁金疏肝理气，连翘、夏枯草、猫爪草、蒲公英、花粉、板蓝根清热解毒，牡蛎、昆布、皂角刺化痰软坚散结，复诊时声嘶重而加藏青果、射干、桔梗以清咽利膈，加川足通络走窜而为药引，三诊后悉症减轻，在瘿肿未平之际，重用炒山甲、皂角刺、守宫、威灵仙、川足等化痰软坚散瘿药而收功。同时外敷通气膏消炎清热，与内服药起协同作用。

病例2，患者起病时间长，瘿肿如石，为痰湿凝结，气血瘀滞而成。治疗中以益气化痰，软坚散瘀，消肿为务。因患者久病正虚而现身倦神疲、面黄浮肿、舌淡、脉沉弦等一派气血亏损之象，故在化痰活血、化瘀散结中一定要扶正散邪，以益气消瘿饮长期调之。方中的黄芪、党参、白术健脾益气，仙茅、泽泻温阳利水，炒山甲、皂角刺、猫爪草、黄药子软坚散结，威灵仙、川足、僵蚕、柴胡化痰散结。配以丹火透热疗法，取瘿瘤之主穴气舍而透达之，持久必效。

甲状腺功能亢进症

病例1 刘胜肘，男，44岁。初诊：1981年8月12日。

【病史】 患者于1979年发现颈部两侧肿大，食量比前增加一倍多，并见消瘦（体重下降5～6千克），心慌、气促，两手颤抖，易发怒，汗多，疲倦乏力，稍加活动上述症状加重。曾在两间医院住院检查，均诊断为“突眼性甲状腺机能亢进症”。曾服甲基硫氧嘧啶、他巴唑等抗甲状腺药治疗，但未能控制症状，医院建议手术治疗，患者因害怕手术而来我科就诊。

来诊时症见：患者急躁易怒，多食善饥，心慌气促，口苦唇干，渴欲饮水。

【检查】 消瘦，神疲，面红目赤，眼球明显突出，舌质红、苔薄黄，脉弦数；甲状腺轻度肿大、无结节状、质软、心律整齐，心率118次/min，心尖部可闻Ⅱ级收缩期杂音。

基础代谢率＋0.45，放射性碘^{131}吸收率增高（外院检查结果）。

【辨证】 阴虚火旺，痰火胶结，气郁不舒。

【治法】 清热养阴，平肝化痰。

【处方】 羚羊骨24克　丹皮18克　玄参18克　浙贝母9克　花粉12克　生地18克　白芍12克　夏枯草30克　栀子12克，水煎服，7剂。

复诊：1981年8月19日。进上药后，烦躁口干、面红目赤、口苦易怒等症有所改善，脉象稍好，颇有转机，治法同上。

三诊：1981年8月27日。上药再服7剂，诸症大部分减轻或消失，眼胀目瞪，心慌气促明显减轻，如劳动时仍有汗多手颤、口干欲饮之症。治宜养阴清热，以羚羊六味汤加减。

【处方】 生地 18 克　淮山 18 克　丹皮 15 克　云苓 18 克　泽泻 15 克　山萸肉 12 克　羚羊骨 18 克　夏枯草 15 克　麦冬 12 克，水煎服。

经连续服药 3 周后，自觉症状已消失，为巩固疗效嘱其再服药 2 周。

1981 年 11 月 18 日复查基础代谢率为＋15％。

病例 2　杨彩葵，女，48 岁。初诊：1976 年 3 月 12 日。

【病史】 患者近 1 年多来情绪易激动，精神紧张，食欲亢进，但体重减轻，伴有心悸气促，手震颤，稍劳汗出，头晕，眼突等症。曾在某医院检查基础代谢率为＋0.6，放射性碘^{131}吸收率增高，诊断为“突眼性甲状腺机能亢进症”。由于疗效不显而转我科。

来诊时症见：患者精神紧张，情绪易激动，头晕眼花，心悸气促，五心烦热。

【检查】 消瘦乏力，表情抑郁，两颊潮红，舌质红、尖绛，脉弦细数；甲状腺轻度肿大、质软，眼球外突；心律整齐，心率 104 次/min，心尖部闻及 Ⅱ 级收缩期杂音；体温 37.6℃，血压 21.3/12kPa。

【辨证】 肝郁气结，化火伤阴。

【治法】 滋阴降火，平肝解郁。

【处方】 生地 30 克　玄参 12 克　丹皮 12 克　羚羊骨 15 克　白芍 12 克　夏枯草 30 克　浙贝母 9 克　麦冬 12 克　沙参 30 克　郁金 15 克　钩藤 10 克，水煎服，8 剂。

复诊：1976 年 3 月 20 日。进药后，诸症已减，头晕气促、五心烦热、汗多颧红之症明显好转，食量减少，心率 90 次/min。病情好转，效不更方，继服前方。

经治疗 1 个多月后，眼突平复，诸症已平，基础代谢率降至正常值,达临床治愈。1982年初因风湿病来诊,询之甲亢病未有复发。

【按语】

甲状腺机能亢进症属于中医学“瘿病”、“中消”范围。中医学认为本病多由精神刺激，情志不调所致。情志内伤致肝气郁结，郁久化火，火盛伤阴，表现为烦躁，心悸，汗多等阴虚火亢之症；热灼胃津而见善食消瘦之象；肝为刚脏，体阴而用阳，阴虚肝旺，肝火上炎而有手震，心跳，眼球突出；火盛灼津为痰，痰随肝气上逆，凝结于颈，故见瘿肿。根据上述病机，故以养阴清热，平肝除痰为治则。方取生地、玄参清热养阴并泻火解毒，丹皮凉血泻火，三药相合更能壮水制火；羚羊骨、白芍、夏枯草有平肝清热之功；浙贝母能除痰散结。上述两例患者虽均诊断为“甲亢”，但根据中医辨证，病例1患者热邪较盛,故重用羚羊骨清肝泻火,加栀子泻三焦之火郁；并以花粉清热生津，化痰散结；经服药10多剂后，热势明显减退，又改用加味羚羊六味汤以清热养阴，平肝化痰善其后。病例2患者为肝郁化火伤阴，表现为阴虚火旺较著,故方中重用生理滋阴降火;并配合沙参、麦冬育阴清热;且以郁金、钩藤平肝解郁;诸药配合达滋阴清热,平肝化痰之功,从而取得良效。

甲状腺瘤

病例1 黎××，男，23岁。初诊：1982年8月5日。

【病史】 3个月前发现颈前有1肿物,即往本市某医院检查,诊断为甲状腺瘤,建议手术治疗,患者抱试探的心情来我科就诊。

来诊时症见：右颈部肿物如鸡蛋大，平素性情急躁，易发怒，容易汗出，伴有心悸、心烦不安,睡眠不佳,胃纳、二便尚正常。

【检查】 右颈部甲状腺结块约3×3cm大，表面光滑、中等硬度，随吞咽动作上下移动，淋巴结不肿大，无甲亢征，苔薄，脉弦略数。

【辨证】 肝气郁结，痰瘀凝结，瘿气内发。

【治法】 疏肝理气，化痰软坚，活血祛瘀。

【处方】 用加味散结流气饮去牡蛎：

三棱 18 克　莪术 15 克　黄皮核 18 克　香附 18 克
青皮 15 克　川楝子 18 克　皂角刺 9 克　白头翁 30 克
紫草根 30 克，水煎服。

外治：在肿胀部，行丹火透热疗法的丹座、丹药片疗法（见34 页），每天 1 次。

复诊：1982 年 8 月 26 日。上方连进 15 剂（即 1 个疗程）及配合丹火透热疗法，病有起色，右颈肿物缩小至 1.5×2cm，睡眠仍欠佳，易汗出。治守原意，酌有增减。

【处方】　三棱 18 克　莪术 18 克　黄皮核 19 克　青皮 15 克　川楝子 18 克　牡蛎 30 克(先煎)　龙骨 30 克(先煎)　熟枣仁 18 克　紫草根 30 克　白头翁 30 克。水煎服。

外治用药同前。

三诊：1982 年 9 月 12 日。按上法又治疗 15 天，结块全消，心烦、失眠亦好转，无不适。按上方续服 7 剂以巩固疗效。

病例 2　卢××，女，48 岁。初诊：1983 年 8 月 19 日。

【病史】　病者患甲状腺瘤已近 2 年，曾经本市某医院诊治，建议手术切除，患者要求试行保守疗法，后来我院治疗。

来诊时症见：左颈部肿块如李子大，自觉头昏、心悸、胸闷乏力，口燥咽干，腰酸脚软，饮食、二便正常。

【检查】　左甲状腺有 3×2cm 肿块，质稍硬、表面光滑，可随吞咽动作上下移动，无凸眼、手颤等症，两颧淡红，唇燥，舌红绛、少苔，脉细数。

【辨证】　阴虚内热，气血凝聚，痰湿互结，发为肉瘿。

【治法】　养阴活血，行气化痰，散结消瘿。

【处方】　用加味散结流气饮加减：

三棱 18 克　丹参 18 克　黄皮核 18 克　川楝子 18 克
青皮 15 克　牡蛎 30 克（先煎）　白头翁 18 克　川足 2 条，水煎服。

外治同病例1。

复诊：1983年9月5日。上方服用15天，颈部肿块变软，明显缩小，自觉症状好转。药合病机，守方续服。外用药同前。

三诊：1983年9月20日。按上方又服15天，肿块基本消失，尚残留有白豆大小之结节，惟觉头昏乏力、心悸、腰酸脚软、精神不振，舌红绛，脉细。标邪渐解，本证显露。此为肝肾阴虚之象，治拟滋养肝肾，佐以散结消瘿。

【处方】 山萸肉12克 熟地18克 丹皮15克 麦冬15克 云苓18克 熟枣仁15克 牡蛎30克（先煎） 三棱18克 土鳖虫12克 青皮15克，水煎服。

外治同前。

上法又进行1疗程治疗，肿块消失，诸症亦告消失。

【按语】

甲状腺瘤是甲状腺良性肿瘤，属于中医的肉瘿范围，好发于40岁以下的女性。本病是由甲状腺的内残存的胚胎细胞发展而形成的。病理上可分为滤泡状和乳头状囊性腺瘤两种。前者较常见。一般为单发性结节，位置靠近甲状腺峡部，质较软、光滑，呈椭圆形或球形，边缘清楚，随吞咽上下活动。生长慢，常有囊性改变。

中医学认为本病多因情志内伤，肝气郁结，脾失健运，痰湿凝聚，经络闭阻，气滞血瘀，结于颈部发为瘿瘤。对其治则当以疏肝理气、活血散结、软坚化痰。1984～1986年3年间，笔者临床上应用加味散结流气饮[注]配合丹火透热疗法治疗甲状腺瘤32例。本组病例均经^{131}碘扫描测定确诊，且多数病例经西药治疗3个月以上无效，或因畏惧手术治疗而来治疗的。32例中，男性6例、女性26例，年龄在22～54岁之间。病程最短3个月，最长10年以上。治疗结果，痊愈28例，好转3例，无效1例。

加味散结流气饮中的三棱、莪术活血祛痰，消肿散结；牡蛎、皂角刺、白头翁、紫草根消瘿软坚；川楝子、香附、青皮解郁理气；黄皮核化痰软坚。随症加味，如痰盛者加海藻、法夏、浙贝；心悸气促者加云苓、龙骨。

注 加味散结流气饮：三棱18克、莪术18克、牡蛎30克（先煎）、皂角刺9克、青皮15克、白头翁30克、紫草根30克、川楝子18克、香附子18克、黄皮核18克。

甲状腺癌（石瘿）

病例 陈某，女，66岁。初诊：1986年2月1日。

【病史】 患者颈前甲状腺部位出现肿块已半年。近1个月来突然增大，变硬，上下移动度逐渐减低，继而固定不移。曾到中山医学院肿瘤医院活检，证实为“甲状腺未分化癌”，而进行了放疗，患者希望配合中医治疗而来诊。

来诊时症见：胸闷气憋，烦躁多汗，声嘶，易激动。

【检查】 颈部左侧单发肿物有鸽蛋大小，质硬如石，表面凹凸不平，皮色紫暗（电疗后所致），肿物随吞咽上下移动受限；舌暗有瘀斑、苔薄白，脉沉弦细。

【辨证】 肝郁气滞，痰瘀互结。

【治法】 舒肝理气，化痰散结。

【处方】 海藻玉壶汤合木香流气饮加减：

白芍15克 海藻20克 猫爪草18克 木香12克（后下） 夏枯草20克 黄药子15克 郁金15克 浙贝12克 玄参18克 草河车18克 半夏12克 生牡蛎30克（先煎），水煎服。

并嘱患者继续在肿瘤医院放疗，中西医结合治疗。

复诊：1986年2月12日。服药10剂后胸闷气促有改善，石瘿质地稍软。唯随着放疗后又出现心悸易惊，声嘶，情绪波动，易于激动，舌淡红、少苔，脉沉细。病转为阴虚肝旺，心阴亏损，以育阳平肝、养心宁神之一贯煎加味。

【处方】 白芍18克 麦冬12克 酸枣仁18克 首乌藤30克 沙参30克 生地15克 茯神18克 玄参18克 猫爪草18克 莲子心10克 石菖蒲12克 牡蛎30克（先煎），水煎服。

经以上方为基本方配合西医治疗，疗效稳定，2年后随访患者尚存活。

【按语】

甲状腺癌是常见的甲状腺恶性肿瘤，好发于40岁以上的妇女。属于中医石瘿范围。西医学认为本病可能与内分泌紊乱或缺碘有关，病理上分为乳头状腺癌、滤泡状腺癌和未分化癌三类。乳头状腺癌多见于年轻患者，恶性程度最低，生长缓慢，转移多在颈部淋巴结；滤泡状腺癌多见于中年人，发展迅速，属中度，恶性，多经血液转移到肺和骨骼；未分化癌多见于老年人，发展迅速，属于高度恶性，早期即有局部淋巴结转移，或侵犯喉返神经、气管或食道，并常经血液转移至肺和骨骼。

中医学认为，本病多因气滞血瘀，或痰湿凝聚所致。情志不遂，肝郁气滞；脾失健运，痰湿内生。气滞则血瘀，瘀血与痰湿凝结，上逆于颈部发为瘿肿，坚硬如石，阻于气道则声嘶气粗；郁久化火，灼伤阴津则见烦躁、心悸、多汗；若病程日久，耗精伤血，则气血双亏。

本病患者用中医中药配合西医放疗治疗。初诊有胸闷气憋、舌瘀斑、脉沉弦细等一派肝郁痰瘀之征，予以海藻玉壶汤合木香流气饮以疏肝化痰散结。方中的木香、郁金、白芍、玄参、夏枯草舒肝解郁，浙贝、法夏理气化痰，海藻、生牡蛎软坚散结，猫爪草、黄药子、草河车化瘀、消瘿解毒。10剂后石瘿转软，随着出现情绪波动，心悸易惊，声嘶，舌质红、少苔，脉沉细等阴虚肝旺，心阴亏损之征，即药随症转，投以育阴平肝之一贯煎加减。方中的沙参、玄参、麦冬、生地滋阴生津，白芍、牡蛎平肝潜阳敛汗，酸枣仁、首乌藤养血安神，石菖蒲开窍逐痰兼宽中，茯神、莲子心交通心肾，安神益智。中医药治疗对减轻放疗反应，延长患者的生存时间有一定疗效。

癫痫

病例 张巨贤，男，20岁。初诊：1980年5月18日。

【病史】 患者于1978年元旦突然出现发作性头痛，哭叫不止，伴有不自主眼动，嘴动，面部肌肉抽动和不语，持续数分钟。以后发作频繁，日犯2～3次，多时4～5次，严重时1次持续30分钟。平时常头痛如裂、烦躁便结。在某医院作脑电图检查，结果为“右侧颊内病变”，而诊断为“癫痫”。服苯巴比妥及苯妥英纳等药，未能控制，发作依旧，也曾服用多种中药以及民间验方，均未见效而来诊。

【检查】 精神尚好，智力一般，反应正常，颈项部近风池穴处各有1粒花生米大的圆核，触之微痛（此为痰核），舌红苔微黄，脉数。无头部外伤史。

【辨证】 气火有余，火郁生痰，痰蒙心窍。

【治法】 清热泻火，豁痰开窍。

【处方】 牛黄3克　竹茹10克　菖蒲12克　胆南星12克　栀子12克　全蝎6克　僵蚕10克，水煎服，7剂。

外治：在风池穴突起的圆核处行丹火透热疗法的丹药片、丹座疗法（见34页），每天1剂。

复诊：1980年5月25日。诸症如前，近又觉头痛、失眠，大便十天未解。此为阳明腑实，胆热内郁，痰火相扰，属实症，拟泻火涤痰，镇惊安神之法。

【处方】 大黄12克（后下）　栀子12克　竹茹10克　牛黄3克（冲服）　菖蒲12克　胆南星12克　全蝎6克　僵蚕10克　琥珀6克（冲服），水煎服，8剂。

外治同上。

三诊：1980年6月2日。近日未见发作，大便得通，阳热下降，故头痛已愈，睡眠佳。再以前法去大黄续服。

四诊：1980年7月14日。患者因有事不能前来就诊，将上方连续服30多剂，亦同时进行外治法。近1个月来，只发作过1次，未见任何不舒，颈后部痰核渐次减小。再拟前法，以冀不发为是。

五诊：1980年8月2日。服复诊泻火涤痰之品18剂，诸症大有改观。

六诊：1980年8月28日。因受风寒而发高热、头痛、全身骨痛、流涕、咽痛等，自停中药，服用西药治疗感冒。在停用中药的14天里，曾发作过3次，现仍有头痛，口苦烦渴引饮，舌红，脉弦数。属肝阳上亢，痰火上扰之证，拟泻肝涤痰法。

【处方】 栀子12克　竹茹10克　牛黄1克（冲服）　菖蒲10克　胆南星12克　羚羊骨18克　琥珀3克

（冲服）　全蝎6克，水煎服。

外治同上。

七诊：1980年9月4日。投以泻肝涤痰之剂，1个多月未发作，颈部痰核已消失，改制丸药缓服，以巩固疗效。

【处方】　焦山栀30克　竹茹30克　牛黄6克　琥珀30克　菖蒲18克　胆南星30克　全蝎12克　僵蚕18克。

上药研细末，用蜂蜜调丸如梧桐子大小，每天服6克，分3次服。

八诊：1981年1月22日。称上方服两料，痫证未发。现觉失眠、口苦。仍肝火上扰，拟以平肝泻火，清泄胆热之法，服药4剂，诸症痊愈。

1年后随访，患者身体健康，痫证未见发作，能参加工作。

病例2　梁荫柏，男，30岁。初诊：1979年3月4日。

【病史】　患者于4年前因家中发生不幸，突然受惊恐昏倒，不省人事，继而出现眼球上翻，牙关紧闭，口吐泡沫，四肢抽搐等现象，持续5分钟后醒。自始以后类似发作逐渐频繁，开始1年发作1～2次，近来每10多天发作1次，发作中常伴有咬破舌、尿失禁，发作后头痛身软、嗜睡，平时常有失眠、多梦、五心烦热、盗汗等症。每遇忧郁忿怒，情绪激动，或劳累过度等情况均能引起发作，经西医诊断为“癫痫”。服西药苯妥英纳、鲁米那，又经中药、针灸等治疗3年余，均未见好转而来诊。

【检查】　精神萎靡，面色青白，语言低微，颈项后部有2粒花生米大痰核，舌边红、苔薄白，脉细数。

【辨证】　肝气郁滞，痰随气逆，上蒙心窍。

【治法】　疏肝解郁，化痰开窍。

【处方】　菖蒲12克　胆南星12克　郁金12克　香附12克　全蝎6克　僵蚕12克　牛黄1克（冲服）　玳瑁18克（先煎），水煎服，7剂。

外治在颈项部痰核处按病例1作丹火透热疗法，每天1次。

复诊：1979年3月11日。药后，诸症同前，仍失眠烦躁、五心烦热。此为阴虚内热，再拟开窍涤痰，滋阴安神法。

【处方】 胆南星12克 菖蒲12克 郁金12克 牛黄1克（冲服） 香附12克 全蝎6克 熟枣仁12克 玳瑁15克（先煎） 丹参18克，水煎服。

三诊：1979年3月28日。拟前开窍涤痰法，服药10余剂，近年未见发作，心情舒畅，睡眠安宁。守前法拟制丸剂，以图缓之。

【处方】 牛黄3克 玳瑁30克 全蝎6克 胆南星24克 菖蒲20克 熟枣仁30克 郁金24克 丹参30克 牡蛎45克。

以上诸药研细末，拌蜜为丸。每天6克，分2次服。随访2年未见复发。

【按语】

癫痫是一种发作性神志异常的疾病，又名“羊痫风”。表现为发作性精神恍惚，甚则突然仆倒，不知人事，口吐涎沫，两目上视，四肢抽搐，或口中作猪羊叫声，移时苏醒，多有反复发作的特点。其发作持续时间长短不一，有数秒种，数分钟至数小时。发作间歇亦有久暂，有每日发数次，或数月一发者。亦有几年一发者。发作程度亦有轻重之别，轻则仅有呆木无知，但无抽搐，病人可突然中断运动，手中物件突然落下，或头突然向前倾下而又迅速抬起，或短暂时间眼睛上翻，或两目上视，经数秒钟或数分钟后即可恢复，事后对发作情况完全不知；重则来势急骤，卒倒叫号，抽搐涎涌，昏不知人，苏醒后对发作情况一无所知，常遗有头昏、乏力等症。

中医学称本病为“痫证”，认为本病的发生，大抵由于先天因素，后天七情失调，饮食不节，劳逸过度，或患其他病之后，造成脏腑失调，痰浊阻滞，气机逆乱，风阳内动所致，而尤以痰邪作祟最为重要。如《三因极一病证方论·癫痫叙论》说，夫癫痫病，皆由惊动，使脏气不平，郁而生涎，闭塞诸经，厥而乃成；或在母胎中受惊，或少小感风寒暑湿，或饮食不节，逆于脏气。《丹溪心法·痫篇》也指出本证之发生，非无痰涎壅塞，迷闷孔窍。《医学纲目·癫痫》说，癫痫者，痰邪逆上也。也就是说，“痰迷心窍”是本证的发病机理。由于痰浊蒙蔽心窍，必然导致心主神明的功能失调，出现精神异常。所以，笔者认为痫证的主要病因是痰，重要病位在心。

痰是一种病理产物，由脏腑津液所化，而津液是人体内来源于饮食的营养精微物质，具有营养组织、脏器的作用。由于情志不畅，忧思伤脾，或郁怒伤肝，肝气郁结，横逆乘脾，或饮食不当，损伤脾胃，或素体虚弱，中气不足，皆能使脾失健运，不能为胃行其津液，停聚而成痰，正所谓“脾为生痰之源”也。又阴虚所生之内热，以及由喜怒思悲恐所化的“五志之火”，皆能煎熬津液而成痰。临床上痫证发作时的轻重大抵与痰浊的深浅，正气的盛衰有关。初起时，正气未衰，痰浊不重，故发作持续时间短，间歇期长。如反复发作，正气渐衰，痰浊不化，愈发愈频，使正气更衰，这样互为因果，其病亦渐重。故此病常是虚实夹杂，本虚标实。虚者，多为气虚、阴虚、阳虚；实者，多为痰火上扰、痰气郁结。按照“急则治其标，缓则治其本”的原则，笔者常先理气、豁痰、开窍、清热以治标，再依其气虚、阴虚、阳虚而选用益气养阴、助阳之法以治本，常能获得满意效果。

如病例1患者，正当发育时期，体质尚壮，痰热炽盛，正气未衰，当能耐受攻伐重剂。初诊虽以清热化痰为先，但热重药轻，阳明腑实，非攻下泄热不可，复诊遵《医宗金鉴》“阳盛煎灼成痰，故治痫者，以清火为主”之理。方中取大黄泻肠胃有形实火；栀子清心中无形之热；竹茹、胆南星、牛黄、菖蒲清热豁痰；虎珀宁心安神定惊；全蝎、僵蚕通络镇痉。药后诸症大有好转，以后在治疗过程中，随证稍有加减变化。运用清热豁痰，镇惊安神之法，对痫证属痰热实证患者，能有良好的效果。

病例2患者因七情过极而致病，怒则气上，痰随气逆，蒙蔽心窍，故昏不知人；热盛动风，故抽搐；火盛则伤阴，阴虚则内热，故见五心烦热，失眠，脉细致。拟以疏肝解郁，滋阴安神，豁痰开窍为法。方中取香附、郁金疏肝解郁；全蝎、僵蚕镇痉通络；牛黄、胆南星、菖蒲豁痰顺气；玳瑁平肝熄风。后又加重养阴安神之丹参、熟枣仁，拌蜜为丸，以缓图之，使病获痊愈。

笔者通过临床实践，发现痫证病人在颈项部近风池穴处有一花生米大的痰核，且随痰核的缩小，症状亦缓解，痰核消失，症状亦消失。故笔者治疗痫证病人，在服用中药的同时，结合丹火透热疗法，以加强行气通络，消痰散结之功。

另外笔者认为痫证的辨治，必先谨守病机，掌握同病异治的原则，既要懂得痰为病理产物，又为致病因素，是津液为病的一种表现 形式，而津液的运行，全赖气的推动，气滞则津液停聚为痰，故前人有治痰先治气之说。如庞安常云：“人身无倒上之痰，天下无逆流之水，故善治痰者，不治痰而治气，气顺则一身之津液亦顺矣。”痫证的发病，虽多为“痰迷心窍”，但由于体质之强弱、成痰之新久不同，因此临床表现亦有所区别，故用药随之而异。一般来说，痫证以虚多于实者，由于其发病较慢，病程较长，往往痰蕴化热而有痰火见症。如上述病例，一为实火，一为虚火，均引起痰热上扰而致病，治疗均先理气清热，涤痰开窍，使气顺，火降，痰消，心窍通而神志渐复。若先补其不足，则有滞气留邪之弊，故先治其标，后益其本，邪去正复，气畅则津液运行而不生痰，病证可愈而不复发矣。

腹痛性癫痫

病例 杨某，男，6岁。初诊：1985年10月22日。

【病史】 患儿3个月来曾5次于饱饭后突然扑倒，不知人事，口吐涎沫，两目直视，四肢抽搐，数分钟后自行缓解。继之腹部疼痛不适。在某医院脑电图检查示："广泛中度异常，双顶枕导联棘波病灶"，诊为："癫痫"，而来求治。

【检查】 面部皮色较青暗，腹部紧张拒按，舌淡红、苔薄白，脉沉弦。

【辨证】 肝旺乘脾（腹痛性癫痫）。

【治法】 疏肝理脾，缓急止痛。

【处方】 白芍10克　全虫3克　钩藤10克　九节菖蒲10克　木香6克　僵蚕9克　神曲10克　地龙6克　鸡内金6克　甘草6克　郁金6克，水煎服。

复诊：1985年10月25日。服药3天后未出现抽搐，腹痛减半，再服上方4剂。

三诊：1985年10月30日。精神好转，面色转红润，腹痛尚未尽除，守上方加枳壳6克、川朴6克以加强理气止痛之功。

四诊：1985年11月3日。一般情况好，未抽搐，腹痛止。

改服化痰定痫丸(注)，每天2丸，早晚各1丸，服至1986年11月3日。经1年余的调理，未见复发。

【按语】

癫痫是一种发作性神志异常的疾病。其临床特征为发作时突然仆地作声，昏不知人事，口吐涎沫，两目直视，甚则瘈疭抽搐，或口眼㖞斜，移时苏醒，醒后如常人。此病可缠绵岁月，成为慢性难愈之证。究其病因，则有先天与后天两种因素。但在小儿，则多与先天因素有关。正常时，妇人怀孕期间心情舒畅，饮食正常，未患疾病，产时顺利，则婴儿含先天真气，活泼无病；若怀孕时期婴儿在母腹之中受惊，或遭袭七情感伤，则产后易发生“胎痫风”；若分娩时难产，甚或窒息，出生后多有痫病；若出生后感受风邪疫症，痰滞相凝，风火痰气上逆，亦可发生癫痫。

本例小儿腹痛性癫痫，在临床上并不罕见。因为小儿脏腑娇嫩，脾胃薄弱，或为患儿饥饱无度，最易损伤脾胃。脾胃受伤，则水谷之湿聚为痰涎。一旦受惊，肝气失于调和，升肝风内动，触及积痰，乘热上逆，壅闭经络，阻塞清窍，以致突然发痫；肝气乘脾，则无腹痛、面青、痰涌。故治疗时以疏肝理脾，缓急止痛为法。方中用僵蚕、全虫、地龙、钩藤、九节菖蒲之走窜通窍之力，专事化痰通窍定痫；枳壳、鸡内金健脾理气；白芍、甘草取古方芍药甘草汤缓急止痛之意，配以郁金、木香入肝理气，使肝疏脾调，腹痛自解。对本病的治疗，采用“急则治其标，缓则治其本”的原则，故病在发作之时以驱邪为急，服中药汤剂取效较快，而在缓急恢复期，以丸药为主，缓图巩固疗效。

注 化痰定痫丸组成：全虫 18 克 僵蚕 24 克 地龙 24 克 丸节菖蒲 30 克 钩藤 45 克 木香 24 克 郁金 30 克 珍珠母 60 克 龙骨 30 克 甘草 18 克 法夏 18 克。

制作法：将上药研成细末，蜜调制成如龙眼大之丸子。

狂 证

病例 1 吴伟明，男，22 岁。初诊：1978 年 8 月 3 日。

【病史】 家长代述，患者半年前因与别人闹纠纷而动武，被人殴打至遍体鳞伤，便心怀不满，愤愤不平，回家后借酒消愁。此后，烦躁，失眠，大便硬结难解，多日才便下 1 硬块。性情急躁不安，甚则跳墙上屋顶，挥刀乱舞、大声呼叫，从房顶跳上跳下，夜间不眠，无目的向房外奔走，或毁物殴人，不避亲疏。曾在某医院检查，诊断为“精神分裂症”。来诊时，患者已多日不眠，食量极少，烦渴喜饮凉水，大便秘结，近 1 周未排大便。

【检查】 消瘦，目光直视，多言而语无伦次，舌红、苔黄而粗糙，脉弦滑数。按左下腹部有数枚硬块，坚硬。

【辨证】 阳明燥结，内扰神明。

【治法】 泻热通便，疏肝解郁。

【处方】 大黄18克(后下) 川朴12克 枳实12克 柴胡10克 郁金12克 香附10克 合欢皮12克 黄连6克，水煎服，2剂。

复诊：1978年8月5日。服药后，大便未见泻下，症状如前。热结日久，药轻病重，非重剂不下，前法加芒硝10克，大黄加重量至30克。

【处方】 大黄30克(后下) 芒硝10克 川朴12克 枳实12克 柴胡10克 郁金12克 合欢皮12克 黄连6克，水煎服。

三诊：1978年8月7日。病人走到医生桌前谓："黄医生我病好了，感谢你"。据其家人说，服药1剂后便泻下结粪球甚多，粪球坚硬如石、捣之不碎，已能入睡，服第2剂后继续泻出残余的粪便，臭秽难闻。精神基本复常，能自理家务，饮食正常。诊其舌红、苔黄而干，脉滑数。再宜前法减量，巩固疗效，断其病根。

【处方】 大黄10克(后下) 川朴10克 枳实12克 柴胡10克 郁金12克 合欢皮12克 黄连6克 牡蛎30克（先煎），水煎服。

服药2剂后病已痊愈，嘱其忌食难消化之品，多吃菜蔬水果，使肠胃保持通畅。

1年后随访，病人久已恢复健康，参加工作，未再复发。

病例2 陈志明，男，17岁。初诊：1980年7月2日。

【病史】 家长代诉，患者发病前因与不正当之人来往，后被威胁干坏事，回家后胡思乱想，彻夜不眠，翌日晨起，大吵大闹，或哭或笑，妄视妄见，骂詈不避亲疏，甚则动手打父母，两手不停地挥动，不食，大便4天未解。上症持续9天，由四人挟持而来就诊。

【检查】 目光直视，面红目赤，声高嘶哑，狂言妄语，喉中痰鸣，舌红、苔黄腻，脉弦数。

【辨证】 情志郁怒，肝胆气逆，灼津成痰，痰火扰心，神无所主。

【治法】 平肝泻火，豁痰开结。

【处方】 石决明30克（先煎） 白芍12克 合欢皮15克 羚羊骨12克（先煎） 水牛角30克（先煎） 栀子10克 菖蒲12克 大黄15克（后下），水煎服。

复诊：1980年7月4日。药服2剂后，情绪稍安静，狂言善动等症好转,大便昨晚已解,入睡安定。药已对症,拟原方续服。

三诊：1980年7月12日。上方连服7剂，饮食、大便、睡眠等情况已基本正常，精神复常，稍觉神疲，胸中烦热。余热未清，拟原方加麦冬12克，续服2剂。

四诊：1981年12月3日。自称去年7月诊治后，病情一直稳定，精神正常。来诊前1天早上因同邻居吵架后，精神有些失常，烦躁不安，自言自语。舌红、苔黄微腻，脉滑数。此为肝气引动痰火上扰神明，再宜疏肝泻火，清心豁痰之法。

【处方】 石决明30克（先煎） 羚羊骨12克（先煎） 麦冬12克 栀子10克 菖蒲12克 川贝15克 竹茹9克 白芍12克，水煎服。

服药2剂，诸症皆正常。嘱其注意饮食起居，调节情绪，避免过度的喜怒。

【按语】

狂证与现代医学躁狂型精神病、精神分裂症、心因性精神病之躁狂症，以及其它精神病表现为狂躁者，颇为相似。《灵枢·癫狂篇》曰：“狂始发，少卧不饥，自高贤也，自辩智也，自尊贵也，善骂詈，日夜不休……狂言、惊、善笑、好歌乐，妄行不休者，得之大恐。……目妄见，耳妄闻……多食、善笑而不发于外者，得之有所大喜。”

笔者认为，本证多由七情内伤，肝郁化火，痰浊凝集，阻蔽气机，痰、火上扰清窍，蒙闭神明而致。笔者以疏肝泻火，豁痰开结为大法，曾治数例，收到满意的效果。但在临床上，还要注意从整体观念出发，根据标本缓急，进行辨证施治。痰盛者化痰，火盛者清火，气郁者舒气等，才能提高疗效。

病例1患者因肝郁化火，热结阳明胃腑而成。由于愤怒伤肝，郁结化火，复饮辛辣之烧酒，两邪相搏，结积于阳明大肠，使清气不得上升，浊阴上逆，上扰清窍，则神明乱，是以狂躁之证出现。《素问·逆调论》曰："阳明者，胃脉也。胃者，六腑之海，其气亦下行。阳明逆，不得从其道，故不得卧也。……胃不和则卧不安，此之谓也"。此例属实证，故采用荡涤通便之法，使邪有去路。由于病已半年，积热日久，初诊以18克之大黄未能攻下久结之燥屎，热势仍盛。复诊集中优势药力，加入芒硝10克，大黄30克，以荡涤实热结积，终于热结被攻下，使邪有去路，邪去则正安。

病例2患者因郁怒伤肝，肝木不达，郁无所伸，怒无所泄，肝气郁久化火，火盛生痰，痰火扰乱神明，神无所主，则行动不能自主。治法宜平肝泻火，豁痰开结，方中取羚羊骨、水牛骨咸寒平肝泻火；石决明平肝开结；合欢皮舒郁宽胸；栀子泄肝胆结热；白芍柔肝养阴；菖蒲豁痰通窍；大黄苦降、通便泻热。后方随病变异，又益以清心定魄之麦冬。本例属痰火实证，而治以平肝泻火，疏肝舒郁为主，不重于涤痰，是根据痰由火烁而生，病由郁怒而起之理。气顺火消痰自平，人遂安康。

癔病性瘫痪

病例 杨兰清，女，61岁。初诊：1982年6月14日。

【病史】 患者于1979年春，因受刺激，情绪急躁不安，有时哭泣、心悸失眠、抽搐，并有昏厥现象。曾在某精神病院检查，诊断为"癔病"。经治疗时好时发，精神症状不但未消除，反而有所加剧，服镇静药及针灸均无效。1982年5月中旬，复因环境嘈杂之故，而致精神紧张，自觉委屈而大哭一场，当夜睡眠不佳，翌晨出现头晕、头胀痛，烦躁，多汗，胸闷憋气，自觉呼吸困难，常悲伤欲哭，全身不能动，两下肢麻木无力，不能起床，在时睡眠2昼夜不起。无发热痉挛等症状。又经某医院检查，诊断为"癔病性瘫痪"，注射钙剂及镇静药治疗无效，且头晕、头痛更甚。闻声音即有惊恐感，自语狂言，食欲不振，口干欲饮，口臭，大便燥结，由家人挟来我科就诊。

【检查】 血压17/11kPa；慢性病容，精神疲惫，神志尚清楚，面色青黯，扶行摇摇晃晃，舌质红，脉细数；胸腹部及神经系统检查未发现异常。

【辨证】 肝郁化火，上扰神明，下灼肾阴。

【治法】 滋养肝肾，解郁理气，宁心安神。

【处方】 生地18克　沙参15克　麦门冬12克　龙齿30克（先煎）　甘草9克　淮小麦30克　大枣4个　水牛角18克（先煎）　菖蒲12克　鬼羽箭12克　香附12克　牡丹皮12克　陈皮6克　牡蛎30克，水煎服。

复诊：1982年6月18日。服药4剂后，烦躁、胸闷、汗出、心悸等症减轻，心情舒畅，悲哭消失，能坐起言谈，口渴减少，但下肢仍软弱，不能站立步行，脉象同前。按前方加桃叶通络舒筋。

三诊：1982年6月23日。又服药4剂，已能起床步行。但仍腰酸乏力，因足软无力，步行不远，时觉头晕、耳鸣，夜尿多，舌红转淡，两尺脉弱等。此乃病久入肾，肾精不足，筋脉失养所结。治宜填精益肾兼滋阴降火。

【处方】 熟地黄18克　菟丝子12克　肉苁蓉15克　炒知母12克　黄柏9克　菖蒲9克　当归12克　黄精12克　远志9克，水煎服。

经服12剂后，诸症逐渐消失而告愈。停药半年后随访，病未见复发。

【按语】

癔病性瘫痪，为现代医学病名，是由大脑皮层功能失调所引起的一组神经官能性疾病。属于中医学脏躁证范畴。此案患者，由于情志所伤，致肝郁化火，上扰心神，下灼肾阴，影响神明不安。所谓神明者是指"脑"而言，中医学称脑为"元神之府"，是人体一切精神活动的首府，肢体活动也要受脑的支配。古人认为精神活动的各种现象，是阳气功能的集中表现。此例病者由于长期受劣性因素刺激，在脑产生了固定的兴奋或抑制病灶，如再受新的不良影响，便产生条件反射及恶性循环，因而反复发病，病程延及数年。久病入脏，累及肝、心、脾、肾四脏。辨证主要抓住肝气郁而化火，上扰神明，下累于肾，则肾阴受损，虚火上炎，以及木横克土，则脾胃运化亦受其累的病机。治疗上重在滋养肝肾，解郁宁心。方中用甘草之甘而缓急，大枣、淮小麦、麦门冬养心润燥，四药合用则养心宁神功著，合龙齿、牡蛎外可固表敛汗，内可镇静宁心；配水牛角清少阴心经虚热，而除烦安神；生地、沙参、牡丹皮养阴而益肝肾，有滋水涵木之功，得香附、陈皮增强理气疏肝之力；配用鲜桃叶、鬼羽箭有驱邪定惊、行血活络作用。故本案服药8剂之后，就能消除情志不舒，肝气郁结，伤阴化火的神经过敏及种种神志失常症状，下肢功能失调亦逐渐恢复。由于侧重滋阴、舒肝两方面，使病情好转较快，在本病后期又时见头晕、耳鸣、两尺脉弱等肾虚证候，由于病久入肾所致，故改用熟地黄、肉苁蓉、菟丛子、黄精温肾壮阳，补肾益精；黄柏、炒知母滋肾阴降虚火；当归养血；生远志与菖蒲相配，开心窍而安心神。由于用药恰切，而获良效。

狂犬疫苗反应引起神经性瘫痪

病例 陆西金，男，40岁。入院日期：1982年2月26日。

【病史】 患者于1981年11月，左中指被狗咬伤，注射狂犬疫苗3次，无不适感，第4次注射后，次晨出现心慌、心跳，健忘，胸闷气促，恶心纳差，头晕目眩，耳鸣重听，睡眠易惊醒或多梦，两足痿弱无力，步态不稳、踩地有棉絮感，下肢麻痹不仁，时觉如针刺或抽痛，阳萎，小便不易排出、占滴不畅，有时大小便失禁。经某医院住院治疗1月，诊断为“狂犬疫苗反应引起神经性瘫痪症”。曾用激素、ATP、肌甙、维生素、谷维素、安定、利眠灵等药物及针灸、理疗等治疗，病情仍未控制，并见下肢肌肉跳动、萎缩，而转到我科治疗。据送诊的医生说：当时被狗咬伤3人，狗即被打死，经送化验是狂犬。被咬伤3人后均注射同一批号狂犬疫苗，注射后3患者相隔8～9天，都出现共同症状，以下肢瘫痪为主。

入院时患者两足痿弱无力、行立不稳，肌肤麻木不仁，阳萎，大小便不利或失禁，头晕耳鸣，口干不欲饮，四肢欠温。

【检查】 神志清楚，形体消瘦，神疲，呈慢性病容，面色苍白无华，舌质淡、苔白腻，脉沉细无力。皮肤无出血斑，表浅淋巴结不肿大。瞳孔对光反射迟钝，闭目两腿并立则摇晃欲倒；腹部及下肢触觉极差，小腿肌张力减退，下肢肌萎，跟腱、膝反射减弱或消失，提睾反射减弱；克氏征（—），布氏征（—），巴彬斯基氏征（—）；

心电图正常。血沉 5mm/h。抗链球菌溶血素“O”：333 单位。血白细胞总数 7.2×10^{9}/升，中性 0.75，淋巴 0.21，酸性 0.04。血小板 90×10^{9}/L。小便常规；蛋白（+）。

【辨证】 肝肾亏损，命门火衰。

【治法】 补益肝肾，温养命门，祛风通络。

【处方】 紫河车 15 克（先煎） 炮天雄 18 克 熟地黄 24 克 山萸肉 12 克 菟丝子 12 克 桑椹子 18 克 官桂 3 克（冲） 黄精 15 克 锁阳 18 克，水煎服，9 剂。

外治：取命门、肾俞（双），用丹火透热疗法的丹药片、五虎丹座疗法（见 34 页），每天 1 次。

复诊：1982 年 3 月 6 日。经上治疗，精神好转，头晕目眩、心慌心跳俱减，恶心及大小便失禁基本消失，而见腰酸骨痛，下肢针刺感，其它症状如上，脉弦紧，舌质淡润、苔白滑。此乃命门火衰，风寒湿凝滞经络，宜加通络除湿之品乌梢蛇、蜈蚣、云苓。

【处方】 炮天雄 18 克（先煎） 官桂 3 克（焗） 紫河车 15 克 蜈蚣 3 条 乌梢蛇 18 克（先煎） 全归 12 克 菟丝子 12 克 云苓 15 克 熟地黄 24 克 山萸肉 12 克，水煎服，12 剂。

外治同上。

三诊：1982 年 3 月 19 日。头晕目眩，心悸心跳，下肢麻木感逐渐减轻，骨痛消失，已能扶行，活动约 10 分钟后觉腿胫抽痛又出现，食后打呃，痰多，舌质淡红、苔水滑，脉弦细。治宜适当加降逆散结、和胃化痰之药。

【处方】 炮天雄 18 克（先煎） 官桂 3 克（焗） 法夏 15 克 紫河车 15 克（先煎） 春砂仁 9 克 巴戟天

15克　熟地18克　蜈蚣3条　乌梢蛇15克(先煎)，水煎服，10剂。

外治：取命门、长强，行丹火透热疗法同前，每天1次。

四诊：1982年3月30日。诸症俱减，头晕目眩、耳鸣、心悸心跳消失，已能步行，但仍觉双下肢疲乏，手足发凉，夜尿3～4次，阳萎，醒睡眠易惊醒，后难以入睡，食欲尚可。舌苔白，脉细稍弦。查血压17.3/10.6kPa。下肢感觉正常，跟腱、膝反射正常，下肢肌围增加1厘米。血常规：白细胞总数6×10^9/L，中性0.68，淋巴0.31，酸性0.01；红细胞4.2×10^{12}/L，血红蛋白100克/L。血小板100×10^9/L。治宜补益气血，温肾壮阳。

【处方】　紫河车15克（先煎）　巴戟天12克　锁阳16克　熟地黄24克　山萸肉12克　炮天雄18克（先煎）　仙茅9克　兔丝子12克　蜈蚣3条　官桂3克(焗)，水煎服，10剂。

外治同上。

五诊：1982年4月11日。精神愉快，行动自如，食欲增进，夜尿及阳萎消失，寤寐安然，手、足冷感好转，但步行稍远仍感疲倦乏力，舌质红润、苔白，脉缓稍沉。守上方继服10剂。

1982年4月21日，经上治疗痊愈出院。1个月后回院检查，一切良好。

【按语】

本例狂犬疫苗反应引起神经性瘫痪之症，病情比较严重，在临床上比较罕见，经中医药治疗，疗效尚属满意。

狂犬病中医学早有记载。历代文献对狂犬咬伤发病极为重视。如清·吴谦《医宗金鉴·外科心法要旨》中说，犬因五脏受毒而成疯犬，故经其咬，必致伤人，九死一生之证也。又说，若治迟，犬毒入心，烦乱腹胀，口吐白沫者……若发狂叫唤，人声似犬声，眼神露白者逆。

此病例因注射狂犬疫苗反应引起一系列证候，根据辨证分析乃属肝肾亏虚，命门火衰。肝藏血、肾藏精，肾为肝之母，精血互生，肝主血、主筋，肾藏精、主骨，肝肾精血亏损，筋骨失其濡养，而使四肢运动受到影响；肾为水腑，中寄命门之火，阳不外护，气化不及，出现恶寒肢冷，阳萎耳鸣，腰酸足软，下肢无力，大小便失禁等症状；命门火衰而不生土，脾主肌肉，故出现肌萎；肾水不足，肝木失养，产生肝风，故有头晕目眩，摇动不定，心悸心跳等症。

在治疗方面，以滋补肝肾，温养命门为主，结合临床辨证用药，如温肾益肝、祛风通络，健脾和胃，降逆散结等。采用紫河车甘咸而温，为血肉有情之品，大补气血，扶清益肾，《内经》云："精不足者补之以味"；当归、黄精、桑椹子养肝生血；炮天雄、肉桂以益火之源而消阴翳；配巴戟天、仙茅、菟丝子、锁阳助火壮阳之力更著；合熟地黄、山萸肉等阴药以滋肾阴，扶阳而配阴，即"阴阳互根"、"善补阳者，必于阴中求阳"之意；配蜈蚣、乌梢蛇祛风通络而镇痉；配法夏、春砂、云苓健胃降逆散结；并采用丹火透热疗法，有温经散寒、祛风通络之功。从而使本固枝荣，气血充盛而诸症皆愈。

夜 行 症

病例1 付如申，男，24岁。初诊：1980年3月3日。

【病史】 患者1977年因考试失败，又受家长的责怪，致使心情抑郁，胡思乱想，因过度的思想负担而失眠。从1979年开始，在睡眠时骤然惊醒，幻觉房屋有倒塌之势，即惊慌外奔，神志模糊，不辨方向，由住宅奔至街道，碰墙壁或被绊倒后，方能清醒。每月发病10余次。发病后精神疲劳，头晕心悸，1～2天方能恢复正常。

【检查】 面容憔悴，头发稀疏，舌红，脉沉细微数。

【辨证】 肝郁气滞，阻闭神明。

【治法】 疏肝解郁，镇潜安神。

【处方】 郁金12克　佛手12克　香附12克　白芍12克（先煎）　磁石30克（先煎）　龙骨30克（先煎）　牡蛎30克　熟枣仁12克　云苓18克　菖蒲12克，水煎服。

复诊：1980年3月18日。服上药15剂后，精神较好，食量增加，入睡容易，发作次数减少。药已对症，继守上方。

三诊：1980年4月2日。又服15剂后，精神大有好转，寐纳正常，半个月来只发作1次，但觉心烦，夜寐盗汗，手足心热。此乃心肾不交，阴虚火旺，治宜交通心肾，滋阴潜阳。

【处方】 磁石30克（先煎） 龙骨30克（先煎） 珍珠母30克（先煎） 熟枣仁12克 柏子仁12克 云苓18克 女贞子18克 夜交藤30克 菖蒲12克，桑椹子18克 丹参12克 水煎服。

四诊：1980年4月16日。病情基本好转。3天前上街，不慎钱包被窃，因思虑过度，旧病连续几天发作，头面部多处受伤，精神萎靡。治宜疏肝解郁，镇潜安神，按原方加减。

【处方】 香附12克 郁金12克 白芍12克 磁石30克（先煎） 熟枣仁12克 龙骨30克（先煎） 牡蛎30克（先煎） 云苓18克 菖蒲12克，水煎服。

五诊：1980年4月22日。服药7剂，及开导思想后，几天来未曾外出奔走，精神充沛，思想愉快，夜眠安静，一切症状已完全消失。为了巩固成效，又按原方治疗1周，此后随访未复发。

病例2 吴伟，男，24岁。初诊：1975年8月2日。

【病史】 患者幼年曾患有轻度夜游症，至1969年因工作繁忙患失眠症，发病次数增多，且每次历时渐长。睡至半夜，突然起床，无目的地奔到房外，乱碰乱撞，或从高处跳下，或舞动竹棒，其后仍返床睡觉。次晨醒后，毫无记忆。起初1年只发作10余次，以后1个月发作5～6次，曾在广西、湖南等地门诊或住院治疗均未见效，病情日趋严重，而来我科就诊。

【检查】 身体消瘦，面赤唇红，两目布满血丝，语言洪亮，舌边尖红，脉数。

【辨证】 心肾不交。

【治法】 养阴制阳。

【处方】 黄连6克 生地15克 丹皮12克 泽泻12克 云苓18克 山萸肉10克 麦冬12克 珍珠母30克（先煎），水煎服。

上方共服30剂，1个月来发作2次，历时仅3分钟左右。继上方加入磁石30克，又服30剂后痊愈。1978年12月随访，未见复发。

【按语】

夜行症表现的症状极不一致，形形色色，变化多样，其主要原因是中枢神经系统发生病变而引起的精神障碍。患者在无意识、无知觉的情况下表现出种种行为。通过中药治疗，能调节中枢神经的基本活动，使兴奋与抑制互相协调，同时改变了种种病理状态，达到逐渐恢复神经系统正常的活动机能，使幻觉及妄动现象消失。上述两病例在治疗过程中，患者每次发病的症状与过去大不相同，症状次递减轻，趋向好转，最后恢复健康。由此可见，用镇潜安神、交通心肾、平衡阴阳之法治疗此症是有良好效果的。

惊恐症

病例 陈伟强，男，40岁。初诊：1980年12月22日。

【病史】 患者于1980年10月某晚10时后，独自夜行，万籁俱静，忽闻怪声出自蔗田中，由远而近，瞬间即逝，顿时惊恐万状。此后神志恍惚，寐食俱废，一闻声息，即惊慌万状。1个月后，神色形态，日渐不支。经某医院诊断为“精神分裂症”，给予冬眠灵等镇静剂治疗2月余未见效，仍见人、闻声均感恐惧，精神恍惚，心悸、心烦，腹胀背痛，莫可名状（询其家族中无类似病史及精神病史患者）。

【检查】 舌质较淡、但舌尖红，苔薄，脉二寸濡涩、右关略洪、尺脉浮大、重按无力。血压18.1/10.6kPa。无病理性神经反射。

【辨证】 心肾两虚，神不守舍。

【治法】 补益心肾，安神定志。

【处方】 九节菖蒲15克　龙齿30克（先煎）　灵磁石30克（先煎）　远志9克　法夏15克　熟地18克　枣仁15克　党参15克　炙甘草6克，水煎服，4剂。

复诊：1980年12月26日。药后精神渐振，惊恐忧思大减，胃纳较增，睡眠好转。

【处方】 党参15克 熟地18克 枣仁15克 夜交藤18克 法夏15克 灵磁石30克（先煎） 龙齿30克（先煎） 菟丝子15克 九节菖蒲15克 珠珍母30克（先煎），水煎服，4剂。

三诊：1980年12月30日。诸恙均减，神态正常，原方再进5剂，以臻全功。随访1年情况良好。

【按语】

本例主要是夜步野外，卒闻怪声，顿成惊恐症。内经云：惊则心无所倚，神无所归，虑无所定，故气乱矣。又云：恐则气下……，恐则精却，却则上焦闭。可见本证为恐伤肾之阴精，惊伤心阳之气，致心肾不交，神不守舍。治疗亦循《内经》的原则，用“惊者平之”、“损者益之”的方法。方中以熟地、菟丝子、党参、炙甘草滋肾精而益心气；龙齿、灵磁石、珍珠母重镇以安神；枣仁、夜交藤宁心定志；法夏合九节菖蒲有通达脑窍之妙，一开一合，相得益彰。药合病机，故能治愈本病。

支气管扩张

病例1 梁××，男，35岁。初诊：1989年3月5日。

【病史】 患者反复咳嗽、痰多、咯血2年余，近半年来感冒后常骤然剧咳、咯血，少则痰中带血，多则咯血100～200ml。经某医院胸片示：“左下肺有环形透亮阴影”、支气管造影示：“左下肺支气管柱状扩张”，诊断为“支气管扩张”，每次服用西药症状缓解。近半月来，感冒后一直咳嗽，反复咯血。曾到某医院诊治，服用西药效果不明显，医生建议手术治疗。患者因害怕手术而来诊治。

来诊时症见：咳嗽，痰黄稠，痰中带血丝、色鲜红，胸胁引痛，口干，咽燥，大便秘结。

【检查】 面色潮红，舌红苔黄，脉弦微数。

血常规：白细胞计数12×10^9/L，中性0.8；血沉30mm/h。

【辨证】 肝火犯肺，热灼伤肺络。

【治法】 清肝泻肺，和络止血。

【处方】 大青叶15克 仙鹤草15克 炒栀子12克 象贝母10克 桑白皮15克 藕节18克 枇杷叶12克 瓜蒌皮12克 白茅根18克 大黄15克（后下） 田七末4.5克（分2次冲服）。水煎服，复渣再服。

外治：桃蒜膏热敷双涌泉穴，每天2次，每天3小时。

复诊：1989年3月8日。服药3剂和外治后，每天大便2次，咳嗽、咯血较前减少大半，黄痰转清稀，仍感口干咽燥，胸胁引痛，舌红、苔略黄，脉微数。此乃肺阴不足，肺失清肃。

【处方】 桑白皮18克 白茅根18克 北杏12克 海底柏12克 麦冬12克 玄参15在 天花粉12克 象贝母12克 瓜蒌仁15克 田七末3克（分2次冲服），水煎服。复渣再服。

外治同上。

三诊：1989年3月13日。服药5剂和外治后，咯血已止，胁肋与胸部引痛亦除，晨起仍咳嗽有痰。拟补益肺脾、柔肝宁络之法以培土生金。

【处方】 沙参12克 橘络12克 云苓18克 淮山12克 白术12克 象贝母12克 麦冬12克，水煎服。

四诊：1989年3月23日。服10剂，诸症悉除。复查血常规及血沉均正常。继用上方10剂，以固疗效。

病例2 刘××，女，39岁。初诊：1989年4月2日。

【病史】 反复咳嗽、咳痰、咯血2年多。近1年来常在月经前或失眠后阵发性咳嗽，咯血，少则痰中带血，多则达200ml。先后到多间医院诊治。经检查，诊为“支气管扩张合并感染”。经西药治疗，仍未能控制，而来诊治。

来诊时症见：咳嗽、痰多，早晨起床后尤甚，痰中带血或满口鲜血，夜寐不宁，手心灼热，咽燥，口干。

【检查】 两颧潮红，唇红，舌红苔少，脉细数。

【辨证】 阴虚火旺，灼伤肺络。

【治法】 滋阴降火，和络止血。

【处方】 生地 18 克　玄参 15 克　海龙 12 克（先煎）　龟板 18 克（先煎）　女贞子 15 克　青龙骨 18 克（先煎）　牡蛎 18 克（先煎）　生石决明 18 克（先煎）　海底柏 12 克，田七末 4.5 克（分 3 次冲服），水煎服。

外治：桃蒜膏热敷法同病例 1。

复诊：1989 年 4 月 5 日。服药 3 剂，咳嗽、咳痰、咯血较前减少，两颧潮红已退，仍夜寐不宁。药已对症。

按原方加淮牛膝 18 克。外治法同前。

三诊：1989 年 3 月 13 日。服药 7 剂，已无咯血，手心灼热消失，夜寐好，咳嗽、咳痰较前明显减少。

再按原方减海底柏，共服 14 剂，外治法同前。复查诸症消失。

【按语】

现代医学上的咯血，是指喉以下呼吸道出血。支气管扩张症是一种常见的肺部感染性疾病，表现为长期咳嗽、咳痰和反复的呼吸道感染，时有反复咯血或痰中带血。属中医学咳嗽、咳血范围。

本文患者均以反复咳血为主要表现。中医学认为咳血的原因，大多与“火”或“气”有关。《济生方·吐衄》云：“失血之妄行也，未有不因热之所发，盖血得热则外溢，血气俱热，血随气上，乃吐衄也。”亦有肝气郁结，气有余便是火，火盛气伤之说。《录枢·百病始生》云“阳络伤则血外溢”，即在此意。笔者临床体会，本病的主要病因病机是“火”，而“火”又有虚实之分，治法又有不同。

病例 1，由于肝火上逆犯肺，肺失肃降而咳嗽；火伤肺络，血溢脉外，则为咳血；肝之脉络布于胁肋，肝火偏亢，脉络壅滞，故胁肋及胸疼痛。治以清肝泻肺、和络止血。方中大青叶清肝火力大，并能祛血中之伏火；象贝母、桑白皮、枇杷叶清热止咳化痰；炒栀子、白茅根、海底柏、仙鹤草、田七末凉肝止血；配大黄以通腑泄热。现代药理研究表明，仙鹤草、白茅根、田七、藕节有促进血小板形成及缩短出血、凝血时间的作用。用桃蒜膏敷双足底涌泉穴，能引火下行，有预防咯血之功。内、外治结合，诸药协同，有满意之效。

病例 2，失血日久，阴津伤耗，肾水不足，水不涵木，肝火旺升，上逆犯肺损络，故咯血；肺失清肃，故咳嗽；阴虚津乏，不能上承，故口干咽燥；阴虚火旺，则两颧潜红；舌红苔少，脉细数为阴虚有热之象。治宜滋阴降火，和络止血。方中生地、海龙、海底柏、女贞子、玄参、龟板滋阴降火，佐以龙骨、牡蛎、生石决明以潜浮阳。笔者认为：龙骨、牡蛎为滋真阴不足、潜浮阳有余的最佳配伍；生石决明配牛膝，重降引火下行；配伍田七末祛瘀活血。诸药配合，使阴平阳秘，水火归藏。

异常出汗

病例1 李浩，男，49岁。初诊：1980年3月18日。

【病史】 腋窝及背部汗出淋漓，冬天尤甚已12年。患者于12年前因头部外伤后便开始觉腋窝、背部经常汗出且量多湿衣，每至冬天汗出更剧，天气越冷汗越多，并伴有头晕、耳鸣，头部及手足麻痹；遇事紧张，常心慌心悸，响声稍大则汗出，不能读书看报，睡眠极差，每晚最多只能睡3～4小时，醒来感觉疲乏不适，腰酸脚软。经香港、广州多间医院检查，诊断为“植物性神经功能紊乱”。曾服谷维素、谷氨酸、维生素 B_1 及补虚敛汗之中药治疗均未取效，经友人介绍来诊治疗。

【检查】 形体消瘦，神情抑郁，面色不华，背部及腋窝处汗出浸衣，舌红苔薄白而干，脉细数无力。

【辨证】 肝肾阴虚，肝阳上亢。

【治法】 滋水涵木，平肝潜阳。

【处方】 羚羊六味汤加减：

羚羊骨18克（先煎）　熟地30克　淮山18克　五味子12克　云苓18克　熟枣仁18克　珍珠母30克（先煎）　山萸肉12克，水煎服。

复诊：1980年3月26日。服药7剂后汗出减半，观其病势初减，再进原方7剂，兼服六味地黄丸（每天早晚各服10克）。

三诊：1980年4月4日。汗出再减，但仍心烦不安，入睡困难。晨起咽干舌燥。此为阴虚阳浮，水火不济，治宜滋阴潜阳，宁心安神。

【处方】 丹皮15克 熟枣仁18克 云苓18克 珍珠母30克(先煎) 羚羊骨18克(先煎) 熟地18克 山萸肉12克 龙骨30克(先煎) 麦冬15克，水煎服。继服六味地黄丸。

四诊：1980年4月12日。服药7剂与六味地黄丸后汗出已愈，头及手足麻痹消失，其余各症亦解除。睡眠基本正常，饮食、二便俱调。仅觉微有头昏，心悸神疲。改用滋阴养血为主，予下药7剂，以巩固疗效。

【处方】 熟地18克 山萸肉12克 淮山18克 五味子18克 熟枣仁18克 首乌18克 女贞子18克 云苓18克，水煎服。

1980年11月4日由其亲友函告其病已痊愈，身体恢复健康。

病例2 李惠娴，女，36岁。初诊：1981年8月26日。

【病史】 面部左侧不分冬夏汗出不止，已1年多。1年多前，时值夏季，下田劳动不慎感暑，回家后高热40℃，头痛汗多。经当地卫生所治疗，暑热已退，但仍出汗甚剧，自以为气候关系未加注意。直至入冬仍见汗多而固定在面部左侧，以劳动时为甚，而到多间医院检查，诊断为“植物性神经功能紊乱”，每天激动或活动时加剧，伴神疲乏力，口渴引饮，饮食、二便自调。经服维生素类及止汗药未见好转，故来诊治。

【检查】 发育营养中等，精神尚可，面部左侧汗出，皮色纹理如常，舌淡红、苔白干，脉细无力。

【辨证】 阴阳失调，气津两亏。

【治法】 调整阴阳，益气生津敛汗。

【处方】 羚羊骨18克(先煎) 珍珠母30克(先煎) 熟枣仁18克 党参18克 太子参30克 沙参30克 牡蛎30克(先煎) 九节菖蒲15克，水煎服。

复诊：1981年9月4日。服药7剂后汗减大半，诸症好转，药已对症。按原方续服10剂。

三诊：1981 年 9 月 18 日。已无汗出，余症亦消失。患者要求停服中药改丸剂，予六味地黄丸 2 瓶，每天早晚各服 10 克。

半年后随访，自治愈后至今一切正常。

【按语】

在现代医学中虽无以“汗”定名的病症。但在多种疾病的临床表现中有伴随异常汗出，如疟疾、植物神经功能紊乱、甲状腺机能亢进及某些儿科、妇科、化学物质中毒、外伤等疾病。

中医学对汗出的机理论述颇多，《表问·阴阳别论》中“阳加于阴谓之汗”，则是对“所以为汗”机理的高度概括。其认为汗为阴液，因阳气之宣发而为汗。异常汗出者，多为阳气不固、或阴虚不守、或为阳盛迫津……。

阳虚不固而汗出异常者，是指阳虚之人，腠理不固，津液外泄，不但常自汗出，而且睡眠时卫气入于阴分，阳气更虚于表，亦可产生盗汗。无论自汗盗汗，阳虚者汗必冷，或身温如常而汗冷，或身冷汗亦冷，并见脉微、恶寒、腹痛便溏，或足冷、阳萎等症。治当补虚敛汗。

阴虚不守而汗出异常者，是指阴不能营守于内，则孤阳不时扰动，阴虚阳扰，腠理不固，或昼为自汗，或夜为盗汗，均属势所必然。故阴虚之自汗、盗汗或心火中聚而多汗，多有五心烦热、舌燥咽干、怔忡不寐、小便短黄等症。汗出时，多乍觉烦热，无身冷汗冷等症。以此为辨，治宜滋阴泻阳固表。

阳津盛迫致汗出异常者，是因食滞、水湿痰饮、瘀血等有形实邪阻碍中焦某一脏腑经络，致上下或内外阴阳之升降失常，造成津液旁出或上蒸形成局部出汗。这种出汗要与自汗或盗汗等鉴别。

此外，还有内热熏蒸而汗出者，是由于湿热内郁，无汗、小便不利，热不得越则可上蒸于头而为头汗，治宜清热泄湿，切不可以无汗而妄用辛散之品。

在临床上中医辨汗更需参合脉舌及病固综合分析。如《伤寒论》太阳病桂枝汤证自汗出，阳明病白虎汤证有大汗出，大承气汤证有日晡潮热、手足𣺌𣺌汗出，少阳病有头汗出，更有亡阴亡阳之汗出如珠如油，肝病黄汗等。又如温病之汗出有卫、气之分，内伤杂症之汗出有虚实之分等。这些不同汗出的特征及伴随症状都不同，其病性、病位、病机及疾病的预后亦各殊。如汉代华陀《中藏经》曰：“热病汗出而脉未静，往来转大者死。”“汗出不流者死。”在治疗上则要审因求治，不能盲目见汗治汗。本文病例 1，是因阴虚不能内守而致病，阴不能守于内则孤阳不时扰动于外，阴虚阳扰，腠理不固，故汗出异常。肝脏体阴而用阳，喜条达，故肝阴不足者必见阳亢，出现头晕耳鸣之症；因阴亏无心养心，心虚而神不守舍，故惊悸怔忡、失眠；阴虚阳动则风生，故见头部、手足麻痺；紧张则汗甚，亦为肝阳易动的外候。故治以滋水涵木、平肝潜阳，并合六味地黄丸滋肾养肝，虚则补其母，使水升火降则诸症息，不治汗而汗止。病例 2，为阴阳失调而致病。中医认为“腠理开泄，汗出溱溱，是谓津。”汗是津液，在阳气的作用下出于腠理，当卫阳充足腠理密固则无汗。患者素因卫阳不足复感热邪，腠理开泄，故汗出不止；汗出过多则气津受损，津汗同源，汗亡则津亏，故见口渴引饮、舌苔干，气虚则神疲乏力、脉细无力；气不护津则左侧面部汗自出，汗出则津更耗，故使阴阳失调，气津不足。治宜调整阴阳、益气生津。方中羚羊骨、珍珠母配合既能清心肝之烦热，又安躁扰之心神，对神经系统功能有双向协调作用，能有效地消除植物神经功能紊乱引起的神经精神症状，这也是笔者在临床实践中的体会；更配以党参、太子参、沙参以益气生津；牡蛎收敛止汗。诸药共使阴阳得平，气津顺调而诸症除。

梦　交

病例 1　方秀珍，女，33 岁。初诊：1984 年 10 月 28 日。

【病史】　患者于 1 年前因丈夫病逝之后，常因悲伤不能熟睡，多梦，精神恍惚，记忆力减退。半年后常梦与丈夫交接感，醒后衣衫汗湿、心悸，平时胃纳欠佳，形体日渐瘦弱。经中西医诊治，一云“神经衰弱”，一云“癔病”，多予镇静剂、安眠类药及中药养心安神治疗罔效。近 2 个月来，每夜入寐之后，即梦与异性同床，心悸而惊，以至不敢入睡，白天偏头痛。病情逐渐加重，由母亲扶来就诊。

来诊时症见：头昏，心悸，心惊，全身乏力，胃纳差，腰酸足软，月经先期而量少。

【检查】　形体瘦弱，面色晦黄带青，精神异常紧张，声音粗犷，舌红、苔薄黄，脉弦细数。

【辨证】　肝气郁结，肾阴亏虚，相火妄动。

【治法】　疏肝郁结，滋阴降火。

【处方】　黄柏 30 克　生地黄 30 克　玄参 24 克　泽

泻30克　春砂仁12克　龙骨30克(先煎)、牡蛎30克(先煎)　白芍12克　酸枣仁15克　柴胡12克　磁石30克(先煎),水煎服,复渣再服。

复诊:1984年11月1日。服药3剂后,仅梦交1次,盗汗消失,偏头痛、心悸、精神紧张等症状缓解,食欲增进。

【处方】　黄柏30克　熟地黄24克　云苓18克　磁石30克(先煎)　酸枣仁15克　柴胡12克　泽泻30克　牡蛎30克(先煎)　龙骨30克(先煎)　白芍12克,水煎服,煎服法同前。

三诊:1984年11月5日。服药4剂后,寤寐安然,梦交、心悸消失,但仍觉精神疲乏,时有腰酸。原方再服7剂,诸症愈。随访1年未复发。

病例2　余丽方,女,25岁。初诊:1985年8月8日。

【病史】　结婚1年,夫妻感情融洽。1985年3月人流后,渐见睡眠欠佳,入睡多梦,心悸,易惊,时有头痛,经期腹痛、乳房胀痛,每周1～2次入睡后梦交,醒后心惊,大汗淋漓。经某医院检查,未发现妇科及其它病变,诊为“神经衰弱”、“月经前期紧张症”,服胱胺酸、谷维素、安定、维生素等未效。病情日渐加重。

来诊时症见:头痛,心悸,腰酸,疲乏,梦交1周2～3次。

【检查】　精神不振、情志不舒,体质衰弱、面色萎黄带青,舌质红、苔微黄,脉细数微弦。

【辨证】　肝郁气结,肾阴亏损,相火妄动。

【治法】　疏肝解郁,滋阴降火。

【处方】　黄柏18克　生地黄24克　玄参24克　泽泻30克　春砂仁10克　柴胡10克　龙骨30克(先煎)　酸枣仁15克　白芍12克　牡蛎30克(先煎)　磁石30克(煎服),水煎服,复渣再服。

复诊:1985年8月11日。服药3剂后梦交、盗汗消失,精神显著好转，心悸、腰酸、疲乏等症减轻。

按上方减黄柏，加淮山、云苓，再服5剂。第三诊时诸症渐消失，身体渐复，随访半年未复发。

【按语】

在中医学文献中有男子遗精、女子梦交之记载，认为本病多由阴虚阳亢所致。但在临床辨证中亦有因虚、因实或虚实夹杂者。本文病例，一是丧偶后、一是胎漏后，皆由情志所伤，悲思不遂，肝郁气结，木郁为火，火灼阴伤而致相火妄动，肾阴亏损。肾主水受五脏六腑之精而藏之，古云："水不养肝，肝泄不藏，则梦交惊惕。因肝木为子，性本疏泄，肾水不足，火不能藏于水，厥阴之火一动，则梦交之症作焉。"笔者故拟黄龙归宅汤以疏肝解郁、滋阴潜阳，促使阴平阳秘。方中以黄柏为君，其性味苦寒，又泻肾火退虚热；配生地、泽泻、玄参滋阴降火，并用龙骨、牡蛎纳飞越之阳气，藏敛簸摇之阴气。女子梦交之症，终究其因仍是阳之越，阴之结，阳不归阴所致。故用龙骨、牡蛎调阴和阳，潜阳归宅；白芍、柴胡疏肝气而柔肝，使肝气得舒；春砂仁味辛善入肾，通三焦达津液，能使五脏六腑之精归于肾；酸枣仁以养心宁神；磁石色赤，摄纳浮阳，重镇安神定志。诸药配合，显效益彰。

痛　风

病例　阮××，女，52岁。初诊：1986年4月18日。

【病史】　患者患糖尿病5年、高血压病3年，长期中，西医治疗，血糖维持在6.7～7.23mmol/L，血压控制在24/12.5kPa左右，病情基本稳定。1985年1月，左踇趾关节突然肿痛，经某医院诊为"风湿性关节炎"。西药治疗2个月，病情加重，继左外踝及左腕关节肿痛，左踇趾关节及左外踝关节肿痛处隆起结节。时轻时重，重时上述关节活动受限，到某医院住院诊治，检查血尿酸1.07mmol/L，诊断为"痛风（急性关节炎期）"。服用激素，病情缓解、关节疼痛已止，活动基本正常。但感胸翳，恶心。检查血压24/14kPa，尿糖阳性。故停西药，不久关节肿痛如前，患者要求出院，于门诊治疗。曾先后在多间医院中西医治疗不效，关节部的结节肿痛溃破，排出白色分泌物，不能行走，由家人背来诊治。

来诊时症见：上述各关节症状同前，且胸翳，恶心，口干苦、口臭，大便燥结，小便黄赤。

【检查】 面赤，呻吟不绝，右腕关节、外踝、蹲趾关节红、肿、热、痛；左蹲趾关节及外踝关节硬结如白鸽蛋大小，溃破，排出白色分泌物，拒按；舌黯红、苔薄白，脉弦微数有力。

空腹血糖 7.3mmol/L，血尿酸 1.08mmol/L。

【辨证】 湿热郁结，瘀阻经脉。

【治法】 清热利湿，活血化瘀，通络止痛。

【处方】 羚犀骨皮饮加减：

羚羊骨 15 克（先煎） 水牛角（代犀角）30 克（先煎） 地骨皮 30 克 生石膏 30 克 老桑枝 24 克 白茅根 18 克 薏苡仁 30 克 云苓皮 30 克 威灵仙 15 克 蜈蚣 3 条 红花 9 克 大黄 15 克（后下），水煎服，每天 1 剂，复渣再服。

外治：用回春散（注）浸泡肿痛患处。

使用时将药散与水为 1∶40，煮沸 15 分钟，待温度降至 38～40℃，将患部浸泡于药液中，2 小时后用消毒纱布敷盖，每天浸泡 2 次。

复诊：1986 年 4 月 23 日。服药 5 剂和外治后，每天大便 2 次、便溏，胸闷、恶心消失，各关节红肿疼痛已减，左蹲趾及外踝关节硬结溃破略收敛，能在家人扶持下自行来诊，小便黄，脉弦数。药已对症，继用前方。大黄改成同煎，加炒山甲 18 克（先煎），以加强攻坚通络之力。水煎服，每天 1 剂，复渣再服。

外治同上。

三诊：1986 年 4 月 30 日。服药 7 剂和外治后关节红肿、疼痛已去七八，能自行来诊及做些家务；但左蹲趾及外踝关节处硬结皮色微红暗，舌红苔少，脉细数。有伤阴见症，增配益气养阴之药。

【处方】 大黄 12 克 北芪 18 克 生地 24 克 牡丹

皮12克　云苓皮30克　泽泻15克　蜈蚣3条　炒山甲18克　丹参15克　羚羊骨15克（先煎），水煎服。

外治同上。

四诊：1986年5月6日。服药7剂和外治后，关节红肿疼痛基本消失，左蹞趾及外踝关节的硬结大部分消散，溃破面大部分愈合，皮色如常。复查血尿酸0.48mmol/L。按前方减羚羊骨、黄芪，加山萸肉12克以养阴。外治隔天进行，方法同上。

五诊：1986年7月2日。服药26剂，左蹞趾及外踝关节结节已消散，溃破已愈合。检查血尿酸正常，仍按上方，嘱患者1个月内每周服2剂，以巩固疗效。随访1年未复发。

【按语】

痛风是嘌呤代谢紊乱引起的疾患，多见于中老年男性（脑力劳动者多）和更年期后的妇女。此病目前尚无根治办法。西医治疗方法虽然可以暂时缓解症状，但服药后患者有恶心、呕吐等不良反应，停药后常可见复发。

本病属于中医学痹证范围。认为本病的发生是平素过食膏粱厚味，而缺少运动，形体肥胖，以致湿热郁结，日久累及脏腑经络，气血运行不畅，瘀阻经脉常致关节红肿热痛，日久气滞血瘀凝结，呈现坚硬结节。所以本病的主要病因是风、湿、热，主要病机是气血、经络为病邪阻闭，故治疗的关键在于祛邪、活血行气、疏通经脉。本例患者的关节肿痛，口干、苦、口臭，小便黄赤，大便燥结，舌暗红、苔黄白腻，脉弦数有力，是湿热之邪为患。故用羚犀骨皮饮以清热利湿，活血化瘀，通络止痛。方中羚羊骨、水牛角、地骨皮皆能深入筋骨，清骨泻火，清热熄风，止痛最捷；薏苡仁、云苓皮、白茅根、老桑枝善清湿火；蜈蚣、威灵仙走而不守，引药力直达病所，通经达络；生石膏清热止痛；红花、丹参活血化瘀；丹皮能清血中伏火；由于痛风石（结节）比较坚硬，重用山甲以攻坚；用大黄以荡涤脏腑湿浊（如患者便溏，大黄与它药同煎能起清湿化浊而不泻之功）。外用中药回春散浸泡，能清热解毒、活血通络、利湿消肿，对硬结肿块有奇效。因患者有糖尿病、高血压病史，素体阳有余而阴不足，后期舌红苔少、脉细数，运用滋阴潜阳而巩固疗效。

为防止本病复发，必须调节饮食，防止过胖，不进含高嘌呤食物（动物的心、肝、肾、脑和蚝、酶母等），严格戒酒、平素多饮水，避免诱发因素。

注 回春散（膏）组成：田七15克 大黄9克 荜拔6克 红条紫草12克 僵蚕6克 元明粉9克 半夏6克 地丁6克 生南星6克 血竭9克 蟾酥1克。

制作法：上药研细末和匀。亦可加蜂蜜调和为膏。

风湿病

病例1 黄惠玲，女，15岁。初诊：1986年3月25日。

【病史】 患者1986年3月6日因咽痛、发热，往某医院诊治，诊为“急性扁桃体炎”，经西医治疗7天而愈。3天后，又畏寒，发热（体温38～39℃），全身疲乏，食欲减退，大量汗出，心悸；继而双膝、双踝关节红肿热痛，活动困难，逐渐发展至双肩、双肘关节。由家人背去某医院住院诊治，诊断为“急性风湿关节炎”。肌注青霉素，口服乙酰水扬酸、强的松等，症状缓解，但出现胃脘部不适、耳鸣、耳聋、眩晕、恶心、呕吐、鼻衄等症状。停药后，病情又反复，患者要求出院，而来诊治。

来诊时症见：发热，头痛如裹；双膝、双踝、双肩、双肘关节红肿痛楚，痛不可近，入夜更甚，遇冷则舒，活动困难，动则痛甚；疲乏，小便黄，大便燥结。

【检查】 体温38.5℃，脉搏126次/min，呼吸24次/min，血压16/8kPa，神志清，面赤，痛苦面容，营养中等；双膝、双踝及双肩、双肘关节红肿、灼热感，有压痛，关节周围出现环形红斑；舌红苔黄腻，脉滑数。

血常规：白细胞计数12×10^9/L，中性0.8；血沉45mm/h；抗“O”800单位。

【辨证】 风热袭于肌腠，湿热阻滞经络。

【治法】 清热利湿，祛风通络止痛。

【处方】 羚犀石膏汤加减（自拟方）：

羚羊骨18克（先煎） 水牛角30克（先煎） 生石膏30克 薏苡仁24克 威灵仙15克 白茅根18克 云

苓 18 克　土地骨 18 克　老桑枝 30 克，水煎服，复渣再服。

外治：取肩髃双、关阳双、双内外踝关节，行丹火透热疗法的通气丹座、丹药片疗法（见 34 页），每天 1 次，每次 2 小时。

复诊：1986 年 3 月 30 日。服药 5 剂和外治后，热已退，各关节肿痛大减，已能活动，能跛行来诊。但肩、肘、膝关节仍拒按，关节周围仍有环形红斑，乏力，大便每天 1～2 次，小便黄，舌苔黄腻已减，脉弦微数。药已对症，继用前方加炒山甲 18 克（先煎）、川红花 9 克、赤芍 12 克、水蛭 6 克，服法如上；外敷药同上。

三诊：1986 年 4 月 7 日。诸关节已感轻快，活动不甚疼痛，红斑消退，肿胀基本消失。惟时有心悸，舌红、苔稍黄，脉缓，病已去七八。笔者恐其风湿热之邪入心包。予护心丹(注)，每次 1 克，每天 3 次。

外治用通气膏（见 34 页），外敷左乳根穴。

四诊：1986 年 4 月 18 日。服药 11 剂和外治后，诸症悉除，体温 36℃，脉搏 80 次/min，呼吸 20 次/min；复查血常规、血沉、抗“O”均正常。为巩固疗效，拟用下方。

【处方】　丹参 18 克　丹皮 12 克　太子参 12 克　炙甘草 10 克

水煎服，隔天 1 剂，5 剂。

随访 2 年未见复发。

病例 2　张丽娟，女，13 岁。初诊：1987 年 10 月 29 日。

【病史】　患者于 1987 年 10 月 17 日因咽痛 3 天，到某医院诊治，诊为“急性咽炎”。服用西药后症状缓解，但继后出现发热，烦闷，口渴，胃纳差，双髋、双膝、双踝关节肿痛，呈游走性；血沉 58cm/h，抗“O”600 单位；血常规白细胞计数 11×10^9/L，中性 0.79，淋巴细胞 0.19，酸性 0.2。诊断为“急性风湿性关节炎”。予阿斯苑林、青霉素、激素等治疗 9 天，症状未见缓解而来诊。

来诊时症见：发热，汗多，渴喜冷饮；双髋、双踝、双膝关节肿痛，不能触地，遇热痛甚，遇冷则舒；小便黄，大便闭结3天。

【检查】 体温39℃，脉搏130次/min，呼吸24次/min，血压17/11kPa；神志清，面赤，表情痛苦；双髋、双踝、双膝关节肿大、压痛，且双膝、双踝关节周围有红斑结节；舌红苔黄燥，脉弦滑数。

【辨证】 风热客袭肌腠，湿热阻滞经络。

【治法】 清热疏风，祛湿通络。

【处方】 羚犀石膏汤加减（自拟方）：

羚羊骨18克（先煎） 水牛角30克（先煎） 银花12克 大黄9克（后下） 生石膏30克 白茅根18克 黄柏12克 薏苡仁30克 桑枝24克，水煎服，复渣再服。

外治：取关节肿痛处，行丹火透热疗法，方法同前。每天1次。

复诊：1986年11月3日。服药3天和外治后，发热已退，每天大便2次，诸关节肿痛减轻，略能活动、着地，舌红苔黄，脉弦数。按上方加地骨皮30克、威灵仙150克、川足3条。外治法同上。

三诊：1986年11月15日。共服药12剂，各关节肿痛基本消失，活动如常。体查未发现异常，复查血常规、血沉、抗“O”均正常。

随访1年，未复发。

【按语】

风湿病是一种反复发作的全身胶原组织病，为溶血性链球菌感染后引起的全身变态反应。主要影响心脏、关节，其次为皮肤、浆膜、血管及脑等组织器官，多发于冬春寒冷季节，儿童与青年发病率较高。临床主要表现有发热，伴有不同程度的关节炎、心脏炎、皮肤损害、舞蹈病等。本病的发病原因，目前尚未完全明白，但一般认为，本病与溶血性链球菌的感染有关。例如慢性扁桃体炎反复发作者，容易发病。

风湿病属于中医学痹证范围。中医认为本病的发生与风、寒、湿、热外邪侵袭，正气虚弱有关。笔者根据本病的症候特点，主要分为风湿热痹和风湿寒痹两类。前者多见于急性风湿性关节炎，后者多见于慢性风湿性关节炎。本文所举病例 1、2 均为风湿热痹，是因邪气侵入人体肌肤、关节、经络，使气血壅塞，不通则痛，而出现关节红肿、疼痛及发热等症。然而引起本病的病因有风、寒、湿、热之邪。在临床上要辨别湿重于热，或热重于温。如本文所举病例 1，患者素体阳气偏盛，内蕴湿热，稽留于肌腠、筋骨、脉络之间，使气血运行不畅，“不通则痛”。病热急，属“暴病多实”。由于患者发热不高、倦怠、下肢肿重、头痛如裹、舌红苔黄腻、脉滑数，脉症相参。属湿重于热，采用羚犀石膏汤加减以清热利湿，祛风通络止痛。方中羚羊骨、水牛角皆能深入筋骨，清热熄风，止痛最捷；重用石膏清肌腠骨络之热、止痛，药理研究表明“石膏能兴奋骨骼肌，有利筋骨止痛之功”，土地骨清骨泻火；老桑枝、白茅根善清湿火。诸药合用共奏清热利湿、祛风通络之效。并配合通气膏外治，直接清热通络。内、外合治，疗效更显。由于辨证确切，药证相符，而起立竿见影之效。5 剂后，关节疼痛大减，能跛行复诊。而关节周围仍见环形红斑，为兼血瘀阻络，加赤芍、川红花、水蛭、炒山甲以增强攻坚通络之力。治疗 7 天后，仍时心悸，为防热邪侵犯心包（心神被扰），即服护心丹，预防风湿热邪攻心。护心丹具有防止毒邪（风湿热邪、高热毒气）内陷心包之效。护心丹组成（西藏红花、熊胆、太子参、丹参、牡丹皮等）。并配合通气膏外敷乳根穴，防止风湿热邪内陷心包，对预防风湿性心脏病比较有效。病例 2，患者症见高热持续不退、汗出、渴喜冷饮、小便黄、大便秘结、舌红苔黄燥、脉弦滑数，脉证合参，属热重于湿，仍运用羚犀石膏汤加减。并抓住本病大便秘结，重用大黄，以釜底抽薪，清泄腑热；再配合黄柏、银花清热解毒。本例患者关节呈游走性疼痛，为风阻经络，配以川足、威灵仙，祛风通经达络，走而不守，引药直达病所；并配合外治法，收效明显。

笔者临床用羚犀石膏汤加减配合外治法治疗急性风湿性关节炎患者不胜枚举，疗效明显，在用药方面有如下体会：

羚羊骨，一般认为本药清热凉血、平肝熄风。笔者数十年临床中体会到，本药能深入筋骨，熄风清热，解痉止痛最捷，具有强烈镇痛作用。关节红肿热痛、热邪稽留、活动不利者均可与之。

水牛角（代犀角，但比犀角用量加 10 倍以上），一般认为治热入心、肝经或血分之用。但笔者认为水牛角清热解毒、止痛之力强，主要解热毒入络。现代药理研究亦表明水牛角的药理作用与犀角基本相似，降低血沉效果较好。

生石膏，临床上多用于清气分实热，适用于高热汗出、烦渴引饮和高热烦躁、神昏谵语等症。与血分药同用，可气血两清。现代药理研究表明生石膏能兴奋骨骼肌，临床验证其镇痛作用亦非常显著，特别用于筋骨肿痛、关节活动障碍（屈不能伸，其病在筋；伸不能屈，其病在骨）疗效显著，用量一般宜大，常用30～60克。

炒山甲，味咸性微寒，善穿透骨骼，善治关节拘急痹痛。凡热痹之症，病位在筋骨者，必须与蜈蚣等药相伍，才能深入达邪，通络止痛。

注 护心丹组成：威灵仙30克　珍珠末30克　丹参30克　沉香30克　降香18克　郁金20克　田七30克　熊胆10克

制作法：上药研细末，装胶囊，每胶囊1克。

功效：通络止痛，散风护心。

用法：每天服3次，每次3粒，温开水送服。

湿火灼筋

病例1　余荣昌，男，43岁。初诊：1978年5月6日。

【病史】　患者四肢关节红肿，呈游走性疼痛已1星期，且伴发热，烦渴；左髋关节痛如刀剜，能屈、不能伸，痛连下肢，如灼、如刺、如闪电一般；左膝痛不能伸屈，腰痛不能转侧。曾由家人背去某医院检查，诊断为“坐骨神经痛（梨状肌综合症）”。

来诊时症见：患者左髋、膝关节疼痛如上述，呻吟不绝，1星期前暴饮酒酪，过食肥甘，大便溏且肛门灼热，小便色黄。

【检查】　面赤，舌红苔黄腻，脉弦滑数。

【辨证】　湿火留滞，灼伤筋络。

【治法】　清热利湿，祛风通络止痛。

【处方】　地骨皮汤加减：

地骨皮30克　羚羊骨18克（先煎）　水牛角30克（先煎）　云苓皮30克　生石膏45克　蜈蚣3条　威灵仙18克　老桑枝30克　白茅根30克，水煎服，2剂。

复诊：1978年5月8日。药后，疼痛大减，自己步行来复诊。左髋关节及膝关节屈伸自如，掣痛消失，但尚有微痛；小便金黄色，脉仍滑数。药已对症，故继用前方加炒山甲18克，借以加强通络乏力，3剂。

外治：取左侧环跳、膝阳关穴，行丹火透热疗法的通气膏丹座、丹药片疗法（见34页），每天1次。

三诊：1978年5月11日。诸关节痹痛俱消解，已能上街散步及做一些家务，脉转缓。病十去其八，患者自觉已愈，要求回单位上班。笔者恐其湿热之邪未尽，予地骨皮汤3剂带回，告诉患者服3剂后若痊愈，可不用来诊。

四诊：1978年5月13日。患者自觉痊愈，而未服药，乘高兴之余大排家宴，肆食酒酪和煎炒燥热之品，病又复发。且腹痛便结。此为湿热搏结，腑气不通。以加味枳实导滞汤1剂。

【处方】 大黄18克（后下） 枳实12克 川朴9克（后下） 神曲18克 山楂15克 云苓皮30克，水煎服。

五诊：1978年5月15日。便通痛减。并嘱咐可隔天服地骨皮汤3剂即将息。以后随访2年，坐骨神经痛未有复发。

病例2 崔松开，男，11岁，学生。初诊：1981年6月11日。

【病史】 患孩于6月初感觉双侧髋关节痛，逐渐发展为全身关节痛，伴有发热、烦渴、纳差等症状。曾在某医院就医，检查：血沉88mm/h，诊断为"急性风湿关节炎"。曾用阿斯匹林、青霉素、激素等药治疗10多天，未见缓解。

来诊时症见：身热，双髋关节灼痛，痛连下肢、足跟，不能触地，双膝关节灼热红肿，遇热痛甚，得冷则舒，关节和周围肌肉疼痛不能转动，膝关节周围起红斑结节，全身酸懒，小便呈金黄色，大便闭结。

【检查】 舌质红、苔腻，脉滑数。

【辨证】 湿火灼筋，热重于湿。

【治法】 清热泻火，利湿止痛。

【处方】 地骨皮12克 石膏30克 羚羊骨12克

云苓皮12克　大黄10克（后下）　蜈蚣2条　灵仙9克，水煎服。

外治：在关节患部敷通络酒（注），每天2次。

复诊：1981年6月14日。服上药3剂及配合外治后，肿痛减轻，热退，大便通畅。遵上方去大黄，加川木瓜9克，加强舒筋活络之力。前后服药半月，兼以外敷通络酒，各症基本痊愈，血沉8mm/h。

病例3　梁亦光，男，24岁。初诊：1980年4月16日。

【病史】　患者于1979年12月发病，初时周身关节疼痛，膝关节肿大。曾在某医院住院诊治，检查类风湿因子试验阳性，血沉54mm/h。经服用激素等治疗，症状消失。出院后10多天，疾病复发，双下肢灼热疼痛至膝，以夜间尤甚，不能入睡，常须抬高下肢并用湿毛巾敷或冷井水浸泡后，方能减轻。因不能行走由家人背来我科诊治。

【检查】　面部潮红，舌质红、苔稍黄，脉洪滑；双下肢稍热，双膝关节抚之灼手，双足踝略肿，双髋关节旋动受限，膝反射消失。

【辨证】　湿火灼筋。

【治法】　除湿清热，通络止痛。

【处方】　地骨皮30克　薏苡仁30克　云苓皮30克　羚羊骨18克（先煎）　水牛角30克（先煎）　生石膏30克　老桑枝30克　炒山甲18克（先煎），水煎服。

外治：以双犊鼻穴、双环跳穴，行透热疗法的通气丹座、丹药片疗法（见34页），每天1次。

复诊：1980年4月18日。服药2剂及敷药后，自觉双下肢灼痛稍减轻。足踝及膝关节仍有肿痛，舌红、苔腻，脉滑数。守上方加皂角刺15克、蜈蚣3条，以加强止痛通络之力，续服3剂，外治同前。

三诊：1980年4月21日。双下肢发热及关节肿痛明显减轻，已能自行来诊病，舌苔黄腻，脉略数。将上方地骨皮及云苓皮量减半，续服3剂。因患者住地距医院门诊部较远，每天前来敷药实有不便，故予通络酒（注1）1瓶，嘱患者湿敷痛处。

四诊：1980年4月25日。药后双下肢发热疼痛已愈，红肿亦消，余无其它不舒。舌质淡红、苔少而白，六脉平和。在本院复查抗“O”及血沉均正常。原方去炒山甲、皂角刺，石膏改用石斛15克，再服2剂，以巩固疗效。随访1年未见复发。

【按语】

湿火灼筋属现代医学的急性风湿关节炎和坐骨神经痛一类的疾病。多发于秋、冬之际和早春季节，儿童和青年发病率较高，如治疗得当一般预后良好，不遗留后患。前人有“风、寒、湿三气杂至合而为痹也”的说法。若患者阳气有余而阴分不足，邪气侵入可郁而化热，湿热交炽或直接外感湿热之邪，侵袭肌腠，阴滞经络都可以发生此病。

湿火灼筋多发病较急，且呈现出一系列热性的症状，其主证为：关节疼痛，局部灼热红肿，每每痛连下肢，其痛如灼、如刺、如闪电一般，痛不可近，骨节屈伸不利或抽痛难忍，且多伴有发热、烦渴或心悸等全身症状及血沉加快。

湿火灼筋，顾名思义是湿火为患，热中有湿，治疗上当以清热利湿，祛风通络为大法。笔者自拟“地骨皮汤”为基本方，治疗此病证颇有效果。

地骨皮汤组成：地骨皮30克　羚羊骨15克　薏苡仁30克　云苓皮18克　老桑枝30克　威灵仙15克　白茅根18克　生石膏30克，水煎服。

临床上用上方加减治愈湿火灼筋的患者不胜枚举，如本案所举病例。病例1患者素体阳气偏盛，内蕴湿热，以致湿热化火，稽留于筋骨、脉络之间，致使气血运行不畅，即“不能则痛”。此例发病急骤，属“暴病多实”之证。病证中有肛门灼热、苔黄腻、脉滑数，均为湿热真象；其筋骨屈伸不利，疼痛如灼、如闪电，是湿火灼筋的特点；脉症相参，故用地骨皮汤加减治疗，以清热利湿，舒筋通络。方中地骨皮清骨泻火；羚羊骨、水牛角皆能深入筋骨，熄风清热，止痛最捷；云苓皮、老桑枝、白茅根善清湿火；蜈蚣、威灵仙通经达络，走而不守，引药力直达病所；石膏清热止痛。诸药合用共奏入络清热，祛湿止痛之效。由于辨证确切，药证相符，虽貌似沉重之躯，亦有立竿见影之效。2剂后，痛减神清，自行复诊。这说明药已对症，守上方加炒山甲，以增强攻坚通络之力；并配合外治法，直接了当地清热通络，内外合治，疗效更显，故三诊时患者已觉痊愈，要求上班。笔者考虑其症状虽已改善，唯恐炉火虽灭，余热未清，而再予地骨皮汤3剂及通气膏3贴，务使驱尽留寇，惜乎患者觉病愈而肆食肥甘炙煿之品而复发，致使湿热之邪内结阳明。笔者施以泻实通腑，折其一翼而痹痛无援，后服3剂“地骨皮汤”而收全功，标本缓急，次序井然。病例2患者为热中有湿，湿火灼筋，痹痛不能行，且大便秘结。亦用地骨皮汤加减，以清热利湿，通络；重用大黄以釜底抽薪，清泄腑热；再加川木瓜以加强舒筋活络之力；配合外治法，病获痊愈。病例3患者于4月春夏之交，湿气弥漫季节，病情加重，由于治疗不及时，致火热下移，与湿邪相结郁于下肢，久郁而灼伤筋骨，故下肢发热，关节肿痛，活动不利。初诊用地骨皮汤清热利湿止痛，服2剂痛减，说明药已对证，故再加蜈蚣、皂角刺增强通络止痛之力，配合外敷通气膏以消肿止痛，收效甚佳。后期乃湿热之邪去之七八，所以将云苓皮、地骨皮之量减半，去炒山甲、皂角刺，以石斛易石膏来保养胃阴，巩固疗效而日渐康复。

临床用药体会：

羚羊骨：一般认为本药是清热凉血，平肝熄风之品。笔者在临床中体会到：羚羊骨具有强烈的镇痛作用，且能深入筋骨，熄风清热，止痛最捷。凡关节红肿热痛，活动不利者均可与之。

生石膏：临床上为清气分实热的要药，适用于高热汗出，烦渴引饮和高热烦躁、神昏谵语等症；与血分药同用，可气血两清。生石膏镇痛作用亦非常显著，特别适用于筋骨抽痛，如灼、如掣的放射性疼痛，尤其有血沉加快，白细胞偏高者用之更验，不仅使症状缓解，而且有明显的凉血消肿功能，用量一般宜大，常用30～60克。

大黄：如病例2中应用本药，是取其消肿散结，荡涤肠胃，推陈出新的功效，在临床上常应用于湿火灼筋的实证。凡湿火灼筋初期见大便秘结，血沉加快用之最宜。本药与生石膏配伍有异曲同工之妙，一清气，一凉血，相得益彰。

炒山甲：味咸性微寒，善穿透骨骼，善治关节拘挛痹痛。湿火灼筋之证，痛位在筋骨，必须与蜈蚣、皂角刺等药相伍，才能深入达邪，通络止痛。

注 通络酒组成和制法：

生地90克　细辛10克　灵仙30克　蜈蚣8条　马钱子30克　地龙15克　乳香15克　没药15克　桂枝15克

制法：将上药洗净，蒸30分钟许，入缸加米酒1.5千克浸1个月，滤渣即成。

类风湿性关节炎

病例 1　梁××，男，23 岁。初诊：1978 年 9 月。

【病史】　患者于 1978 年 2 月开始腰背痛，接着双膝关节痛，半年后大腿肌肉轻度萎缩，开始卧床不起。经某医院 X 线摄片检查，诊为“类风湿性关节炎”。来诊时，患者双膝肿痛，自己不能支配下肢，因不能行走，由家人抬来。

【检查】　右肘及右锁骨痛，左手指关节局部红肿热痛，小便如茶色，大便结，舌质红、苔黄，脉弦数。

血常规：血沉 80mm/h。抗链球菌溶血素“O”正常。

【辨证】　湿热化毒，蕴结筋脉，流注关节。

【治法】　透骨清热，解毒通络。

【处方】　羚羊骨 15 克　老桑枝 30 克　水牛角 30 克　路路通 30 克　地骨皮 30 在　蜈蚣 2 条　云苓皮 30 克　生石膏 30 克　威灵仙 30 克　双钩藤 15 克，水煎服，每天 1 剂。

外治：取关节肿痛处，行丹火透热疗法的通气丹座、丹药片疗法（见 34 页），每天 1 次。

连续治疗 8 个月，至 1979 年 6 月，患者关节肿痛消除，已能恢复整日工作，复查血沉 15mm/h。

病例 2　梁玉珊，女，61 岁。初诊：1979 年 5 月 23 日。

【病史】　患者于 3 年前右膝关节痛，以后缓慢发展至对侧膝关节、双肘关节、肩关节以及手指小关节肿痛变形，大腿及臂部肌肉萎缩，自觉腰膝冷痛、怕冷恶风、四肢发凉。

【检查】　舌质淡胖，脉沉细。

血常规：血沉 45mm/h，类风湿因子阳性。

【辨证】　寒湿凝聚，阻塞经脉，留连筋骨。

【治法】　温经逐寒，搜剔络邪。

【处方】　乌梢蛇 15 克　制川乌 15 克　熟附子 15 克　桂枝 12 克　威灵仙 18 克　黄精 30 克　小茴香 6 克　熟地 30 克　炙甘草 3 克　干姜 6 克，水煎服，每天 1 剂。

外治：取关节肿痛处，进行丹火透热疗法的五虎丹座、丹药片疗法（见 34 页），每天 1 次。

按上述方法治疗 1 年余，症状缓解，血沉恢复正常。

病例 3　容玉卿，女，56 岁，香港同胞。初诊：1979 年 9 月 24 日。

【病史】　患者于 3 年前患类风湿性脊椎炎，腰椎及颈项疼痛、灼热，口干，纳差，小便清长、频数。

【检查】　形体消瘦，舌质淡红，脉滑。

血常规：血沉 70mm/h。

【辨证】　寒热夹杂，邪伏筋脉，流注肢节。

【治法】　温经散寒，清热通络。

【处方】　炒山甲 15 克　皂角刺 12 克　乌梢蛇 15 克　枫香寄生 30 克　忍冬藤 18 克　地龙 12 克　威灵仙 18 克　老桑枝 30 克　走马胎 18 克　蜈蚣 3 条，水煎服，每天 1 剂。

外治：于关节肿痛处敷宣痹膏（注），每天 1 次。

共治疗 3 个多月，症状基本缓解，血沉恢复正常。

【按语】

类风湿性关节炎，是一种病因尚未肯定的、具有关节炎性变的、慢性全身性疾病。其发病与细菌感染、神经调节障碍、内分泌紊乱有一定的关系。病变可延及构成关节的各种组织，如滑膜、软骨、韧带、肌腱和骨骼等。早期有游走性的关节肿痛和运动障碍；晚期则出现关节僵硬和畸形，并伴有骨和骨骼肌萎缩，造成劳动力丧失，是危害人民身体健康的常见病、多发病之一。

本病属于中医学痹证的范围。认为是因体质素虚，阴气不足，腠理不密，卫外不固，以致风、寒、湿邪乘虚而入，流注经络、关节，阻碍气血运行而发病。风胜则疼痛游走不定；寒胜则痛有定处，遇冷加重；湿胜则肿胀麻木。

日久，肝肾亏损，筋骨失养，气血运行滞涩，津液凝结为痰，故关节畸形僵硬，举动艰难。

根据笔者临床经验，将本病大致分为三型。

1. 偏热型　多见于类风湿性关节炎的活动期。

主症：手腕及指关节、踝关节及趾关节红肿热痛，脊椎胀痛，关节活动受阻，同时可伴有身热汗出，烦渴，溺黄，便结，舌质红、苔薄黄，脉细数或滑数等。

血常规：白细胞总数偏高，血沉增快，类风湿因子多呈阳性。

X线检查：早期可见关节周围组织肿胀，若晚期可见关节腔变窄。

辨证：湿热化毒，蕴结筋脉，流注关节。

治法：清热解毒，透骨通络。

方药：羚羊骨15克　老桑枝30克　水牛角30克　路路通30克　地骨皮30克　蜈蚣2条　云苓皮30克　生石膏30克　威灵仙18克　双钩藤15克，水煎服。

偏热型以热盛毒甚为主因。方中羚羊骨、水牛角透骨清热，解毒消肿为主药；辅以老桑枝、双钩藤通络止痛；威灵仙、路路通、蜈蚣走窜通络，能清热搜剔络邪；云苓皮、地骨皮有退热除骨蒸之效；生石膏有明显清热凉血消肿的功能。全方有清热解毒，透骨通络，消肿止痛的功效。

2. 偏寒型　多见于慢性类风湿性关节炎。

主证：手足小关节肿胀变形，僵硬麻木，活动失灵，举动困难，四肢大关节肿痛怕风，或脊椎肿痛，腰膝冷痛，关节局部不红，自觉关节怕冷恶风、四肢发凉，面色㿠白，舌苔薄白，舌质淡胖，脉沉细。

血常规：白细胞总数一般正常，血沉正常或偏高，抗链球菌溶血素“O”一般正常，有的类风湿因子可呈阳性。

X线检查：可见关节间隙变窄，邻近有骨质疏松现象。可见软骨破坏，关节面呈融合现象。

辨证：寒湿凝聚，阻塞经脉，留连筋骨。

治法：温经逐寒，搜剔络邪。

方药：乌梢蛇15克　制川乌15克　熟附子15克　桂枝12克　威灵仙18克　黄精30克　小茴香6克　熟地30克　炙甘草3克　干姜6克，水煎服。

偏寒型以阴寒偏盛为主因，治以温经散寒为重点。方中以制川乌、熟附子温经散寒为主；然四肢肿痛，必有风邪夹杂，取乌梢蛇、威灵仙性温善行，以搜剔筋络伏邪；桂枝、小茴香、干姜行气散结，温经止痛；为防诸药性燥刚烈，故重用熟地、黄精之滋补，意在补阳方中配适量阴药以柔制刚，又使阴从阳复，阴生阳长、阴阳、气血彼此调济，祛邪与扶正互相兼顾，从而达到邪去正复的治疗目的。

3. 寒热错杂型　可见于类风湿性关节炎活动期，亦可见于慢性类风湿性关节炎。病程长短不一，其特点为寒热并存，虚实互见，既有阴寒之见证，又有热毒之表现。

主症：手足关节肿痛较剧，有的指趾关节变硬或变形，关节局部灼热，畏风怕冷，口渴便糖，舌质偏红，舌苔白或薄黄，脉滑或略数。

血常规：血常偏快或正常，白细胞总数有时可偏高，抗链球菌溶血素"O"正常或略偏高，类风湿因子阳性或阴性。

X线检查：可见软组织肿胀，或关节腔隙变窄，或有早期骨质疏松现象。

辨证：寒热交错，邪伏筋脉，流注肢节。

治法：通经活络，清热散寒并用。

方药：炒山甲15克　皂角刺12克　乌梢蛇15克　枫香寄生30克　忍冬藤18克　地龙12克　威灵仙18克　老桑枝30克　走马胎18克　蜈蚣3条，水煎服。

方中老桑枝、忍冬藤味淡性寒，清热通络止痛；蜈蚣辛温，祛风消肿止痛；枫香寄生、威灵仙、走马胎皆有通经活络之效；乌梢蛇甘咸温，透骨搜风治风湿历节；地龙、山甲咸寒，性善走窜，功专通络；皂角刺辛温，能消肿毒引药直达病所。全方具有清热消肿，散寒通络，祛风止痛的功效。为治疗类风湿性关节炎寒热错杂期比较有效的方剂，若能辨证加药，使药证相合，其疗效更为显著。

本病治疗总则是从整体观念出发，针对病因，掌握分型，灵活变通，急则治其标，缓则治其本。笔者在临床实践中体会到：一般本病早中期多呈偏热型，选用良效的清热解毒药尤为重要。羚羊骨、水牛角性咸寒，是入血分之药，功能清热解毒，透骨入络，对关节红肿热痛疗效显著，对类风湿关节炎偏热型之顽固疾患，大量、长期服用甚为有益，但其虽不似黄芩、黄连、龙胆草诸药之苦寒，久服亦有伤胃气的副作用。在治疗偏寒型的类风湿性关节炎时，笔者常用乌头、附子，从临床分析，乌头止痛的效果大，附子去寒的力量强，只要阳虚怕冷，关节冷痛，附子、乌头可用10～18克，用时先煎30分钟以去其毒性而留其有效成分，配炙甘草以制其毒性，疗效更佳，在治疗中尚未见一例因中毒而引起呕吐、心慌、痉挛等症。

另外由于类风湿性关节炎为久痹、顽痹，虫类药对此顽痹有一定作用，但使用时应有所选择，疗效方能更显。例如蜈蚣、全蝎性 味辛温有毒，性善走窜，能祛风散结，化瘀活血，通络驱邪，消肿止痛，对偏热型、寒热错杂型疗效较佳，而且由于在大量清热药的作用下，蜈蚣、全蝎可去性存效，疗效非常好；蜈蚣多用于治疗脊椎胀痛僵直，用量为2～5条；全蝎多用于治疗四肢肿痛、麻木、关节肿痛变形，用量为3～9克。炒山甲性味咸寒，性善窜通，能搜风通络，散血消肿，常配以辛温之皂角刺以除痰湿消肿毒，引药直达病所，则能软化骨节之僵直，功效显著。乌梢蛇性味甘咸温，善透骨搜风，消肿解毒，能治手足麻木，骨节疼痛，起萎疗瘫，多为偏寒型所用；守宫性味咸平，功专活血化瘀，散结消肿，属有情之品，祛邪而不伤正，多用于寒热错杂，虚实相兼之关节肿痛诸症。

本病究属一种慢性而又顽固的疾病，单纯服食中药，力量总归单薄。如本病兼有胃病的患者，用药比较困难，因为治类风湿的常用药一般对胃不利，治胃病的药物对类风湿病也不利。若对各类型配合适应的外治法，即可解决以上矛盾。

在病情好转稳定而现脏腑虚损时，要着重抓住补肾这一环，对加速本病的治疗效果有一定的特殊作用。因中医学认为肾主骨，肾虚则骨髓不充。对有关节僵直畸形，骨骼肌萎缩，关节骨质疏松者，经用强肾补胃的疗法，及丹火透热疗法外敷肾俞、命门诸穴位，部分病例均有不同程度的好转。除此之外，尚需加强身体锻炼和关节功能锻炼，以防止本病复发和关节变形僵直。

注 宣痹膏组成：当归30克　四生散30克　地龙15克　威灵仙30克

制作法：将当归、地龙、威灵仙共研为末，后与四生散和匀，蜂蜜调成膏。

血管性头痛

病例1 郑兆庭，男，45岁，香港国际海员。初诊：1980年12月6日。

【病史】 患者2年前在航海途中忽然发生右侧头痛如炸，痛连目系，甚则上攻巅顶乃至弥漫整个头部，短则20分钟骤消，长则数天不解，痛楚非常，精神负担甚大。起病后曾在巴西医院治疗，经美国、法国、加拿大等医生参加会诊，及脑电图等检查，诊断为“脑血管性头痛”。在巴西治疗1个月，症状基本控制，但约半年后复发，在香港经中西医治疗无效，后到本科治疗。

来诊时症见：患者右侧偏头痛时作时止，痛时右眼酸麻发胀，视物闪光，旋即右太阳穴骤起制动，犹如鸡啄，继之头痛暴作，如锥直入，痛连目系，甚则上攻巅顶乃至弥散到整个头部，短则10分钟骤消，长则1～2天不解，或每天数发或数天1发，发止无常，怒则剧增，痛解如一常人（平素嗜酒，脾气略躁，无特殊家族病史）。

【检查】 形体消瘦，痛苦病容，面红，目赤畏光，舌质红，脉弦。双侧太阳穴部血管怒张，血压正常。

【辨证】 肝阳上亢。

【治法】 清泻肝火，祛风解痉止痛。

【处方】 钩藤蜈蚣汤加减：

羚羊骨18克（先煎） 钩藤18克 蜈蚣4条 僵蚕15克 全蝎6克 九节菖蒲15克 白蒺藜15克 珍珠母30克（先煎），水煎服，2剂。

复诊：1980年12月8日。患者精神欢畅，说服2剂后偏头痛减半，睡眠良好。舌脉如前，厥气得挫，肝风渐平，药已对证，遵前方加蔓荆子18克以加强疏风之力，服3剂。

三诊：1980年12月11日。服药后头痛大减，惟时有腰隐痛，间有头晕，舌仍红，脉细数。此乃肝肾不足也，以羚羊骨六味汤调之。

【处方】 羚羊骨18克（先煎） 熟地30克 泽泻15克丹皮12克 云苓15克 山萸肉12克 淮山18克 珍珠平30克（先煎），水煎服，10剂。

患者愈后2年来未复发。

病例2 瘳光龙，男，53岁。初诊：1981年4月。

【病史】 患者偏头痛10余年。近日因风邪外袭，右颊掣痛暴作，痛加齿目，上及巅顶，痛不可触，饮食语言皆觉困难，易忿怒，心烦寐差，痛时呕吐。曾在当地医院检查，诊为“血管性偏头痛”。

【检查】 面红目赤，舌干无津，脉弦。

【辨证】 肝胆风火上扰。

【治法】 清肝利胆，降火熄风。

【处方】 钩藤蜈蚣汤加味：

羚羊骨 15 克　钩藤 15 克　蔓荆子 15 克　全蝎 6 克

蜈蚣 3 条　僵蚕 15 克，水煎服，7 剂。

药后头痛大减，诸症好转。原方加丹参 15 克，服 7 剂而愈。

【按语】

头为“诸阳之会”，“清阳之府”，又为髓海所在，五脏精华之血，六腑清阳之气，皆上注于头。故凡六淫之邪外袭，上犯巅顶，邪气稽留，阻抑清阳，或内伤诸疾，导致气血逆乱，瘀阻经络，脑失所养，均可发生头痛。若头痛于一侧，则称为偏头痛。现代医学认为本病是由血管舒缩功能障碍引起。

笔者认为本病多因肝阴素虚，不能制约肝阳，以致肝阳亢逆于上；或因郁怒焦虑，气郁化火，内耗阴血，阴不制阳，阳气升腾，扰动清窍而致。如《金匮翼》云：“肝厥头痛者，肝火厥逆上攻头脑也”。临床上笔者常用“钩藤蜈蚣汤”清肝泻火，熄风止痉治疗此类顽疾而疗效颇为满意。笔者认为，羚羊骨的平肝熄风止痛功效，表现在它能入骨通髓海，镇静和调节中枢神经；蜈蚣、全蝎、僵蚕三味虫类药有通络止痛，解除血管痉挛的良效；钩藤有扩张血管和降血压的作用。蜈蚣、全蝎两味常称“止痉散”，对因痉挛而引起的疾病，笔者常喜用之，对血管痉挛性头痛、痉挛性支气管哮喘、肠痉挛性腹痛、高热昏厥等均有疗效。

瘀血性头痛

病例 1　谭日，男，50 岁。初诊：1982 年 3 月 26 日。

【病史】 患者于 1982 年 1 月在工厂劳动时，不慎被一重物在离其 50cm 高度斜落撞击左侧头部，当时眼冒金星，有一阵眩晕之感，头皮轻度擦损。经厂医疗室常规外伤处理，2 天后自觉无不适，2 周后亦感正常。1 个月后左侧头部刺痛，且入夜为甚，情绪急躁易怒。在某医院检查为“不正常脑血流图”。经某医院治疗 1

个月效果不显。来诊时，病人表情极为痛苦，自述头痛如刺，尤以左侧太阳穴部位为明显，每天发作 3～4 次，每次剧痛 30 分仲左右不等。无呕吐，口干苦，大便 3 天未解，小便黄。

【检查】 舌暗红，苔黄，脉弦稍数。

【辨证】 瘀血阻络，阳明腑实。

【治法】 活血祛瘀，助以泄热通便。

【处方】 丹参 15 克 桃仁 9 克 红花 9 克 素馨针 12 克 赤芍 15 克 钩藤 15 克 蜈蚣 2 条 大黄 9 克（后下） 田七末 3 克（冲服），水煎服，2 剂。

复诊：1982 年 3 月 28 日。服药后大便通利，烦躁症状减轻，发作时仍有剧痛，痛处不移，但发作次数减为每天 2 次。舌脉如前。效不更法，守原方去大黄，3 剂。

三诊：1982 年 4 月 1 日。头痛发作次数减少，每天最多发作 1 次，疼痛性质明显缓和，虽发作亦能忍受，睡眠、胃纳渐佳，大小便正常，舌暗红，脉弦。药已显效，但考虑除瘀务尽，为加强其通窍之力，前方加九节菖蒲 15 克，4 剂。

四诊：1982 年 4 月 6 日。头已不痛，3 天来无发作，病人自觉轻度头晕，神倦懒动，口干，脉缓弱。此乃病痛日久，气阴亏损之征，宜益气养阴以调理。

【处方】 党参 15 克 黄氏 18 克 首乌 15 克 炙甘草 6 克 云苓 18 克 白芍 12 克 杞子 12 克，水煎服，3 剂。

1982 年 4 白 10 日，病者体质、精神已恢复正常，头痛消失，痊愈上班。

病例 2 梁国煊，男，46 岁，香港同胞。初诊：1982 年 2 月 10 日。

【病史】 患者于 1981 年 7 月初出现头痛，7 月中旬出现左侧肢体无力，经香港×××医院诊断为“右顶颞部脑肿瘤”。施行开颅肿瘤部分切除手术。术后月余，头痛复发，肢体无力，眼睑轻度水肿，于1981年9月28日至某医院检查，诊断为“脑肿瘤术后复发”。于1981年10月7日在全麻下行第2次右半球开颅肿瘤绝大部分摘除术，病理诊断“恶性胶原细胞瘤Ⅱ～Ⅲ级”。术后进行放射治疗月余。1个月后，经检查又怀疑肿瘤复发。1982年1月5日患者不慎平地跌倒，左侧头部碰在瓷缸旁，当即出现左侧肢体偏瘫，头部减压窗肿胀，病情迅速加重，而于1982年1月16日第3次急诊入院，1月21日在全麻下进行第3次开颅肿瘤摘除术。术后仍诊断为“恶性胶原性细胞瘤”。2月10日邀请笔者前往会诊，目的是提供中医学治疗意见。

会诊时症见：患者头痛剧烈，双手抱头，呻吟急迫，呕吐黄水。

【检查】 神志模糊，精神疲倦，痛苦面容，眼现红丝，舌质红、边有瘀点，脉沉实。左侧肢体瘫痪。

【辨证】 热毒壅盛，瘀血阻络。

【治法】 清热解毒，化瘀止痛。

【处方】 白帽汤加味：

白帽顶15克　山慈菇18克　紫草根24克　三棱12克
莪术12克　土鳖虫9克　九节菖蒲15克　全蝎9克
蜈蚣3条　羚羊骨15克（先煎），水煎服。

上方加减连服20多剂，每天1剂，并配合丹火透热疗法治疗（见34页），头痛症状明显改善，已无呕吐黄水和抱头呻吟诸现象，神志清楚，虽然仍有左侧偏瘫等后遗证，但头痛一症明显好转。

【按语】

瘀血性头痛，是一种顽固性头痛。临床上以头痛经久不愈，痛处固定不移，痛如锥刺，眼眶发青或头额角脉纹显露，舌质紫暗或舌边有瘀点，脉细涩为主要特征。

中医学认为，人体的血液来源于水谷之精微，在气的统帅下，循经而行，内注五脏六腑，外养四肢百骸。若由于气虚、气滞、血寒，使血行不畅而凝滞，或因外伤及其它原因造成内出血，离经之血停留于体内某一局部，不能及时消散与排出，或因热入营血，血热互结等原因而形成瘀血。头为“诸阳之会”，五脏精华之血，六腑清阳之气皆上注于头，若瘀血阻塞经络，气血不能通利，“不通则痛”，此为瘀血头痛的原因。

治疗本病的关键在于抓住瘀血的临床特征，辨证准确，施治得法。笔者常用活血化瘀，理气行滞之法为主，再根据具体病情配合它法治疗此类疾患，获得良效。

病例1患者因外伤形成头部瘀血证，并兼有阳阴腑实证，瘀热互结表现为头痛如刺，固定不移，入夜尤甚，急躁易怒，大便不通，舌暗红、苔黄，脉弦稍数。故在活血化瘀的同时，配以泄热通便之法。方中大黄泻瘀热而通阳明；丹参、桃仁、赤芍、田七等活血化瘀止痛；蜈蚣性善走窜，九节菖蒲气香开窍，为必不可缺之两味药。药能对症，故效如桴鼓。

病例2患者，西医诊断为“脑肿瘤”，中医辨证为毒热循经入脑，血热互结，阻塞脉道、髓海，积聚成肿块。瘀肿压迫四周脉络，致头痛剧烈；毒热上窜下流，入于胃而为呕吐；神明受扰故神志模糊；偏枯痿躄是瘀毒留滞，营卫不通，气血运行失调使筋骨失养而致。故以清热攻毒，化瘀止痛为法，白帽汤主之。方中以白帽顶、山慈菇为主药，善清热解毒，抗肿瘤而止痛，入骨循髓升入脑窍，对头部疼痛症疗效最捷；土鳖虫、蜈蚣、全蝎攻毒散瘀，皆能走窜通窍，无处不到，为治疗头部肿瘤的首选之品；另辅以活血化瘀力雄之三棱、莪术，诸药配伍，相须为用，起到了清热解毒抗肿瘤的作用。脑肿瘤虽为痼疾，但经药力攻伐，周围血管、神经、组织受压迫的局面得到缓和，剧烈的头痛症状就能有较大的改善。

头痛口合不张症

病例1　李秀珍，女，28岁。初诊：1983年2月18日。

【病史】　患者有偏头痛病史已5余年，间断发作，每次发作时多在左侧前额及眉棱骨处疼痛；痛剧时，伴恶心呕吐，影响睡眠，睡则梦多。经某医院诊断为“血管神经性头痛”。虽服用镇静止痛药物，但亦要1周左右才能暂时缓解。4个月前因加班工作，劳累受凉后即见发热头痛、耳腮及下齿疼痛不适，继而口合不开，只能饮食流质食物，大便隔天1解。经某医院诊为“下颌神经炎”，治疗未能获效，病者痛苦而转来治诊。

【检查】　形体消瘦，面色不华，痛苦面容；齿启合障碍，即使用力尽启，亦仅能张开4～5mm，左侧颊车、耳门穴压痛（+）；舌红苔黄微腻，脉弦实。

【辨证】 肝胆不舒，气郁痰聚。

【治法】 疏理肝胆，化痰通络。

【处方】 自拟肝胆宣化汤：

威灵仙18克 柴胡10克 郁金10克 橘络10克 枳壳10克 钩藤18克 桑寄生24克 川足2条 僵蚕12克 全蝎6克 羚羊骨12克（先煎），水煎服，复渣再服。

复诊：1983年2月21日。服药3剂，两腮已松弛，颊车及耳门穴压痛消失。药已对症，按原方再服。

三诊：1983年2月26日。服上药5剂后，牙关紧闭之势有较明显好转，颌下关节开合虽非自如，但舌头已能伸出齿外，无碍饮食，言语亦较清楚；头痛已去其大半。病情渐有好转。

守原方加守宫9克，共服20余剂。半年后随访，头痛口闭之痼疾未见复发。

病例2 陈少玉，女，35岁。初诊：1984年1月29日。

【病史】 患者偏头痛已4年，常因怒气或睡眠不安而头痛复发。初起时服一般止痛药3～4天即自愈，且每月只发作1次，但最近1年余头痛逐渐加重，每月发作2～3次。经某医院诊断为“血管神经性头痛”。服药治疗欠佳，3个月前突然口闭不能张开，经中西药及针灸等多种方法治疗仍未见愈，而来求诊。

【检查】 形体消瘦，面色青黄，痛苦面容；牙关较紧，启闭受限，张口亦只能伸入1指大；腮颌无肿胀、皮色皮温如常，唯肌肉紧张度稍高；舌体活动自如，舌红苔微黄，脉弦实。

【辨证】 肝胆不舒，气郁痰聚。

【治法】 疏理肝胆，化痰通络。

【处方】 自拟肝胆宣化汤：

威灵仙18克 柴胡10克 郁金10克 橘络10克 枳壳10克 钩藤18克 桑寄生24克 川足2条 僵蚕12克 全蝎6克 羚羊骨12克（先煎），水煎服，复渣再服。

二诊：1984年2月1日。服药3剂后，病者自诉腮颌部之僵硬感似有减轻，头痛减半，切其弦实之脉亦稍有改善。方药对症，故在原方基础上加九节菖蒲，以加强通络走窍、导药致病所之功，再服7剂。

三诊：1984年2月9日。腮颌紧迫僵硬之感觉已大为松解，局部肌肉按之松软，张口较大，基本如常人；头痛消失，六脉平和，嘱饮食调理。半年后随访未再复发。

【按语】

头痛口合不张症，临床上可见于多种疾病，如下颌关节炎、骨关节病变、某些神经性疾病（如下颌神经炎、三叉神经痛）、破伤风、流脑等疾病的过程中，均可伴随出现头痛、口合不张的症状，而单纯以头痛口合不张为主症者，临床上则较为少见。

在中医古籍文献中，亦有关于此症的描述，大可归入偏头痛、齿紧、口噤的范畴。致于其形成的原因则较为复杂，众所不一。《医宗必读》有云："手三阳之筋结入于颌颊，足阳明之筋上挟于口，风寒乘虚入其筋则挛，故牙关急而口噤也。"说明外邪侵入面颊三阳之脉致经脉阻塞拘挛而为噤；《湿热经纬》亦有论述："湿热证，三四日即口噤……此湿热浸入经络脉隧中。"笔者认为经络为邪所侵，隧道不利为本症发生之关键所在。经络运行通畅虽以气血为根本，但更有赖于肝胆疏泄气机功能之推动。然而，肝最易为精志所影响，且胆附于肝，互为表里。若七情所伤，肝先受之，胆腑亦同时受累；肝气郁结不能条达，胆腑升发亦同时郁遏。故气不行而脉络虚滞易为邪侵，水不行而生湿蕴热成痰。痰上犯经络致脉道受阻，机关不利而变生本症。故以上两病例皆治以疏理肝胆之郁为根本，化痰通络以疏利脉络而为辅，自拟肝胆宣化汤加减治疗。方中羚羊骨咸寒走肝经，主清肝热并可镇痉，配以柴胡、郁金、枳壳以疏泄郁积之肝气，肝得条达则郁湿痰火自化，经气自行；钩藤、僵蚕、全蝎搜风化痰通络；川足性善走窜，能搜剔气血沉聚之邪，更配九节菖蒲上行走窍以引经，使药有所指。诸药配合，既能搜削经络凝聚之邪，又可宣泄郁积之气以清源，故病获痊愈。

流　痰

病例1　姚色枝，女，30岁。初诊：1977年7月2日。

【病史】 患者于1975年夏季开始，胸脊椎骨微突出，但无明显疼痛，尚可参加劳动。同年冬季，胸脊椎骨突出明显，向前弯曲疼痛，下肢渐感无力、行走不便，自汗、呼吸时胸肋部有紧束感，纳差，日渐消瘦。经某医院检查，诊断为“胸椎结核”，曾用抗痨药治疗2年多，下肢仍无力步行，不能弯腰、仰卧，腰部酸痛，且畏寒乏力，食欲不振，纳后腹胀，大便溏薄，小便清频，而来诊。

【检查】 营养欠佳，消瘦，神志清楚，面色少华，舌苔薄白，脉细。第8～9胸椎骨横突有压痛，第9胸椎骨以下知觉感应迟钝，胸廓、背部有凹陷，腰背弯曲及旋转活动均受限制，下肢活动不灵活，双腹股沟淋巴结肿大，巴彬斯基氏征、哈姆氏征及戈欠登氏征均阳性。

胸透：两肺门增大，肺纹理增粗。

胸椎X线摄片示：第8～9胸椎呈缺损重叠，融合处胃质疏松。

血常规：白细胞总数$9.8\times10^{9}/L$，中性0.74，淋巴0.26，红细胞$3.9\times10^{12}/L$，血红蛋白80g/L。血沉45mm/h。

【辨证】 命门火衰，寒邪凝滞于脊椎骨间（龟背痰）。

【治法】 补肾壮阳，温经散寒。

【处方】 附桂温消汤加减：

肉桂3克（焗服） 熟附子18克 五味子15克 熟地黄18克 川芎9克 当归12克 紫河车15克 守宫4条 鹿茸戛60克（先煎） 白芥子12克，水煎服，复渣再服，每天1剂。

外治：取至阳、筋缩、命门穴，用丹火透热疗法的五虎丹座、丹药片疗法（见34页）。透至患者脊椎骨部热臀感3～5分钟，后用消毒纱布敷盖，胶布固定2～3小时取下，每天1次。

用上述中药及丹火透热法治疗1个月后，畏寒乏力、汗多、腹胀便溏消失，食欲增加。向外凸出的胸椎骨已见缩小，压痛减轻。继续服药及丹火透热法治疗45天后，胸椎疼痛消失，椎骨隆凸已明显减小，下肢肌肉生长，足渐有力，能扶杖行走，全身无不适感。共服药四月多，已基本恢复正常行动。X线摄片复查：第8～9胸椎呈不明显破坏，该部已有骨质增生，部分呈骨性融合，轮廓清晰，病灶稳定。1年后随访，恢复健康。

病例2 黄桂好，女，58岁。初诊：1982年6月21日。

【病史】 患者素体羸弱，腰脊酸痛已10年。3年前，曾在某医院摄片确诊为“第1～3腰椎结核及腰椎骨质增生”。1980年秋，右腰部出现1个瘘管口，渗液、微痛，长期服用各种抗痨药及中药，未见效。近2月来感腰酸痛无力、夜间尤剧，腰及下肢有畏寒、入夜如冰，小便频数而来诊。

【检查】 身体消瘦，面色苍白，舌质淡红、苔薄白，脉细弱。第2腰椎微突，右腰部肌肉板硬，第2腰椎右侧旁开3cm处，有1黄豆大瘘管口，渗液清稀，四周肌肉微凹陷、皮色苍白、按之不痛。

X线摄片：腰椎1～3椎体骨质破坏，锥体边缘不整，间隙消失，3～5腰椎骨呈唇形状改变。

血常规：白细胞总数6×10^9/L，中性0.72，淋巴0.28；红细胞3.9×10^{12}/L，血红蛋白85g/L；血沉48m/h。小便常规无异常。

【辨证】 命门火衰，痰毒凝结，骨骼损伤（肾腧虚痰）。

【治法】 补肾壮阳，温通经脉，消痰散结。

【处方】 附桂温消汤加减：

熟附子18克　肉桂3克（焗服）　鹿茸趸60克（先煎1小时）　熟地黄24克　守宫3条　白芥子9克　姜炭9克　黄芪24克　补肾脂12克　菟丝子9克　蜈蚣3条，水煎服，复渣再服，每天1剂。

外治：选右肾俞、三焦俞、志室穴，行丹火透热疗法同上。透热至局部热臀感为度，时间3～5分钟，后用消毒纱布敷盖，胶布固定3～4小时取下，每天1次。

用以上丹火透热疗法及服中药治疗10天后，腰脊酸痛、溃口渗液消失，腰及下肢畏寒亦渐减轻。再按原方加紫河车18克，治疗1个月后溃口生肌，凝寒消失，腰渐有力，体重增加。共服药100剂后，诸症消失。复查血沉18mm/h。X线增片复查：第1～3腰椎上方骨桥形成，且有骨质融合，骨桥形成，病灶稳定。

病例3 吴亚曾，女，54岁。初诊：1980年7月10日。

【病史】 患者于1976年3月，跌伤左髋骨，即往某医院正骨科治疗而愈，1个月后见髋关节部逐渐肿胀、疼痛、灼热，下肢无力、不能行走，低热盗汗，纳差消瘦。曾在某医院检查及X线摄片，诊断为“右髋关节结核”，经用抗痨药治疗好转，并长期服抗痨药及中药、针灸等。1977年8月右下肢及腰酸痛无力，并见肌内萎缩，右髋关节部夜间酸软剧痛，影响睡眠，继之隆起如鸽蛋大肿块，2周后穿溃，流出白色微黄浆液。有2个如黄豆大小之溃口，长期渗液，病情加重，下肢酸痛、不能着地步行，口干、潮热盗汗。又往某医院X线摄片检查，诊断为“髋关节结核”。经治疗，症反加重，于1980年7月10日，家人背来我院杂科治疗。

【检查】 形体消瘦，面色苍白灰暗，舌质紫暗、苔燥，脉细数微弦；右髋关节肿胀，右脚功能障碍，呈半屈曲状；下肢肌肉萎缩，长度缩短约2.5cm，不能站立；髋关节部呈棱形肿胀，压痛，局部发热；瘘口已闭合隆起，肿如鸽蛋大，按之绵软，用13号注射针头抽之无脓；腹股沟淋巴结肿大。

X线摄片：右髋关节间隙模糊变窄，髋臼有骨质破坏。

血常规：白细胞总数11×10^9/L，中性0.77，淋巴0.23。血沉62mm/h。

【辨证】 气血凝滞，郁久化热，伤阴蚀骨（附骨痰）。

【治法】 滋阴清热，引火归源，活血化瘀。

【处方】 熟地黄18克　山药15克　山萸肉15克　牡丹皮12克　肉桂心3克(焗服)　泽泻12克　田七6克（先煎）　蜈蚣3条　土鳖虫9克　丹参15克，水煎服，复渣再服，每天1剂。

外治：取右髀关、天应（髋关节部溃口处）穴，行丹火透热疗法的通气丹座、丹药片疗法（见 34 页），透至局部有灼热感为度，每次透 3～4 分钟，然后用消毒敷料敷盖，胶布固定 3 小时取下，每天 1 次。

经以上内服中药及丹火透热疗法治疗 10 天后，局部红肿疼痛减轻，潮热盗汗消失，夜间能安睡，舌质淡、舌苔转润。再治 1 个月，食欲增进，局部红肿疼痛消失，能扶行就诊，舌质淡红、苔薄白，脉沉细稍弦。此乃肾阴不足，肾阳亦亏，兼痰毒留恋，治拟阴阳并补，引火归元，散寒凝痰毒。用温经通阳汤加减：

【处方】 熟附子 15 克　甘草 6 克　肉桂心 3 克（焗服）守宫 3 条　蜈蚣 3 条　鹿茸芡 60 克（先煎）　紫河车 12 克（先煎）　白芥子 9 克　菟丝子 12 克，水煎服，复渣再服，每天 1 剂。

外治：丹火透热疗法，改用五虎丹座，每天 1 次（方法同前）。

再治疗 1 个月，局部肌肉凹陷处已平，行动自如，体重增加，但步行 30 分钟感下肢疲乏，继按上方服 15 剂而愈。经 X 线摄片示骨质破坏边缘较前清晰，病灶好转。血沉 15mm/h。1 年后随访，已能携带小孩及搞家务工作。

【按语】

流痰多指现代医学骨与关节结核病。因为骨与关节结核，形成脓肿时可以流窜到身体各部，破溃后可形成瘘管，脓液稀薄如痰，所以命名为“流痰”。在历代中医学文献中，尚有许多名称，生在脊柱的叫：“龟背痰”，生在腰椎两旁的叫“肾腧虚痰”，生在环跳部的叫“附骨痰”，生在膝关节部的叫“鹤膝痰”，生在足踝的叫“穿拐痰”等，亦多称之为“骨痨”。历代医家认为气血不足，营卫失和，劳倦过度，肾脏虚衰，骨骼空虚，是本证之本；风寒乘虚侵袭，痰浊凝聚，或因跌扑内挫，损筋伤络，致使气血凝滞，积聚漫肿，则是本证之标。在整个病程中，其始为寒，当化脓时，则寒化为热，所以化脓亦迟，溃后多成瘘口，脓水淋漓不断，不易收敛。因病所在骨与关节，治疗不当，缠绵日久，穿筋蚀骨，阴断经络通道，易成残废。

笔者认为，本病演变较为复杂，为阴寒入骨之证。肾主骨，为先天之本，命门火衰，则精气不旺，若冬无夏，气血凝滞而成流痰之患；肾水亏乏，则骨髓空虚，不能司作强技巧之职，故《素问·脉要精微论》说："……转摇不能，骨将惫矣"。"不能久立，行则振掉，骨将惫矣"。所以其病在肾，其治在骨，其证属寒。当骨质病变进行过程中，或化脓期，寒从热化，其本虚标实，临床常反映出阴虚火旺的见症，如午后潮热，口干烦躁，失眠，面色潮红；局部疼痛，溃口脓水增加等症。临床上多采用中药内服及丹火透热疗法治疗本病，取得满意效果。

病例1患者为胸椎结核，属龟背痰并发下肢功能障碍。病例2患者为腰椎结核，属肾腧虚痰之证。此两例骨痨皆是阴寒之证，日久形成溃疡，溃后经年累月，卫气亏虚。临床症状为面色㿠白，精神萎靡，畏寒喜暖，大便溏薄，心悸气短；局部疼痛，肿不明显，皮色不变，表面不热，关节功能障碍等。采用附桂温消汤加减治疗，功效卓著。此病邪毒在阴分，非用阳和通腠之法，不能解其寒凝，阳和一转则阴分凝结之毒便能化解，故以补肾壮阳之法为主。方中肉桂、附子为主药，肉桂下行益火之源，附子乃命门之要药，温补肾阳，壮命门之火，命门火旺则寒凝之气得温而散；张景岳云："善治阳者，必于阴中求之，以阳得阴助，则生化无穷"，故配熟地黄、五味子补肾阴而收敛，扶阳宜养阴也。运用紫河车、鹿茸趸壮肾填精益髓；川芎、当归调和营卫，使气血流畅，活动充沛；守宫、白芥子、蜈蚣散结消痰，温通络脉。是以寒凝一解，阴阳气血双补、气血生长则能化精，精足髓充诸症才得以消失。

病例3患者为髋关节结核，属附骨痰，临床表现出一系列阴水不足，阴虚火旺证候。肾主水，肾亏则水乏滋生之源，水火不能相济，以致出现阴虚火旺的证候。骨痨病见阴虚火旺之证，临床上多见于病灶活动、对机体呈进行性破坏性病变之时。如本例血沉62mm/h，X线摄片示髋关节间隙模糊变窄，髋臼有骨质破坏。骨质腐蚀或化脓时，多数亦出现阴虚火旺的证候。治宜滋阴清热，引火归元，活血化瘀法，选用六味地黄汤补阴为主，因病久阴损及阳，故加肉桂以引火归元，使阳有所附，阴得温化；加田七、土鳖虫、丹参活血化瘀，合蜈蚣透窜通络而达病所。并外用丹火透热疗法以活血散瘀通络，10剂后病灶发展得以控制，阴虚火旺之证亦消失。继用温阳之药配以滋阴之品以助阴扶阳，使阴阳协调，肾气充沛。外治配合五虎丹座透热，以达温经散寒，行气活血而得效。

治疗外科局部之病变，必有整体观念，凡"治外必本守内"，外病与内病，往往互为因果，所以只有消除全身症状，制止其发展，改善体征，然后才能解决局部疾患，这是外科重证的主要治疗原则，体现了中医学整体观念的独到之处。

急性白血病

病例1 欧伦，男，51岁。初诊：1981年9月18日。

【病史】 患者于1980年7月起，发热，头昏，牙龈出血，胃纳差，胸闷恶心，全身无力，就医于当地卫生院，经中西医治疗无效。全身无力，面色苍白，血红蛋白40g/L。8月10日转市某医院急诊，血常规发现少量幼稚淋巴细胞，白细胞总数6.5×10^9/L，中性0.52，淋巴0.48；红细胞1.00×10^{12}/L，血红蛋白27g/L，晚幼红细胞3～4个。诊断为"急性淋巴性白血病前期"。住院期间，患者头昏，心跳，全身乏力不会动，骨节尽痛难入睡，面足浮肿，每天手足抽搐多次。曾输血3次，经用西药激素、转移因子等治疗，住院85天，病情略稳定，出院后门诊治疗。1980年12月病情又恶化，第2次住院60天，化验检查：血红细胞0.9×10^{12}/L，血红蛋白27克/L；尿蛋白（＋），白细胞（＋），红细胞（＋＋）。诊断同上，经西医治疗病情得到控制，又出院门诊治疗。1981年7月，因受凉引起高热39.8℃，病情比前2次更为严重，胃纳不进，饮入即吐，面如土色，全身无力。家人送某医院急诊，后转当地卫生院设家庭病床治疗，进行补液、输血3次，并服十全大补之类中药，病情日趋严重，由家人背来我科就诊。

来诊时症见：畏寒发热，头昏，牙衄，全身骨节疼痛，心跳、气促，恶心欲吐，咽痛，烦躁抽搐，口臭纳差，全身无力，不能活动。

【检查】 体温38.9℃。瘦削骨立，重病容，面色苍白，牙龈浮肿出血，口腔粘膜溃疡，舌淡，脉细弱。四肢及背部皮肤出现紫斑，下肢及面部浮肿，肝大2cm，脾大2cm。

血常规：白细胞总数8.4×10^9/L，中性0.51，淋巴0.49；红细胞1.00×10^{12}/L，血红蛋白25g/L；血小板60×10^9/L。

【辨证】 热邪内陷，毒入骨髓。

【治法】 清热解毒，凉血化瘀。

【处方】 羚羊骨18克　水牛角30克　白花蛇舌草

30克　半枝莲30克　山慈菇30克　玄参15克　紫草根30克　细叶蛇泡簕30克　土鳖虫12克　青黛末15克，水煎服，复渣再服，每天1剂。

加减法：骨疼痛，加蓼刁竹30克、枫香寄生24克、石上柏30克；齿衄、皮下出血，加三七9克、白茅根30克、白及15克，心悸头昏，加九节菖蒲18克、珍珠母30克、辰砂3克。

上方加减服25剂后，病者症状显著缓解，发热畏寒、恶心胸闷消失，食欲增加，心跳、气促、骨痛减少，未发现齿衄及皮肤紫斑，疲乏已减，足膝已渐有力，能在家人陪伴下步行来诊。检查肝大1.5cm、脾大2cm；血白细胞总数6×10^9/L，中性0.62，淋巴0.38；红细胞3×10^{12}/L，血红蛋白80g/L；血小板130×10^9/L。尿蛋白（－），白细胞（＋），红细胞（＋）。

1981年10月15日，患者能骑单车来诊，但仍头昏，心跳，疲乏，骨痛。再按原方加珍珠母30克，共服120剂。

1982年4月2日来诊，面色红润，体重增加。检查肝大0.5cm，脾大1cm；血白细胞总数6.8×10^9/L，中性0.69，淋巴0.3，酸性0.01；红细胞4.5×10^{12}/L，血红蛋白115g/L。小便检查无异常。继服上方17剂。同年10月份随访患者一切正常，已能胜任日常工作。

病例2　易洁莹，女，21岁。初诊：1982年2月24日。

【病史】　患者于1980年7月，因发热不退，头痛头昏，心跳心悸，口腔糜烂、刺痛，牙衄、皮肤紫斑，胸闷欲吐，不思饮食，关节痛，全身乏力，卧床不起。曾在市某医院6次住院检查，诊断为“急性粒细胞性白血病”，经用激素及输血等治疗，症状略缓解而出院。但仍头晕眼花，齿龈出血，皮肤紫斑，全身骨痛、关节痛，胸闷纳差，四肢无力，烦躁，口干渴，小便黄短，大便少、色黑。来诊时患者已发热1个多月未退。

【检查】　体温38.2℃，面色苍白，消瘦，重病容，舌质淡、边有瘀点，脉沉弦有力；下肢及背部有散在性出血点，全身淋巴结轻微肿大;肝大1cm;脾大1cm。

血常规:白细胞总数30×10^9/L,红细胞2.5×10^{12}/L,血红蛋白60g/L,血小板50×10^9/L。骨髓象:原始粒细胞15%。大便潜血试验(+++)。

【辨证】 邪毒内陷,气血两燔,伤髓灼精。

【治法】 清热解毒,凉血化瘀。

【处方】 羚羊骨18克 水牛角30克 山慈菇24克 细叶蛇泡簕30克 大叶蛇总管30克 蓼刁竹30克 玄参30克 土鳖虫15克 紫草根30克 三棱12克 地龙12。水煎服,复渣再服,每天1剂,3剂。

复诊:1982年2月28日。发热已退,头痛骨痛、烦躁胸闷减轻,已能入睡,头昏、四肢疲倦改善。检查大便潜血试验阴性。其它无特殊变化。药已对证,守前方去玄参,加白花蛇舌草30克,服18剂。

三诊:1982年3月19日。病者头昏、心跳、骨痛基本消失,食欲增进,疲乏明显改善,仍有时微见皮下紫斑,月经周期过长,且见腰酸痛、头昏。检查肝大1cm,脾大cm,全身淋巴结肿大基本消失;血白细胞总数5.5×10^9/L,红细胞3.85×10^{12}/L,血红蛋白105g/L。症状缓解,仍在进一步治疗及观察之中。

【按语】

白血病是造血组织的恶性增生性疾病,其特点是骨髓或其它造血组织中某型白细胞及其前身细胞呈异常的弥漫性增生,并可浸润其它组织。急性者起病急,有发热、贫血、出血、肝脾和淋巴结肿大,病势凶险,有"血癌"之称,发病的机制未明。

在中医学文献中,没有急性白血病这一病名。目前,中医对本病的辨证施治还处于探索阶段,尚无统一认识,多认为本病类属于湿毒、虚劳血症、癥积范畴;有认为属于虚证者,也有认为属于虚实夹杂者;或认为早期属实,继之虚实并见,或以虚为主者等。本病究竟应归属中医学中哪类疾病,尚难肯定。

笔者认为,急性白血病,病情凶险、急剧,发展迅速,是邪毒内陷,伤精灼髓,火毒内攻之痼疾。火是元气之贼,消耗真气,引起骨髓造血机能失调,导致白细胞成熟障碍和异常增生,扰乱正常生理机能,导致阴阳失调,产生急剧性恶性疾患。所以临床反映出发热、贫血、出血三大主症，以及一系列恶性症状，而造成气血两虚之候。但这种虚证的形成，是因病致虚，由于体内邪热大毒灼髓，骨髓的生血机能严重受害，不断消耗而产生的虚证，属于“大实有羸证”和“阳邪成逆厥”的假候。“邪气盛则实”是病之本质，“精气夺则虚”是本病发展之结果。故治疗以攻邪存正之法，用清热解毒，活血化瘀直折其锐。

上述两例急性白血病，临床上均以面色㿠白、倦怠乏力、食欲不振、舌质淡等为特征。医生如不深入考察该病之本质，而对症下药，投用补益气血、温壮元阳之剂，将会使病情日趋见重，有损无益。笔者慎守“热邪内攻，毒入骨髓，血热血瘀”之因，在治法上针锋相对，采用清热解毒，凉血祛瘀法，攻邪为主，重剂急进，才可救焚沃焦。方中水牛角（代犀角）、羚羊骨之咸寒清透，合地龙善于透络走髓，直折灼髓之热邪；半枝莲、白花蛇舌草、细叶蛇泡簕、大叶蛇总管、蓼刁竹、山慈菇、青黛等，均性味苦寒，有清热解毒之功，能祛除热毒蕴积。据现代药理研究，上述药物有抗癌或抑癌功效。再者，生地、玄参、丹皮、土鳖虫、铁树根、三棱、紫草根可凉血、活血、祛瘀。上药相伍，共奏清热解毒，主髓透络之功。从疗效观察，两例服药5～10天，发热已退；20～25天，贫血改善，出血症状消失，一切症状亦随之缓解。这说明了火毒一平，精髓复生，阴阳平衡，体温即能正常。精髓气化功能恢复，则血旺，面白、舌淡、头晕诸症亦解。本病临床症状变化多端，宜当细辨，随症治之。

另外本病常有明显出血及血瘀之象，临床上应引起警惕，因为颅内出血往往是发生死亡的先兆。本病出血多是火毒甚而迫血离经，所以施治时应注意凉血、化瘀、止血，不得大意。

原发性血小板减少性紫癜

病例1　黄绮玲，女，20岁。初诊：1980年3月31日。

【病史】　患者自18岁时起经常感冒，皮肤有散在性紫红色斑点，持续不退，每次感冒时，紫斑则增多，皮肤受轻度碰击时即出现青紫斑块，时有鼻衄，牙龈出血，月经周期缩短，经期延长约6～8天。曾在本市某医院住院诊治，检查血小板41～39×10^9/L，出血时间5分钟，凝血时间2分钟，血红蛋白80g/L，红

细胞 $3.6\times10^{12}/L$。白细胞总数 $6.4\times10^{9}/L$。诊断为“原发性血小板减少性紫癜”，经注射止血剂，口服激素、维生素 C、K 等治疗后，症状一度缓解出院。患者于两周前突然发热，咳嗽呕吐，全身紫癜增多。在某医院门诊治疗，经用强力霉素、感冒灵等药，热退、呕止，但紫癜未减，复见鼻衄，齿衄，月经量多如潮，食欲减少。

【检查】 精神不振，情志不舒，体质衰弱，舌质稍淡、无苔，脉弦而弱；咽及口腔粘膜充血、有出血斑点，躯干四肢均有散在性大小不一的青紫斑点，下肢较上肢为多，部分融合成片状。心肺（一），肝脾（一）。

血常规：血小板 $40\times10^{9}/L$；出血时间 6 分钟，凝血时间 5 分钟；红细胞 $3.8\times10^{12}/L$，血红蛋白 75g/L，白细胞总数 $5\times10^{9}/L$。

【辨证】 肝木凌木，脾不统血。

【治法】 清肝扶脾。

【处方】 羚羊骨 15 克（先煎） 麦冬 15 克 生地 18 克 柴胡 9 克 丹参 15 克 党参 15 克 白术 15 克 云苓 15 克 甘草 6 克 香附 9 克 郁金 9 克，水煎服。

复诊：1980 年 4 月 5 日。服药 4 剂后，自觉精神有明显好转，情志稍舒，食欲好转，小块紫斑减少；融合成片状紫癜，其色稍淡。早上起床仍见齿衄，故按上方连服 1 周。

三诊：1980 年 4 月 13 日。紫癜显著减少，未见新出紫癜，齿衄、鼻衄均未复现。检查血小板 $115\times10^{9}/L$。连续服药半月。1980 年 4 月 29 日诊视，全身各部紫癜皆退净，饮食如常，精神愉快。检查血小板 $210\times10^{9}/L$，出血时间 3 分钟，凝血时间 $2^{1}/_{2}$ 分钟。三项指数已恢复正常，停药观察。

3 个月后患者复信，血小板 $230\times10^{9}/L$，月经正常，已恢复工作，身体健康。

病例 2 梁笑珍，女，23 岁。初诊：1982 年 6 月 2 日。

【病史】 患者近半年来月经不正常，周期缩短，经量比以前增多，经期约为 7～8 天，伴头晕、心悸、四肢软弱无力。在本单位医疗所就医，印象为“贫血”，治疗数月症状依然。1982 年 3 月因月经不调及发现四肢有紫色斑点，牙齿、鼻均出血而求治于某医院。检查血小板 $15\times10^9/L$，出血时间 5 分钟，凝血时间 7 分钟。诊断为“原发性血小板减少性紫癜”，要求迅速住院治疗。但患者因家庭的某些原因不愿住院治疗，而转我杂科门诊。

来诊时症见：患者胸腹胀闷，不思饮食，大小便尚可。本次月经期提前 8 天，持续约 9 天，量多伴紫黑色血块。

【检查】 精神萎靡，面色皖白，舌质淡红、苔薄白，脉沉弱无力；四肢皮肤现露紫癜，大腿尤多。

【辨证】 心脾虚损，血失统摄。

【治法】 和脾养心，补血益气。

【处方】 炙甘草 12 克　大枣 6 枚　麦芽 30 克　生地 18 克　熟地 30 克　党参 18 克　黄芪 30 克　白术 12 克　当归 12 克　杞子 15 克，水煎服。

复诊：1982 年 6 月 6 日。服药 4 剂，精神好转，旧紫癜色稍淡，新出紫癜甚少，牙齿、鼻均未见出血，脉象稍起，原方续服 4 剂。

三诊：1982 年 6 月 10 日。精神显著好转，胃纳增加，未见新出紫癜，但旧紫癜未消，复查血小板增至 $70\times10^9/L$。原方加入白花蛇 15 克，丹参 18 克。

四诊：1982 年 6 月 14 日。上方共服 4 剂，旧紫癜已基本消退，余症亦除，次日复查血小板增加迅速，已达 $170\times10^9/L$，出血时间恢复正常（3 分钟）。后将上方再服 4 剂，查血小板增为 $210\times10^9/L$，而停药。

半年后随访，患者面色红润，精神充沛，自诉月经已恢复正常，体健无恙。

【按语】

原发性血小板减少性紫癜是常见的一种出血性疾病，多发生于儿童及青年，尤以青年女性为多。临床表现为皮肤的瘀点及瘀斑，甚至鼻衄、齿衄、吐血或尿血、便血。化验室检查除以血小板减少为特征外，尚可有出血时间延长，血块退缩不良及毛细血管脆性试验阳性等。本病的发病机制至今仍不甚清楚。

在中医学典著中无血小板减少性紫癜这一病名。有人认为，本病属于中医学中的“温病发斑”、“热病发斑”以及“葡萄疫”等。根据笔者临床观察，本病多由于郁怒伤肝，脾气衰弱或气血亏极，脏腑损伤等因素而成。张锡纯《医学衷中参西录·治瘟疫瘟疹方》中说：“有内伤证，变出斑疹，但微见红，此胃气极虚，一身之火游行于外”。《医学入门·斑疹门》中亦有“内伤发斑，轻如蚊迹痱子者，多在手足，初起无头痛身热……”的说法。且本病起病缓慢，先见发热头痛，一般病者呈衰弱状态，故属内伤发斑。

笔者学习古人治疗“内伤发斑”的经验，辨证治疗血小板减少性紫癜收到了一定疗效。如病例1患者，患原发性血小板减少性紫癜已1年余，每次发癞甚重，经服西药（激素与其它药物）只能暂时缓解。笔者诊时抓住其情志不舒，进食减少，四肢及背部紫癜，脉弦弱等症，考虑属肝实脾虚，肝木凌土，脾不统血之内伤发斑。肝郁化火，火迫血横逆，肝实克土，血无所统，则皮下出血、鼻衄、齿衄、经血诸症作焉，故立法以清肝护脾。羚羊骨清肝为主；麦冬滋水养肝；香附、郁金、柴胡行气疏肝；并以护脾为辅，四君子汤主之；佐以生地、丹参凉血、和血、消斑，更恒有捷效。肝脾调和，诸症可平。病例2患者起因于“脏腑损伤，血脉空竭”致使心脾虚损，血失统摄，所以除见皮下溢血外，同时鼻和牙齿也常出血，月经紊乱失调。为使精有所生，血有所统，故采取补气为主的方法，以甘麦大枣汤合补血益气之剂，以收阳生阴长之功。全方甘麦大枣汤甘润益胃，护养心脾，故可充营固卫，原方中小麦改为麦芽，更增其健脾进食之功；党参、黄芪、熟地、当归等补血益气，对消除本病的临床症状，助血之源，益心健脾，以及促使血象恢复方面，均有作用。但三诊所见，旧癜吸收不良，血小板生成速度缓慢，故加入白花蛇、丹参两味，以温通经络，祛除瘀血，再生新血，使血象迅速恢复正常。

笔者认为，本病应用白花蛇对促进血小板的生成方面有一定作用，临床上在方中加入白花蛇治疗效果显著，可能与白花蛇有激素样作用有关。

肝 脓 肿

病例 陈彬，男，42岁。初诊：1989年6月2日。

【病史】 患者最近1个月来，每天腹泻2～3次，伴发热（体温37.8～39℃左右），胸闷呕恶，食欲减退。近10多天来自觉右胁肋部疼痛，叩击时更甚，转侧不利。曾于本市某医院诊治，初步诊断为“肝脓肿”。服用西药治疗不效，因发热日久不退，肝区疼痛加重，遂来诊治。

来诊时症见：发热，右胁肋部胀痛阵作，叩击时疼痛加重，转侧受限，胸闷，纳呆，小便短赤，大便尚调。

【检查】 体温38℃，神清，心率110次/min，心律齐，腹软，肝下界于剑突下3横指，肝上界于右锁骨中线第4肋间，肝区叩击痛（+）。舌淡红苔薄白，脉弦数。

血常规：白细胞计数 14×10^9/L，中性0.88，淋巴0.11，单核0.01；X线胸透：右侧横膈抬高约1.5cm，活动度降低，心、肺（—）；B超：肝上界右锁胃中线第4肋间，肝下界剑突下2cm，腋平线，腋中线第6、7、8、9肋间隙可见5cm囊性液平反射。

【辨证】 湿热郁结，气滞瘀阻。

【治法】 清热利湿，行气祛瘀。

【处方】 生石膏60克 野菊花30克 银花18克 羚羊骨18克（先煎） 莪术12克 延胡索12克 佛手18克 赤芍15克 鱼腥草18克 败酱草18克 云苓18克 绵茵陈18克，水煎服。

复诊：1989年6月6日。服药4剂后，右胁部胀痛虽减，但仰卧、转侧仍感不适，胸闷，纳差，小便黄而混浊，大便不畅、干燥，舌淡红苔微黄，脉弦数。拟清热化瘀通腑之药，原方去佛手、银花，加大黄6克（后下）、桃仁12克。

三诊：1989年6月13日。服药7剂后，诸证明显减轻，已无发热，右胁部偶有疼痛，肝区叩击痛不明显，食欲渐增，仰卧、转侧较前便利，每天大便1～2次、先溏后稀，舌淡红、苔薄白，脉细弦。再拟前方加减。

【处方】 野菊花12克 鱼腥草18克 绵茵陈18克 羚羊骨12克（先煎） 薏苡仁30克 柴胡12克 赤芍12克 云苓18克 神曲18克 延胡索12克，水煎服。

四诊：1989年6月20日。服药7剂后，右胁肋部无胀痛感，肝区叩击痛已消除，仰卧、转侧自如，胃纳可，二便调；但口苦、口干，睡眠欠佳，舌红、苔薄黄，脉细数。此乃余热未清，虚火上炎，拟养阴清热、平肝潜阳之剂。

【处方】 石斛12克　麦冬12克　柴胡12克　白芍12克　夜交藤18克　合欢花12克　云苓18克　郁金12克　丹参18克　羚羊骨18克（先煎），水煎服。

五诊：1989年6月27日。服药7剂后，自觉诸症消失，胃纳可，寐佳，二便正常。X线胸透、B超、血常规均未见异常。嘱继服上方7剂以巩固疗效。

【按语】

患者工作繁忙，饮食无定时，复加常常外出吃饭，饮食不洁，时有腹泻，日久积劳而成疾。在治疗过程中，初用疏肝调脾、理气行瘀、清热导湿之法，症状虽有改善，但左胁肋部胀痛未明显减轻，且有腑气不通，继用清热行瘀、泻火通腑之药，方加桃仁、大黄，服后右胁肋部胀痛大减，压育明显消失，仰卧、转侧自如，但出现口干、口苦，睡眠不佳。这是余热未清，虚火上炎所致，再拟养阴清热，平肝潜阳之药，诸症消失。由于治疗过程能辨明本病实质所在，故获效显著。

肝　癥　瘕

病例1 何启明，男，33岁。初诊：1991年3月10日。

【病史】 患者于1991年元月无明显诱因觉右胁下隐痛不适，脘腹胀满、食后尤甚，易疲乏，纳差，消瘦。经广州市第一人民医院B超检查，诊断为“肝右叶小血管瘤（1.3×1.4cm）”；检查肝功能正常。因患者惧怕手术治疗，故来求治。

【检查】 腹软，右胁下轻度压痛，肝脾未及，舌红、边有瘀点、苔少，脉弦。

本院B超检查结果支持原诊断。

【辨证】 癥瘕（肝郁气滞血瘀）。

【治法】 行气疏肝，活血化瘀，软坚散结。

【处方】 羚羊骨18克　水牛角30克（先煎）　丹参

30克　川红花1克　黄皮核12克　素馨针15克　川足3条　牛黄1克　赤芍12克　炒山甲18克（先煎）柴胡12克，水煎服。

本院自制熊珠丹（注）口服每天3次，每次3粒。

外治：取章门、期门，行丹火透热疗法的丹座、丹药片疗法（见34页），每天1次。

复诊：1991年3月17日。服7剂药和外治后，自觉症状有所减轻，胃纳好转。上方去水牛角，加大黄12克（后下）、皂刺15克。继服7剂，其余治疗方法同前。

三诊：1991年3月24日。自诉右胁疼痛明显减轻，仍脘腹胀满、食后尤甚，疲乏，胃纳一般。上方去水牛角，加水蛭9克、五灵脂9克、郁金9克以加强行气活血、解郁作用。7剂。

四诊：1991年4月1日。自诉腹胀明显好转，胁痛消失，胃纳可，仍大便溏、每天2～3次，稍感疲乏。上方去大黄，加丹皮9克。其余治疗不变。

患者共服药78剂，配合熊珠丹内服及丹火透热疗法，临床症状消失。经广州市第一人民医院及本院B超复查，肝血管瘤消失。后定期复查、随访1年未再复发。

病例2　黄××，女，30岁。初诊：1990年2月12日。

【病史】　患者于1989年7月无明显诱因自觉腹胀、嗳气，右胁痛。在当地医院诊断为“胃窦炎”，治疗效果不佳，身体日渐消瘦。在黄塘医院B超诊断为“肝右叶血管瘤”，检查肝功能正常，而来求治。

【检查】　检查无明显阳性体征，舌暗红、苔白、脉弦。

经本院B超检查示“肝右叶前段见1.3×0.7cm增强光斑、边缘清晰，胆总管0.3cm”。

【辨证】　癥瘕（肝郁气滞血瘀）。

【治法】　行气疏肝，活血化瘀，软坚散结。

【处方】　柴胡18克　丹参30克　郁金12克　黄皮

核12克　川红花12克　三棱12克　莪术12克　炒山甲18克（先煎）　皂角刺18克　川足2条　素馨针12克大黄12克（后下），水煎服。

熊珠丹，口服每天3次，每次3粒。

外治同上例。

复诊：1990年2月20日。服药7剂和外治后，自诉右胁痛减轻，大便略溏、每天1～2次，食后腹胀、嗳气，胃纳一般，舌脉无特殊变化。守上方去大黄，加水蛭12克。继服7剂，其余治疗方法同上。

三诊：1990年2月27日。自诉胁痛消失，时有腹胀、嗳气，嘱按上治疗方法继续服药。

四诊：1990年4月2日。临床症状基本消失，继服上方进一步巩固疗效。1990年6月上旬再次经B超复查示“肝内未见占位性病变，肝血管瘤已愈”。随访1年未复发。

【按语】

肝血管瘤是一种常见的肝脏良性肿瘤，小者可无症状，大者则可引起食欲不振、嗳气、胁胀痛等症状。西医学对此病治疗方法多主张手术切除或放射治疗、肝动脉结扎等。许多患者因惧怕手术，求治于中医。本病属中医学癥瘕范围。中医古籍对癥瘕颇多认为是七情内伤，导致肝气郁滞，气滞血瘀，瘀积日久，则成癥瘕。

笔者认为，本病的病因以气滞血瘀者为多见，或因饮食失节，脾虚失运，水湿不化，聚而成痰，痰滞脉络，与血气相结聚积而成癥瘕。对本病的治疗，多采用行气疏肝、活血化瘀、软坚散结为主，但在具体治疗中应分辨气滞、血瘀之偏重，病例1、2的病机基本相同，但病例1临床症状较重，以血瘀为主，故用羚羊骨、水牛角、牛黄、赤芍清热凉血止痛，柴胡、黄皮核、素馨针等理气开郁，丹参、川红花活血散瘀，炒山甲、皂角刺、川足等软坚散结、走窜经络。病例2的症状较轻，以气滞为主，故以柴胡、郁金、黄皮核、素馨针等行气解郁，配丹参、红花、三棱、莪术、大黄活血化瘀，炒山甲、皂角刺、川足软坚散结、通络止痛。两例再配以口服熊珠丹、丹火透热疗法，疗效更佳。癥瘕之症，与一般的气滞血瘀病症不同，其往往瘀积日久，非单纯行气活血之法可以奏效，故笔者在临床上，在用行气、活血药的同时，配炒山甲、皂角刺、川足，不仅能软坚散结，而且能通络止痛，具有独到的功效。

注 熊珠丹组成：熊胆 珍珠 枝花头 田七 正牛黄

制作法：焙干，研极细末，入胶囊，每丸约1克。

功能：通窍止痛，活血化瘀。

肝郁证

病例1 刘爱仪，女，28岁。初诊：1987年8月12日。

【病史】 患者因与丈夫纠纷，两年来精神抑郁，渐致胸闷，头晕，纳差。近几个月来病情加重，出现食后脘腹胀满，嗳气，两胁隐痛，太息，心慌，形体消瘦，口干而苦，畏冷，大便溏薄，故来诊治。

【检查】 消瘦神疲，精神抑郁，舌淡红、苔薄白，脉弦细滑。

【辨证】 肝气郁结，脾失健运。

【治法】 疏肝解郁，健脾理气。

【处方】 解郁疏肝汤加减：

郁金18克 佛手18克 丹参18克 酸枣仁12克 牡蛎30克（先煎） 龙骨30克（先煎） 柴胡10克 珍珠末2支（冲服） 白芍12克 白术18克，水煎服。

复诊：1987年8月27日。服药14剂后，大部分症状减轻或消失，精神较前畅快。仍有纳差、便溏。此乃肝郁乘脾之证，治当疏肝理气、燥湿健脾。

【处方】 法夏12克 陈皮6克 茯苓18克 郁金18克 佛手18克 白术18克 蔻仁12克 柴胡6克，水煎服。

连续服药3周后，病已痊愈。

病例2 曾倩好，女，48岁。初诊：1986年6月21日。

【病史】 患者半年来因孩子患重病，郁郁不乐，胸闷，善太息，时微痛哭，失眠做恶梦，乏力，头晕，眼胀，两胁及脘腹胀痛，并牵引背脊；嗳气则舒，咽喉梗塞，口干而苦喜饮，纳差，形体日渐消瘦，便秘，小便黄。

【检查】 形体消瘦，情绪不稳定，易激动，舌尖红、苔薄黄，脉弦细。

【辨证】 肝郁化火，伤及阴血。

【治法】 疏肝理气，泄火护阴。

【处方】 解郁疏肝汤加减：

郁金18克 佛手18克 丹参15克 酸枣仁12克 白芍15克 五味子12克 柴胡12克 丹皮12克 栀子12克 珍珠末2支（冲服） 云苓18克，水煎服。

复诊：1986年7月6日。服药14剂后诸症悉减，唯觉难以入睡、咽喉有异物感。此乃肝郁日久，虚火上炎所致。拟以疏肝、养阴、安神以巩固疗效。

【处方】 柴胡10克 延胡索12克 熟枣仁15克 丹皮12克 白芍12克 龙骨30克（先煎） 牡蛎30克（先煎） 麦冬12克 女贞子15克，水煎服。

经服上药10余剂，诸症消失，病获痊愈。

病例3 何建明，女，49岁。初诊：1982年3月6日。

【病史】 患者患慢性肝炎已3年余，近年半来因工作不顺利，忧虑难禁，右胁下刺痛加重，胸部胀满连及脊背，时太息、嗳气，吐酸水或痰涎，口干苦、不欲饮，胃纳差，食后脘腹胀满，小便色黄，凌晨冷汗自出、汗后全身乏力，大便稀溏，小便色黄。

【检查】 面部微浮肿，面黄神疲，舌淡白、苔黄腻，脉沉滑。B超：肝右肋下3cm，剑突下7cm。

【辨证】 肝郁血瘀，脾虚湿阻。

【治法】 疏肝化瘀，健脾祛湿。

【处方】 柴胡12克 延胡索12克 皂刺12克 丹参18克 三棱12克 赤芍12克 白术18克 云苓18克 当归12克 白芍5克，水煎服。

复诊：1982 年 3 月 27 日。服上药 20 剂，诸症悉减，胁痛减轻。继服上方 60 剂。

三诊：1982 年 5 月 29 日。服上药 2 个月，自觉症状基本消失。B 超复查：肝右胁下 1cm，剑突下 4cm。继服上方 20 剂以巩固疗效。

【按语】

肝郁即肝气郁结，它既是病机又是病名。中医之肝，与解剖所见实质之肝脏并不等同。它是对脏象“肝”藏血、舍魂、主精神情志、主筋、易郁易怒易亢等多种生理功能和病理变化的高度概括。肝郁常以胁肋胀痛、胸闷太息、食少脘痞，精神抑郁或烦躁易怒为主征。这些症状常出现于慢性迁延性肝炎、胃肠炎、咽炎、神经官能症、植物神经功能失调、更年期综合征、经前期紧张综合征、高血压等多种疾病中。治疗当“木郁达之”，以疏肝理气为主法，并审其挟热、挟瘀、伤阴、损脾等不同的兼证而化裁治之，不能囿于西医病名，对号入座。必须以中医理论为指导进行辨证施治，才能针对每个病人的具体病情而收到预期的疗效。

病例 1，由于长期忧恚而致肝郁气滞，气机不畅，脉络受阻，故两胁隐痛、胸闷、善太息；肝木郁结，易乘脾土，脾失健运故纳差、脘腹胀、嗳气、大便溏；食少而气血乏源，故头晕、心慌、形体消瘦。综观此案，肝郁为本，脾弱是标，故用解郁疏肝汤，标本兼顾而获效。病例 2，属肝郁化火，伤及阴血，阴津亏耗，故口干喜饮、便秘、小便黄赤、形体消瘦；肝藏血、舍魂，肝火灼伤阴血，魂不守舍，故见失眠、恶梦、时时悲伤欲哭等精神症状，运用解郁疏肝汤合养阴清热药，以清热滋阴与疏肝解郁并重。方药对症，故连进 10 余剂，病得康复。病例 3，久患肝病，复因情志不遂，气滞日重，渐致血瘀。肝木乘脾，脾失健运，湿阻气机，又加重了气血瘀滞。本例气郁为因，血瘀是果；脾虚为本，湿滞是标。拟肝脾气血并治，予疏肝健脾、化瘀祛湿之剂，使多年疾病在短期内即见明显效果。

从上 3 个病例中，要以分析到肝郁的病理变化，并不局限于肝病和气分。肝郁气结常常是引起脾、胃、肠、心、肾及血分病变的先导。一般来说，肝木内郁，最易乘脾或化火；气郁日久，必致血行不利而成血瘀；肝火灼阴则见阴伤津乏，脾气久陷则渐成气血亏损或痰湿内停等证候。因此，治疗肝郁证除了疏肝解郁这一基本法则外，亦当根据病情配合选用健脾、补中、泻火、滋阴、活血、散瘀、祛湿等方法。其中，常用疏肝药物如柴胡、郁金、佛手、延胡索、白芍等；健脾药如白术、茯苓、党参、炙甘草等；活血药如三棱、莪术、赤芍、丹参等；养肝益阴药如枸杞子、麦冬、五味子、女贞子、丹皮等。

臌胀（肝硬化腹水）

病例 1 胡×，男，53 岁。初诊：1978 年 8 月 18 日。

【病史】 患者 1971 年开始患慢性肝炎，曾在广州和上海几间医院多次住院。1976 年病情仍不能控制，出现腹水，医生建议脾切除。患者惧怕手术，遂出院转请本市某中医生治疗，选用一贯煎加减。但病情仍在继续发展，经其友人介绍而来求诊。

来诊时症见：胁痛，腹胀肿满、食后尤甚，乏力气短，动则气促，胸闷恶心，纳呆厌油，齿衄紫癜，口干欲饮，大便溏稀，小便短黄。

【检查】 面色暗晦，巩膜皮肤无黄染，有蜘蛛恙及肝掌征，腹胀（胸围 96cm），腹壁静脉曲张，肝肋下 1.5cm、质稍硬、触痛（＋），脾肋下 3cm、质硬，腹部叩诊有移动性浊音，指甲变薄，舌紫暗、苔白，脉弦。

肝功能检查：脑磷脂（＋＋＋）、麝浊 18 单位、硫酸锌 19 单位、谷丙转氨酶 180 单位、白蛋白 26g/L、球蛋白 34 克/L；血常规：白细胞 3.9×10^{9}/L、红细胞 3.1×10^{12}/L、血色素 70g/L、血小板 60×10^{9}/L；B 型超声波意见为肝硬化合并腹水。

【辨证】 肝郁血瘀，气滞湿阻。西医诊断为肝硬化合并腹水、脾功能亢进。

【治法】 疏肝散结，化瘀利水。

【处方】 用疏肝散结汤：

菖蒲花 12 克　素馨针 9 克　炒山甲 15 克（先煎）　柴胡 12 克　土鳖虫 12 克　郁金 12 克　川足 6 条　土狗干 12 克　水蛭 9 克　猪苓 30 克　云苓皮 30 克　丹参 18 克　当归 9 克　青皮 15 克。水煎服，复渣再服，每天 1 剂。并服复肝散（注），每天 3 次。

此方为笔者的自拟方。用本方加减治臌胀有较好效果。如腹水严重者，加八月扎30克、香附18克；大便溏泻者，减当归、丹参，加白术18克，云苓皮改为云苓30克；胸闷恶心者加春砂仁15克、法夏12克。

至9月20日用上方加减服30剂后，尿量比前增5～6倍，腹胀满逐渐消退，胁已无痛，未发现齿衄，疲乏已减，足膝已渐有力，面色及舌色较前红润。但复查肝功能仍未明显好转。药证相符，守上方加减连服3个月，临床症状已全部消失，精神佳，胃纳好，大小二便调。

12月23日来诊时共服药120剂，患者面红色润，舌淡暗，脉弦缓，肝大肋下0.5cm、质中，脾大1cm；肝功能复查，谷丙转氨酶115单位、脑磷脂（++）、麝浊7单位、硫酸锌13单位；蛋白质代谢功能试验，总蛋白67g/L、白蛋白33.4g/L、球蛋白21.7g/L；血常规检查，白细胞总数6×10^9/L、中性0.68、淋巴球0.32、红细胞3.9×10^{12}/L、血红蛋白100g/L、血小板130×10^9/L。继服复肝散90天。1983年4月及1987年9月两次随访，患者一切正常，已能胜任工作。

病例2 陈××，女性，49岁。1992年3月14日初诊。

【病史】 1978年患慢性肝炎，经治疗缓解，已恢复工作2年。后因工作劳累，于1981年2月逐渐又感到纳差，胁部隐隐作痛，疲乏气短，胸闷脘满，继而出现腹胀肿大，在本市某医院诊断为“肝硬化腹水，脾功能亢进”。经使用肝泰乐、肌苷、辅酶A及血清蛋白等药治疗半年，因病情反复出院到本院治疗。

来诊时症见：两胁胀痛、时时刺痛，且日轻夜重；腹大如鼓、出现青筋；胸闷气促，不能平卧；口淡纳差，四肢疲乏无力；大便稍溏，小便短少。

【检查】 面色暗晦；腹胀、腹围92cm，腹壁静脉曲张；肝肋下1cm、质稍硬，脾肋下2.5cm、质软；舌淡红、边紫暗、苔白腻，脉弦细。

A 超：脾厚 4cm，肝上界位于第 6 肋、肝下界 1cm，意见为肝硬化合并腹水；肝功能：脑磷脂（＋＋＋）、麝浊 17 单位、硫酸锌 18；蛋白质代谢功能试验：总蛋白 59g/L、白蛋白 22g/L，球蛋白 37g/L；血常规：白细胞 4×10^9/L、中性 0.64、淋巴 0.36、血色素 80g/L、血小板 100×10^9/L。

【辨证】 肝气痞塞，络脉瘀阻。西医诊断为肝硬化并腹水、脾功能亢进。

【治法】 疏肝散结，活血化瘀。

【处方】 自拟疏肝散结汤加减：

柴胡 9 克　香附 18 克　蒿蒲花 12 克　郁金 12 克　川足 6 条　土鳖虫 15 克　土狗干 12 克　丹参 24 克　当归 9 克　猪苓 30 克　水蛭 12 克，水煎服，复渣再服，每天 1 剂。

4 月 5 日来诊时，已连服上方 20 剂，两胁胀满刺痛减轻，小便量增多，腹大消减，能平卧入睡，气促消失，胃纳增加。药已对症。守前方，加服复肝散。

4 月 25 日再来诊时，又服药 20 剂和服复肝散 20 天，自觉症状消失，面色及舌质红润，精神好，饮食日增，大小二便正常，腹大明显缩小。按上方去猪苓加白术 18 克，再服 20 剂，并服复肝散 2 个月。

至 6 月 27 日已无不适，能从事家务劳动。检查肝肋下 0.5cm、脾大 1cm；肝功能：转氨酶 87 单位、脑磷脂（＋＋）、麝浊 10、絮浊（＋＋）、硫酸锌 12；蛋白质代谢功能试验：白/球比值 1.3∶1.0。嘱再服复肝散 2 个月以巩固疗效。

【按语】

《杂病源流犀烛·肿胀源流》记载："臌胀由怒气伤肝，渐蚀其脾，脾之虚极，故阴阳不交，清浊相混，隧道不通……，故其腹胀大。"这已指出了其症候、病因、病机。

笔者认为，本病是肝脏气化功能壅结的一个严重表现。因此，恢复肝脏气化功能，甚为重要。肝气郁结，络脉瘀阻，隧道不通，脾失运化，故出现肝脾痞块、刺痛、触痛、面色晦暗、蜘蛛痣、舌质紫暗、舌边瘀斑或瘀点等表现。由于肝络不通，则水气内渗为腹水，腹现青筋、小便不利等症。治宜攻补兼施，标本兼治，但以除腹水为首要。治则以疏肝、理气、通络、逐瘀活血、利水为主，培元、补土为辅。自拟疏肝散结汤，取柴胡、青皮、素馨针、郁金疏肝理气；土鳖虫、菖蒲花、水蛭、炒山甲攻坚逐瘀，且有推陈出新之能；土狗干、川足善行疾走，搜经通络，非此积聚难解，气血难通，且疏肝之力尤胜它品；猪苓《神农本草经》谓“其解毒蛊疰，利水道，久服轻身耐老”，猪苓属真菌科植物，含多醣体，既能“解毒蛊疰”（祛邪），又能“轻身耐老”（扶正），配云苓皮消蛊利水效捷；丹参养血活血。此方治疗后尿量增加，为治疗前的4～6倍。复肝散药简力专，培元补气，化瘀散结，直攻病所。

上述两例肝硬化腹水均应用自拟疏肝散结汤加减，并合用复肝散，标本并治，攻补兼施，取得较满意的疗效。

注 复肝散：紫河车45克　黄芪30克　边条参30克　参三七30克　白术30克　茯苓30克　川足45条　土狗干40条　猪苓30克。

上药各研细末，混匀为一料，分30等份。每天1份，分3次空腹开水送服。

胆　石　病

病例1　郑洪彬，男，51岁。初诊：1983年3月30日。

【病史】　患者3年来经常胃痛，自服胃药后少顷即能缓解。1981年10月突然右上腹部剧烈疼痛连及右肩背，大汗淋漓，送某医院急诊。检查血白细胞计数$10.76\times10^9/L$，中性0.81，淋巴0.19；B超检查胆囊内$0.9\times0.6cm$结石，胆总管及肝内胆管均有“砂状结石”。拟行胆囊切除术，但病者不同意而未手术。此后每月都因右上腹突发绞痛而多次到医院急诊，应用大量抗生素及阿托品、度冷丁等方能暂时缓解病情。后经友人介绍来就诊。

来诊时症见：患者体胖，面白微青黄；自诉3天前右上腹痛再发，痛如刀刺样难忍，连及右背部，大汗出，至今仍有少许不适。

【检查】　右上腹有明显触痛和腹肌紧张，墨非氏征阳性，舌红、苔黄腻，脉弦。

【辨证】 肝气郁滞，胆经湿热瘀结。

【治法】 疏肝理气，清利湿热，利胆排石。

【处方】 金钱草30克 茵陈30克 大黄30克 白花蛇舌草30克 枳实12克 郁金18克 桃仁15克 金砂牛3克（冲服） 丹参18克，水煎服，每日1剂，复渣服。

复诊：1983年4月6日。服药7剂后，患者自诉右上腹无痛，精神、面色较前为好。效不更方，继服上方。

此后以上方为基础加减，连续服3个月，并结合口服本院化石丹（注）以加强排石溶石作用。至1983年7月25日B超复查，未发现结石。随访5年，未复发。

病例2 陈××，女，41岁。初诊：1984年8月19日。

【病史】 患者患胆囊结石已2年多，主诊医生多次要求其行手术治疗。由于患者害怕手术疼痛，转医院诊治亦未效。今年常因饮食油腻后即出现右上腹部发作性疼痛，每月2～3次，用西药治疗后可缓解。此次发作已有2个月之久，而来就诊。

来诊时自诉2个月来右上腹部绞痛难忍时作，发作时唇、面苍白，汗出湿透衣衫，伴见胸闷、恶寒。现右上腹胀痛，右侧胸肩部牵痛，厌食肥腻食品，二便如常。

【检查】 右上腹明显胀痛，肝肋下2cm；并触及6.7×7.6cm大小的囊状包块，压痛明显；墨非氏征阳性；舌质红、苔白腻，脉弦。

血常规：血白细胞计数11×10^9/L，中性0.79，淋巴0.21；B超：胆囊胀大7.2×8.0cm，胆囊内0.9×0.7cm^2结石声像。

【辨证】 肝气郁滞，胆经湿热瘀结。

【治法】 疏肝理气，消热利湿，利胆排石。

【处方】 金钱草30克 茵陈30克 大黄15克 白花蛇舌草30克 枳实12克 桃仁15克 郁金18克 金砂牛末3克（冲服） 丹参18克 木香12克（后

下） 川楝子12克（醋炙），水煎服。

口服化石丹（注）以加强疗效。

复诊：1981年8月26日。患者自诉服药3剂后，渐觉上腹部疼痛及肩背部牵痛减轻，服至7剂，腹痛基本消失；自己用手按之亦无不适，胃纳好转。检查右上腹部未触及包块，肝区无触痛。原方加生蒲黄10克，每天1剂，复渣服；并继续口服化石丹。嘱1个月后复诊。

三诊：1984年11月28日。病者自诉由于工作忙，2个多月来一直未有机会复诊，但坚持按上方服药，前后共服药96剂，现自我感觉良好，饮食胃纳如常。B超复查未见结石声像；血常规、肝功能无异常。

【按语】

临床上胆石病常见有胆总管结石、肝内胆管结石、胆囊结石。由于结石生成的部位不同，临床表现亦殊。但总管结石的典型特征是绞痛、寒战高热、黄疸、早期休克；肝内胆管结石则以反复发作的右上腹肝区闷胀疼痛为主，可伴有畏寒、发热等，但症状多不典型，往往误诊；胆囊结石病以饱餐或油腻饮食后出现突然发作之剧烈绞痛，难于忍受为特征。临床上结合血液、X线或胆道造影、超声波等辅助检查，综合分析，是不难作出胆石病的诊断。胆石病过去都以手术治疗为主，但效果不甚满意，近十多年来用中西医结合治疗，取得了可喜的疗效。

在历代中医文献中，并无胆石病之名。但其征候表现，在胁痛、痞满、疸证等中早有详述。特别是《伤寒论》中描述的"结胸发黄"与胆石病的表现相似。中医认为，胁为肝之分野，两胁部乃肝经所主，故病虽生于胆，实与肝尤关，《景岳全书》曰："胁痛之病，本属肝胆二经，以二经之脉皆循胁故也。"因胆隶附于肝，受肝之余气而为胆汁。肝主疏泄，能运气血、调情志，故肝郁则胆汁疏泄受阻，凝而为石；或因肝失疏泄，脾之运化亦受影响，水停化湿生热，湿热之邪熏蒸肝胆，致使胆亦受累，久则胆汁受煎熬，凝结成石。结石阻塞胆道，出现右胁腹痞满、胀痛，或包块按痛；身目尿黄，易烦躁，口干苦；或呕吐厌食等一系列肝胆系症状。《灵枢·胀论》云："胆胀者，胁下胀痛，口中苦，善太息。"成无己《明理论》亦云："胁满者……胁下硬满，干呕不能食，往来寒热，脉沉紧……"所以笔者认为：治宜清泄肝经湿热，舒畅气机，利胆排石，特创以利化经验汤治之：金钱草30克，茵陈30克，白花蛇舌草30克，大黄15克，枳实12克，郁金18克，桃仁15克，金砂牛末3克（冲服），丹参18克。痛甚者加香附、生蒲黄、白芍；发热者加大青叶、连翅、蒲公英；胀满明显者加木香、川楝子、鸡内金。方中以金钱草甘淡渗利、微寒清热，为利胆排石的要药；茵陈善清肝胆之热，兼理肝胆之郁，《医学衷中参西录》曰："热消郁开，胆汁入小肠之路毫无阻隔也。"两者共为本方主药。大黄泻热退黄，其含大黄素和芦荟大黄素能抑制细菌体糖及糖代谢的氧化、脱氢，脱氨又能使胆囊收缩，奥狄氏括约肌松弛，促使胆汁排出增加，故有较强的消炎、排石作用；枳实、郁金理气解郁；桃仁、丹参行瘀消积；金砂牛消石化湿利小便；木香芳香宣通，能升能降，通行三焦滞气，其含挥发油及生物碱能缓解胆道之痉挛而止痛；川楝子行气止痛，醋炙入药，能引药入肝药。诸药组合，共奏利胆、祛湿热、化石之效。本方标本同治，故投之无不效者。

注 化石丹组成：炒山甲　皂角刺　威灵仙　川足　沉香　木香　猪苓

胆道蛔虫病

病例1　史文泰，男，12岁。初诊：1982年6月14日。

【病史】　患者过去有肠蛔虫病，2个月前从大便中排出3条蛔虫。今天早上突然胃脘绞痛剧作，反射到肩背皆痛，痛时有"钻痛感"，时痛时止。痛时兼有恶心，呕吐。趁发作休止时家人即送来就诊。

【检查】　面色青黄，痛苦面容，上腹压痛，呕吐物有胆汁，汗出肢厥，舌有虫斑，脉弦紧。

血常规：白细胞计数$12.7\times10^9/L$，酸性0.11；大便常规：蛔虫卵（＋＋）。

【诊断】　胆道蛔虫病（蚘厥）。

【辨证】　蛔虫上扰，中焦气结。

【治法】　理气止痛，安蛔驱虫。

【处方】　乌梅丸加减：

乌梅18克　使君子12克　苦楝子12克　白芍15克

沉香10克　大黄10克　郁金12克　黄连6克　细辛3克　川椒6克　槟榔12克，水煎服。

复诊：1982年6月15日。昨天服药1剂后腹泻4次，痛即大减，伴随呕吐，吐出1条9cm长之死蛔虫。但出现低热，黄疸，不思饮食，口干口苦，小便短赤，舌红、苔黄腻，脉数。此为肝胆湿热未除，换以清利湿热为法。

【处方】　柴胡12克　银花18克　木香10克　郁金12克　茵陈20克　栀子12克　板蓝根18克　龙胆草18克，水煎服。

三诊：1982年6月18日。服药3剂，热退，黄疸消，小便转清。惟胃纳少，倦怠，口干，脉弦细。以和胃健脾善后。

【处方】　木香10克　麦芽10克　太子参12克　柴胡10克　淮山18克　郁金10克　山楂18克　甘草6克　藿香10克　法夏10克，水煎服。

隔天1剂。

病例2　陆某，女，29岁。初诊：1981年7月18日。

【病史】　患者于本月16日下午，突发右上腹剧痛，翻转不宁难以忍受，急去本市某医院检查，确诊为“胆道蛔虫病”。经用西药治疗后，腹痛缓解，但次日早晨腹部剧痛复发，又去医院急诊，建议手术治疗。患者拒绝，仍用西药治疗，腹痛暂时缓解。当日夜间腹痛再次发作，彻夜未眠，翌晨来就诊。

来诊时症见：患者呻吟不已，两手抱腹屈膝，约30分钟，上腹剧烈疼痛1次，疼痛拒按。疼痛剧烈时则呕吐清水，甚则黄色胆液；发作间歇期间如常人。口苦口臭，不思饮食，小便黄赤，大便秘结，3天未解大便。

【检查】　痛苦面容，面色青黄不泽，两手抱腹屈膝，烦躁不宁，腹部拒按，舌红、苔微黄而腻，脉滑数。

【辨证】　宿食停滞，湿热蕴积，虫疾肆虐，侵扰于胃。

【治法】　疏导积滞，清热利湿，利胆驱蛔。

【处方】 延胡索12克 赤芍12克 佛手18克 茵陈30克 木香12克 胡黄连6克 雷丸12克 槟榔12克 乌梅10克 大黄6克（后下） 白芍12克，水煎服。

复诊：1981年7月20日。服药2剂后，昨日晚上大便1次，排出蛔虫2条，每条约30cm长；右上腹痛已减轻，偶有呕吐，食纳不佳，舌苔薄微黄，脉弦细数。药已对症，原方去赤芍，加枳实9克、神曲18克、沉香6克（后下）。

三诊：1981年7月24日。服上药4剂后，大便6次，前天又排出蛔虫1条，右上腹痛未再发作；饮食增进，体力恢复。唯尚有胃胀满闷不适感，继服健胃行气和中之药2剂而告痊愈。

【按语】

胆道蛔虫病是肠内蛔虫窜入胆道所引起的急腹症，多见于儿童及青壮年，属于中医蚘厥的范围。究其原因，蛔虫喜碱厌酸，通常寄居于人的小肠中下段，当某些原因如饥饿、发热、胃酸降低、驱虫不当、妊娠等，引起机体胃肠道功能紊乱时，可上行达十二指肠，加上蛔虫本身有钻孔的癖性，可窜入胆道，引起痉挛性绞痛，诱发感染、胆道出血、梗阻黄疸、胆道结石、肝脓肿、胰腺炎等一系列并发症。中医学认为：虫居肠中，吮吸水谷精微，耗伤人体气血，其性好钻窜。若因过饥或下利、脏寒、胃热，则蛔虫妄动上扰而致病。《医学入门》中说："其人素有食蛔，或因过饥，虫逆上咽膈而出……。又或下利脏寒胃热，则蚘亦上入膈。"胆道蛔虫病的主要病机，是蛔虫"上入膈"。膈为胸膈，此处实指胆道。导致蛔虫上扰的原因多为"脏寒胃热"，即胃肠功能紊乱。因此，蛔虫（实邪）与脾胃不和兼见。

病例1患者以寒热交错，虚实夹杂并见。根据"急则治其标"的原则，遣方用药时采用安蛔、驱虫、攻下三法并用。"虫闻酸则定，见辛则伏，遇苦则下，以甘诱之，以寒制之，以温杀之，以涩收之"。方中乌梅安蛔，使君子、槟榔、苦楝皮、川椒驱虫，大黄攻下，佐以细辛温脏，白芍缓急，沉香、郁金理气，黄连清热。药后畅泻4次痛即大减。随后新出现黄疸、发热，即系胆道感染，改以茵陈蒿汤化裁，清利肝胆湿热为主，3剂后低热、黄疸消退，但又出现纳呆、神倦，以理气和胃健脾之法调之。

胆道蛔虫病属急腹症范畴，临床上需与胆石症、胆囊炎、急性胰腺炎、溃疡症穿孔相鉴别。

病例2患者平素体弱，脾虚不适，宿食停滞，湿热蕴积。虫不得食而上觅，侵扰于胃，气血骤阻而痛，胃气反逆则呕吐。诸症皆虫疾肆虐之故。剧痛频发、口苦口臭、溲黄、大便3天未下等为实证和热象，笔者确立虫积气滞食停变生湿热为重点，采用疏导积滞、清热利胆、驱虫除湿之法，方中雷丸、槟榔、胡黄连、乌梅等具酸苦温之性，系驱蛔杀虫之要药。因其湿热内阻，故重用茵陈以清利湿热；用大黄通便泻热，以助槟榔驱蛔于下；用延胡索、佛手、木香、赤芍、白芍等药，使气血调达，升降以顺。经服2剂，病情已大有改善，且蛔虫已下，但脘腹痛未尽除，断为虫邪未净，故二诊加枳实、沉香、神曲以助祛邪之力，因势利导而获全功。

胆囊炎

病例1　王燕萍，女，49岁。初诊：1980年6月5日。

【病史】　患者有慢性胆囊炎病史3年余，右胁部经常作痛，近日因饮食过度，休息不当，于今黎明时分，右上腹阵发性绞痛，并向右侧肩背部放射，坐卧不安，匍匐在床，手不可及；伴呕吐，口干思饮，小便短而黄，大便3天未解。曾自服止痛片2粒，未见效而来诊。

【检查】　痛苦面容，面赤身热（体温38.8℃），形寒无汗，舌质红、苔黄腻，脉弦数。巩膜轻度黄染，剑突下拒按。

血常规：白细胞总数 $12.7\times10^9/L$，中性0.81。

【辨证】　肝气郁滞，肝胆湿热内阻。

【治法】　疏肝清热，化湿利胆，行气定痛。

【处方】　鸡骨草30克　八月扎30克　绵茵陈18克

猪苓15克　广木香9克（后下）　郁金9克　青皮9克

柴胡12克　大黄15克（后下），水煎服，2剂。

复诊：1980年6月7日。服药1剂后，当天午后汗出热退（体温37.7℃），为腹痛减轻和全身情况好转的效果。服完第2剂后，症状继续减轻，腹痛亦转为隐痛，小便正常，大便日解2次、量多质软。原方去大黄再服3剂而达临床治愈。

病例2 周淦坤，男，49岁。初诊：1978年5月15日。

【病史】 患者有慢性胆囊炎病史3年，近周来，因工作繁忙，饮食失调，过食肥腻，而右上腹剧烈疼痛，并向右肩背、腰部放射，伴恶寒发热，口苦口干，呕吐绿水、有酸味，小便微黄，大便不畅。

【检查】 体温39℃。急性病容，面赤，舌质红、苔薄白，脉弦细。右上腹压痛明显。

血常规：白细胞总数14.5×10^9/L，中性0.87。

【辨证】 肝胆气郁，湿热内阻。

【治法】 疏肝清热，化湿利胆，行气定痛。

【处方】 鸡骨草30克 八月扎30克 绵茵陈18克

猪苓12克 广木香9克（后下） 香附9克 郁金9克

青皮9克 柴胡12克 大黄15克（后下），水煎服，

2剂。

复诊：1978年5月17日。服上药后，连解大便3次，痛势缓减，体温下降，呕吐已止，但食欲不振。原方去大黄，加山楂12克，4剂。

三诊：1978年5月22日。腹痛基本消失，并能进食，大便正常，小便色黄转淡，腻苔已化。再予疏肝利胆，清热利湿之剂，前后共服药9剂，症状消失而愈。

【按语】

胆囊炎是现代医学的病名，为突发性右上腹或剑突下剧烈绞痛，放射至左侧后背、肩部、肩胛区或前胸等处，发作时常伴有寒热、恶心呕吐及黄疸，右上腹压痛，有时可触到肿胀的胆囊。

中医学把本病归于肝胀、胆胀、胁痛、肝气痛、黄疸等门类中。例如《灵枢·胀论篇》说："肝胀者，胁下满而痛引小腹。……胆胀者，胁下痛胀，口中苦，善太息"。《金匮区略·黄疸病脉证治篇》说："诸黄腹疼而呕者宜柴胡汤。"由此可见，早在一千多年以前，中医学对胆囊炎的认识和治疗就蕴藏着不少宝贵经验。

根据中医学理论，本病多由肝气郁滞，肝胆湿热蕴结所致。胆是"中清之府"肝胆以疏泄通降为顺。若情志失调，肝气郁结，或酒食不节，恣食肥

腻，劳伤过度等，损伤脾胃，以致脾失健运，湿浊内停，郁而化热，湿热交蒸，则可引起胆汁流通不畅，而发生疼痛、发热、黄疸等。治疗原则应以疏肝清热治其本，化湿利胆、行气止痛治其标。笔者用鸡骨草（又名黄疸草）为主药组方治疗胆囊炎，效果满意。临床经验证实，鸡骨草之作用是多方面的，不仅治疗肝炎有效果，而且用于治疗胆囊炎时，疗效更突出；用八月扎、绵茵陈、猪苓、柴胡以助鸡骨草清热、疏肝、化湿之功，使疏肝利胆、清热利湿之力强大而有力；再配以大黄泻热通里；郁金、青皮、木香理气解郁，行气定痛。若以郁结为主者，尚可加入香附以助之，以达到气行湿自化，热去湿自除，肝胆功能恢复，诸恙告愈之目的。

肺 脓 疡

病例 胡惠玲，女，32岁。初诊：1982年1月19日。

【病史】 患者于1982年1月13日开始发热、咳嗽、痰多，经某医院按“上炎”治疗，药后症状不减，发热及咳嗽加重，并出现右下胸疼痛、气促、头晕、头疼。经某医院胸部X线检查：右下肺有大片状微密阴影，疑为“肺炎，未排除肺癌”。又转某医院，经胸部X线摄片检查：右肺下部片状阴影，其中可见液平面，诊为“肺脓疡，未排除肺癌”。建议临床治疗观察，2周后复查。

来诊时症见：患者高热，咳嗽气促，痰多腥稠兼有血丝，右侧胸痛有定处。

【检查】 体温39.5℃。精神萎靡，慢性病容，呼吸急促，舌质红、苔薄黄微腻，脉洪数。右下肺叩诊浊，呼吸音减低，语颤增强，有湿音罗音。

血常规：白细胞总数12.8×10^9/L，中性0.79。

【辨证】 热毒壅盛，痰瘀郁久成痈。

【治法】 清热解毒，祛痰排脓。

【处方】 鱼腥草汤加减：

鱼腥草30克　蒲公英30克　半枝莲30克　生石膏30克　北杏仁12克　桔梗12克　栝蒌仁18克　薏仁30克　皂角刺12克　枝花头18克，水煎服，每天1剂，

4剂。

复诊：1982年1月23日。发热减退，体温38.3℃，咳嗽气促、右胸痛减轻，痰中血丝消失，舌质红、苔薄黄腻，脉滑数。于上方加玄参，服法同前，4剂。

三诊：1982年1月27日。发热渐退，体温37.2℃，咳嗽痰多、胸痛显著减轻，唇红口干，舌质红苔少。有热毒伤阴之候，宜配加滋阴清热之品。

【处方】 鱼腥草30克　半枝莲30克　皂角刺12克　石斛12克　玄参18克　麦冬15克　栝蒌仁15克　桔梗12克，水煎服，6剂。

四诊：1982年2月3日。体温36.5℃，气促平，咳痰稀少，仍口干咽燥，睡眠不佳，舌红津少，脉细弦。此乃热邪损阴之象。

X线复查：右下肺阴影大部分吸收，液平面已不明显。

【处方】 沙参18克　生地15克　鱼腥草30克　蒲公英18克　栝蒌仁18克　玄参18克　麦冬18克　熟枣仁15克　半枝莲18克，服法同前，8剂。

1982年2月15日再经X线检查：右下肺阴影全部吸收。诸症悉平，3个月后随访，未见复发。

【按语】

肺脓疡相当于中医学中“肺痈”的范围。往往起病急骤，初有轻度寒热，继而逐渐加重，体温可达39℃～40℃；中度咳嗽，有时剧烈，痰先呈泡沫状，以后逐渐为大量脓痰或脓血样痰或咯血。血白细胞总数增高。

中医历代医家文献对“肺痈”的论述较多，如汉·张仲景在《金匮要略》所说：“蓄结痈脓，吐如米粥”，“时出浊唾腥臭”。明·陈实功《外料正宗》中说，肺痈者，金受火刑之症也。咳吐脓痰，黄色腥秽……。清·吴谦《医宗金鉴》中说，肺痈状如伤寒燥咳甚，稠浊痰涎腥臭脓。以上论述，均以恶寒发热，咳嗽脓痰或腥臭咯血，胸痛为肺痈主证。

笔者认为本病由外感温热之毒，熏蒸于肺，热壅血瘀，痰浊蕴结，郁久成痈。治疗应根据不同阶段的临床证候，辨证施治，如邪热初伤于肺，临床症状为发热，咳嗽胸痛时，治宜疏解外邪，宣肺清热，选用解表清热化痰药，如薄荷、银花、牛蒡子、桑白皮、连翘、北杏等。本例患者病起1周，是邪热壅盛，痰瘀阻肺，郁久成脓，此时，宜清热解毒，祛痰排脓为主，选用鱼腥草、蒲公英、半枝莲、枝花头等清解肺中蕴结的瘀热，这些药对控制急性化脓性炎症的作用较强，效果较快。近年来，药理研究证明，以上4药对葡萄球菌、链球菌、肺炎双球菌均有良好抗菌作用，故有较好的清热解毒疗效。经临床应用后，患者体温下降较快，服药后4～6天体温逐渐恢复正常，全身中毒症状改善，所谓"热除病势衰，毒解肺痈消"。又重用桔梗、栝蒌仁、薏仁祛痰排脓；加皂角刺以直达病所，祛痰散结。以上诸药配合，能促使肺部脓腔的脓痰很快排出，使病灶早期闭合。本病治疗时间较长，邪热退后，屡见阴伤兼证，宜配合沙参、玄参、生地、石斛、麦冬等滋阴清热。临床症状消失后，仍要辨症分析及配合X线复查，而不能过早停药，以免余毒未清，病情反复，妨碍根治。

慢性阻塞性肺气肿

病例1 周××，男，48岁。初诊：1990年1月10日。

【病史】 患者平素嗜烟。咳喘反复发作6余年，每天冬季及气候变化时复发加重，咳嗽、痰多、气促、胸闷，活动后加剧，多次在广州各大医院住院治疗，诊断为"慢性支气管炎，慢性阻塞性肺气肿，肺部感染"。经抗炎、解痉、平喘及激素等药物治疗症状可缓解。1周前因不慎受凉咳嗽再次加重，特来诊治。

来诊时证见：胸闷、咳嗽痰多、色白质稀，烦躁，心悸，气促，不能平卧，纳呆。

【检查】 神情，对答切题，端坐呼吸，唇甲紫绀，舌淡暗、边有瘀点、苔白腻，脉弦滑；胸部肺气肿征，双肺满布干湿啰音，心率100次/min，心律齐，无杂音；腹平软无压痛、反跳痛，肝脾肋下未扪及，双下肢浮肿（+）。

血常规：白细胞计数12×10^9/L，中性0.78，淋巴0.2，酸性0.2；尿常规：正常；X线胸片示"慢性支气管炎，慢性阻塞性肺气肿"；心电图：心肌劳损。

【辨证】 痰浊郁肺，肺气失宣。

【治法】 宣肺化痰，平喘止咳。

【处方】 麻黄9克 桂枝6克 细辛3克 法夏12克 五味子9克 白芍9克 甘草6克 川足3条 苏子9克 僵蚕12克 杏仁9克，水煎服。

复诊：1990年1月15日。水煎服5剂，症状明显缓解，夜间能平卧，双下肢浮肿消失，唇甲紫绀减轻，仍气促、咳嗽、痰白粘；时有心悸，活动后尤甚，纳差，二便尚调，舌淡暗、边有瘀点、苔白略腻，脉细滑；双下肺可闻湿啰音，心率90次/min，心律齐。血常规：白细胞计数8.4×10^9/L，中性0.78，淋巴0.2。

上方加云苓18克，继服。

三诊：1990年2月6日。服上方20剂后，咳嗽、气促已基本控制（活动后有少许气促），间有咳嗽，痰白量少，纳可，二便调；心悸，舌淡红、苔白，脉细滑，双下肺可闻少量细湿啰音。痰浊已去，治则改以补肾健脾，益肺祛邪为主。

【处方】 熟地15克 白术15克 云苓15克 党参15克 炙甘草20克 陈皮10克 五味子10克 法夏10克 淮山15克 紫菀15克 款冬花15克 蛤蚧粉6克 山萸肉12克，水煎服。

坚持服用上方3个月之后，治愈。在治疗期间嘱避风寒，畅情志，饮食宜清淡，忌辛辣、生冷、腥荤之品。当病情稳定时，鼓励进行恢复呼吸功能锻炼。即每天清晨太阳出来时，在空气清新的环境里进行下面的练习：

1. 双手捧日运动。用鼻做深吸气，且边吸气，边腹部鼓起、抬头挺胸、双手向斜上方举；当深吸气尽时双手还原，用鼻缓慢地将气呼出的同时收腹。如此反复12次。

2. 取精养金运动。用鼻做深吸气，且边吸气边收腹部内陷、抬头挺胸、双手向斜上方举。当深吸气尽时，上身向前下弯曲，双臂随上身前弯而下垂，将手指伸向脚部，同时缓慢地将气配合动作尽量呼出、收腹。如此共做12次。

病例2 禤××，男，40岁。初诊：1990年1月26日。

【病史】 患者咳喘反复发作10多年。10多年前因感冒未能及时治愈，致每年于冬季或气候变化时则咳嗽、痰多，气促、气短、胸闷，多次在广州各大医院住院治疗，诊为“慢性支气管炎，慢性阻塞性肺气肿”。近2年来症状逐渐加重，发作频繁。1周前因受寒致症状加重，而来诊治。

来诊时症见：发热，咳嗽、痰黄粘难咯，胸中满闷，气促不能平卧，烦躁，口干不欲饮，乏力，大便干，小便黄。

【检查】 体温38℃，神情，唇甲略紫，端坐呼吸，舌红、苔黄腻，脉弦滑略数；胸部肺气肿征，双肺呼吸音粗，可闻干湿啰音，以左侧明显，心率110次/min，心律齐，无杂音。

X线胸片：慢性支气管炎，慢性阻塞性肺气肿，肺部感染。

【辨证】 痰热阻肺，肺气失宣。

【治法】 清热化痰，宣肺平喘。

【处方】 麻黄8克 杏仁12克 生石膏30克 甘草9克 川足2条 僵蚕9克 枳壳10克 鱼腥草30克 栝蒌皮15克 竹茹15克，水煎服。

复诊：1990年1月30日。服药3剂，体温降为36.7℃，夜能平卧，胸闷、烦躁、气促等症减；仍咳嗽、痰多色黄，口干，大便正常，小便黄，舌红苔黄，脉弦滑；双下肺可闻湿啰音，无干鸣音。上方加花粉15克 陈皮10克。继服7剂。

三诊：1990年2月7日。间咳、痰白量少，活动后气促，饮食二便调，舌红、苔白，脉细少滑。痰热未尽，继服上方7剂。

四诊：1990年2月14日。症状已基本好转，活动后少许气促，晨起咳嗽、吐白痰，余无特殊。改以扶正为主，用补肾健脾汤善后。

【处方】 熟地15克 白术15克 云苓15克 陈皮10克 法夏10克 淮山15克 山萸肉12克 党参15克 炙甘草10克 蛤蚧粉6克 五味子9克，水煎服。

服上方30剂后，亦鼓励患者进行上述呼吸功能锻炼，患者精神胃纳好。随访2年，病情稳定，复发明显减少。

【按语】

慢性阻塞性肺气肿系指肺脏充气过度，终末细支气管远端部分，包括呼吸细支气管、肺泡管、肺泡束和肺泡膨胀或破裂的一种病理状态。阻塞性肺气肿常继发于慢性支气管炎、支气管哮喘和肺纤维化，尤以慢性支气管炎为最多见。本病发病缓慢，多见于中老年，常在冬季或气温骤变时症状加剧。因反复的发作使肺功能逐渐下降，最后常死于肺原性心脏病、呼吸衰竭、自发性气胸等并发症。本病西医治疗主要以抗感染、解除支气管痉挛为主，同时纠正酸碱失衡、呼吸衰竭等；在缓解期主张进行系统的康复治疗，延缓肺功能下降的速度，从而延长寿命。

本病属中医学的肺胀范围。其病名首见于《黄帝内经》，如《灵枢·胀论》篇说："肺胀者，虚满而喘嗽。"《灵枢·经脉》篇又说："肺手太阴之肺，……是动则病肺胀满膨膨而喘咳。"《金匮要略·肺痿肺痈咳嗽上气病》篇指出本病的主症为"咳而上气，此为肺胀。其人喘，目如脱状。"本病的发生，多因久病肺虚，痰浊潴留，复感外邪而诱发。病变首先在肺，继则影响脾、肾，后期及心。其病理因素主要为痰浊、水饮与血瘀互为影响，兼风同病。如一般早期以痰浊为主，渐而痰瘀并见，终至痰浊、血瘀、水饮错杂为患。本病为临床常见病、多发病之一。笔者从多年临床实践体会到，治疗本病必须掌握好各个不同时期的用药尺度，兼顾标本，并配合呼吸吐纳等身体锻炼、注意饮食起居的调摄等，才能有较好的远期疗效。本文所举的病例1，患者因感寒而诱发的咳喘，胸闷，痰多色白，纳呆，舌淡暗、苔白腻，脉弦滑等症状，是痰浊作怪最明显。痰浊久留，肺气郁滞，心脉失畅则血郁为瘀，故也是唇甲紫绀、舌边有瘀点等血瘀征象。治疗当以宣化为主，痰浊得化，肺气得宣，则咳喘自平。因此，用麻黄散寒宣肺平喘，配桂枝发汗解表，温经通阳；细辛温肺化饮；法夏燥湿化痰；苏子、杏仁降气止咳平喘；僵蚕、川足可熄风止痉，并走患通络，可解除支气管痉挛、活血、通脉；白芍、五味子敛肺滋肾，助桂枝、细辛等辛温宣散之品同用，对久咳肺虚有很好疗效；甘草止咳、缓急，缓和药性。全方合用药效快捷，症状迅速缓解。痰浊去后，则改以补肾、健脾、益肺为主，在用大量的补肾、健脾、补肺药的同时，不忘加以陈皮、紫苑、款冬花、法夏等化痰平喘药，以防滋补太过反生痰浊。此外，配合身体锻炼，这是笔者在多年临床实践中总结出的一套锻炼身体方法，对提高机体免疫力，及肺功能有很好的效果。病例2，患者也因受寒诱发，但其素为痰热之体，寒邪入里化热，表现有发热、痰黄稠、胸中满闷、口干、大便干、小便黄、舌红苔黄腻、脉弦滑数等一派痰热阻肺之象，故治疗以清热化痰为主，方用麻杏石甘汤加鱼腥草、栝蒌皮、竹茹等加强清化热痰之功；配枳壳行气宽中；川足、僵蚕同病例1一样，用来熄风止痉通络；且复诊痰黄、口干明显，故加花粉、陈皮养阴祛痰。至于后期的治疗，则大致也和病例1相同。此为遵循“治病求本”的原则。

本病是多种慢性肺系疾病后期转归而成，病程缠绵，经常反复发作，难于根治。如治疗不当，极易发生变端，出现喘脱危象。因此治疗应有侧重地分别选用扶正与祛邪的不同治法，在缓解期，则应以扶正为主，提高抗病能力，并重视原发病的治疗，尽量减少发作：在发作期，则应着重针对具体症状辨证施治。

肺　癌

病例1　黄某，男，48岁。初诊：1986年3月15日。

【病史】　患者半年前因慢性咳嗽，继而胸痛、咯血痰、气短、喘鸣低热，经某肿瘤医院检查诊为“周围型肺癌”，经西医放疗及化疗后病情有所控制，患者希望配合中药治疗，而来就诊。

来诊时症见：气急，面色青紫，咳嗽，胸痛，痰中有血，口干思饮，心烦不寐，便秘。

【检查】　舌紫暗、边有瘀斑、苔黄，脉弦涩。

【辨证】　气滞血瘀，痰阻气道。

【治法】　行气活血，化痰软坚。

【处方】　宣肺化瘀汤加减：

麻黄9克　丹参18克　地龙18克　鱼腥草30克　赤芍18克　川足3条　甘草10克　夏枯草30克　全虫10克　海藻18克　红花10克　牡蛎30克（先煎）　炒山甲10克（先煎），水煎服。

复诊：1986年3月22日。服药7剂后，气短、胸痛明显减轻，仍咳嗽、痰中有血丝、心烦、口干、便结、舌红、脉细数。此为瘀毒渐除。阴虚痰毒之象显露也。以养阴救肺汤疗之。

【处方】　沙参30克　生地18克　川足3条　麦冬18克　鱼腥草30克　玄参18克　川贝15克　全虫10

克　丹皮 12 克　甘草 10 克　夏枯草 30 克　瓜蒌 18 克，水煎服。

三诊：1986 年 3 月 29 日。服药 7 剂后咳嗽、胸痛减轻，口干、心烦已解，仍舌红、脉细数、痰有血丝。加强收敛止血之品。

【处方】　田七末 3 克（冲服）　玄参 18 克　麦冬 18 克　白芍 18 克　全虫 10 克　夏枯草 30 克　沙参 30 克　川足 2 条　鱼腥草 30 克　生地 20 克　川贝 15 克　草河车 30 克，水煎服。

四诊：1986 年 4 月 5 日。服 7 剂药后症状有改善，基本已无痰血出现。同时患者亦在肿瘤医院复检谓"肺肿瘤"消失。考虑到尚要长期中药调服，故以上方制成丸剂，每服 6 克，每天 3 次，嘱服药丸半年。

4 年后随访仍存活。

病例 2　张某，男，56 岁。初诊：1983 年 8 月 25 日。

【病史】　患者 1 年前因左上肺癌在某肿瘤医院行肺叶切除术。近 2 个月来气短乏力、动则气促而来就诊。

来诊时症见：咳嗽无力，痰少而粘，口干而不多次。

【检查】　面色㿠白，语声低微，形体消瘦，舌红，脉象细弱。

【辨证】　气阴两伤，痰热互结。

【治法】　益气养阴，化痰清热。

【处方】　生脉散加味：

党参 30 克　沙参 18 克　黄芪 18 克　麦冬 18 克　五味子 18 克　川贝 15 克　淮山 18 克　僵蚕 15 克　首乌 18 克　天花粉 15 克　全虫 10 克　鱼腥草 30 克，水煎服。

复诊：1983 年 9 月 27 日。经用上方加减治疗 1 个月，患者症状有所改善，精神好转、体力有恢复、痰咳俱减。考虑到慢性病一时汤药未能速达，故以上方研末水泛为丸长期服用。每次服 6 克，每天 3 次。

丸经调治8个月，5年后随访患者尚健在。

【按语】

原发性肺癌绝大多数发源于支气管，故又称“支气管肺癌”，是呼吸系统常见的癌肿之一。多见于40岁以上的男性，属于中医“咳嗽”、“胸痛”、“咯血”范围。西医学认为吸烟与肺癌的发生有一定的关系，已证明烟草内含有致癌物质。临床上肺癌细胞的病理形态，可分为鳞状上皮癌、腺癌和未分化癌。按其发生部位，可分为中心型（位置在肺门附近，发生在主支气管和肺叶支气管）和周围型（位置在肺的周围部分，发生在小支气管）。常经淋巴管或血行转移。

中医学认为，本病系因正气内虚，邪毒犯肺所致。本病的发生与脾、肝密切相关。脾虚生痰，痰凝化火，上乘于肺，耗气伤津，肝郁日久，气血瘀滞，瘀血与邪毒结于肺，阻滞气道而为病。中药治疗肺癌，能改善临床症状，增强抗病能力，减轻放疗与化疗反应。且部分中药尚有一定的抗癌作用，以提高疗效。

病例1，患者因放疗及化疗后瘀毒未清，瘀血与邪毒凝聚，结于肺脏，阻于气道，则气短、喘促、紫绀、胸部闷痛，肺失肃降则咳嗽不爽，热伤于肺络则痰中带血。治宜行气活血、化痰软坚为主，宣肺化瘀汤治之。方中的麻黄、甘草、鱼腥草、地龙宣肺化痰，丹参、赤芍、红花、全虫、川足活血化瘀，夏枯草、炒山甲、牡蛎、海藻软坚散结。服药7剂后瘀毒症状明显减轻，而咳嗽、痰血、心烦气短、舌红、脉细数等阴虚痰毒症状暴露，故药随症转，以养阴清热、化痰解毒为法，用养阴救肺汤主之。方中的沙参、麦冬、生地、玄参、丹皮养阴清热，川贝、瓜蒌化痰散结，鱼腥草、夏枯草、川足、甘草清热解毒抗癌。三诊症状减轻，但痰血未尽，加田七、白芍以收敛止血，后转以丸剂调理半年。经中西医结合治疗，收到较好的临床效果。病例2，患者为肺癌手术切除后元气大伤，而致气阴两亏，痰热互结未消，治以益气养阴、化痰清热为主，用生脉散合化痰解毒之品治之。方中的党参、沙参、黄芪、麦冬、五味子益气养阴，淮山健脾补中，首乌补血和阴，川贝、僵蚕化痰止咳，花粉、鱼腥草、全虫清热解毒。后以丸剂长期调服而获效。

胰腺囊肿

病例　李某，男，40岁。初诊：1988年3月6日。

【病史】 患者有嗜酒史8年，2天前因暴饮暴食，而突发性上腹部疼痛，掣引腰背；腹胀便秘，食欲不振，恶心呕吐；上腹部近剑突处可触到肿块，伴有低热。随后到中山医科大学第二附属医院检查，CT报告为“胰腺假性囊肿3×4cm大小”，血糖10.55mmol/L，血淀粉酶120单位（Winslow法），诊断为“胰腺假性囊肿”，并建议立即手术治疗，但患者要求保守治疗。近大便3天未解，腹胀痛而来诊。

【检查】 体温38℃，面色黄；上腹扪及鸡蛋大椭圆形肿块，表面光滑，不能移动，有囊性感，按痛；舌暗红、有瘀斑、苔白腻，脉弦滑。

【诊断】 积聚（胰腺假性囊肿）。

【辨证】 肝郁气滞，湿热积聚。

【治法】 舒肝理气，活血利湿，软坚消积。

【处方】 大黄18克　郁金18克　丹参30克　三棱15克　昆布30克　木香15克（后下）　莪术15克　川足2条　泽兰15克　柴胡18克　茵陈30克　羚羊骨18克（先煎），水煎服。

复诊：1988年3月8日。服药2剂后身热已退，上腹痛减轻，上腹积聚无变化，面黄转淡，大便每天1次，舌红、边有瘀点，脉弦数。初见有效。积聚无变化，攻坚散结药尚嫌不足。

【处方】 柴胡18克　川足2条　大黄10克　羚羊骨18克（先煎）　昆布30克　三棱15克　木香15克（后下）　茵陈30克　莪术15克　猫爪草18克　炒山甲18克（先煎），水煎服。

外治：上腹囊肿处外敷如意金黄散（注1）。每天1次（4小时）。

三诊：1988年3月11日。服药3剂和外治后，精神颇佳，面色较红润，大便每天1次，基本无上腹痛，腹胀减少，扪摸囊肿明显缩小。外敷处有少许皮肤过敏，以皮炎平霜（注2）涂之，继续外敷如意金黄散。因患者为中山市人，有事回家，遂以上方10

剂带回遵服。

四诊：1988 年 3 月 25 日。本院 B 超检查胰腺假性囊肿已消失，血糖、血淀粉酶检查均正常。以保和丸 2 合带回家调服之。

嘱患者以后要戒酒及忌暴饮暴食，随访 2 年未复发。

【按语】

胰腺囊肿分真性和假性两大类。后者较多见。真性胰腺囊肿发生在胰腺组织内，囊壁内层由胰腺上皮细胞组成；假性胰腺囊肿发生在胰腺组织外，是胰腺炎或外伤的并发症。本例患者属于后者，属于中医“积聚”的范围。假性胰腺囊肿一般体积较大，囊肿仅后壁与胰腺相连，囊壁其它部分可能为肝、胃、横结肠及其系膜。囊内容物为清晰浅褐色或淡绿色的碱性液体，内含蛋白质、血细胞、粘液素、胆固醇和坏死组织。囊肿可压迫胃肠道，使其移位，可穿透肠壁，引起腹泻；可破入腹腔，并发腹膜炎。

中医认为本病多因情志郁怒，饮食失节，虫疾上扰或跌打损伤以致肝郁气滞而致。肝气不舒，脏腑失和，脉络阻膈，湿浊不化，与热邪相博，或跌打损伤，气滞血瘀，或胧管阻塞，湿热积聚，皆可形成痞块。

中医辨证治疗胰腺囊肿多能减轻症状。本文病例系因暴饮暴食，湿热蕴结，更兼酒湿伤肝，肝经湿滞，疏泄失职，瘀结内停，日久而成积聚之证。故患者出现黄疸、上腹痛扪及有形积聚囊肿、舌暗红有瘀斑、舌苔腻、脉弦滑等一派肝经湿热夹瘀症状。辨证施治以舒肝理气，活血利湿，软坚消积为法。方中的羚羊骨、柴胡、郁金、茵陈疏肝清热理气，木香理气止痛，故药后热退、疼痛减少；大黄、泽兰行血化瘀散结；三棱、莪术活血化瘀，攻坚散结。2 剂后有显效，但软坚散结之力不足，故加炒山甲、猫爪草、昆布。同时，配合外治，用如意金黄散外敷局部，亦起消肿散结之效。

注 1 如意金黄散组成：天花粉 48 克　白及 18 克　黄柏 48 克　大黄 48 克　苍术 18 克　姜黄 48 克　厚朴 18 克　甘草 18 克　陈皮 18 克　生南星 18 克

制作法：切片晒干，研细末，拌匀。

功效：清热解毒，消肿止痛。

用法：用水调成软膏状，外敷患处。

注 2 皮炎平霜为中国人民解放军第一军医大学附属医院制。

胰　腺　癌

病例 1　姚炳坤，男，49 岁。初诊：1988 年 6 月 13 日。

【病史】　患者以往有胃溃疡病史。曾因胃溃疡出血在某医院行胃1/2切除手术。今年2月始体重减轻5千克，3个月前自觉胃脘胀痛、食欲不振、嗳气，误以为胃病复发，服用多种中西药疗效不显，进食油腻食物后腹胀加重；1个月前突发上腹部剧痛，呈阵发性，恶心、呕吐清水、面目渐黄，急到某医院住院检查，症状逐渐加重，全身皆黄，双下肢浮肿无力，腹胀甚。经B超、CT、实验室等检查确诊为“胰腺癌”。经治疗后，上腹剧痛不能平卧、皮肤瘙痒、纳呆、便秘、溲黄等而来诊。

【检查】　一般情况较差，痛苦呻吟，神清，全身俱黄，消瘦，头发稀疏，腹前膨隆，腹水征；肝肋下2.5cm，边界清，质硬，压痛（+），表面不平；左上腹部可触及一个6×5cm肿块，边界欠清，质中，表面不平，压痛（+）；双下肢浮肿（+++），舌红绛、边有瘀点、苔黄腻少泽，脉弦数。

【辨证】　湿热蕴结中焦，气血凝结成毒。

【治法】　清热利湿，行气活血，解毒通络。

【处方】　枳实18克　土茵陈30克　鸡骨草30克　大黄18克（后下）　枝花头18克　郁金18克　素馨针15克　白花蛇舌草30克，水煎服。

另服熊珠丹（见肝癥瘕156页）每次3粒，每天3次。

外治：在肿块处取四点，行丹火透热疗法的丹座、丹药片疗法（见34页），每天1次。

复诊：1988年6月16日。服药3剂和外治后病情好转。当患者服第1剂药时饮入即吐，遂嘱家人给患者咀嚼生姜2片后缓慢将药液饮下，未吐。服后2剂药时已无呕吐，大便每天2～3次、略溏、秽臭，上腹部剧痛缓解，双下肢浮肿减，能进粥水，黄腻苔稍减，脉弦滑。

【处方】　鸡骨草30克　枳实18克　三棱18克　莪术18克　素馨针18克　龙葵30克　白花蛇舌草30克　山慈姑18克　土茵陈30克　大黄15克（后下）　天然牛黄0.3克（冲服）　七叶莲全草18克，水煎服。

外治同上。

三诊：1988年6月29日。服药13剂后，全身黄疸已明显消退，皮肤瘙痒减轻，胃纳可，仅上腹部隐痛，大便每天1～2次，小便黄，舌暗红、苔黄，脉弦。上方去大黄、七叶莲全草，加广木香18克（后下）、川足4条、土狗干15克。续服20剂。

外治同上。

四诊：1988年7月20日。一般情况尚可，消瘦，表情自如，全身黄疸已退，双下肢浮肿消失，胃纳可，二便调，腹平；上腹部略胀，无疼痛，肝肋下0.8cm，质中，无压痛；右上腹可触及3×2cm肿块，轻压痛，边界清，质中；移动性浊音（—），舌暗红、苔白，脉弦；肝功能检查，黄疸指数正常。按上方不变再服30剂。

五诊：1988年8月20日。自诉无不适，精神、胃纳可，有时食后少许腹胀，舌脉如上，病情已明显好转，继服上方30剂以巩固疗效。

六诊：1988年9月20日。无明显自觉不适，再服药20剂后停药。

经B超、CT等复查示癌肿已稳定。嘱今后需定期复查，并间断服用中药，2年内未见症状反复。

病例2 蓝×，男，54岁。初诊：1979年9月16日。

【病史】 患者平素嗜酒，经常酒醉不省。2个月前，突发腹部胀痛、胸翳、恶心、呕吐、大便秘结，在当地医院以“胃炎”治疗不效。腹痛日增，人渐消瘦，面目俱黄，遂在当地人民医院住院检查，经B超、CT等检查诊为“胰腺癌”，未经系统治疗。

来诊时症见：上腹部胀痛阵发性加重，纳呆，恶心作呕，乏力，口苦，大便不爽，小便黄。

【检查】 神清，形体消瘦，痛苦面容，巩膜黄染，心肺（—），肝肋下1.5cm，脾肋下2cm；上腹部偏左可触及肿块约4×6cm，边缘不清，质中，压痛（+）；移动性浊音（—），双下肢浮肿（±），舌红绛、边有瘀点、苔黄腻，脉弦滑。

【辨证】 湿热积聚，蕴结成毒。

【治法】 清热利湿，解毒散结。

【处方】 大黄15克（后下） 土茵陈30克 白花蛇舌草30克 泽泻30克 七叶莲全草18克 山慈姑18克 鸡骨草30克 天然牛黄0.3克（冲服） 素馨针15克 土狗干12克 川足4条 枳实18克，水煎服。

复诊：1979年9月20日。服药后症状略减。大便日2～3次、量多，舌脉无特殊变化。效不更方，按上方继服20剂，同时服熊珠丹，每天3次，每次3粒。

外治同病例1。

三诊：1979年10月10日。精神、胃纳明显好转，恶心作呕、腹痛等症亦明显好转，上腹部转为隐痛作胀，以食后尤甚，大便日1～2次，小便黄，舌暗红、苔白，脉弦。

【处方】 广木香18克（后下） 枳壳18克 茵陈30克泽泻30克 土狗干12克 素馨针15克 川足4条 山慈姑18克 天然牛黄0.3克（冲服） 白花蛇舌草30克 云苓30克 半枝莲30克，水煎服。

外治同前。

四诊：1979年11月1日。服药20剂后全身皮肤粘膜无黄染，上腹部肿块变软变小，肝脾肋下未扪及，双下肢无浮肿，上腹部仍有隐痛，食后腹胀，舌暗红、苔白、脉弦。上两法治疗不变。

五诊：1979年11月16日。腹无痛，余无不适，仅食后腹胀。经当地人民医院复查认为病情已基本控制，不需化疗或手术。患者再坚持服中药1个月后停药。2年后，患者因病情复发，并肝转移，于1982年底病逝。

【按语】

胰腺癌属中医癥瘕、积聚范畴，以腹内结块，或胀或痛为主症。聚与瘕为同类，指无形，聚散无常，痛无定处，病变较轻，属气分，为腑病；积与癥是有形，固定不移，痛有定处，病变较重，乃在脏病。临床常合而为论，本文病例均应属后者。积聚的发生，多因情志郁结、饮食所伤、寒邪外袭及病后体虚等病经久不愈，致肝脾受损，脏腑失和，气机阻滞，瘀血内停，或痰湿凝滞，郁而化火成毒等皆可成。故《景岳全书·积聚》篇说：“积聚之病，凡饮食、血气、风寒之属皆能致之。”本文所载两例中，病例1，患者长期有胃病，曾行胃1/2切除；病例2，患者嗜酒贪杯。两者均符合上述的发病原因。病例1手术之后，正气本虚，或病例2饮食不节，皆可损伤脾胃，运化失职，气机阻滞，致痰湿、气血互结成块，化火成毒，乃出现腹胀腹痛、浮肿、黄疸、纳呆、便秘等症状；又久病必虚，正气日渐受损，又出现消瘦、乏力、水谷不进。如治疗不当，终致正虚邪实，阴阳离决而亡。笔者在多年临床中体会到，对本病的治疗虽然棘手，然而只要把握好病情发展各个阶段的治疗重点，掌握分寸，疗效则较为满意。如在发病初期，邪气虽盛，但正气未虚，可针对病因以清利清泻为主，故用大黄、枳实荡涤积热，行气通腑；配合土茵陈、鸡骨草、白花蛇舌草、七叶莲全草等清热解毒利湿，便邪去方可使各脏腑恢复原有功能；因本病多有气血瘀滞，故亦用素馨针、郁金、三棱、莪术等行气活血祛瘀。服药后疼痛稍缓解后，需配合天然牛黄解脏腑之毒。经一个阶段治疗后，可去峻猛之大黄、枳实等，改用枳壳、木香、川足、土狗干等行气活血；同时可以云苓、白术等健脾扶正。并配合熊珠丹解毒止痛，局部丹火透热以解毒散结。此处值得注意的是，本病日积月累，攻伐之品，亦当有渐，过于扶正，而正伤则邪反固。更不可看到患者身体虚弱，不能饮食而妄进补剂，正如《张氏医通·积聚》云：“若夫大积大聚，不搜而逐之，日进补养，无益也。审知何经受病，何物成积，见之既确，发直入之岳以讨之，何患其不愈。”此外，对本病的治疗更应彻底，不可初见成效就掉以轻心，使余邪未清，稽留体内，他日再发，则更难治疗了。病例2就是一个很好的说明。虽与患者的体质、遗传及其它因素有关外，未能坚持复查、服药，亦是一个重要因素。在西医学本病尚属不治之症，至今尚无重大突破。笔者认为运用中医辨证论治的理论治疗本病，对缓解临床症状、延长患者寿命有一定作用。但这仅是在临床进行一些探讨，小有成效，谨供同行参考。

急性肾小球肾炎

病例1　张××，女，15岁。初诊：1990年2月2日。

【病史】　患者1个月前因咽痛、发热、恶寒，在某医院诊为“急性化脓性扁桃体炎”，经抗炎对症治疗后好转。1周前出现发热寒战、恶心呕吐，2天后面目浮肿，继而全身浮肿，乏力、头晕、尿少、腰痛，在广州某医院检查后诊为“急性肾小球肾炎”，经抗炎对症治疗后症状缓解。为进一步诊治、今来就诊。

来诊时症见：乏力，口干，纳差，恶心作呕，腰酸痛，大便干，尿量约1000ml/日。

【检查】 体温38.2℃，血压18/12kPa，面目及双下肢浮肿，舌至干苔黄，脉细数。

尿常规：细细胞（+++）、蛋白（+++）、颗粒管型（+）；血沉70mm/h；抗“O”500单位；血尿素氮9mmol/L、肌酐194μmol/L。

【辨证】 阴虚湿热。

【治法】 养阴清热，利水。

【处方】 生地30克　玄参15克　云苓30克　泽泻30克　猪苓18克　土狗干12克　车前子15克　白茅根30克　薏苡仁18克　牡丹皮15克　大黄15克（后下）崩大碗30克，水煎服。

复诊：1990年2月6日。服药3剂后水肿略消，胃纳稍好，口干、腰痛减轻，无恶心作呕，大便每天2～3次，尿量每天约1500ml。舌脉如上。检查体温37℃，血压16/10kPa。尿常规：红细胞（++），蛋白（+++）。上方去大黄，加枳壳15克，继服7剂。

三诊：1990年2月13日。双下肢微肿，纳可，余无不适，大便每天1～2次，尿量每天约2000ml，舌红苔白，脉细略数。检查体温36.7℃，血压14/10kPa。尿常规：红细胞（+），蛋白（±）。守上方加淮山18克，继服7剂。

四诊：1990年2月21日。症状好转，无浮肿，二便调。两次复查尿常规：红细胞（—），蛋白（—）。继服上方7剂后停药。

五诊：1992年3月15日。1个月前因咽痛、发热，致病情再次复发加重，尿少，面目浮肿，舌红苔黄，脉弦细数。检查血压18/10.6kPa；血常规：白细胞计数$10\times10^9/L$，中性0.86，淋巴0.14；尿常规：红细胞（＋＋＋），白细胞（＋），蛋白（＋＋＋）；肾功能正常。辨证同上，仍用前方加减，共服40余剂，症状好转，检查尿常规恢复正常，继续全休，每月复查，一年未见复发。

病例2 张××，男，42岁。初诊：1990年7月10日。

【病史】 患者头身多发性疖疮交替发作已2个月之久，用中西药不效。3周前发热，头身生疖疮溃烂，7天前起头面部浮肿，渐至腹胀，双下肢浮肿，尿赤，尿少，乏力，咽痛，头痛，口干，纳差，尿量每天约1000ml、色黄赤，大便干。

【检查】 体温39℃，血压20/12kPa，神清，精神不振，颜面浮肿，咽充血，扁桃体不大，心肺（－），腹平软，肝脾肋下未扪及，移动性浊音（－），双肾区叩击痛（＋），双下肢浮肿（＋＋＋）。舌红苔黄，脉弦数。

血常规：血沉100mm/h；抗“O”500单位；尿常规：红细胞（＋＋），蛋白（＋＋＋），白细胞（＋）；血尿素氮6mmol/L、肌酐104μmol/L。

【辨证】 湿毒侵淫。

【治法】 清热利湿，凉血解毒。

【处方】 牡丹皮15克　小蓟15克　益母草15克　土狗干12克　白茅根30克　车前子12克　白花蛇舌草15克　崩大碗30克　连翘15克　泽泻30克　大黄18克（后下），水煎服。

复诊：1990年7月27日。服药7剂后无发热、头痛、咽痛，头面、双下肢浮肿明显减轻；仍觉乏力，口干，纳差，尿量每天约1500～1800ml，大便干，舌脉如上；血压16/10kPa，双肾叩击痛（－），双下肢浮肿（＋）；尿常规：红细胞（＋），蛋白（＋＋）。上方加生地30克，以防利水太过伤阴。取穴肾俞（双）、命门，配合丹火透热疗法（见34页），每天1次。

三诊：1990年8月4日。又服药7剂，浮肿已消，精神好转，口不渴，胃纳一般，二便调，舌边苔白，脉弦；血压14/10kPa；尿常规：红细胞（+），蛋白（±）。

【处方】 生地30克 云苓18克 牡丹皮15克 益母草15克 土狗干12克 白茅根30克 连翘15克 泽泻30克 川足2条 崩大碗30克 淮山30克，水煎服。

外治：取病灶周围四点，行丹火透热疗法的丹座、丹药片疗法（见34页），每天1次。

四诊：1990年8月11日。服药7剂和外治后无浮肿，精神尚可，胃纳可，二便调，舌红苔白，脉细弦；血压14/8kPa；尿常规：红细胞（—）、蛋白（±）。上方去连翘、崩大碗，加黄芪18克、枳壳15克，继服14剂，继用丹火透热疗法。

五诊：1990年8月25日。无不适，近日工作较劳累，查尿蛋白（++）。

嘱注意休息，继用上方20剂。后复查2次尿常规均正常，遂停用上方，改服本院自制肾康冲剂（由黄芪、云苓、赤小豆、薏苡仁、枳壳等制成），每天服2次，每次1包，共服3个月。多次复查小便常规未再发现异常，停药后恢复正常工作，随访1年未再复发。

【按语】

急性肾小球肾炎是泌尿系统常见病、多发病之一。目前认为其发病机理为感染后的免疫反应引起者占多数，临床又分链球菌感染引起及非链球菌感染引起两种。本文所述两例均属前者，临床表现主要有：发病前1～3周常有上呼吸道炎症如咽喉炎、扁桃体炎及皮肤感染等链球菌感染史，然后突然起病，以浮肿、血尿为多见，可伴发热、头痛、恶心、气促、腰酸腰痛、厌食、疲乏及不同程度的高血压、浮肿时尿量减少、血尿、蛋白尿等，肾功能可受损害。西医治疗主要是休息，给予低蛋白、低盐饮食，限制水分，及进控制感染，对症治疗等，如治疗及时得当，大部分可在短时间内恢复，而部分患者镜下血尿及蛋白尿可持续较长时间，并可继续发展造成肾功能不全。笔者治疗过数十例本病患者，运用中医辨证论治，内外合治，效果较为满意，兹介绍两例仅供参考。

本病初起，以水肿为主症，属中医水肿范围。在《黄帝内经》中称为

"水"，并据不同症状分为风水、石水等。《灵枢·水胀》篇对其症状作了详细描述，如"水始起也，目窠上微肿，如新卧起之状，其颈脉动，时咳，阴股间寒，足胫肿，腹乃大，其水已成矣。以手按其腹，随手而起，如裹水之状，此其候也。"《丹溪心法·水肿》将本病分为阴水、阳水两大类，延用至今。本病的病因病机可概括为风、湿（水湿、湿毒、湿热）、饮食、劳伤。风伤肺；湿伤脾，饮食亦伤脾；劳伤肾，导致肺失通调。脾失转输，肾失开合，终至膀胱气化无权，三焦水道失司，水液停聚，泛滥肌肤，而成水肿。凡感受风邪、水气、湿毒、湿热诸邪，见表、热、实证者，我按阳水论治；凡饮食劳倦、房劳过度、损伤正气，见里、虚、寒证者，多从阴水论治。本文所介绍两个病例均为阳水。病例1，患者症见水肿、口干、恶心作呕、纳差、大便干、小便不利等，为湿热内困，且有伤阴的表现；病例2，患者则先有疖疮，溃烂流水，然后出现发热、水肿、腹胀、尿短赤、咽痛、头痛、口干、纳差等症，为湿毒侵淫之象。故治疗时，病例1以清热利水为主。而湿热久羁，亦可化燥伤阴，出现水肿与伤阴并见之象，一则水湿潴留而水肿，一则津伤而口咽干燥、大便干结。因此治疗时要兼顾滋阴，故在用大量清热利水药的同时，以生地、白茅根养阴生津，以防利水更伤阴，共奏滋阴清热利水之功。病例2，患者感染湿毒之邪引起疖疮，因未能及时治疗而导致发生本病。湿热毒邪炽盛，初诊以牡丹皮、小蓟、白茅根凉血止血；白花蛇舌草、崩大腕、连翘等清热解毒；土狗干、车前子、泽泻清热利水，土狗干尚有很强的活血利水作用，与益母草相伍，可防止血留瘀，又加强利水作用；大黄兼有清热、解毒、利水之功。复诊，水肿虽消，患者仍觉口干、大便干。此因利水太过，伤阴之故。加一味生地配合白茅根养阴凉血清热。湿毒之邪已去后，则改以健脾、补肾治本为主，逐渐减少清热解毒药，加用云苓、淮山、黄芪、枳壳等，加强扶正之功。这里值得注意的是，一部分患者的蛋白尿、镜下血尿可持续很长一段时间，极易反复。这是病后体虚，脾肾不足的缘故，万万不可大意，不能只看1～2次检查结果正常便冒然停药，而需坚持治疗一段时间，定期复查。本院的肾康冲剂对此疗效颇为满意。方中的黄芪为补气诸药之最，《本草求真》谓黄芪又能补肾，薏苡仁渗湿消肿，云苓健脾补气，枳壳行气利水，防止黄芪补气引起气机壅滞，赤小豆利水除湿。全方可扶正去邪，巩固疗效，且服用方便，对本病后期调治有重要作用。

隐匿性肾炎

病例1 刘××，女，26岁。初诊：1989年2月18日。

【病史】 患者既往体健，近2年来月经前腰酸、乏力，行经期延长。一向正常工作、生活。1987年底单位体检时发现尿蛋白（++）、红细胞（+）、颗粒管型（+），经某医院诊为“隐匿性肾炎”，曾用抗生素、激素等治疗，病时好时坏。近日因感冒胃纳欠佳，乏力，口淡不渴，尿浊起泡沫，大便时溏。

【检查】 面色苍白，神疲，双下肢无明显水肿，舌淡胖、边有齿痕、苔白腻，脉沉弱。

血常规：白细胞计数7×19^9/L，中性0.68，淋巴0.32，红细胞3.2×10^{12}/L，血红蛋白90g/L；血小板计数130×10^9/L；血沉28mm/h；抗“O”500单位；血尿素氮6mmol/L，肌酐134μmol/L，总蛋白70g/L。白蛋白45g/L，球蛋白30g/L，A/G：1.5/1。尿常规：尿蛋白（++），红细胞（+），颗粒管型（+）。

【辨证】 脾肾两虚，湿浊内停。

【治法】 益气健脾，补肾化湿。

【处方】 黄芪30克 白术18克 云苓18克 熟地18克 薏苡仁30克 赤小豆30克 土狗干10克 淮山18克 崩大碗18克 黑大豆30克 灵芝菌18克，水煎服。

复诊：1990年2月26日。服药7剂后精神好，小便起泡减少，大便正常，舌脉无特殊变化。查尿蛋白（+）、红细胞（+）。仍按上方服7剂。

三诊：1990年3月5日。经行伴少许腰酸、余无特殊。查尿蛋白（+）、红细胞（+++）。上方加丹参、益母草各15克，7剂。

四诊：1990年3月14日。月经净后无不适，精神胃好，舌淡红、边有齿痕、苔白，脉沉细。尿蛋白（—），红细胞（—）；血沉12mm/h；血红细胞4.0×10^{10}/L，血红蛋白110g/L。

按上方加减共服60剂，复查4次小便均无红细胞及蛋白。嘱服本院制消蛋白粥（注）2个月，复查半年未再复发。

病例2 李××，男，20岁。初诊：1990年6月13日。

【病史】 患者3年来经常咽干刺痛。3个月前因咽痛咳嗽，到医院就诊检查，发现尿蛋白（++）、红细胞（++）、颗粒管型（+），血白细胞计数12×10^9/L、中性0.78、淋巴0.22，诊为“上呼吸道感染，隐匿性肾炎”。经抗炎、对症及激素治疗后症状好转，但持续有镜下血尿及蛋白尿，现每天服用强的松10mg维持，病情时好时坏。口干咽燥，眠差，小便赤，大便干。

【检查】 血压16/9.6kPa，面色晦暗，精神差，舌红苔少，脉细数。

血常规：白细胞计数6.8×10^9/L，中性0.75，淋巴0.24，嗜酸性0.11；血沉20mm/h；尿常规：蛋白（++），红细胞（+++）。

【辨证】 肾阴不足，湿热蕴阻。

【治法】 滋阴补肾，清热化湿。

【处方】 自拟滋肾化湿汤：

熟地24克　山萸肉15克　崩大碗24克　泽泻15克

云苓18克　露蜂房18克　牡丹皮12克　女贞子15克

川萆薢24克，水煎服。

另嘱服土狗虫汤配合治疗：土狗干12克　沙虫干60克　水龟250～350克。煲汤服食，每周2～3次。

复诊：1990年6月29日。服药14剂后诸症好转，眠安，二便调，舌红苔少，脉细略数。查尿蛋白（±），红细胞（+）。上方加黄芪18克、薏苡仁18克。

三诊：1990年7月14日。服14剂后查尿蛋白（±），红细胞（—）。嘱按上方继续服用。

服上方共50剂后，查尿蛋白（—）、红细胞（—）。改服六味地黄丸每天2次，每次9克，及常服土狗虫汤3个月。多次复查尿常规均阴性，随访2年未复发。

病例3 张××，女，32岁。初诊：1991年3月12日。

【病史】 患者近1年来行经时腰酸痛，小腹坠胀疼痛。1990

年10月因停经2个月，经某医院检查发现尿蛋白（+++），经进一步检查后诊为“隐匿性肾炎”，服药治疗至今未能根治，而来诊。

【检查】 血压16.6/10kPa，面色晦暗，耳后黧黑，唇色紫暗，舌暗、边有瘀点、苔白腻，脉细涩。

血常规：白细胞计数$7\times10^9/L$，中性0.68，淋巴0.32；血小板计数$14\times10^9/L$；血尿素氮7mmol/L，肌酐110μmol/L，二氧化碳结合力30mmol/L。

【辨证】 脾肾不足，湿瘀互结。

【治法】 补肾健脾，祛瘀化湿。

【处方】 自拟补肾化瘀汤加减：

黄芪24克　丹参18克　崩大碗25克　赤小豆30克

川红花12克　铁树根15克　牡丹皮12克　云苓18克

熟地24克　土狗干12克，水煎服。

另服消蛋白粥，每天2次，每次1包冲服。

复诊：1991年3月20日。服药7剂后面色晦暗、耳后黧黑等减轻，舌暗、边有瘀点、苔白，脉弦细。查尿蛋白（+）。按上方去崩大蜿，加菟丝子15克，连服30剂；继服消蛋白粥。

三诊：1991年4月21日。面色红润，舌红苔白，脉弦细。查尿常规阴性。

继服上方及消蛋白粥2个月，复查尿常规共6次均正常，随访1年未见复发。

【按语】

隐匿性肾炎以无症状的镜检血尿、蛋白尿、管型尿为特点。这类病人可毫无症状或稍有乏力，多在体检时无意中发现。本病的病程可迁延多年，多数预后良好，但也有发展为肾功能不全的。临床常见三种情况：(1) 反复发作性血尿；(2) 单纯性蛋白尿；(3) 亦有少量蛋白尿或少量红细胞尿。笔者曾治疗本病20余例，根据临床观察认为，气阴两虚，尤以肾气虚是本病反复发作之关键，为本病之本；湿热瘀滞互结，留滞于下焦为本病缠绵难愈之主要原因，为本病之标。本虚标实，邪正相争，正胜时病情好转，邪胜时病情加重，相互影响。正虚邪实，邪更伤正，虚实错杂，循环往复，使本病治疗起来颇为棘手。临床上虽无明显的自觉症状，但可以从面色、口唇、二便情况及实验室检查等不难作出分析判断。

本文中的病例1，患者有乏力，口淡不渴，尿浊起泡沫，大便时溏，舌淡胖、边有齿痕、苔白腻，脉沉弱，是为脾肾两虚、湿浊内停之证，故治疗着重益气健脾补肾以固其本。药用黄芪、白术、云苓益气健脾，熟地、淮山补益肾气，薏苡仁、赤小豆祛湿化浊，黑大豆、土狗干利水渗湿，灵芝菌、崩大碗甘寒利水。病例2，患者面色红赤，口干咽燥，眠差多梦，溲黄便干，舌红苔少，脉细数，为肾阴不足、湿热蕴阻之象。阴虚与湿热并见，因此治则应滋阴补肾与分利湿热并重，方中的熟地、山萸肉、女贞子滋阴补肾，川萆薢、泽泻、云苓、崩大碗、牡丹皮、露峰房等均可凉血清热化湿；土狗虫汤的功效亦是滋阴活血、利水。治疗后期改服六味地黄丸滋补肾阴，巩固疗效。病例3，患者的血瘀之象较明显，故治疗时除补肾健脾化湿外，尚加入丹参、川红花等活血化瘀之品。

以上3例治疗各有侧重，但都需坚持长期治疗，反复检查小便正常后方可停药，停药后还要定期复查，防止复发。本病的血尿属阳气虚，气不摄血者甚少。现代药理研究认为，助阴益气药多有促进免疫作用，并可助长内热，导致感染病灶活动，如用之不当，可加重血尿。而清热解毒、活血化瘀之品，有控制感染、抑制免疫的作用。此外，养阴药可解毒和延长机体寿命，亦有利于控制感染的作用。这些给我们临床用药提供了科学的依据。

注 消蛋白粥方组成：黄芪30克 薏苡仁30克 芡实30克 赤小豆30克 大米30克

煎煮法：上药用1500ml水，煮成粥。

功效：健脾祛湿，利水消肿。

用法：早、午、晚各服1次，每次2碗。

适应证．水肿、急慢性肾炎。

肾病综合征

病例1 许××，男，17岁。初诊：1989年10月10日。

【病史】 患者平素体健，1986年11月因全身起脓疱疮、咽痛、发热，在某医院诊为“多发性脓疱疮、急性扁桃体炎”。经治疗后症状缓解。1周后出现少尿、面部及双下肢浮肿、腹胀、疲乏，经住院做血、尿常规及血生化、B超、肾功能等检查，诊为“肾病综合征Ⅰ型”，常用强的松等治疗后，症状逐渐好转出院。出院时服强的松50mg，每天1次。每因劳累、感冒、减药量时症状反复，为进一步诊治而来就诊。

来诊时症见：神疲乏力，头痛，胃纳差，口干不欲饮，腰酸，尿量每天1600～1800ml，大便每天1次。

【检查】 血压20/12kPa，面色青白，面目、双下肢微肿，舌淡红、苔白干，脉细滑略数。

血常规：白细胞计数6.8×10^9/L，中性6.8%，淋巴3.2%，血红蛋白90g/L；尿常规：蛋白（+++），红细胞（++），白细胞（+），颗粒管型（+）；血清蛋白电泳：白蛋白0.28，α_1球蛋白0.1，α_2球蛋白0.32，β球蛋白0.18，γ球蛋白0.18，A/G0.38：1；总胆固醇9.84mmol/L；抗“O”500单位；血沉110 mm/h；血尿素氮6mmol/L，肌酐104μmol/L。

【辨证】 肝肾阴虚，湿邪困脾。

【治法】 滋阴清热，健脾利尿。

【处方】 生地30克　玄参30克　崩大碗30克　牡丹皮15克　萹蓄15克　白术15克　云苓18克　木香15克（后下）　枳壳15克　木通18克　甘草10克　土狗干12克，水煎服。

复诊：1989年10月17日。服药7剂后，浮肿减轻，精神、胃纳稍好，舌脉如上。效不更方，守上方7剂。

三诊：1989年10月25日。无浮肿，精神、胃纳好，少许腰酸，尿量每天约2000ml，大便每天1～2次，舌淡红、苔薄白，脉细滑。现还服强的松15mg，每天1次。

【处方】 黄芪30克　白术15克　云苓18克　枳壳15克　生地18克　山萸肉15克　泽泻30克　土狗干12克　女贞子15克　益母草30克，水煎服。

四诊：1989年11月2日。服药7剂后已无不适，舌脉同上。查尿蛋白（+），红细胞（±）。

守上方继服30剂，强的松减至5mg，每天1次，查两次尿蛋白（—），红细胞（—）。其它检查正常，自觉无不适。嘱再服上方15剂，停强的松，症状未见反复。随访1年未复发。

病例2 某××，女，39岁。初诊：1991年1月2日。

【病史】 患者于3年前因全身浮肿、心悸、尿少在某医院检查诊为“肾病综合征Ⅱ型”，经用激素、免疲抑制剂及利尿剂等治疗，症状缓解不明显。因无法忍受西药副作用而来求诊。

来诊时症见：心悸，气短，头晕目眩，疲乏，腰酸，口淡，胃寒肢冷，腹胀便溏，行经量少。

现服强的松25mg，每天1次。

【检查】 血压24/13kPa，全身浮肿，舌暗淡、苔白，脉沉。

尿常规：尿蛋白（+++），红细胞（+）；总蛋白50g/L，白蛋白30g/L，球蛋白20g/L，A/G：1.5∶1；总胆固醇11.46mmol/L，甘油三酯2.2mmol/L。

【辨证】 脾肾阳虚，湿浊不化。

【治法】 温补脾肾，化浊利湿。

【处方】 熟附子18克（先煎） 黄芪30克 白术15克云苓18克 人参10克（先煎） 炙甘草12克 枳壳15克 薏苡仁30克 桂枝9克 川足2条，水煎服。

复诊：1991年1月10日。服药7剂后，浮肿、心悸、气促、头晕目眩、畏寒等症明显减轻，仍乏力、腰酸、口淡、胃纳欠佳，尿量每天1500ml，大便略溏，舌脉如上，血压20/12kPa。尿蛋白（++），红细胞（+）。

效不更方，继服上方14剂。强的松改20mg，每天1次。

三诊：1991年1月24日。浮肿、心悸气促、头晕目眩、畏寒消失，精神、胃纳好，时有腰酸、口干，大便每天1次，舌暗红、苔白，脉细弦。

上方加麦冬18克、五味子10克以敛阴，防止辛热伤阴；加丹参30克活血化瘀通经，14剂。1月17日起自改强的松5mg，每天1次，嘱再减5mg。

四诊：1991年2月3日。无特殊不适，血压18/10kPa。尿蛋白（±），红细胞（—）。

守上方继服30剂，停用强的松。3次复查尿常规正常；血三脂、总蛋白、A/G等恢复正常；血压16～18/10～12kPa。患者自服15剂后恢复正常工作。至今1年多每月复查1次，均正常。

【按语】

笔者在肾病专科治疗本病15例，兹介绍2例。肾病综合征与机体免疫功能异常有关，以浮肿、大量蛋白尿、高血压、高脂血症、低蛋白血症为其临床特点。中医学根据临床表现的不同，以水肿为主者，归为水肿；以倦怠无力、心悸等气血亏虚症候为主者，归为虚劳；以腰痛为主者，归为腰痛。而以水肿为多见。

对于本病的治疗，近来因强的松及免疫抑制剂的联合应用，疗效大大提高，但因其副作用较大，患者往往不能坚持。笔者采用中西医结合方法，在辨证分型基础上，标本兼顾，对缓解病情，减轻西药副作用，防止复发很有裨益。

笔者在临床中将本病分为脾肾阳虚、肝肾阴虚、脾肾气虚三型。不论哪型，均有湿浊内困之标。病程长久者，尚有瘀阻脉络。因此治疗上以补—清—利三法为主，随治兼症。本病患者绝大多数有大量蛋白尿、低蛋白血症，表现出正气受损的症候。同时长期服用激素者，临床多有阴虚阳亢表现，如头痛、失眠、多梦等，故治疗时应增加滋阴药。

病例1，患者为肾病综合征Ⅰ型，中医辨证属肝肾阴虚，湿邪困脾。方中的生地、玄参、牡丹皮、崩大碗滋阴清热，白术、云苓健脾化湿，萹蓄、木通配合枳壳、木香行气利水。三诊时，浮肿已消，尿量增多，故以生地、山萸肉、女贞子补肝肾之阴，黄芪、云苓、白术健脾益气，土狗干、益母草活血利水，泽泻、枳壳行气利水，同时逐渐减少强的松用量。服50余剂后病愈。在逐渐停用强的松过程中，亦可加少量助阳药如淫羊藿、巴戟等以防症状反跳。

病例2，患者以浮肿、心悸、气促、头晕目眩、畏寒肢冷、腹胀便溏等为主。中医辨证属脾肾阳虚、湿浊不化。治疗以温补脾肾、化湿泄浊为主。方中的熟附子、桂枝温阳散寒利水；人参、黄芪、茯苓、白术、炙甘草合用，大补脾肾之气；因阳气同属，紧密相联，同时用薏苡仁、枳壳行气化湿；川足通络走窜，更助药力。服后阳虚症状明显改善，但出现口干、舌暗红等伤阴之象，故又加用五味子、麦冬等敛阴，与人参合用，又有生脉散之意；并加用丹参等活血化瘀通络，收到很好疗效。

本病的病程长久，易反复，治疗时医者、病者都要耐心细致，医患配合。同时病者要注意休息，忌辛燥、油腻、生冷及烟、酒等。笔者治疗本病的体会：中西医结合治疗，是提高疗效的重要一环。

闭合性肾损伤

病例1 陈鉴雄，男，29岁。初诊：1986年6月18日。

【病史】 患者右腰部跌伤，伴发热、血尿5天。于1986年6月13日晚7时许粉刷墙壁时，不慎从3米左右高处跌下。当时无昏迷，但感右腰部疼痛难忍，进行性加重，并出现血尿。晚上10时在本市某医院急诊。检查：体温38.2℃，血压17.3/10.6kPa，心率110次/min；双瞳孔等大等圆，对光反射存在；胸廓形状正常，胸部挤压试验（+）；右腰部明显隆起、压痛（+）；血常规：血红蛋白120g/L、白细胞计数9×10^{9}/L，出血时间30秒，凝血时间1分钟；尿常规：色红，红细胞（+++）。临床诊断“闭合性右肾损伤”。入院后予抗感染及止血等对症治疗，5天后复查尿常规：色红、红细胞（+++），白细胞（+）。因治疗症状无好转，故来诊治。

来诊时症见：右腰疼痛，发热，血尿。

【检查】 体温38.8℃，表情痛苦，舌红绛（根部色紫）、苔微黄厚腻，脉弦数而涩。

【辨证】 气滞血瘀。

【治法】 凉血止血，行气利水，散瘀止痛。

【处方】 丹皮12克　生地18克　藕节12克　车前子12克　延胡索12克　香附10克　红花6克　三七末2克（另吞）　白及10克　阿胶10克（烊服）　赤芍12克，水煎服。

复诊：1986年6月21日。服药3剂，诸症悉减。复查尿常规：色淡黄，红细胞（+），白细胞少量。但仍发热（体温37.9℃），右腰部微痛。原方加鲜茅根30克、地龙12克。

三诊：1986年6月25日。服药4剂，热退，腰痛止，尿清，舌紫消失、苔薄白，脉沉缓。拟前方继续治疗，以巩固疗效。

四诊：1986年6月28日。服药3剂，复查血、尿常规均正常。此后经多次来院复查尿常规，未发现异常。

病例2 杜伟明，男性，49岁。初诊：1980年10月7日。

【病史】 患者右腰部跌伤，血尿、发热7天。于1980年10月1日下午不慎从二楼跌倒，当时昏迷约3分钟，醒后觉右腰部疼痛难忍，到本市某医院急诊。检查：体温37.9℃，血压17.3/11.7kPa，脉搏90次/min，神清，双瞳孔等大等圆，对光反射存在；胸廓、心、肺（—），腹软，肝、脾肋下未触及；右腰部明显压痛，未见明显隆起。尿常规：红细胞（++）、蛋白（+）。临床诊断为“闭合性右肾损伤”。入院后，肌注青霉素、链霉素、维生素K和安络血，症状有所改善。但患者不愿留医，出院后来诊治。

来诊时症见：右腰部疼痛，发热，血尿。

【检查】 体温37.8℃，痛苦面容，舌红、苔微黄，脉弦涩。

【辨证】 内脏受损，血瘀气滞。

【治法】 凉血止血，散瘀止痛，利水通淋。

【处方】 生地18克　丹皮12克　阿胶10克（烊服）　白及10克　藕节10克　赤芍12克　地龙12克　白茅根30克　红花6克　延胡索12克　三七末2克（冲服），水煎服。

复诊：1980年10月10日，服药4剂，诸症减，查尿常规正常。继服3剂调理。半月后再复查尿常规正常。

【按语】

本文两例患者均因跌伤引起闭合性肾损伤，临床症状以腰痛、血尿为主。中医认为，经脉破损，血液离经妄行，外溢则血尿，积于体内则为血瘀。血瘀壅遇积聚，郁而发热。血瘀阻塞经络，不通则痛，故有腰痛。治则采用活血化瘀、行气利水、凉血止血。方中红花、赤芍均为活血化瘀之药，佐以延胡索、香附理气，有助活血化瘀药之功；地龙、白茅根祛瘀、凉血止血；三七既可活血祛瘀，又能止血；配丹皮、生地能引诸药下行于肾而清瘀热；车前子，利水通淋；藕节、白及、阿胶三药并用能迅速止血，并能凉血调血。总观全方，共奏活血化瘀，凉血止血，行气利水之效，故获满意疗效。

肾囊肿

病例 严华，男，29岁。初诊：1982年2月6日。

【病史】 患者于1975年4月某天，突感右腰肋部剧痛，并蔓延至膀胱胀痛，伴有眩晕、恶心呕吐。被送香港政府医院急诊，住院1周后，症状缓解出院。2个月后，作肾盂造影检查，未发现明显病变。7年后，右腰肋部剧痛复发，并伴有膀胱胀痛、四肢冰冷、大汗淋漓、恶心眩晕等。经打针及服药（药名不详）痛减后，作X线肾盂造影检查，结论为“无损害征显示，右肾上极似有一水瘤”。作B型超声波检查，亦提示右肾上端有一水囊（俗称水瘤）。医生建议作手术切除，患者不愿手术。以后曾多次剧痛，注射及服药后，暂时缓解。由于反复发作，来我科就诊。

来诊时症见：患者右腰部及小腹部隐隐作痛，右侧卧位感不舒适，痛时不能入睡，纳差，大便正常，小便量少、微黄。

【检查】 血压18.7/10.6kPa。消瘦，面色苍黄，舌质红，边有瘀点，脉弦劲；肾俞（右）、志室（右）穴位压痛（+）。

血常规：白细胞总数$7.2\times10^9/L$，中性0.78；小便常规：蛋白（—），红细胞（+），白细胞（+）。

【辨证】 气滞血瘀，湿热停蓄。

【治法】 祛瘀散结，清热解毒化湿。

【处方】 丹参15克　当归12克　赤芍12克　桃仁12克　三棱15克　小茴香9克　莪术15克　白毛藤18克　半边莲30克　白花蛇舌草24克　枳壳15克

红花9克，水煎服，每天1剂，复渣再服。

处治：取肾俞（右）、志室（右）穴，行丹火透热疗法的通气丹座、丹药片疗法（见34页），每天1次。

复诊：1982年2月13日。服药7剂及外治后，自感右腰隐隐作痛减少，小腹胀感亦较舒适。按原方再服4剂。服至第4剂那天晚上，出现右腰部及小腹阵发性剧痛、头晕、恶心呕吐，即往某医院急诊，注射阿托品及服止痛镇痉等药，痛仍未减，后经针灸，方痛减。小便黄赤，舌质红、舌边有瘀点，脉仍弦劲。腰部穴位按痛明显。小便常规：蛋白（+），白细胞（+），红细胞（+++）。病仍深重。虑其癥积痼疾，非一般祛瘀化湿清热之品所能排除。故加用虫类药，取其善窜透络，攻坚散结。

【处方】 三棱15克 丹参18克 蜈蚣3条 全蝎9克 土鳖虫12克 半边莲30克 炒山甲18克（先煎） 白毛藤18克 皂有刺9克 枳壳12克 莪术12克，每天1剂，煎服法同前。

外治：取命门、肾俞（右）、志室（右）穴，行丹火透热疗法的五虎丹座、丹药片疗法（见34页），每天1次。

经服药及作丹火透热疗法治疗42天后，腰部及膀胱隐隐胀痛完全消失，右侧睡卧亦无不适感觉。但服药50天后，出现眩晕、耳鸣、遗精、腰膝酸软、口干渴等症，舌质红干，脉细数。虽然气通瘀散，但因过久进服攻药，肝肾不足，肾阴亏损，拟以滋补肝肾，服六味地黄丸1周，复查小便无异常，自觉症状完全消失。

患者返回香港原某医院复查，经静脉肾盂造影显示“肾功能、肾盂、输尿管及膀胱显影均良好，右肾无压迹及包块征”。印象：“泌尿道无器质性病变”。

患者于1982年5月24日再经某医院检查，肾脏无异常。

【按语】

肾囊肿是现代医学病名，是肾脏一种水瘤，当肾囊肿逐渐增大时，正常肾组织被侵蚀，每出现腰痛并放射至膀胱部位。剧痛时出现胸闷、恶心、出汗、肢厥、眩晕、血尿等症状。

中医学中类似本病的记载，多见于“癥积”、“痞块”、“腹痛”、“血尿”等有关论述中。如《灵枢·本脏第四十七》即有“肾大则善病腰痛，不可俯仰，易伤于邪”之说，隋·巢元方等撰的《诸病源候论》中说，癥者，由寒温失节致脏腑之气弱。……若积引岁月，人皆柴瘦，腹转大，遂致死。其病不动者，名为癥。若病虽有结癥而可推移者，名曰瘕，瘕者假也，谓虚假可动也。由此可见，“癥瘕”指的是腹内（包括肾脏）固定的或活动的肿块。

笔者认为本病患者由于气滞日久，血瘀不行，作强失职，恶瘀内阻，渐结而成癥积。临床首先辨其病在气、在血。在血者，坚牢不散，固定不移，故拟用破瘀除癥之法，用丹参、三棱、莪术、红花、桃仁合当归、赤芍以活血行血；配合毛藤以破积；半边莲、白花蛇舌草以清热解毒利湿；枳壳、小茴以行气散结。10剂后自觉症状改善，但病情仍未稳定，曾复发生剧烈腰痛，小便检查出现异常。由于肾囊肿是大积、大聚的顽疾，癥结虽动而不散，非一般药物所能为力，因而采取以毒攻癥，加入蜈蚣、全蝎、土鳖虫取其善于走窜，活血而通络，炒山甲、皂角刺攻坚而达病所的推陈出新之法施治，结果病情大减，效果彰然。后期出现肝肾阴虚证候，则给予滋补肝肾的六味地黄汤，以善其后。

肾、输尿管结石

病例1 何容添，男，26岁。初诊：1979年3月18日。

【病史】 患者平素健康，1978年10月感左腹部胀痛，1979年1月17日突然右腹部绞痛，经某医院检查，X线腹部平片结果显示：在相当于左侧输尿管上1/3位置见有边缘不甚整齐，面积为1.5×0.8cm大小结石阴影，诊断为“左侧输尿管结石”。曾用中西医结合总攻疗法治疗月余，X线复查示：结石未见移动。且左腹阵痛，牵连腰部，持续数分钟或更长时间，小便红赤、有淋漓不畅感。

【检查】 舌质红、苔薄黄，脉数。

【辨证】 湿热下注，烁津为石。

【治法】 清利湿热，通淋化石。

【处方】 化石汤3剂（处方见按语）。

复诊：1979年3月21日。腹痛减轻为隐痛，小便量增多、赤涩减少。原方加入炒山甲15克，皂角刺12克，连服2周。

三诊：1979年4月7日。肾绞痛未见发作，腹部疼痛部位明显下移至左腹股沟上方，即照X线平片，发现结石裂解为2块，上下排列，结石降至左输尿管第三狭窄处。原方再服14剂，并属其多饮水。

四诊：1979年4月21日。当患者服药至第7剂时，清晨起床排尿，突觉尿道剧痛，有异物排出感，用力排出如黄豆大小的结石2粒、色褐，各呈不规则形。

患者从就诊至结石排出共服药24剂，追踪观察2年未见复发。

病例2 黄根，男，32岁。初诊：1976年10月1日。

【病史】 患者于1976年7月中旬因尿频、尿急1周，伴左侧腰痛，就诊于某医院，作X线平片显示："于左侧坐骨棘的内方见1×0.6cm椭圆形密度高之阴影"。诊断为"左侧输尿管结石"。用中、西药结合治疗，并配以饮水、跳绳等辅助疗法约2周，效果不显。

来诊时症见：左腰部及小腹部仍见胀痛不舒，小便黄浊、量少、频数，排尿时有中断、滴沥，口苦，胃纳差。

【检查】 舌质红、苔薄黄，脉细数。

【辨证】 湿热下注，烁津为石。

【治法】 通淋化石，清利湿热。

【处方】 化石汤加路路通30克。

复诊：1979年10月6日。服上药5剂后，左腰部及少腹部仍胀痛，小便清、量增，每天有6～8次，原方再服7剂。

三诊：1979年10月17月。腰痛、腹胀明显消失，未见其它不舒，原方再服7剂。

四诊：1979年10月25日。临床症状消失，X线尿路平片复查结果为结石阴影消失。

此病例共服药19剂，追踪观察5年未见复发。

病例3 欧勉，男，52岁。初诊：1972年5月1日。

【病史】 患者自1972年2月出现腰痛，肉眼血尿，在某医院小便检查：蛋白（++），红细胞（++++），白细胞（++）。诊断为“肾盂肾炎”。经用青霉素治疗后，症状无明显改善。同月出现第1次肾绞痛，小便滴沥不畅，即作X线腹部平片，结果显示：可见右肾结石阴影。平时颇感疲倦，口苦，有阵发性腰痛，尿色黄赤、混浊。

【检查】 右肾区有叩击痛，叩击气冲穴时，右肾区亦有疼痛感；舌质红、苔黄，脉弦。

【辨证】 湿热下注，烁津为石。

【治法】 软坚化石、清利湿热。

【处方】 化石汤加炒山甲15克　皂刺12克。

复诊：1972年5月7日。服上方7剂后，腰痛无明显减轻，尿色微浊赤，原方续服7剂。

三诊：1972年5月14日。药后疼痛下移至近腹沟处，呈下坠性疼痛，腰骶部有放射性酸楚感。原方再服7剂。

四诊：1972年5月12日。服药至第5剂后，次日排尿增多，疼痛加剧，有异物阻塞感，用力排之，排出2粒如眉豆大小的白色胶质结石。继后再服原方药4剂，复查小便，蛋白、红血球、白血球均阴性，诸症告愈。

追踪观察10年，未见复发。

病例4 关青文，女，22岁。初诊：1979年2月10日。

【病史】 患者于2年前因腰痛、尿血在本市某医院作X线摄片，发现相当于左肾区有0.65×0.4cm、边缘整齐、界线清晰的椭圆形结石阴影，小便检查有明显血尿，诊为“左肾结石”。此后连续服中药治疗4～5个月，小便检查仍有大量红细胞，X线照片复查，结石阴影未见移位。

来诊时症见：头晕神疲，腰酸，纳呆，厌食油腻，小便混浊。

【检查】 面色萎黄，舌质淡、苔白，脉弦细。

【辨证】 结石日久，脾肾两虚。

【治法】 化石散结，补中益气。

【处方】 补中益气汤加减：

党参 18 克　黄芪 18 克　白术 12 克　云苓 18 克　当归 18 克　首乌 18 克　炙甘草 6 克，水煎服，与化石汤交替服用。

复诊：1979 年 2 月 16 日。上两方各服 3 剂后，面色好转，自觉精神恢复，但其余症状未见明显进展。原方各 7 剂，交替服用。

三诊：1979 年 3 月 2 日。头晕已消失，胃纳好转，腰痛甚，痛势由腰上方移至下方连及少腹部。停服补中益气汤，独用化石汤连服 7 剂。

四诊：1979 年 3 月 9 日。腰痛部位明显下降，即作 X 线腹部平片，结果显示：结石已通过输尿管的第一狭窄口，降至相当于第二腰椎横突尖端上下。原方加皂角刺 12 克，炒山甲 15 克，连服 7 剂。

五诊：1979 年 3 月 16 日。病人出现首次绞痛样疼痛，持续时间 15 分钟，次日起出现明显小腹牵引痛，按上方继服 7 剂。

六诊：1979 年 3 月 23 日。疼痛消失，作 X 线腹部平片，结果显示：未见有结石阴影。

【按语】

肾、输尿管结石，相当于中医学所称的“石淋”。本病的起因是由于湿热蕴积于下焦，或热重于湿，或湿重于热，至使尿液受其煎熬，肾脏中钙、草酸浓度增高，沉淀下来凝结为石。华佗《中藏经》中有“如水煮盐，火大水少，盐渐成石”之言。结石内阻输尿管道，影响正常气机、血液之流通，损伤脉络，迫血妄行，湿热蓄积，气血热结，而出现腰痛如折，腹痛引阴，小便窘迫，频数短涩、滴沥刺痛，欲出不尽，排尿困难，大量血尿等临床症状。

肾、输尿管结石的治疗，除少数病例由于结石小（一般在 1cm 之内），表面光滑，可以用保守疗法使之自行排出外，直径大于 1cm 或结石表面不光滑的肾、输尿管结石，较难用保守疗法自行排出，手术效果虽为满意，但结石还有再形成的可能，所以患者往往拒绝手术，想通过内服药以期将结石排出。

中医学早在公元前三世纪，就有关于治疗“石淋”的记载，后世医家在治疗中也总结了很多经验，在理论上也作了详细的论述，因此，应用中医方药治疗泌尿道结石，是目前中医攻关的一个方面。笔者经过多年临床分析、研究，总结出以缩砂牛等虫类药为主的“化石汤”，治疗肾、输尿管结石直径大于0.5cm 者 20 例，其中包括直径大于 1cm、表面不甚光滑者 5 例，效果明显。大部分病例为结石初起，部分病例结石在 1 年或 1 年以上，或经中西医结合保守治疗，排石不下，但服本方后，排石效果明显，除 4 例排石不满意外，其余 16 例经 X 线复查，结石阴影均已消失，且追踪观察 2 年未复发者占 80%。以上资料证明，本方对治疗石淋有一定的作用，效果确切，且连续用药尚未发现任何不良反应。

化石汤药物组成：

金砂牛末 6 克　青黛末 6 克　琥珀末 6 克　辰砂 1.5 克　斑蝥末 0.3 克（以上药冲服）　牛膝 18 克　地龙 15 克　守宫 3 条　荠菜 30 克　甘草 6 克，水煎服。

化石汤药物分析：方中主药金砂牛，又名缩砂牛，是一种昆虫，形状似虱样大小，身灰黑色，穴居沙地，味腥淡，性和平，为民间治石淋验药，其主要功用是利小便去下焦之热，治石淋能软坚溶石，使结石的基质发生改变。荠菜、青黛末有清热祛湿、利尿通淋之功，起利导作用；地龙亦有透络清热利尿之效，根据笔者治疗经验，地龙还具有止血作用，治血尿特别有效，而且还可扩张尿道平滑肌，在治疗结石中占有重要的地位；牛膝善于滋补肝肾，扶护肾气，治石淋尿血，茎中疼痛，其下行作用很强，起到引石下行的作用；在气血瘀滞，尿血痛甚，结石疼痛之时，虽宜攻石，亦切不可忘其化瘀，故兼入琥珀，通淋化瘀，以助排石；且利用守宫性味咸寒，消坚通络的特性；斑蝥虽有毒，但能入肾，有化石散结之妙，故加用之，但应注意斑蝥用量不能过大，过量反可伤及肾脏而加重血尿；上述诸药配合，使本方有清湿热、止血、化石通淋之功用。

服用本方治疗时间以 1 个月为 1 个疗程。治输尿管结石，常常 1 个疗程方能攻下，女性患者有时为 20 多天（这可能是由于女性尿道比男性尿道短的关系）；肾脏结石则需连续服药约 2 个疗程。服药后患者疼痛部位有明显的逐步下移，X 线检查常发现结石先为一复合体，经服药至 10 余剂或稍长时间后，可裂解为 2～3 块，部分病例排出的结石与 X 线所见结石的直径大小不相等，且有数例患者未见有结石排出，而已无疼痛感，X 线检查也证实结石阴影已消失。以上临床实践说明，上述方药不仅有排石之力，促使结石下移的作用，而且还有碎石、化石之功，对不同成分结石有松解其粘合的作用，使结石在性质上发生改变，由“静”变“动”，由大化小，由小化砂，而排出体外，故有的患者在治疗期间未见有排石疼痛感。至于排石的机转，是否与本方药物组成是以虫类为主，其性味咸寒，能降低尿中尿酸、盐类的浓度有关。同时因主药金砂牛善能治淋、利水溶石，助以守宫、斑蝥之攻坚化石，琥珀之化瘀通淋，地龙之扩张尿道平滑肌的作用，合牛膝引石下行，青黛、荠菜之清热去湿，因势利导，至使结石化而排出体外，疗效甚高，故临床上笔者根据本方功用，定名为“化石汤”。

本病初起，多属实证、热证。因此在治疗上宜用清利湿热，止血通淋化石之法，以化石汤为主，一般忌用补法，因本病愈补气而气愈胀，愈补血而血愈涩，热得补而热愈盛。当然，还需因人，因症，因结石大小，部位高低，患者体质强弱等因素随证加减药物。当结石在上方输尿管时，单用化石汤，则排石时间会长一些，若加用皂角刺、炒山甲，消坚攻下，就能增强化石汤的效应，如病例 3。若久病不愈，或久服清利攻下之药，常易由实转虚，由热转寒，或年老体虚，生理上已到衰退时期，此时宜增益调补气血、扶正理气之剂，如病例 4。

本方对治疗石淋的效果已可肯定，但因肾结石位置较高，较其它尿道结石的疗程长，尚须进一步研究。值得注意的是，服用中药排石后的患者，追踪观察 2 年以上，基本未见复发。从这点看来，化石汤是否还有防止尿中沙石再形成的治本作用，亦须作进一步观察。鉴于化石汤的临床效果，特提出来请各地同道应用及研究。

泌尿系结石

泌尿系结石主要包括肾结石、输尿管结石和膀胱结石。临床表现以腰痛、尿频、尿急、尿痛、血尿等为主症，属祖国医学的淋证、腰痛范围。多因肾虚膀胱湿热而致。

近年来笔者自拟砂牛化石汤对 23 例泌尿系结石者进行门诊治疗，根据临床表现、小便检查、及 X 线腹部平片以确诊。其中男 13 例、女性 10 例；肾结石 5 例，输尿管上段结石 9 例、下段结石 6 例，膀胱结石 3 例。痊愈 12 例、有效 9 例、无效 2 例。

病例 1　刘××，男，45 岁，工人，1979 年 5 月 28 日初诊。

【病史】 患者1979年4月19日因工作劳累过度，而突发尿频、尿急、尿痛，左侧腰部隐痛，尿红赤而短少，即往广州某医院诊治。小便检查：红细胞（+++）、白细胞2～3个；X线腹部平片：显示“在相当于左侧输尿管上1/3位置见有边缘不甚整齐，且有1.2×0.3cm一致密阴影”，诊为右侧输尿管结石（外院X光号：4327），曾用中西医结合总攻疗法治疗1个月余，经X线腹部平片复查，结石未见移动，故建议手术取石，病者不同意，遂来本院诊治。

【检查】 左侧腰部酸胀疼痛，小便艰涩（排尿时有中断，尿道刺痛窘迫）、尿中带血，舌质偏红、苔微黄腻，脉濡数。

【诊断】 石淋。属膀胱气化失司，湿热蕴结下焦。

【治法】 治宜清热利湿，通淋化石。

【处方】 砂牛化石汤（注）加路路通、萆薢各18克，水煎服。

复诊：1979年6月28日。已按上方加减服1疗程（30剂为1疗程）。曾于6月25日X线腹部平片复查提示“结石裂为2块，结石降至左坐骨结节上方0.8cm处”。效不更方，继投前药，续服1疗程。后病者说6月29日清晨茎中痛，有异物排出感，用力努之，排出2颗如红豆大小之淡褐色结石。经7月24日X线腹部平片复查，左侧输尿管结石消失。

病例2 何××，男，56岁，干部，1982年5月4日初诊。

【病史】 患者于1981年2月间突然发生右侧腰痛，呈间歇性发作，伴尿频、尿急、尿痛。经本市某医院治疗缓解（用药不详）。于1982年4月间病又发作。小便检查红血球（++）、蛋白（++）；X线腹部平片提示“右侧肾区有0.7×0.4cm大小、边缘整齐的椭圆形结石阴影”，诊为右侧肾结石。

来诊时症见：面色萎黄，神疲乏力，头晕纳差，腰酸脚软，尿频急、短少。

【检查】 右腰部疼痛（向下腹放射），舌质淡、苔白微腻，脉弱。

【诊断】 石淋证。为脾肾气虚，膀胱气化失司，湿热蕴结，日久成石。

【治法】 宜健脾益肾，通淋化石。

【处方】 砂牛化石汤加黄芪18克、党参18克、白术15克，水煎服，每天1剂。

复诊：1982年6月15日。已按上方加减服41剂，腰痛部位下移。即作X线腹部平片复查，结果显示结石已通过输尿管的第一狭窄处，降至相当于第二腰椎横突尖端部位。用原方加炒山甲18克，续服22剂后，小便时有混浊泥砂样随尿液排出，诸症消失。7月14日X线腹部平片提示“右侧肾结石阴影消失”。

【按语】

《丹溪心法》曰“诸淋所发，皆肾虚膀胱生热也”。肾气不足，为湿热所乘，久蕴煎熬，尿渣日积月累，聚为砂石。本病南方较多，与南方气候炎热汗多、尿少，或有些人平素饮水少，或经常忍尿的不良习惯等有关。另外，与地区水质亦有相关。

笔者认为，结石乃为有形之实邪，故治疗当化气散结，清热利湿，通淋化石。叶天士门人姚亦陶亦谓“久则血伤入络，辄使蠕动之物，松透病根，虫类药多偏咸辛；辛能入络，咸能软坚，久病积聚之结石，非咸辛之药不能通络散积”。砂牛化石汤的主药砂牛，形状似虱样，身灰黑色，穴居砂地，味腥性咸，为民间治淋之验药。其功能是软坚化石，通淋利尿；地龙、守宫、川足皆能通阳散结、消坚破积，地龙还能利尿通络；芥菜清热凉血，止血通淋；琥珀末能散结通淋，利尿止血；牛膝善滋养肝肾，固护肾气，并能治五淋尿血、茎中痛，下行作用很强，在方中起到引石下行作用；沉香有降气、纳肾、止痛之功；甘草调和诸药，并能制虫药之毒性。全方在治疗石淋中，能将结石由静变动、由大变小的作用，既能治标，又能顾其本，具有益肾排石功效。

砂牛化石汤加减法：久病气虚加党参15克、黄芪15克、白术15克；腰痛加续断、杜仲、乳香各9克；气滞加枳壳、厚朴各9克；肾阳虚加附子9克；肾阴虚加熟地18克；结石日久不化可加皂角刺9克、炮山甲12克。

本方治疗时间以1个月为1个疗程，一般用1个疗程以上方能显效。排石的快慢，还与结石的大小、性质、形状、部位、患者体质的强弱以及患者能否坚持治疗、配合多饮水和作适当活动等有密切关系。

服砂牛化石汤后，常发现1粒结石逐渐裂解为2～3小粒。有的病例排出的结石比X线片所见的直径为小，有的病者未见有结石排出，而症状解除，经X线片复查结石阴影消失。可见本方不仅有排石作用，而且有溶石之功。但一般超过2cm以上的结石还较难排出。由于收集病例尚少，对本方化石之机理还在探索阶段，有待今后进一步研究提高。

注 砂牛化石汤的组方为砂牛末6克（冲服）、琥珀末3克（冲服）、地龙12克、沉香9克（后下）、牛膝18克、守宫3条、川足2条、荠菜30克、甘草6克，水煎服。

遗 尿 症

病例1 郭某，男，17岁，学生。初诊：1985年3月2日。

【病史】 患者自诉夜间遗尿已11年。6岁时曾因跌伤头部后出现发热、抽搐，某医院诊为“急惊风”，经治后上症好转，但继而出现每晚于睡眠中遗尿，甚则一夜2～3次。多年经中西药及针灸等多种方法治疗，并服用不少补肾止遗缩小便的药物，均未见效。现除每夜遗尿2～3次外，伴见夜睡不宁、梦多、时有头痛，记忆力明显下降，智力差，读书9年仍是小学6年级。

【检查】 发育一般，形体偏瘦，神志清楚，目睛露而无神，面色淡，颈软，双膝腱反射存在对等，提肛反射存在，臀部皮肤感觉无障碍，舌暗红、苔白微腻，脉弦微紧。

尿常规：正常；脑电图：轻度异常。

【辨证】 脑络瘀阻，心肾不交。

【治法】 活血祛瘀，通脑清心安神。

【处方】 逐瘀安神汤：

羚羊骨18克(先煎)　水牛角30克(先煎)　桃仁12克　红花9克　丹参15克　生地15克　川芎9克　酸枣仁12克　龙齿18克　枳壳12克　川足3条，水煎服。

以清水5碗将先煎药煮20分钟，再纳其它药共煎至1碗，复渣再煎，早晚各服1次。

复诊：1985年3月6日。服药4剂后遗尿次数同前，但多梦、头痛之症减轻。按上方再服7剂，煎服法同前。

三诊：1985年3月14日。自诉仍有遗尿，但次数明显减少，现每周有5～6次遗尿，头痛、多梦消失，精神稍好，舌淡红，脉弦。患者病情已有转变，体质亦见改善。

按上方加全虫9克、守宫6克以加强祛瘀通络之功，7剂。继后复诊7次，每次服药7剂。遗尿止，精神健旺，学习成绩较前明显提高。同年6月2日复查脑电图正常。

病例2 徐明，女，14岁，学生。初诊：1986年3月12日。

【病史】 患者自诉夜间遗尿7年。小时候曾因与小孩玩时击伤头部，继而经常出现头痛头胀、夜睡梦多、精神痿靡、睡中遗尿（每夜有2～3次），伴见思维较迟钝、记忆力明显降低，经中西医治疗未见好转。近3个月来症状有所加重，甚至有时小便失禁。

【检查】 神志清醒，对答合理，发育正常，形体略瘦，神情有些紧张、急躁，面色黄；肝脾未触及，神经生理反射存在，未引出病理性神经反射；舌红边有紫点、苔白腻，脉弦紧。

尿常规：正常；脑电图：异常。

【辨证】 脑络瘀阻，心肾失调。

【治法】 活血祛瘀，养心安神。

【处方】 逐瘀安神汤：

羚羊骨18克（先煎） 水牛角30克（先煎） 桃仁12克 红花9克 丹参15克 生地15克 龙齿18克 珍珠母30克 酸枣仁12克 川足3条 川芎10克 枳壳10克

煎服法同病例1。

复诊：1986年3月18日。服药5剂后小便能自禁，头痛减轻。但仍心烦急躁，每晚遗尿2次。按上方加麦冬12克，淡竹叶30克，再服5剂。

三诊：1986年3月24日。睡梦减少，精神稍好，烦躁减轻，基本无头胀头痛，遗尿减至1次，尿量也减少，舌边紫点转淡，腻苔微退。病状好转，再予上方7剂。

四诊：1986年3月31日。夜间偶然遗尿1次，精神好转，已无做梦烦躁，面色淡红；但小便稍多，舌淡红、苔白黄，脉微弦。患者病情已得到改善。故拟下方：

【处方】 羚羊骨12克（先煎） 水牛角18克（先煎） 生地15克 川足3条 丹参15克 桃仁12克 红花9克 守宫9克 枳壳10克 金樱子10克 珍珠母18克（先煎），水煎服。

上方服45剂后，精神饱满，记忆力大有改善，再连续服1个多月已无遗尿。随访1年余，未再复发。

【按语】

夜尿一般是指3岁以上小儿睡中不自觉排尿，醒后方知，轻则数天1次，重者1夜数次，伴见精神不振、腰酸无力，而小便常规正常的一种病症。现代医学中并无以遗尿命名的病症。但遗尿的症状可见于多种脑系及神经系疾病中，如大脑发育不全、脑萎缩、脊髓损伤、脊髓硬化、椎间盘脱出，甚至肿瘤、癫痫发作等疾病过程中，均可伴见遗尿、尿失禁的表现。

中医学认为，遗尿多因肾气虚，膀胱开阖失司而致。肾主水，司二便之开合，膀胱主潴存尿液。肾与膀胱相表里。当人体之余液存于膀胱，得肾中阳气之气化，以及肝之疏泄，脾之运化功能的参与下，排出而为尿液。若肾气不足，肾阳虚亏，或肝失疏泄，脾不运化，致膀胱开合失司，则出现遗尿、尿失禁。治疗上多以温补肾阳，固摄下元，益气健脾等为主，方药多选用附桂八味丸，或缩泉丸之类。但本文2例患者，为何服药多年而未效呢？究其病因，悟及此症，乃因头部外伤，伤及脑络，瘀血阻滞，或热毒阻滞血脉，气血失调，心神受扰，故有遗尿伴精神萎靡、烦躁、记忆力下降、思维迟钝等症状。余自拟通瘀安神汤治之。方中羚羊骨性味咸寒质重，主入肝经，走肝经血分，善清泄郁热，散血解毒，能协调神经系统，有抗惊厥的作用，并可开窍醒神；水牛角（代犀角）性味苦咸寒，入心凉血，入肝定惊，为清热凉血定惊解毒之要药。两者合用，能清心肝二经瘀热，开窍醒神定志，对精神神经症状有明显改善作用，为方中主药。川芎、桃仁、红花、丹参、生地活血养血，祛瘀通络；酸枣仁、龙齿、珍珠母清心镇静安神；因气为血帅，用枳壳行气，气行则血行；川足、守宫、全虫通经走窜，脑部疾患非此类药难通，羚羊骨（水牛角代）非此类药配合亦难入元神之府。诸药组合，既能活血养血、祛瘀通脑络，又能养心安神，使气行瘀消。

上述是治疗头部外伤后引起遗尿症的经验，可供同道者参考。

尿毒症

病例1 凌十一，女，52岁。初诊：1975年3月2日。

【病史】 患者于1972年因劳动过甚，引起腰痛、浮肿，而未引起重视，继续从事繁忙的农活，至1975年2月出现尿频、尿急，逐渐发展到尿闭，呕恶不能进食，全身浮肿，高热38～40℃。经某医院检查，诊断为“慢性肾炎、尿毒症”而住院。经用西药治疗，症状未见好转，后转来我科。还自诉有肺结核病史。

【检查】 血压16～18.7/12～13kPa，精神疲乏，神志不清，消瘦，面黄少华，全身有浮肿（以下肢为甚），舌尖红、苔略干，脉细数。

二氧化碳结合力18.5mmol/L；非蛋白氮68.5mmol/L；总胆固醇6.5mmol/L；尿蛋白（+++），红细胞（+++）。

【辨证】 肺肾阴亏热结，水道通调失常。

【治法】 滋阴清热，化气行水。

【处方】 通关丸：

肉桂3克（焗服） 黄柏10克 知母10克，水煎服。

复诊：1975年3月3日。服上方1剂后，排出小便1000ml，四肢浮肿明显消退，但眼睑仍浮肿，鼻唇沟消失。就诊前1天晚开始呕吐多次，神志仍未完全清醒。此为水毒上逆犯胃，治拟降逆和胃，化气利水。

【处方】 上肉桂3克（焗服） 黄柏10克 知母12克 竹茹6克 川连6克 法夏6克，水煎服，2剂。

三诊：1975年3月5日。服上方后，意识较清楚，颜面浮肿消退，每天排出小便1500～2000ml，但仍有呕逆，呕吐甚时带有痰血，舌干绛，苔黄灰，唇色干裂。此乃水毒化热，凌心犯胃，肺胃津液日渐干涸之象，治拟滋阴利水，降逆和胃。

【处方】 云苓 18 克　泽泻 15 克　淮山 12 克　丹皮 12 克　石斛 12 克　麦冬 12 克　竹茹 6 克　知母 10 克，水煎服，2 剂。

四诊：1975 年 3 月 7 日。服上方后，呕吐减，小便排泄较正常，每天尿量达 2500ml、色淡黄。查尿常规：比重 1.012，蛋白（＋＋），红细胞（＋＋＋），未见管型。继服上方。

五诊：1975 年 3 月 16 日。自 15 日晚起，觉精神烦躁不安，头胀痛，眩晕眼花，一度出现神志不清，手足瘛疭，血压上升至 23.9/13.3kPa。此乃阴伤阳亢，肝风内动，筋脉失养使然，拟以镇摄虚阳，养阴熄风。

【处方】 阿胶 12 克（烊化冲入）　麦冬 12 克　龟板 18 克　生地 15 克　龙骨 30 克（先煎）　珍珠母 30 克（先煎）　钩藤 12 克　羚羊角 1.2 克（磨汁冲入）　水牛角 30 克（先煎），水煎服。

六诊：1975 年 3 月 18 日。服上方 2 剂后手足抽搐已平，已能入睡，每天排小便 2800ml 左右，能进食少许，血压 22/12kPa。继续上方调治。

七诊：1975 年 3 月 27 日。服药 8 剂，血压逐渐恢复正常，大小便通调，食量增加，诸症有所好转。以后转入养阴调理培本之法，用六味地黄汤加减，病情日趋稳定。4 月 10 日化验：尿蛋白（＋），红细胞偶见。血非蛋白氮 40.2mmol/L，二氧化碳结合力 13.5mmol/L。至 5 月 2 日症状完全消失，体力渐恢复，尿常规检查完全正常。

病例 2　陈强，男，40 岁。初诊：1966 年 7 月 2 日。

【病史】 患者于 1963 年 5 月间经常腰酸痛，下肢微肿，自以为是因阑尾手术的后遗症，未加以注意。延至 1966 年 2 月出现尿频、尿急，经治疗，因症状缓解未被重视，但在半年内病情反复发作并加重，见全身乏力，呕恶，不能食，头昏目眩，面目、四肢浮肿。于同年6月3日在某医院留医，诊断为"尿毒症"，经中西医结合治疗，未能获效，病热日重，后转我科治疗。

【检查】 精神萎靡，体倦无力，面色萎黄兼灰滞，指甲淡白无华，舌淡，脉细弱。

二氧化碳结合力20.8mmol/L。非蛋白氮146mmol/L。血常规：红细胞1.8×10^{12}/L，血红蛋白60g/L；白细胞总数6.5×10^{9}/L，中性0.69，酸性0.02，淋巴0.29。尿常规：蛋白（++），红细胞（++），白细胞少许。

【辨证】 肾劳重症，阴阳气血俱虚，水、痰、瘀、毒稽留。

【治法】 以健脾益气和胃为主，兼以补肾。

【处方】 党参12克　白术15克　云苓皮18克　薏苡仁30克　肉桂2克（焗服）　麦芽30克　杞子10克　小茴香6克，水煎服。

复诊：1966年7月10日。服上方7剂后，仍食欲不进，不知味道，时时泛恶。此浊阴上泛，故按上法益以平胃和降之品。

【处方】 党参12克　白术12克　云苓皮30克　薏苡仁30克　小茴香6克　肉桂2克　陈皮6克　法夏10克　麦芽30克，水煎服。

三诊：1966年7月18日。服上方7剂后，泛恶减轻，胃纳增，饮食有味，自觉症状稍减。再按上方加减调治，令其胃气强则生化有源。至8月初胃气渐振，日进食350克左右，病有所好转，但仍小便量少，四肢浮肿、凉，脉细。显然阳气衰微，不能温煦四肢，肾关因阳微而不能开，遂成尿少水泛四肢。拟以温阳利水，固肾健脾之剂。

【处方】 上肉桂2克（焗服）　小茴香6克　八月扎12克　云苓皮30克　白术12克　党参12克　杞子10克淫羊藿15克，水煎服。

四诊：1966年7月22日。服药4剂，明显消肿，小便量增多，四肢温，但仍疲乏无神，懒于言语，腰酸脚软，头晕眼花。此正气尚未恢复，治宜补益脾肾，气血、阴阳并调。

【处方】 北芪18克 党参12克 锁阳12克 杞子12克 肉苁蓉15克 阿胶12克 首乌12克 熟地18克冬虫夏草6克，水煎服。

出现浮肿加八月扎、云苓皮、薏苡仁；咽痛加沙参、胖大海；失眠梦多加熟枣仁、女贞子；食欲不振加白术、麦芽。此方加减调治2个多月，精神爽朗，诸症好转，饮食、大小便正常。检查非蛋白氮为21mmol/L。二氧化碳结合力为16mmol/L。血红细胞2.5×10^{12}/L。血红蛋白90g/L；白细胞总数7.2×10^{9}/L，中性0.73，淋巴0.26，酸性0.01。尿常规正常。身体已无不适，能坚持下田工作，虽繁忙劳动，但从未复发。

【按语】

尿毒症是由于肾功能衰竭，代谢产物排泄障碍所产生的中毒症候群。中医虽无尿毒症的病名，但类似本病的记载，则散见于历代典著中。《灵枢》云，肾气虚则厥。又云，肾病，少腹腰脊痛，胻酸。三日背膂骨筋痛，小便闭。三日腹胀。……三日不已死。又云，肾足少阴之脉，是动则病饥不欲食，面如漆柴，咳唾则有血，喝喝而喘，坐而欲起，目𥆨𥆨如无所见，心如悬若饥状……。华佗《中藏经》云，肾寒则阴中与腰脊俱疼，面黑耳干，哕而不食，或呕血者是也。张仲景《伤寒论》云，……若不尿腹满加哕者难治。又云，……心下悸，头眩，身瞤动，振振欲擗地者，真武汤主之。《金匮要略》云，假令瘦人脐下有悸，吐涎沫而颠眩，此水也。

以上的记载说明，由肾病而引起的小便不利，身瞤动，颠眩，视物不清，呕，哕，不食等症状，很符合于尿毒症的临床表现，这表明中医学对此病早有认识。

笔者依据前人经验，结合现代医学的病理机制，认为本病与肝、脾、肾有密切关系，因肾为先天之本，主火、藏精，五脏六腑之精统藏于肾，肾气不足，封藏失职，精气外泄则尿中出现蛋白、白细胞、管型等现象；脾为后天之本，具有运化之功，制水之用；胃为水谷之海，主纳水谷，为生化之源，对气血的化生起重要作用。因此肾、脾、胃的功能与尿毒症的发生与转归有密切的关系。尿毒症就是由于肾阳衰微，真阴亏耗，使肾脏本身功能低下，同时又因脾气虚亏，运化水谷精微无力，气血生化资源缺乏，形成气血亏耗，肾脏本身血液供应缺乏，致使肾功能日益衰退，损及实质，气化失司而尿闭。所以尿毒症晚期往往表现为脾肾两虚。故在治疗上亦常以调补脾肾为法。此外，肝肾同属下焦，肝主疏泄，肾主封藏，如肝肾阴虚，肝阳上亢，便出现血压上升；肝阴不足，则目不能视、肢颤；阴虚动风扰神，则出现狂躁、瘈疭。此时又应以调理肝肾，滋阴潜阳，养血柔肝为主。同时，在治疗过程中不能单用补法，应注意标本缓急，急则先治其标，而且疾病初期往往先从治标着手，如本案所举两例。

病例 1 患者为慢性肾盂肾炎，肾功能逐渐衰退而终成尿毒症，其临床表现为阴虚热结，即水亏木亢。治疗分为三个阶段。

第一阶段：慢性肾炎初期，表现为浮肿、尿少，后发展肾功能衰竭而尿闭，水毒上逆而现吐逆，神志不清。辨证为肺肾阴亏热结，水道通调失常，以致小便不通，浊气上逆，故治以滋阴清热，化气行水之剂。

1 剂后，症有好转，因病重日久，肾亏膀胱气化不利而无尿，故非 1 剂所能愈。三诊方中又加入大剂养阴益肾清肺之品，这样上焦既宣，肾能气化，水液得以下行而入膀胱，故小便遂自利矣。

第二阶段：由于尿毒症未根本缓解，血压又升高，以致出现躁动不安、手足瘈疭、失眠、头胀头晕、口唇干燥、舌干无津。辨证为水毒上攻，阴虚风动，筋脉失养，故致烦躁瘈疭。此因病已日久，肾阴亏虚，阴津日耗，水不涵木，以致虚风内动，此际如不及时镇摄虚阳，滋阴熄风，则阴液势将涸竭，阴阳便可能由此而离决。方用阿胶、麦冬、龟板、生地养阴滋液；龙骨、珍珠母镇摄浮阳；羚羊角、水牛角、钩藤平肝熄风，故能使症状缓解。

第三阶段：转入养阴调理培本阶段，用六味汤加减调理，使病情日趋好转而获痊愈。

病例 2 患者原患慢性肾炎，未能及时治疗。继后病情反复又不予重视而失治，以致病情日趋加重，肾脏功能急剧下降，阴阳气血并损，脏腑功能严重衰退，给治疗上造成许多困难。患者血非蛋白氮高至 146mmol/L 以上，身体又极度虚弱。主要分三阶段辨证施治，4 个月而获痊愈。

第一阶段：患者初期表现为厌食，饮食不进，如不挽救其衰败之胃气，恐危及生命。脾胃为后天之本、生化之源，脾胃之强弱，关系肾脏功能之盛衰，所谓“得谷者昌”，如能多进饮食，自能化生气血、精微，虽有邪毒，莫之能害。且病必资药力，而载药力者，非胃气不行，所以百病以胃气为本。故以健脾益气和胃为治，而且本例在整个治疗过程中，都紧紧抓住调理脾胃，使中土健旺，肾气充沛，病情日趋好转。

第二阶段：因肾病反复发作，肾阳衰败，而肾为胃关，职司开闭，得阳则开，得阴则闭。患者脉细、肢凉，显然是阳气衰微，不能温养四肢，肾关因阳微而不能开，遂成尿闭，故用鼓阳利尿之剂，使肾关得阳则开，尿毒之患可解。果然2剂之后，四肢转温，小便亦行。

第三阶段：标症既除，转入培本阶段。因患者素体虚弱，又因久病、重病，肾之元阴、元阳均衰，表现为一派虚衰之症，此时须抓紧时机培补，使正气得以恢复。以治疗中，补法应随机而行，如初期胃气衰败，不能进食，再使用峻补之剂，必将阻碍胃气敷布，不但无益，反加重病情。后又表现肢凉，四肢浮肿之标症；根据标急先治标之法，使标去而后从本治。

临床观察说明，通过中医学从整体出发的观点，实行辨证施治，被损害之肾功能不是一点也不可逆转的，尿毒症也不是绝对不可治的。

膀胱结石手术后小便失禁

病例 陈日洪，男，50岁。初诊：1981年7月30日。

【病史】 患者1980年患膀胱结石，同年在某医院施膀胱取石手术，术后创口愈合良好，但继后出现小便失禁。曾采用针刺、艾灸、封闭、药物等方法治疗，效果不显，症状反复1年余。来诊时，患者自诉头晕目眩，小便有时1～2小时失禁1次，有时尿意频频，并以夜间失禁为主，大便正常。

【检查】 精神萎靡，动作迟缓，声音低，手足凉，舌质淡红胖大、苔白滑，脉沉弱，两尺尤甚。

【辨证】 肾阳不足，命门火衰，膀胱失约。

【治法】 温壮命门，补肾固摄。

【处方】 熟附子15克　炙甘草9克　肉桂心3克(焗)乌药9克　桑螵蛸12克　益智仁15克　破故纸12克　菟丝子15克　金樱子18克，水煎服，9剂。

复诊：1981年8月8日。小便失禁已有好转，日间失禁次数减少，夜间小便失禁仍有3～4次。原方续服。

三诊：1981年8月22日。连续服药12剂，精神渐振，日间小便失禁已基本控制，尿意频频现象亦除，唯夜间遗溺1～2次。原方加入蛤蚧1只，6剂。

服前方后夜间小便失禁停止。后继续服6剂，此病即痊愈。1

年后随访，未见复发。

【按语】

此例患者为肾阳不足，命门火衰，膀胱不能制约所致；更因手术直接伤及洲都之官，气化失调，从而导致小便失禁。《内经》云，水泉不止者，是膀胱不藏也。又云，虚则遗溺，遗溺则补之。故采用温补肾阳壮命门，固摄膀胱之法而生效。方中倍用附子，取其大辛大热，益命门之火，散下焦之寒，加炙甘草同用，倍增其回阳制水之功；益智仁、桑螵蛸、乌药则能暖下焦，抗利尿而缩小便；菟丝子、金樱子温补肾阳而主治小便频数、夜尿多；配入破故纸、肉桂心温补命门引火、归元；蛤蚧则能温肾助阳、固摄下元。故命门火渐旺，肾气自然可固，膀胱气化功能恢复，小便失禁症渐愈。

乳 糜 尿

病例1 冯佩贞，女，40岁。初诊：1981年7月4日。

【病史】 患者于1967年6月期间因产后失调，发现小便浑浊，时如泔浆，时如乳脂，伴腰膝酸软、神疲乏力、头晕眼花，工作效率低，终年如是，历时15年。从发病之日起，查尿乙醚试验始终呈阳性反应，尿检常有蛋白、红细胞、脓细胞，然未找到血丝虫。经多间医院检查，诊断为“乳糜尿”。十多年来，经多方医治罔效，病情有增无减。昔日形体丰满，而今面容憔悴，形体消瘦。

来诊时症见：小溲混浊，如腐浆掺红；小便有阻塞感，溺而不畅；腰膝酸软，精神疲乏，无力支身；经期紊乱，或先或后，经量不多，色淡质稀淋漓而下，平日白带量多而清稀。

【检查】 形体消瘦，精神萎靡，慢性病容，面色萎黄，气短懒言，语音低微，舌质淡、苔薄白，脉沉细而弦。

尿常规：蛋白（＋＋＋＋），红细胞（＋＋＋），白细胞（＋＋）。尿乙醚试验阳性。

【辨证】 脾肾不足，气虚下陷，清浊不分，固摄无权，精微下泄。

【治法】 补益中气，强壮下元，升清降浊。

【处方】 云茴汤加减：

小茴香10克 云苓18克 制川乌12克 桂枝10克 党参18克 白术12克 北芪30克 白花蛇10克 露蜂房10克，水煎服。5剂。

复诊：1981年7月9日。进上方后，自觉排尿时如物阻塞感减轻，腰膝酸软亦有好转，其它诸症如上，尿色尚浑浊不清，继以原方加减。

【处方】 炮天雄10克 小茴香10克 云苓18克 白术18克 党参18克 北芪18克 白花蛇10克 露蜂房10克 桂枝10克，水煎服，5剂。

三诊：1981年7月14日。药后精神转佳，纳食日增，小便已感通畅，无阻塞感，尿色转清，口稍干，舌淡红、苔白而干，脉细弦。复查尿常规：蛋白（+），红细胞（+）。尿乙醚试验转阴性。守上方稍增减。

【处方】 小茴香10克 云苓18克 白术18克 党参12克 北芪30克 杞子12克 菟丝子12克 炙甘草12克 露蜂房10克，水煎服。

四诊：1981年7月19日。服上药2剂后，诸症已减，精神较振，体力较前充沛，小便畅利而清，腰酸亦不显。复查尿常规：蛋白阴性，脓细胞、上皮细胞、红细胞均少许。尿乙醚试验阴性。嘱其停服中药，改用肾气丸，每天早晚1个，以巩固疗效。

五诊：1981年8月2日。服丸药期间，精神一直较好，小便较清，但于同年7月27日月经来潮后，小便又出现混浊，溺如浆泔，甚则如奶脂，伴头晕气短、腰背酸痛、周身乏力、夜尿较多，舌质淡、苔薄白，脉细弱。复查尿常规：蛋白（+++），上皮细胞少许，红细胞（+++），白细胞（+）。尿乙醚试验呈阳性。再拟温肾固摄，补益中气之法。

【处方】 小茴香12克 云苓18克 白术18克 党参18克 制川乌12克 炮天雄10克 白花蛇10克 露蜂房10克 益智仁12克，水煎服，5剂。

六诊：1981年8月7日。药后症情减轻。查尿常规：蛋白、红细胞如故，继以原方。

七诊：1981年8月28日。称连服上方20剂后，小便日渐转清，精神转佳，食欲增进，腰酸、头晕诸症好转。查尿常规：蛋白阴性，脓细胞、上皮细胞少许，红细胞极少。尿乙醚试验转阴性。唯感白带量多，夜尿频数，余无所苦。效不更方。

八诊：1981年9月10日。服上方10余剂，诸症悉平，复查尿常规：蛋白、红细胞均已消失，续进原方巩固之。

病例2 李彩华，女，39岁。初诊：1978年7月4日。

【病史】 患者于1972年3月发现尿如米泔样，伴有头晕失眠、腰酸。于某医院作尿常规检查，有蛋白、红细胞，尿乙醚试验阳性，诊断为“乳糜尿”。用西药抗丝虫剂治疗罔效，曾先后到三间医院四次住院治疗，均未取得疗效。亦服过清热利湿，健脾益气之中药仍未效，后来我科治疗。

来诊时症见：头晕，腰痛，五心烦热，失眠梦多，口燥咽干，纳少便结，小便色如乳汁、夹红色粘块、淋涩不畅。

【检查】 形体消瘦，面色萎黄，精神疲乏，声低而嘶，舌红少苔，脉细数。

尿常规：蛋白（＋＋＋），红细胞（＋＋），脓细胞（0～1）。尿乙醚试验阳性。

【辨证】 肾阴亏损，虚热内生，固摄无权，膏脂下流。

【治法】 滋阴凉血，益肾固摄。

【处方】 六味地黄汤加减：

山萸肉10克　熟地18克　淮山18克　丹皮10克　云苓18克　芡实12克　金樱子12克　女贞子12克　露蜂房10克，水煎服。

复诊：1978年7月12日。进药7剂，腰痛得减，尿色转清，药合病机，守上方服7剂。

三诊：1978年7月20日。尿色虽清，但仍有头晕腰酸，心烦失眠，舌红，脉细数。查尿常规：蛋白（+），红细胞（+），脓细胞（0～1）。尿乙醚试验弱阳性。仍属阴虚内热，原方增减。

【处方】 山萸肉10克　熟地12克　菟丝子12克　金樱子12克　五味子10克　丹皮10克　云苓18克　芡实12克　露蜂房10克，水煎服，7剂。

四诊：1978年7月28日。除觉腰酸外，余无不适，效不更方，原方继服7剂。

五诊：1978年8月6日。患者自觉症状消失，尿色已清，昨天始感周身倦怠，胸闷欲呕，身热不畅，食少纳呆，大便不畅，舌苔白腻。时届夏令，感暑湿之气，脾胃湿热，拟芳香醒脾、解暑化湿法。

【处方】 藿香12克　川朴12克（后下）　云苓18克　法夏10克　薏苡仁30克　蔻仁10克　绵茵陈18克　滑石30克，水煎服，4剂。

六诊：1978年8月10日。暑湿之邪已消，觉口燥咽干，尿色稍黄、混浊，腰部微痛。拟滋阴清热法。

【处方】 丹皮12克　泽泻12克　淮山18克　生地12克　云苓18克　麦冬12克　玉竹18克　露蜂房10克知母18克，水煎服，8剂。

七诊：1978年8月18日。药合病情，效果显著，自觉症状完全消失，苔薄白，脉细。复查尿常规：蛋白（—），红细胞（—）。尿乙醚试验阴性。治守原方，观察1月余，病情未见反复，小便化验一直正常。经随访3年来未见复发。

【按语】

乳糜尿是一种顽固难治的慢性病。现代医学谓其病原主要由感染斑氏丝虫引起，其临床主要特征为小便混浊如乳脂，或似米泔、豆浆，或夹有粘稠之血丝、血块，甚至堵塞尿道，溺时涩痛，时愈时作，较难根治。

中医学认为本病与脾肾两脏有关，脾虚则中气下陷，吸收消化功能减低，致清浊不分，下注膀胱，而见小便混浊如乳；肾虚则内热暗生，扰伤脉络，失其泌清泄浊之职，于是脂膏凝血下流，而见乳糜血尿。两者可同时出现，不能截然分开，且互为因果，故在治疗时须全面照顾。根据中医学脾为生化之源，肾为藏精之本的理论，常用益气健脾、补肾固精的方法，适当加用滋阴摄血清利之品治疗。若兼尿道感染、肾虚、下焦湿热者，则又须重用清热利湿之品，待湿热尽去，方可再投固摄之品。

在临床上，笔者将本病作如下分型辨证施治，疗效较为满意。现介绍如下：

1. 脾肾气虚，精微下泄

主证：精神萎靡，面色萎黄，食少倦怠，懒于动作，腰膝发酸，下肢软弱，食欲不振，头晕耳鸣，白带量多而质稀，喜暖恶寒，舌淡，脉细弱，每因劳累或食油脂而复发。

治法：益气健脾，温肾固摄。

方药：云茴汤加减：制川乌 12 克　小茴香 12 克　桂枝 10 克　云苓 18 克　白术 12 克　芡实 12 克　党参 12 克　白花蛇 10 克　露蜂房 10 克，水煎服。

方中以小茴香温肾散寒、健脾理气，云苓渗湿健脾共为主药，两药配合使命门火旺，气化正常，分清别浊；制川乌助小茴香温壮命门；白术、党参健脾益气；芡实固肾收涩，固摄精气；桂枝温经通阳，化气行水，以排湿浊；白花蛇、露蜂房是笔者临床常用于治疗乳糜尿的有效之药，经临床实践体会到，本病时愈时发，难于根治，主要是患者为过敏体质，其病往往因某种原因诱发，而白花蛇、露蜂房具有抗过敏之功，故在辨证施治的基础上加入此药，能收到较好的成效。

2. 肾阴亏损，固摄无权

主证：五心烦热，头晕耳鸣，失眠梦多，腰酸，倦怠乏力，大便干结，小便乳白夹有血丝、血块，舌质红，苔薄黄，脉细数。

治则：滋阴凉血，益肾固摄。

方药：六味地黄汤加减：山萸肉 10 克　熟地 18 克　淮山 18 克　丹皮 12 克　云苓 18 克　芡实 12 克　金樱子 12 克　女贞子 12 克　露蜂房 10 克，水煎服。

方中山萸肉、芡实补肾涩精为主药；熟地、金樱子、女贞子滋养肾阴；云苓健脾渗湿；丹皮凉血滋阴；淮山健脾益阴；露蜂房抗过敏。

3. 肾虚湿热内蕴，清浊相混

主证：小便乳白粘稠，解时阴中涩痛，少腹不适，腰酸倦怠，舌苔白腻或微黄，脉象细软。尿检可有大量脓细胞、上皮细胞和红细胞等。

治则：清热利湿为主，佐以益肾固摄。

方药：萆薢 18 克　绵茵陈 18 克　车前草 18 克　土茯苓 30 克　泽泻 18 克　露蜂房 10 克　益智仁 12 克　黄柏 12 克　菟丝子 12 克，水煎服。

方中以萆薢、绵茵陈、车前草清热利湿；黄柏清下焦湿热；露蜂房抗过敏；益智仁、菟丝子益肾固摄。

异位排尿

病例　董少伟，男，21 岁。初诊：1982 年 5 月 13 日。

【病史】　患者于 1981 年初因情志不舒，忧郁过度，遂致失眠，多梦，眩晕耳鸣，胸胁胀痛，善太息，烦躁易怒，食少纳呆，形体日渐消瘦，神疲乏力，腰膝酸软；于同年 5 月觉小腹胀痛，小便日见困难；于 6 月中旬不能站立排尿，须蹲着才能排尿。经某医院检查，未发现任何异常情况，经多间医院治疗均未收效而来诊。

【检查】　形体消瘦，神疲倦怠，精神抑郁，面色萎黄，声低断续，口唇淡红，舌淡红、苔薄，脉弦细；腹软，无压痛。

【辨证】　肝气郁滞，脾肾两虚。

【治法】　舒肝解郁，扶脾益肾。

【处方】　羚羊骨 15 克（先煎）　佛手 15 克　香附 15 克　白术 12 克　云苓 18 克　熟枣仁 12 克　龙骨 30 克　熟地 18 克　五味子 12 克，水煎服，3 剂。

外治：取关元、气海穴，用丹火诱热疗法的丹座、丹药片疗法（见 34 页），每天 1 次。

复诊：1982 年 5 月 17 日。经上述治疗后，心情稍畅，睡眠安宁，胸胁痛减，纳食有增，仍排尿时体位异常，小便黄浊，舌苔黄薄腻。守前法，略有增减。

【处方】　羚羊骨 15 克（先煎）　佛手 15 克　香附 15 克　白术 15 克　云苓 18 克　熟枣仁 12 克　九节菖蒲 12 克　泽泻 12 克　五味子 12 克，水煎服，3 剂。

外治如前。

三诊：1982年5月20日。异位排尿已复正常，可站立排尿，小便转清，诸症大有好转。后因吃虾蟹，皮肤过敏，瘙痒较剧。拟凉血解毒，祛风止痒之剂。

【处方】 丹皮12克　玄参12克　首乌18克　蝉蜕9克　白术12克　茯苓18克　生地12克，水煎服，5剂。

外治如前。

四诊：1982年5月25日。排尿正常，饮食、睡眠、大小便等基本正常。为巩固疗效，拟下方。

【处方】 白术12克　玄参18克　龙骨30克　珍珠母30克　五味子12克　熟枣仁12克　泽泻18克　熟地15克　九节菖蒲12克，水煎服，15剂。

外治如前。

经上治疗，诸症痊愈。经随访，病者一切正常，坚持上班工作，能应付较重的工作量。嘱其注意劳逸结合，加强身体锻炼。

【按语】

笔者自临床以来，从未见过男性蹲位排尿之症，细思良久，根据《内经》“膀胱者，洲都之官，津液藏焉，气化则能出矣”的理论，考虑本例病起于忧郁过度，肝气不舒，影响及肾，使膀胱气化失调、通调不利，故须异常体位时才能解出小便。采用舒肝解郁，扶脾益肾，助膀胱气化之剂，或可奏效。故取羚羊骨平肝潜阳，调节排尿中枢之功；佛手、香附舒肝解郁，助膀胱气化；白术、云苓培后天之本；龙骨、熟枣仁平肝安神；五味子、熟地填精益肾；泽泻、九节菖蒲化浊利水。诸药合用有舒肝理气，健脾益肾，通调水道，下输膀胱之功。再配合外用丹火透热疗法而获效。

糖尿病

病例1　张苏，女，59岁。初诊：1976年10月10日。

【病史】　患者于1975年7月间，时值三伏，天气炎热，冒暑旅游，疲于奔波，初时觉发热，汗多，咽干喉燥，口干欲饮，全身酸楚，误以为暑天感冒，服感冒片、APC等药，热势已退，但仍觉肢体乏力，口渴引饮，饮过复渴，渐而形体消瘦，纳食量增，善饥恶心，小便频而量多，后发展为精神不振，面色无华，心烦失眠，腰酸脚软，两目干涩，视力减退。经某医院诊断为“糖尿病”，用降糖灵每天 75 毫克治疗，症情一度好转，但仍未根治，反复发作，食量非常，虽日进厚味美食数次，尚感不足，日饮开水数瓶，亦不能解其烦渴，而来我科就医。

【检查】 形体消瘦，面色苍黄，肌肤绵软，舌红、苔微黄少津，脉滑数。

空腹血糖 11.9mmol/L；餐后尿糖（＋＋＋＋），空腹尿糖（＋）。

【辨证】 热损肺胃，气阴两伤。

【治法】 养阴清热，益气生津。

【处方】 麦冬 12 克　生地 12 克　玄参 12 克　天花粉 12 克　丹皮 12 克　泽泻 15 克　淮山 18 克　知母 12 克　党参 10 克，水煎服。

复诊：1976 年 10 月 18 日。服药 7 剂后，精神转佳，饮水量略减，但仍晨起咽干作渴，饥而欲食。肺胃仍有热，气阴未复，守上方续服 7 剂，并嘱用黄芪、绿豆煎汤代茶饮。

三诊：1976 年 10 月 26 日。诸症逐渐好转。检查：空腹血糖 8.6mmol/L，餐后尿糖（—）。精神大振，面色润泽，食量控制到每天 200 克亦不作饥，但觉不易入睡，眠中恶梦惊醒，晨起头昏，心悸。仍原方去知母、天花粉，加入山萸肉 10 克、云苓 18 克，水煎服，10 剂。

四诊：1976 年 11 月 5 日。睡眠转佳，渴饮、尿频、消谷善饥等现象有所好转，继予原方。

五诊：1976 年 12 月 8 日。自称服上方 32 剂，诸症基本消失，唯口稍干。检查：空腹尿糖（—），餐后 2 小时尿糖（—）；空腹血糖 5.9mmol/L。再予原方 10 剂，以巩固疗效。

病例 2　徐某，男，54 岁。初诊：1978 年 6 月 2 日。

【病史】 患者 1976 年初因咳嗽、痰中带血丝、胸痛，经某医院X光检查，诊断为“左肺结核”，经用西药莲霉素、雷米封治疗，病情有所好转。后因工作忙碌，不注意休息，吃药不按时，致病情加重，并渐出现消瘦、烦渴引饮、多食善饥、尿频量多、五心烦热、颧红、口燥咽干、声音嘶哑等症，又到原医院检查：4个月内体重减少10千克，空腹血糖19.3mmol/L，空腹尿糖(＋＋＋＋)。又经某医院喉科检查及X摄片，诊断为“肺结核”、“糖尿病”、“声带白斑”。曾先后到三间医院治疗，肺结核基本控制，但其它症状未见显效，后延治于中医。

【检查】 患者形体消瘦，唇舌干燥，声音嘶哑，舌边尖红、苔薄黄而干，脉细数。

X线胸透：左肺结核钙化。

空腹血糖16.9mmol/L；空腹尿糖（＋＋＋）。尿酮阴性。

【辨证】 肺胃阴亏，燥热内生。

【治法】 清热润燥，益气生津。

【处方】 天花粉12克　天冬12克　麦冬12克　玉竹18克　知母15克　玄参15克　生地15克　西洋参6克，水煎服。

复诊：1978年6月10日。服药1周后，烦渴、善饥、尿多等症皆有好转，精神亦好，仍有声音嘶哑。唇干咽燥，舌红、苔干少津。阴液尚未恢复，原方加入胖大海12克、沙参30克。

三诊：1978年6月30日。称服上方20剂，口渴明显减轻，尿量减少。检查：空腹血糖11.4mmol/L，空腹尿糖（＋）。自觉吸烟多则口咽干燥显著，饮水量增。嘱其戒烟，拟原方续服。

四诊：1978年8月2日。服上方30剂，饮水量减少十之七、八，溲量基本正常，夜尿由3次减为1次，余症基本消失。检查：尿糖为阴性，空腹血糖7.3mmol/L。体重增加2千克，神色形态较之初诊大为改观。嘱戒嗜欲，怡情静养，注意病后调理，再予原方以巩固疗效。

【按语】

糖尿病属于中医学“消渴”病的范围，早在《内经》中已有关于本病的记载，称之为“消渴”或“消瘅”，唐代初期记载了消渴病尿甜；如王焘《外台秘要》谓，消渴病每发即小便至甜。宋代以后又将本病“三多”症状之轻重不同，分为上、中、下三消。中医认为本病形成与体质因素、过食膏腴肥甘、嗜酒、房室不节，以及精神因素有关，其中以嗜酒、喜食膏腴和精神过度紧张三者综合发病者为较多，但不论七情、房劳、厚味、饮酒等因素，其发病机理均为积热伤阴，耗损肺、脾（胃）、肾诸脏，临床上表现为多饮、多食、多尿、消瘦等症状。热伤肺阴，则津液干枯，不能敷布，故多饮而烦渴不止；阳明热盛，精微耗散，则消谷善饥，形体消瘦；热伤肾阴，精气亏虚，固摄无权，精微不藏，则多尿而频，或尿为脂膏或尿发甜。本病虽有热在肺、胃、肾之分，其病理则为阴虚火盛，病本在肾，因肾为水火之脏，水火相济，则能上蒸津液，肺得之而不渴，胃得之而不饥，膀胱得之而气化。水亏火亢，不能相济，其症乃成。赵献可云：治消之法，无分上中下，先治肾为急。故笔者治疗糖尿病多从滋肾养阴生津着手，以六味地黄汤和增液汤加减组成基本方，收到满意的效果。

病例1患者因天气炎热，冒暑奔波而得病，初期见发热汗多，口渴引饮，神疲，显属暑邪所伤。因暑为阳邪，易耗气伤津，肺阴受损，故口渴引饮，虽复多饮，而终难以补充其损耗之真阴。同样，热邪耗伤胃津，虽日进膏粱数次，而形体仍渐消瘦。治以麦冬甘寒，生津清热，润肺养胃，作用偏于中上焦；以生地之甘苦寒，滋阴清热，补益肝肾，作用偏于下焦；以玄参之苦咸寒，增液清热，入肺、胃、肾，作用于三焦；天花粉生津止渴；知母滋阴清热；淮山补益脾阴而固精；党参益肺脾之气；泽泻清泄肾火；山萸肉酸敛涩精降火；丹皮清热泻火。诸药合用，以清上、中、下、三焦之燥热，养肺、胃、肾三脏之阴液，使燥热清，气阴复，恢复肺、脾（胃）、肾诸脏的功能，使水谷运化正常，则三消之症自愈。病例2患者，西医诊断为“肺结核”、“糖尿病”、“声带白斑”，按中医辨证，实为同一病机，即肺胃阴亏，燥热内生。故采用清热润燥，益气生津的法则，以天花粉、天冬、麦冬、玉竹、知母、生地、沙参等甘苦清淡之品，清热润燥，生津止渴；用西洋参益气生津；玄参、胖大海清热利咽。由于药已对症，加之病人配合得好，注意饮食调节，戒烟酒，经2个多月的治疗，病情已基本稳定。

胃　石　症

病例　李又明，男，13岁。初诊：1981年8月4日。

【病史】 患者1周前过食未熟柿子500克左右。于2天前觉上腹阵痛，饥饿时尤明显。上腹可触及包块，有鸽卵般大小，能移动，有压痛。伴有恶心、呕吐，行走时胃内有下坠感。经市某医院X线钡餐检查，诊为“胃石症”。因惧怕手术而来诊。

【检查】 面色苍白，胃脘冷痛、喜按，口泛清涎，上腹可触到一圆形物约有2×2cm，舌淡白，脉沉弱。

【辨证】 寒湿凝聚，脾阳不振。

【治法】 温化寒湿，健脾消积。

【处方】 胃石温化汤：

熟附子10克　吴茱萸10克　广木香10克（后下）　高良姜10克　鸡内金10克　猫爪草12克　厚朴10克　焦槟榔10克　山楂18克，水煎服。

复诊：1981年8月6日。服药2剂后，上腹冷痛明显减少，口泛清涎亦消失，能按上腹包块质地变软。拟加软坚散结之品。

【处方】 法夏10克　熟附子10克　广木香10克（后下）　猫爪草12克　高良姜10克　山楂18克　皂角刺10克　鸡内金10克　厚朴10克　炒山甲10克，水煎服。

三诊：1981年8月10日。服药3剂后精神好转，胃纳极佳，舌脉平和。检查上腹包块缩小而未排出。以攻补兼施法。

【处方】 大黄10克（后下）　皂角刺10克　鸡内金10克　山楂18克　广木香10克（后下）　北芪18克　党参12克　厚朴10克　炒山甲10克　枳壳10克　芒硝6克（后下）。

四诊：1981年8月12日。服药2剂后大便次数增多，每天3次。谓已排出败卵样结石。舌淡，脉细数。以益气健脾善其后。

【处方】 党参12克　白术10克　淮山15克　北芪18克　云苓12克　广木香10克（后下）　春砂仁6克　甘草6克，水煎服。

【按语】

胃石症是指过食未熟柿子或未去皮柿子，在胃内经胃酸作用所形成的结石，多见于儿童，成人亦有偶发。本病属于中医“积聚”范围。但积和聚又有不同。积有形，固定不移，痛有定处，病属血分，乃为脏病；聚无形，聚散无常，痛无定处，病属气分，乃为腑病。胃石症的临床表现与积证虽不完全吻合，但较为近似。如《灵枢》中说：“积之始生，得寒乃生。”中医学认为，涩柿性冷易结，不可多食。若饮食不节，过食寒涩之品，中焦凝滞，脾阳被困，脾运失职，湿浊不化，升降失司，积聚日久而成暴症。如《卫生宝鉴》中说：“凡人脾胃虚弱，或饮食过常，或食生冷过度，不能运化，致成积聚结块。”

本例患者，脾胃素虚，过食生柿而致胃石。胃石温化汤是笔者治疗胃石症的经验方。方中熟附子、吴茱萸、高良姜辛温大热，温化寒湿，振奋脾阳；山楂、槟榔、鸡内金消积化滞；广木香、厚朴、猫爪草行气散结，对胃石有温化散结作用。当服药5剂而寒湿渐化，结石缩小未排出时，及时加用大黄、芒硝、穿山甲乘势而攻之。三诊胃石排出，但邪去人虚，故四诊用益气健脾法以扶正驱邪。

溃疡病出血

病例1 钟国梅，女，34岁。初诊：1979年12月27日。

【病史】 患者于1968年发现胃脘胀痛，每于冬春季节发作频繁，痛时喜温、喜按，1974年11月曾出现呕血及黑便，先后在1974年、1979年9月曾2次作X线钡剂胃肠道检查，均诊断为“慢性十二指肠球部溃疡”。这次因上腹部隐痛1月余伴黑便3天，每天1～2次，每次约50～100ml，而来门诊治疗。诊前曾用氢氧化铝凝胶及安络血等药治疗未效。大便隐血试验（＋＋＋）。自觉头晕，心悸，食欲欠佳。

【检查】 血压12/8kPa，脉搏94次/min。神志清楚，面色苍白，舌质淡胖、边有齿印、苔薄白，脉细。上腹部剑突下有明显压痛。

血常规：血红蛋白90g/L，红细胞3.2×10^{12}/L。

【辨证】 脾胃虚弱。

【治法】 益气止血。

【处方】 黄芪18克 党参15克 白术12克 生地15克 白及12克 大黄炭12克 丹参15克 姜炭9克 春砂仁9克 2剂，每天1剂，水煎2次，早晚各冷服1次，辅以流质饮食。

复诊：1979年12月29日。服药后第2天，大便转褐黄色并成形，头晕、心悸减轻；大便隐血试验（+）。原方再服4剂。

三诊：1980年1月3日。头晕、心悸已消失，食欲明显好转。检查脉搏72次/min，血压14.6/9.3kPa；大便隐血试验(—)。嘱可服软饭饮食。上方去大黄、白及，继服10余剂调理脾胃，以善其后。

此后观察10天，验大便2次，未见出血。随访约2年未见复发。

病例2 关灼坚，男，27岁。初诊：1979年11月8日。

【病史】 患者于2月前胃痛，呕吐少量咖啡色物后，继之出现柏油样大便，用西药治疗，出血停止。经X线钡餐检查，诊断为“十二指肠球部溃疡”。1周前又排柏油样黑便2天，每天2～3次、量中等，上腹部隐痛连及胁肋，口苦，嗳气泛酸。

【检查】 血压13/8kPa(较基础血压偏低)，脉搏88次/min。舌质紫暗、苔薄黄，脉弦数。剑突下偏右压痛明显。

大便隐血试验（+++）。

【辨证】 肝气郁滞。

【治法】 疏肝止血。

【处方】 郁金12克 生地15克 素馨针6克 栀子12克 大黄6克 白及9克 乌贼骨12克 甘草3克 田七末3克（冲服），2剂，每天1剂，水煎2次，早晚各冷服1次，食牛奶、稀粥。

复诊：1979年11月12日。服药后2天，胃脘痛减轻，大便转黄，隐血试验（—）。又按前方再服4剂，服法如前。

三诊：1979年11月16日。胃脘痛全止，余症亦除，大便隐血试验2次均为阴性。嘱再服原方（免冷服），并注意休息和饮食，以善后。

1982年2月随访，患者自治愈后无排柏油便史，一直能参加正常生产劳动。有时因心情不畅，饮食不当，偶有胃脘痛，自行按方服用而愈。

病例3 梁启初，男，23岁。初诊：1978年农历8月19日。

【病史】 患者于1975年发现胃溃疡，持续胃脘痛反复不愈，1979年曾因呕血及黑便，在某医院住院治疗，出院诊断为“上消化道出血，胃溃疡”。后因某次暴食饮酒，食后2小时胃脘痛甚，次日清晨始连续解柏油样黑便3天，服胃舒平、阿托品、肌注安络血均未效，脘闷而胀，口干引饮。

【检查】 舌质红绛、舌苔黄腻，脉滑数。

【辨证】 胃热损络。

【治法】 清热止血。

【处方】 大黄6克　白及9克　枝花头18克　栀子18克　半枝莲18克　生地15克　丹皮9克　黄连9克，3剂，水煎服。

复诊：1978年农历8月22日。服药后，已感精神好，大便转黄色稍干结，胃脘闷消失。但尚脘胀不适，口干而渴，嗳气频频。继原方加入青皮9克、川朴6克，四剂，水煎服。

三诊：1978年农历8月27日。胃脘闷胀、疼痛均消失，舌苔转为薄黄稍腻；大便色黄，质软通畅，隐血试验阴性。再服4剂而愈。

四诊：1978年农历11月24日。患者因劳倦过度，外加饮食失调，暴食过饱，又解柏油样大便，量多而稀；头晕，心悸，舌质淡、苔微黄，脉细而弱。

此次继胃热出血后，又复出血，且量多，间隔时间短，损及脾胃，转以脾虚型为主，即按脾虚型治之而告愈。

【按语】

溃疡病出血是指胃、十二指肠球部溃疡引起的出血。临床表现为呕血或解柏油样大便。属中医学血证范畴。其出血常因饮食不节，七情所伤；或劳倦过度，胃中积热伤络；或肝郁化火犯胃伤络；或脾虚气不摄血所致。临床上又以十二指肠球部溃疡出血为多见。治疗本病的关键，首在辨证分型。笔者在临床中常将本病分为三型：

1. 脾虚型：主证为面色苍白，头晕心悸，食欲减退，肢体怠倦或神疲懒言，呕血或排黑便，舌质淡红或胖嫩有齿印，苔薄白或微黄，脉细弱。

2. 肝郁型：主证为脘胁胀痛，胸闷不适，口苦，泛酸嗳气，心烦易怒，呕血或排黑便，舌质红、舌苔黄或薄黄，脉弦数。

3. 胃热型：主证为脘闷而胀，口干引饮，呕血，大便色黑或便秘，舌质红绛，舌苔黄腻，脉滑数。

以上三型均以呕血或解柏油样大便为当务之急。遵从"急则治标"的原则，在用药处方时，脾虚型宜"益气止血"(参阅病例 1)；肝郁型宜"疏肝止血"(参阅病例 2)；胃热型者则宜"清热止血"(参阅病例 3)。以上三法均加用大黄、白及以行血化瘀，止血收敛，生肌消肿。另外如症见心跳、气促、头晕眼花、脉沉细弱者，应考虑这是出血量过多所致，为防虚脱可加入吉林参 9 克；嗳气甚者，加川朴 6 克、青皮 6 克；酸水频频者，加乌贼骨 18 克、煅瓦楞子 21 克，抑制胃酸的分泌；口苦、口干，胃中灼热甚者，加黄连 9 克(或黄芩)；精神过分紧张者，加枣仁 12 克、合欢皮 12 克以安神定志，缓解其精神紧张状态。对症治疗，改善症状，在一定程度上有利于止血，有利于原发病灶的修复。

在辨症分型中，应注意在生理上，脏腑、阴阳、气血的相互资生制约，在病情发展上，也是相互干扰转化，是复杂而不是静止不变的。如病例 3 患者，初为胃热型，以排数天黑便，舌质红绛，口干而引饮为主，继因暴食过饱，劳倦过度，反复出血，转为以脾虚型为主，因此治疗时应培补中土，才能取得疗效。

止血是治疗本证的当务之急，而止血用药问题，方法繁多，笔者为何在各型病例中均加用了行血化瘀药，这是从中医病理的角度出发，认为本病的成因常由气血瘀滞所造成，而血瘀与气滞又互为因果，溃疡形成的阶段，即病变已从气滞转入血瘀的阶段。中医学认为："久病必虚，久病必瘀"。溃疡病的胃脘痛、吐血及大便隐血等，均因瘀而血从脉络外溢所致。"瘀通则痛止"，血不外溢而愈。《先醒斋广笔记》中说："血不循经络者，气逆上壅也。

行血则血循经络，不止自止，止之则血凝，血凝则发热，恶食，病日痼矣”。这是宜行血，不宜止血的观点。它揭示了行血可以纠正气血妄行上逆，恢复血液正常的循经运行，达到止血目的，而片面地应用止血药，则可能会造成血瘀积聚而加速疾病向不利的方面转化，并强调了止血与行血的辨证关系。笔者在各方中均应用了大黄，这是根据药理和用药经验，认为大黄对外出血和内出血均有明显止血作用，有缩短凝血时间，促进造血系统制造血小板，促进血凝的药理作用。临床上用大黄可行血化瘀，既能清热又可止血，止血与行血两相兼顾，效果确切。一般病例在服药后 48～72 小时内即能达到止血的治疗目的。此外再加以含粘液质为主要成分的白及，以收敛、止血、生肌，在胃内作用于出血的局部脉络，使出血部位的血细胞凝集，止血效果更迅速而确实。

关于出血时采用冷服汤剂的方法，中医学早有“寒则血凝泣”、“血遇冷则凝”的说法，笔者取其“冷则凝之”的理论依据，用于临床确有帮助血管收缩，加快血液凝固的作用。同样的药物，热服法需在 72～96 小时才能止血，而冷服法则能在 48 小时或更短的时间内使出血停止，大便隐血转阴性。故冷服法的优点在于能协同药物争得了止血的时间。

顽固性呕吐

病例　陈秀芳，女，49 岁。初诊：1982 年 6 月 14 日。

【病史】　患者反复呕吐 3 年余。于 1979 年春开始出现不明原因的频频呕吐，呕吐物为食物残渣及痰涎，呕声响亮，以早晨及寐后为甚。曾连续服西药治疗数月，效果不显著，呕吐仍时停时作，有呈周期性发作的趋势。每因情绪紧张或激动而呕吐加剧，并伴有胸脘痞闷，两胁隐痛，头晕心悸，烦躁多梦等症。1 年前曾在某医院作 X 线钡餐检查，诊断为“慢性浅表性胃炎”。1982 年 6 月初，症状加重，呕吐甚，在某医院给予输液、镇静剂、阿托品、颠茄等药治疗不效。每天呕吐 3～6 次，伴胃脘掣痛，头晕倦怠，纳食减少（原有多年胃痛史）。

【检查】　形体偏瘦，精神不振，舌苔薄腻，脉弦细。胃脘部有明显压痛。

【辨证】　肝气横逆，脾胃升降失司。

【治法】 平肝和胃，健脾降逆。

【处方】 代赭石30克（先煎） 降香12克（后下） 旋复花12克（包煎） 法半夏12克 白芍18克 素馨针9克 苏子9克 佛手15克 春砂仁9克 云苓15克 白术15克 柿蒂12克，水煎服。

复诊：1982年6月19日。连续服上药4剂后，呕吐次数明显减少，每天只有1次或偶见2次，呕吐物已不夹食物，均为痰涎泡沫，但饭后尚感觉胃脘部胀满不适，舌中腻苔未除，故方中加入麦芽30克。

三诊：1982年6月23日。上方再服4剂，呕吐完全停止，胃脘胀满感消失，胃纳转佳，每天饭量为400～450克，精神良好。为善其后，再以香砂六君子汤加味，服4剂而愈，随访2个月未见复发。

【按语】

“七情之病，皆从肝起”。肝之性，喜疏泄。若情志抑郁，则肝气失调，肝气郁滞，诸病生焉。肝病必乘脾，即木郁必克土。脾为阴土，得升则健；胃为阳土，得降始和。肝木不疏，脾胃升降失常，出现胃伤而和降失职，脾伤而健运无权，故饮食不得下行，气逆上冲，声物俱出，临床上则可见到顽固性频频呕吐之症。

本案用平肝和胃，健脾降逆的方剂治疗，效果满意，用药以代赭石、降香镇肝气之横逆；白芍平肝解痉；法半夏、柿蒂降胃气之逆冲而镇吐；素馨针、春砂仁、佛手理气和胃而止呕；苏子降气除痰；云苓、白术、麦芽助运化水谷而健脾。再以香砂六君子汤善其后，能和养脾胃而补益中气。辨证准确，施治得法，故获良效。

神经性厌食症

病例1 游××，男，11岁。初诊：1985年4月16日。

【病史】 患儿自4个月前无明显原因而食欲减少，明显消瘦。以往每天能食米饭200～250克，并能吃些水果、糕点，近3～4个月来每天减为100～150克，有时只勉强食50克，副食亦减，严重时连水也不饮。且食后嘈杂呃逆，恶心未呕吐，有时眩晕，体重自44千克下降至34千克。曾经某医院中西医治疗，服消导之剂“保和丸”加减，及健脾燥湿之剂“参苓白术散”加减，或服胃蛋白酶、食母生等西药，均无效。

【检查】 体重34千克，血压10.9/7.7kPa，面色苍白，语声低微，懒动，四肢凉，心音稍纯，胸腹部检查正常，舌胖大有齿印、微红、苔白腻微黄，脉沉细。

【辨证】 脾虚胃弱，运化失调。

【治法】 健脾养胃。

【处方】 神曲15克 春砂仁9克 白术12克 佛手12克 橘红12克 云苓18克 淮山18克 藿香12克，水煎服。

复诊：1985年4月29日。服药14剂后纳食稍增，每天能进食米饭150～200克；尚感腹部不适，胸闷，舌淡红、苔微腻，脉沉细。拟予开胃健脾之剂。

【处方】 藿香12克 丁香1.5克 橘红10克 白术12克 神曲18克 春砂仁6克 云苓18克 草豆蔻6克，水煎服。

三诊：1985年5月28日。连服20多剂，病情转佳，每天可吃米饭200～250克，蔬菜、水果均可进食，偶食糕点杂粮，较前面色好，稍胖；仍胃胀闷，大便干结，舌红、苔薄黄，脉滑数。

【处方】 神曲18克 春砂仁6克 藿香12克 云苓18克 大腹皮12克 白术12克 黄精15克 首乌12克，水煎服。

四诊：1985年6月15日。又进药15剂，面色红润，体重增至39千克，食欲增加，每天能吃米饭350～400克。其它症状已大为好转，嘱其继服上方2周作调理。

病例2 劳×，女，10岁。初诊：1989年11月2日。

【病史】 患儿1年来食欲不振，周身无力，面色苍黄，日渐消瘦，胃胀闷，作呕，大便时干时溏；近2个月来病情加重，每餐只吃几口饭，有时晕倒，常常靠输液维持，体重由34千克下降至24千克。

【检查】 血压10.7/7.5kPa，面色苍黄，身形羸瘦，周身无力，腹稍胀，体重24千克，舌淡、苔薄，脉微细弱。

血常规、肝功能、血沉及结核菌试验均正常。

【辨证】 气血亏虚，脾胃虚弱。

【治法】 补气益血，健脾养胃。

【处方】 太子参12克 白术12克 淮山18克 春砂仁10克 藿香12克 佛手12克 黄精12克 神曲18克，水煎服。

复诊：1989年11月6日。服上药4剂后即开始进食，腹胀减轻，肠鸣增强，能自行排便。

【处方】 藿香12克 五谷虫6克 神曲18克 佛手12克 橘皮6克 春砂仁6克 黄精12克 太子参12克，水煎服。

三诊：1989年11月13日。服药7剂后食欲增，体重增加3千克，精神食欲均好。

上药按比例研末水泛为丸，每服4克，每天2次，连服2周以巩固疗效。半年后随访，饮食如常，面色红润。

病例3 何××，男，11岁。初诊：1990年3月8日。

【病史】 患儿7个月前在家因挨打后拒食，7个月来厌食，近半个月来食后即吐。约1周来只吃青菜，不进其它食物。自此烦躁不安，无故吵闹，厌食恶心，食后即吐；自诉胃脘胀满，咽部有异物感，不思食。曾多次在本市多间医院治疗，服中西药，疗效不显而来诊。

【检查】 血压10.1/6.7kPa，体重22千克，面黄肌瘦，营养极差，精神弱；腹平软，无明显压痛，肝脾未扪及；四肢发凉，舌淡红、苔薄白，脉弦细。

【辨证】 肝郁气滞，脾胃虚弱。

【治法】 疏肝理气，健脾益胃。

【处方】 太子参12克 白术12克 郁金12克 佛手15克 神曲18克 春砂仁9克 山楂11克 竹茹10克 法夏6克，水煎服。

复诊：1990年3月14日。服药7剂后精神好转，食欲大增；但仍觉胃脘不适，睡眠欠佳，舌边红，脉弦数。再拟下方服用。

【处方】 首乌12克 酸枣仁10克 郁金2克 神曲18克 春砂仁9克 云苓18克 淮山18克 佛手12克，水煎服。

三诊：1990年3月21日。服药7剂后精神、食欲均好，面色红润，每餐可吃米饭150克。按上方续服2周。

停药观察2个月后追访，面丰满红润，每餐可吃米饭150克，体重增至29千克。

【按语】

厌食症指食欲不振，是小儿最常见的疾病。由于小儿脾胃薄弱，如乳食过多或多食生冷，或过食辛辣、干燥食物，或外感风寒热邪，均可引起食欲不振而停食。厌食症在最初阶段损伤机体并不明显，只有及时处理即不易致病。如迁延日久，势必壅塞郁滞，影响消化吸收营养运行和新陈代谢等生理功能，亦为小儿疳积病因之一。笔者临床体会，对厌食症的治疗，不能单纯使用消导克伐之剂，小儿脾胃娇嫩，宜培不宜伐，而应辨证施治，治病求本。如病例1，患儿顽固性拒食，表现以脾虚胃弱为主。本证属虚不宜用消导克伐之类如保和丸等，否则使虚者益虚。而应着重健脾养胃，方中的神曲、春砂仁、白术、佛手、橘红、云苓、淮山、藿香均为调理脾胃之品，而收到良好效果。病例2，患儿病程已1年，表现为气血亏虚、脾胃虚弱，治以补气益血、健脾养胃，方中的太子参、白术、淮山补益中气，黄精能气血双补，砂仁、藿香、神曲调理脾胃，佛手行胃气。诸药合用故而收效。病例3，患儿由情志所伤，表现为肝郁气滞，脾胃虚弱，故治以疏肝理气、健脾养胃，方中的春砂仁、神曲、山楂调理脾胃；法夏、竹茹和胃止呕；佛手、郁金疏肝理气、行胃气；又因病久脾胃已虚弱，故用太子参、白术益正气而收功效。

噎膈

病例1 周卫东，男，45岁。初诊：1981年11月17日。

【病史】 患者于50天前，自觉胸骨后隐痛，在本单位医疗所治疗未见好转，续后10多天则出现进食物时有梗阻感，且胸骨后疼痛明显增重，继续服中药治疗1周，症状依然。9月底，因吞咽困难，胸骨后疼痛加剧而到某医院诊查，经X线钡餐摄片显示："食道上段有一面积为1.3×2cm大卵圆形充盈缺损，边缘光滑整齐"，诊断为"食道良性肿瘤"。后转至我杂科治疗。

来诊时症见：吞咽食物梗阻及胸骨后疼痛依然，进食普通饮食已觉困难，若强吞咽下即恶心呕吐（进食半流质尚可），时时嗳气。

【检查】 精神郁闷，面色晦暗，眼眶略带黑紫色，舌质淡红、舌右边有瘀点、苔白滑，脉弦滑。

【辨证】 气结血瘀，痰郁阻滞。

【治法】 破瘀化痰，开郁散结。

【处方】 天南星12克　山慈姑15克　法半夏9克　全栝蒌15克　牡蛎30克　炒山甲15克　丹参15克　土鳖虫15克　赤芍9克　枳实9克　柴胡9克　香附9克　守宫3条　皂角刺12克，水煎服，12剂。

复诊：1981年11月30日。2周后，自觉胸骨后疼痛减轻，进食时，异物梗阻感比前减轻，咳痰略少，思想顾虑减少，精神一度好转，舌脉如前。病略有转机，守上方再服。

三诊：1982年1月3日。照上方服20多剂，胸骨后疼痛基本消失，偶进食粗食时，食道稍感轻痛；已可进食软饭，进食时，异物梗阻感明显减轻；思想轻松，面色转华，眼眶瘀气已散；舌质淡红、舌右边瘀点减少、苔薄白，脉细滑。守上方每天服药1剂。

四诊：1982年3月7日。自诉已能进普通饮食，进食时胸骨后疼痛消失，异物梗阻感也消失；无恶心呕吐，无咳痰，胃纳尚佳，二便正常，体重比诊前增加3千克。

患者于1982年4月8日在某医院作X线钡餐摄片对照，结果显示："食道上段充盈缺损与1981年10月照片所见比较，已渐缩小，血管变异已排除。"

病例2 唐俊秀，女，51岁。初诊：1978年5月10日。

【病史】 患者于1974年起病，病前因家事经常郁郁不乐，继而常在吃饭时打嗝，持续约1月余。此后自感食物在胸骨后部梗阻，吞咽障碍，吃饭需用开水冲吞才能咽下，且症状逐渐加重，甚至连进食半流稀粥也感吞咽困难，如勉强吞下即呕吐。曾在某医院作X线食道钡餐检查，诊断为"贲门痉挛"。经内服中西药、针灸、理疗、埋线等治疗，均未见显著疗效，病情反复，历时3年之久。由于吞咽极度困难由家人扶来我院就诊。

【检查】 身体消瘦，营养状态较差，精神倦怠，情绪苦闷，舌质红、洁净无苔，脉弦细。心肺（—），肝脾（—），剑突下有轻压痛。

血常规、大小便常规、血沉、抗"O"、及肝功能均正常；血清总蛋白量52g/L。其中白蛋白27g/L，球蛋白25g/L。

【辨证】 肝郁气滞，胃失和降。

【治法】 疏肝解郁，和胃降逆。

【处方】 羊草结12克　郁金9克　法夏12克　代赭石30克　素馨针6克　香附15克　土鳖虫9克　青皮9克　僵蚕9克　柴胡12克，水煎服，4剂。

复诊：1978年5月14日。服上方后，自觉吞咽食物梗阻感显著减轻，4天内只偶然出现呕逆、打嗝；可进食稀粥，心情也颇为舒畅。原方继服2周。

三诊：1978年5月28日。患者喜气洋洋，诉说吞咽障碍已消失，进食时胸骨后已无梗阻感，更无呕逆，虽进食普通饭食，可不用开水送吞，每天3餐饭量如常（共400克），大小便均正常。

为巩固疗效，再以上方之意，着重调理脾胃，服2剂而告愈。

1982年6月9日约访，患者饮食起居、工作一切如常，体重增加。复查血清总蛋白66g/L，白蛋白43g/L，球蛋白23g/L。

病例3 谢金彩，女，39岁。初诊：1982年2月5日。

【病史】 患者近半年来，经常胃脘胀满，有灼热感，且渐加重，自服“胃得乐”或“阿托品”等药片，效果不显。1981年10月初，每于进食时有异物阻碍感，伴食后不舒；同年11月份，出现吞咽困难，不能进食粗糙的食物；12月初因吞咽困难日益显著，进食流质饮品也感困难，而在某医院留医治疗。住院期间曾作三大常规、血沉、抗“O”、肝功能、超声波等检查均无阳性发现。X线钡餐检查显示：“食道上段位于主动脉弓旁向右基底有约1.8×1.2cm大的憩室，憩室囊袋横行向上”，诊断为“食道憩室病”。住院1个月，经用中西药结合治疗，病情无明显好转，院方建议手术摘除根治、因患者不同意而出院，来我科要求服中药治疗。

来诊时症见：除上述吞咽受阻症状外，胃脘胀满，胸胁作痛，郁闷不舒，伴嗳气恶心。

【检查】 形体消瘦，精神萎靡，面色不华；舌质紫暗、苔薄黄，脉弦涩。

【辨证】 肝郁气滞，郁久血结。

【治法】 疏肝理气，散瘀破积。

【处方】 三棱15克　莪术15克　炒山甲15克（先煎）　皂角刺15在　土鳖虫9克　两头尖15克　山慈姑18克　丹参15克　香附12克　郁金9克，每天1剂，水煎2次，分2次服，4剂。

复诊：1982年2月10日。自觉胃脘胀满，胸胁作痛，郁闷不舒等明显好转，但余证依然。按上方再服20剂。

三诊：1982年3月2日。服药期间，吞咽困难逐渐消失，已可进食流质、软饭一类食品，但进食时尚有异物阻塞感；胃纳一般，大小便正常，舌质红，脉弦细。再连续服上方10余剂，症状消失，进食时已无异物阻塞感，可进食普通饭食；精神恢复，体重增加了 2.5 千克；胃纳佳，大小便正常；舌质正常，脉细缓。达临床治愈。

1982 年 6 月，到某医院作 X 线钡餐摄片复查，结果："见食道通过钡剂良好，粘膜正常，扩张度好，食道憩室消失"。

1982 年 8 月随访，患者身体健康，已上班 2 月余。

【按语】

噎膈，相当于现代医学的食道疾患，如食道炎，食道憩室病，食道良性、恶性肿瘤等。

关于噎膈病的起源，《医宗说约》中记载，噎膈之病，其原非忿怒抑郁，即忧愁思虑，其来有渐，始则痞满，火嘈，吞酸，既而逢食则噎，尤可少食；久则食下即吐，或粒米不下咽。《明医指掌》在分析其致病因素及发病机制中说：此病多起于忧郁，忧郁则气结于胸臆而生痰，久则痰结成块，胶于上焦，道路狭窄，不能宽畅，饮或可下，食则难入，而病成矣。《杂病源流犀烛》认为：此证总属有形之物，非痰即血……。《临证指南医案》批语更进而分析，谓噎膈之病，必有瘀血顽痰等。均阐明了噎膈非暴起之病证，而是由郁证渐积，痰挟瘀血形成。

朱丹溪创"六郁"之说，认为气郁则生湿，湿郁则为热，热郁则生痰，痰郁则血不行，血郁则食不化。说明了从气郁到噎膈的发展过程。

笔者认为，本证的病机在于气滞血瘀，痰郁阻滞，治以疏肝理气，破瘀化痰为主。但在临床上还应根据具体病症，灵活施治。

病例 1 患者（西医诊断为：食道良性肿瘤），以气结血瘀，痰郁阻滞为主，宜用破瘀化痰，开郁散结的治则。方中用天南星、山慈姑、法半夏、全栝蒌、皂角刺、炒山甲以除顽痰而散结聚；丹参、土鳖虫、赤芍活血化瘀；枳实、柴胡、香附疏肝气而软坚散结；炒山甲和牡蛎配用，攻坚直达病所。加入守宫以攻散痰之凝结，对改善胸骨后疼痛的症状有一定作用。故辩证得当，方药对症，使肿物迅速缩小，症状改善，恢复健康。

病例 2 患者（西医诊断为：贲门痉挛），以肝郁气滞，胃失和降为主，故立法重用香附、郁金、柴胡、素馨针、青皮疏肝解郁，宣畅气机；更以一味代赭石为主药开胃降气，配以羊草结、法夏以助之；僵蚕、土鳖虫善破血行瘀，软坚消癖，是通络要药，用以通滞散结，使人体气机脉络通畅，而其症自解。

病例3患者（西医诊断为：食道憩室），以肝郁气滞，郁久血结为主，故立法以疏肝理气，散瘀破积。方中三棱、莪术有行气破瘀，攻逐积滞的作用；炒山甲、皂角刺、土鳖虫能攻坚散结通络；两头尖、山慈姑两药力在散结；丹参又为活血祛瘀之要药；郁金、香附善理气疏肝解郁。诸药共用，除起到疏肝理气、散瘀破积作用外，还有加促憩室囊状体迅速消散的功效，使疾病转归，症状消失，憩室消散，收到预期的疗效。

食道狭窄

病例 胡朗兰，女，24岁。初诊：1973年8月22日。

【病史】 患者于1973年6月中旬，正值端午节前夕，误饮家人准备过节裹粽的碱水，当时即引起喉部及胸骨后部剧裂疼痛，吞咽困难，遂由当地医院转县级医院救治，诊为“食道化学性烧伤”，治疗观察4天，症状稍缓解出院。出院后仍感吞咽困难，咽喉干燥疼痛，胸骨后亦感发胀、干涩刺痛，只能吃牛奶、豆浆等流质饮食，继续在门诊作进一步治疗。1973年8月12日由于病情无好转而转广州市某医院治疗，经X线钡餐检查，诊断为“化学烧伤后继发食道狭窄”，建议入院作食道扩张术治疗，但患者不愿手术，故暂作保守治疗观察。先后试用西药、中药、针灸（耳针和体针）、理疗治疗月余，自觉症状改善不显著，遂转来我院杂科治疗。

诊时症见：患者咽喉干燥疼痛，胸骨后发胀，干涩刺痛，吞咽困难，平时虽有饥饿感，但对食物觉厌恶和恐惧，每餐只能进牛奶、豆浆、蛋糊等流质饮食，如进食大米稀粥，食后即疼痛呕吐，常感头晕，手足心热，腰酸无力，小便短黄。

【检查】 形体消瘦，面色不华，舌质红、苔微腻，脉细数。剑突下压痛（＋）。

【辨证】 阴虚火旺，痰瘀交阻。

【治法】 育阴清热，散瘀生肌。

【处方】 生地黄24克　沙参15克　连翘9克　玄参

15克　全栝蒌12克　郁金12克　僵蚕12克　牡蛎30克（先煎）　山慈姑15克　炒山甲15克（先煎）　土鳖虫12克　丹皮12克，水煎服。

复诊：1973年9月5日。服药14剂，咽喉干燥、食道发胀、干涩感均有所好转，吞咽疼痛减小，但进食稀粥膳食时仍有疼痛，舌脉如前。仍按原方服2周。

三诊：1973年9月30日。咽喉干燥、食道发胀、干涩感继续减轻，进食流质饮料时已无疼痛感，进食稀粥时微有疼痛，偶有呕吐，对食物厌恶和恐惧感消失；头晕、手足心热、腰酸等症减轻；精神好转，体重比诊前增加1.5千克。因近日夜间烦躁失眠，小便短赤，而于上方加入百合18克、夜交藤18克。

四诊：1973年10月7日。服药6剂，夜间烦躁消失，睡眠、大小便正常，咽喉、食道症状大有好转，进食稀粥已全无疼痛，无呕吐，且渐由稀粥改食软面、稠粥，每天进食量为300～400克。上方去夜交藤再服2周。

五诊：1973年10月21日。咽喉、食道症状尚稳定，面色转华，形体渐充，体重继增1千克，睡眠、大小便均正常，舌脉好转。再合原方之意服药2周。

六诊：1973年11月4日。咽喉干燥、食道发胀、干涩症状消失，进食面条、软饭食亦无隐痛，进食普通饭偶有吞咽梗阻，故再继续以原方调治。

患者继服4剂后未见来诊，2周后信访，得知其症状稳定，能吃软饭而停治。半年后随访，患者开始恢复普通饮食，吞咽正常，面色红润有光泽，精神充沛，体重恢复如病前。

【按语】

此案起因于饮食不慎，误服裹粽碱水，造成食道化学性烧伤，继后由于创面修复不良，引起食道狭窄。对食道狭窄的治疗，临床病例不多，根据患者咽喉干燥，食道干涩、发胀、刺痛，吞咽困难，手足心热，腰酸无力，小便短黄，心烦失眠，舌质红，脉细数等，皆为心、肝、脾、肺、肾五脏阴液亏虚之证，并现阴虚内热、津伤火旺之象，故拟育阴清热法治之。但还应考虑因果关系，此病因碱水所伤，饭食不下，五脏津液从此渐亏，久治不愈，久病入络，引起络脉凝滞，血流不畅，加之情怀抑郁，气滞日久，必致留瘀积痰，痰热而瘀血交结脉络，阻碍人体气机，阻遏于食道，造成食道狭窄，故本案出现的一系列阴虚火旺的现象，只为本病之果，因此定案治疗不能单从改善阴虚火旺着手，而应与散血和伤、行瘀破结结合，因果兼顾才为本案之根本治则。故方中以生地、沙参、牡丹皮滋养阴血；玄参、连翘、全栝蒌清热利膈，化痰养阴；诸药合用以及时纠正阴虚火旺之象，改善全身衰弱状态，使津液渐充。并以山慈姑、三七活血和伤，行瘀止痛；以僵蚕、土鳖虫消痰散结；牡蛎软坚；山甲透经达络；郁金理气疏肝使气血得以宣畅，脉络得以疏通。从临床中观察，活血祛瘀和软坚散结的方剂均有除旧生新，攻坚破积的作用，故方取土鳖虫逐瘀消痰，软坚散结，疏通脉络，脉络通则气血流畅，旧去新生，疤痕修复。更合育阴清热，因果同治，食道狭窄的症状即见改善，饮食如常，健康恢复而告愈。

伪膜性肠炎

病例 马妹，女，22岁。初诊：1974年7月28日。

【病史】 患者半年前因咳嗽、痰血、颌下淋巴结肿大，经X线片检查确诊为“肺结核”。经抗结核药物治疗，病情一度好转。但从7月25日开始，出现全身弥漫性粟粒状红色丘诊、压之褪色，口腔粘膜出现溃疡并有出血点，体温39℃以上，日泄10余次、水样便。在某医院检查大便培养为金黄色葡萄球菌。西医诊断为“伪膜性肠炎”。

【检查】 发热39.3℃，神志迷蒙，喃喃自语，语音低微；头面浮肿，红色丘诊融合成片，遍身红斑，上半身尤重，按之不褪色；口不渴，时泛呕恶，便泄无数次，溺赤短，舌红降，脉弦数。

【辨证】 湿热中阻，内陷心包。

【治法】 清营解毒，凉血化斑为主，佐以分利湿浊。

【处方】 水牛角30克（先煎） 红条紫草18克 白头翁18克 金银花18克 黄连6克 牡丹皮12克 赤芍15克 生地18克 薏苡仁30克 车前子15克 败

酱草30克　藿香18克，水煎服。

复诊：1974年7月30日。服上药2剂后，体温渐降正常，神志转清，口腔粘膜出血点消失，大便日解4次，舌红绛、苔薄白，脉弦细。上方加木通12克、白茅根30克，以加强分别清浊之力。

三诊：1974年8月2日。服药3剂后，体温正常，体倦神疲、食欲好转，小便自利，大便正常，红斑消失，皮痒脱屑，身有潮汗。续以养阴清热法以去余邪。

【处方】　金银花18克　石斛12克　生地18克　赤芍18克　玄参18克　神曲18克　藿香12克　云苓18克　丹皮18克　甘草6克　蝉蜕6克，水煎服。

外用药：珍珠层粉2支、滑石粉30克、冰片3克、九星明粉18克，共研细末，外扑患处。

四诊：1974年8月5日。服药3剂后，精神、饮食好转，口干、二便正常，舌脉正常。再以养阴和胃之剂调理而痊愈。

【按语】

伪膜性肠炎又称抗生素性肠炎或葡萄球菌性肠炎，是由于使用广谱抗生素之后，所引起的肠道菌群失调所致。亦即肠道内的杆菌（大肠杆菌为主）被抑制，耐药的金黄色葡萄球菌迅速繁殖，产生大量的凝血浆蛋白毒素，引起整个或部分肠道粘膜损害，以致出现细菌及其毒素所引起的感染、毒血症、急性肠炎、腹泻、脱水等严重的全身症状。中医学文献中无此病名。从其临床表现来看，属中医泄泻中的濡泄、飧泄等范围。如《丹台玉案》中说“泄者，如水之泄也……，泻者，势似直下”，同本病的某些症状特点相符合。

引起泄泻的原因很多，而伪膜性肠炎的发生系因湿热内蕴，复感外邪，致使湿热胶结，蕴于肠腑而成。“湿盛则濡泻”，“清气在下则生飧泄”（《素问·阴阳应象大论篇》）。热盛则“暴注下迫”，故见泄泻频作；湿热阻滞中焦则清气不升，浊阴不降，清浊不分混杂而下，并走于大肠而洞泄不止。若湿热入于营血，则见高热神昏，或迫血妄行，则肌衄斑疹。

本病例患者素体肺胃阴虚，正值夏暑之交，感受暑湿之邪而发病。湿热之邪，其性粘滞，留恋不解，阻于中焦，蕴郁化毒。毒热炽盛，深窜内陷，燔灼营分，伤血耗气，故见高热不退、身热发红斑；邪入心包，热扰神明，故见神志迷蒙；湿毒热邪阻滞，气机不畅，升降失司，清浊不分，致暴注下利。

治法以清营解毒，凉血化斑为主，佐以分利湿浊。方中水牛角、金银花、黄连、丹皮、白头翁、赤芍、生地是为清热解毒、凉血化斑之峻剂，实系取犀角地黄汤合白头翁汤之意，以直折火势；败酱草、红条紫草凉血活血，化斑和营；白茅根、薏苡仁、车前子、甘草清热利湿，分利清浊；玄参养阴清热，生津护液。治疗上以清热解毒为主，所以用药2剂，势退、神志转清，辅以凉血化斑，故疹退热平。其中抓住清热利湿，分清别浊之本，故小便自利、肿势退、泄泻止。后期辅以石斛、藿香、神曲等养阴和胃，经善其后。

慢性非特异性溃疡性结肠炎

病例 张××，男，25岁。初诊：1989年10月18日。

【病史】 患者2年前因发热、腹泻、腹痛，经某医院中医治疗后热退。以后经常腹痛，每天大便5～7次，量少、呈糊状，混有粘液、脓血，常里急后重，便后腹痛减。曾在某医院诊治，经大便检查、大便培养排除阿米巴痢、细菌性痢疾。乙状结肠镜检查示："结肠粘膜水肿、糜烂、溃肠、出血"，诊断为"慢性非特异性溃疡性结肠炎。"长期服用西药治疗能控制症状，停药后又复发。最近胃部时痛，恶心，嗳气、纳差，四肢倦怠，乏力。来我科治疗。

来诊时症见：右下腹及脐周时痛，痛则欲解大便，便后痛缓解；大便每天5～7次，呈糊状，混有粘液、脓血；胃纳差，疲乏，小便微黄。

【检查】 腹软、左下腹轻度压痛，肠鸣音亢进；舌红、苔薄白中微黄而燥，脉弦微数。

【辨证】 湿热内蕴肠道。

【治法】 通腑解毒，清热利湿，调和脾胃。

【处方】 1. 大黄炭9克　黄芩炭9克　黄连炭9克　地榆18克　秦皮12克　白头翁24克　广木香12克（后下）　薏苡仁24克　云苓皮18克，水煎服。

2. 通腑降毒疗法：

通腑解毒液制备：大黄30克　苦参30克　地榆30

克　黄柏30克　加水1000ml浸泡至透，水煎10分钟，过滤，取上清液500ml，存放于滴流瓶内，置冰箱备用。

用法：成人每天1～2次，每次用上药液150ml，每7天为1个疗程。

用品：弯盘内盛14～16号无菌导尿管1条，纱布1块，石蜡油，消毒棉签适量，止血钳、调节夹，输液架各1个。

操作：（在医院里进行）操作前嘱患者排二便。病人取左侧卧位，双膝屈曲，臀下垫枕以舒适为度，暴露臀部于床边。将上药液加温保持37～40℃，装入滴流瓶内，滴流瓶挂于输液架上，液面距滴流瓶口60～70cm为宜。用14～16号无菌导尿管上端与滴流瓶输出管相接，排气，取止血钳夹紧胶管，用棉签蘸石蜡油润滑导尿管下端，接着插入肛内20～30cm（成人），然后松开血管钳，调整调节夹，滴速控制在60～80滴/min。滴毕，拔出导尿管。

复诊：1989年10月26日。服药7剂和通腑解毒疗法治疗1个疗程后，大便减为每天3～4次，便中脓血减少，但仍腹痛。拟用下方。

【处方】　大黄炭9克　黄连炭9克　白头翁18克　地榆18克　秦皮12克　薏苡仁18克　白芍12克　全归9克　生蒲黄9克　广木香12克（后下），水煎服。

外治同上。

三诊：1989年11月3日。服药7剂和外治后腹痛大减，按腹亦不感痛，肠鸣消失，每天大便2～3次，便中粘液、脓血明显减少，但纳差、倦怠。仍按上方及外治法治疗。

四诊：1989年11月9日。服药6剂和外治后腹痛基本消失，大便每天1～2次，已成条状，无粘液，脓血消失。但胃纳欠佳、疲乏，舌淡苔薄白，脉弦细。此乃久病脾胃虚，治拟健脾和胃，疏利气机。

【处方】　党参15克　白术18克　炙甘草9克　云苓18克　春砂仁9克　诃子18克，水煎服。

五诊：1989年11月16日。服药7剂后胃纳已佳，疲乏减少，按前方服5剂，以巩固疗效。

随访1年未复发。

【按语】

慢性非特异性溃疡性结肠炎，是一种原因不明的慢性结肠炎，以溃疡为主，多累及远端结肠。主要症状为腹泻、腹痛及大便含血、脓和粘液，病程缓慢，有反复发作趋势。本病的症状在古代医籍中也有记载，多见于泄泻、痢疾等证候门中。中医认为：本病多因情志所伤，肝郁脾虚，或恣食生冷损伤脾胃等，使脾之运化失常，水湿内生，郁而化热。湿热蕴结大肠，腑气不利，气血凝滞，壅而化脓，故有腹痛、腹泻、脓血等。笔者临床上把辨证与辨病相结合，立法选方，针对本病的临床症状特点是肠壁粘膜糜烂、溃疡，内服中药配合通腑解毒法治疗数十例，疗效满意。

本病例的脉证是湿热内蕴，首先以清化为主，务求腑气通畅，切勿先服补涩之剂，以免闭门留寇。方中大黄炭、黄连炭、黄芩炭、白头翁、秦皮、生地榆清利湿热，且三黄炭能入血分，而达到解凝除腐，收效甚捷；广木香理气止痛，配合白芍、当归活血敛阴止痛，生蒲黄活血化瘀，4味配合使肠道气血运行通畅，腹痛自止。大便脓血已消尽时，运用诃子，有较强的涩肠止泻之功，并能促进溃疡面生肌愈合，无邪恋之弊，《回声本草》说：此药下宿物，止肠澼久泄、赤白痢。薏苡仁、云苓皮渗湿利尿。患者后期纳差、疲乏，此为久病脾胃虚弱，用白术、云苓、党参、炙甘草、春砂仁以健脾和胃，巩固疗效。

配合通腑解毒疗法外治，比单纯内服中药更能提高疗效，为笔者经验方法。这是提示，通腑解毒疗法不同于一般的灌肠，因滴与灌的速度不同，且从肛门插入深度亦不同。此药液有清积毒、荡积滞、活血化瘀生新的作用，直接将之滴入肠道，利用肠粘膜下层血管丰富、血流旺盛的特点，使药液缓慢滴入接触肠壁，能直达病所。

过敏性结肠炎

病例1　方时善，男，40岁。初诊：1982年7月3日。

【病史】　患者腹痛、泄泻时作时止，反复2年余。于1980年6月正值夏季，天气炎热，暴饮冷水，饮食不节，损及胃肠，以后经常泄泻，每天3～5次不等，若稍受凉或食油腻之品，则泄泻次数增多，甚则每天10余次。腹部常有不适感，下腹隐痛，嗳气，腹胀肠鸣。曾经多间医院检查，诊断为“过敏性结肠炎”，治疗均未见效。

来诊时症见：近几月来上述症状加剧，反复发作，逐渐消瘦，神疲乏力，睡眠不佳，梦多易醒，间有腰酸耳鸣。

【检查】 形体消瘦，面色无华，精神不振，语言低微，舌质暗淡、白苔满布，脉虚细无力，重按则空。

【辨证】 脾肾阳虚。

【治法】 温肾健脾。

【处方】 制附片24克 上肉桂12克 土炒党参60克 土炒白术60克 炒干姜24克 春砂仁30克 土炒淮山60克 炒芡实60克 乌贼骨60克，上药研粉和匀，每天早晚各15克（2匙），砂糖开水调服。

经服上方2剂，泄泻即止，诸症消失，食凉品及油腻亦不复发，半年后随访未再复发。

病例2 梁才棣，女，41岁。初诊：1980年9月6日。

【病史】 患者泄泻、腹痛时作时止，反复1年余。于1年前因食不洁之品而得急性胃肠炎，上吐下泻，经中西医治疗，呕吐即止，但泄泻未能彻底控制，后又因饮食不节，泄泻反复发作，经多间医院中西医治疗均不见效。

来诊时症见：患者日解大便5～7次不等，有时10余次，质稀夹有粘液，便时伴有脐腹阵痛，便后缓解；食欲不振，食用腹胀，嗳腐吞酸，胸闷不舒，常失眠多梦。细询病史，知患者1年来因故情怀不畅。曾多次大便培养皆未有致病菌生长。观前医处方，寒用黄连、白头翁之类，热用干姜、肉桂之属。西医曾先后用过氯霉素、黄连素、磺胺脒等。

【检查】 舌质红、苔微黄，脉弦。

【辨证】 肝郁脾虚。

【治法】 疏肝解郁，健运脾土。

【处方】 香附12克 郁金12克 白芍12克 白术12克 乌贼骨18克 云苓18克 薏苡仁30克 佛手12克 广木香12克（后下），水煎服。

服药2剂，泄泻即止，诸症好转，继服原方调理1周而痊愈。

【按语】

过敏性结肠炎是一种以肠道生理功能紊乱为基础的功能性肠道病。精神因素在本病的发生与发展中起重要作用。

中医学认为，胃主受纳水谷，脾主运化水谷精微，肠道帮助消化吸收、排泄废物，三者共同完成受纳、运化、排泄功能，为人体饮食水谷生化之源，因此脾胃与肠的功能作用在消化系统中具有重要意义。过敏性结肠炎正是由于三者功能紊乱所致，其主要发病因素有两方面：一是精神因素，如忧思恼怒或抑郁不舒引起肝气郁结，横逆犯脾胃，致胃失和降，脾失健运，气机不利。另一方面是劳倦内伤因素，如饮食不节，饥饱无度，损伤脾胃，或脾胃本身功能虚弱，加之饮食生冷、腻滞食物损伤脾胃，导致脾胃虚寒等。

本病的症状轻重不一，病程多经年累月，反复发作，常有腹痛、腹胀、肠鸣、腹泻，或便秘等症，并常伴有神经官能性症状，如失眠、头痛、健忘、注意力不集中、心悸、胸闷、倦怠、盗汗、神经过敏、郁郁不乐等。腹痛较常出现于左下腹部或下腹部，痛不剧烈，多属胀痛或仅有不适感，但亦可有短时绞痛；腹痛每于便前发生或加剧，进食亦可激发，便后或排气后常能缓解；腹泻多在清晨或餐后发生，常与便秘相交替；腹泻每天几次或十多次，量不多，为水样便，常有矢气，可含有大量粘液；便秘时粪便呈颗粒状，外覆多量粘液。由于肠道本身无组织学上的病变，所以粪便化验、培养、乙状结肠镜检查、X线钡剂灌肠检查等，都找不到阳性结果。

对于过敏性结肠炎，笔者常按以下分型进行辨证施治：

1．肝郁脾虚型

主证：胸闷，脘腹胀痛，胁痛，泛酸嗳气，便前腹绞痛，解后缓解，每天多次大便，常伴头痛、失眠、忧虑等神经官能性症状，舌苔白，脉弦。

治法：疏肝理气，健运脾胃。

方药：佛手12克 郁金12克 白芍12克 香附10克 广木香12克（后下） 枳壳12克 乌贼骨18克 云苓15克 绵茵陈18克，水煎服。

2．脾胃虚寒型

主证：病程较长，反复发作，脘腹隐痛喜按，呈水样大便、有大量粘液，呕吐清涎，口淡，神疲乏力，舌质淡、苔白，脉沉弱。

治法：补中散寒，健脾行气。

方药：春砂仁 6 克　吴茱萸 6 克　台乌 10 克　干姜 6 克　广木香 12 克（后下）　党参 18 克　法夏 10 克　白术 12 克　云苓 18 克，水煎服。

临床运用时还可随证加减，如便中带血加地榆、白及；湿郁化热加火炭母、凤尾草；大便秘结属实加白头翁、绵茵陈，属虚加肉苁蓉、火麻仁；肾虚五更泄泻加肉桂、附子。

病例 1 患者由于久病泄泻，损及脾胃，使脾胃虚寒，久之影响及肾，导致肾火衰败，正虚邪恋，脾肾更虚，致泄泻经久不愈；脾虚则不能运化，命火息微则不能蒸化，故脾肾阳虚是病之本。法从补火生土，而得疗效。方取附子辛温大热，补命门之火；白术苦甘而温，既能燥湿实脾，又能健运消谷而温补脾气；干姜、肉桂守而不走，祛脏腑沉寒痼冷，使阳生阴长；且干姜配附子则温阳之力更著，配白术燥湿补脾之功益显；党参、淮山补脾益气；砂仁理气醒脾；乌贼骨芡实健脾涩肠。

病例 2 患者过敏性结肠炎，前医认为乃湿热蕴结胃肠，用大剂量黄连、白头翁、绵茵陈等苦寒之品未见效，又认为脾肾阳虚，命火不足，用肉桂、干姜、附子等辛热之品也未见效。此属见症治症，治病不求本，是以罔效。本案患者长期情怀不畅，木郁不达，肝气横逆，乘脾犯胃，且反复泄泻，致中土受损，而表现胸闷，失眠多梦，泄泻腹痛，脉弦等症。由此可见，其病本乃木郁土虚。故方用香附、郁金、佛手疏肝解郁；木香理气止痛；白术、薏苡仁、云苓健脾化湿；乌贼骨健脾涩肠；白芍酸敛收涩止痛，方药轻灵而效果满意。

肠粘连

病例　范胜金，女，30 岁。初诊：1980 年 12 月 15 日。

【病史】　患者 1980 年 6 月曾因阑尾炎穿孔作阑尾切除手术，手术后伤口愈合良好，亦无其它不适。2 个月后，小腹部经常胀痛，时轻时重。经检查，诊断为“肠粘连”，药物治疗数月，未见好转。近 1 个多月来经常出现右下腹伤口周围阵发性疼痛，腹部痞胀不适，得矢气稍舒，大便 2 天 1 解、干燥。

【检查】　舌略干不润、苔白腻，脉弦数。腹软，右下腹压痛范围弥漫，局部未触及包块。

【辨证】 气滞血瘀。

【治法】 理气开郁，祛瘀通里。

【处方】 木香9克（后下） 香附12克 郁金9克 素馨针9克 枳壳9克 厚朴9克 丹参18克 黄连6克 大黄15克（后下） 白芍18克，水煎服，4剂。

复诊：1980年12月20日。服药后，大便每天解2次，腹痛、腹胀明显减轻。原方去大黄继续服用。

三诊：1981年1月10日。连续服上方20多剂，腹痛、腹胀完全消失，大便每天1解，质软，舌、脉正常。

1年后随访，未见腹痛、腹胀发作。

【按语】

肠粘连是腹腔手术后常见的并发症。临床以腹痛、腹胀为主要症状。粘连的形成是腹膜对机械性、化学性、细菌性刺激反应的后果。除原有粘连的病理改变外，同时还有其它因素存在，如局部水肿，肠管运动机能失调，此外还有患者的机体素质问题。用中药治疗肠粘连，对其本身（纤维等渗出）尚未证明有确切的作用，但中药对肠管运动机能的调节，减轻局部水肿，减轻炎症等作用是可以肯定的。不少实验室的研究资料证实了厚朴、木香、黄连、黄芩等药在体外试验对痢疾杆菌、大肠杆菌等有较强的抗菌作用。厚朴、枳实、枳壳、大黄等能够通过对迷走神经的作用调整肠管功能，使之恢复正常，对腹部的疼痛亦有较突出的镇痛作用。这些研究对于肠粘连的中药治疗提供了初步的科学根据，在临床应用中也佐证了中药对肠粘连治疗确有作用，故值得进一步探讨。

笔者认为，六腑为“传化之腑”，泻而不藏，以通降下行为顺，滞塞上逆为病。凡因饮食失节，虫疾内扰，内虚外寒，脾湿积滞，阳明热结，气滞血瘀等，均可引起肠道转化不利，腑气不通，积滞闭塞，血行受阻，饮停肠间，而出现痛、呕、胀、闭等症。本例患者以气滞血瘀为主因，故治疗上以理气开郁，祛瘀通里为法，结合现代医学对中药药理的研究而遣方用药，取得了一定疗效。方中取木香、香附理气滞而镇痛；郁金、素馨针疏泄肝经，解郁止痛；枳壳、厚朴宽中除胀；丹参活血祛瘀为用；黄连、大黄则能抗菌消炎兼通里下便。唯理气香燥之品有损肝阴，加入白芍以柔之。

三叉神经痛

病例1 陆秀榕，女，65岁。初诊：1981年11月23日。

【病史】 患者于1979年开始发生左侧头面部三叉神经痛，呈阵发性、刀割样剧烈的疼痛，每次持续1～2分钟，每天发作3～4次，常突然发作，突然停止。在某医院诊断为"左侧三叉神经痛（第一支）。"经用中西药物及针刺治疗后，病情未见好转，日渐加剧。从1981年起，上述部位疼痛加重，且发展到第二支分布区域亦痛，每天发作6～8次，每次持续5～15分钟不等。刷牙、洗脸、大声笑等均可诱发疼痛。因害怕发作常不敢刷牙及讲笑。当疼痛时，为了减轻其痛苦，常用手使劲摩擦疼痛部位，致使左侧眉毛脱落，左眼眶上部皮肤增厚。因屡用维生素、镇静、镇痛等药物及封闭疗法治疗均不能缓解，医院曾建议行三叉神经根切断术。患者惧怕手术及其后遗症，遂来我科治疗。初诊除上述症状外，伴有头目眩晕，夜晚因疼痛而不能入睡。

【检查】 舌淡红、苔白腻，脉弦滑有力。五官科及神经系统检查均无异常。

【辨证】 肝阳上亢，风痰阻络。

【治法】 平肝潜阳，化痰通络。

【处方】 羚羊骨18克 全蝎6克 蜈蚣3条 僵蚕15克 毛冬青30克 川芎9克 天麻10克 钩藤18克石决明30克，水煎服。

复诊：1981年12月2日。服药8剂，自觉症状减轻，头痛稍减，睡眠改善。药合病机，依前法，续服上方7剂。

三诊：1981年12月10日。疼痛大减，每次疼痛时间最长不超过2分钟，次数减至每天发作1～2次，仍觉头目眩晕，咽干口燥，晨起口苦，咽微痛，大便干结，舌红、苔微白腻。守上法稍加减。

【处方】 羚羊骨18克 石决明30克 蜈蚣3条 僵

蚕15克　毛冬青30克　丹参18克　磁石30克　生地18克　钩藤18克，水煎服。

四诊：1981年12月18日。服药7剂后精神大振，疼痛及头目眩晕等症状均已消失，睡眠转佳，食欲增进。患者要求停药，但为巩固疗效，嘱其继续服上方10剂，以防复发。

1982年8月4日随访，患者病情未见复发，身体无不适。

病例2　陈娟，女，54岁。初诊：1981年7月28日。

【病史】　患者左侧头面部疼痛14年，曾经多间医院检查，诊断为“左侧三叉神经痛（第一、二支）”。发作时，左侧头面部呈阵发性剧烈疼痛，类似击电，甚至患侧面肌抽搐，口角流涎，疼痛持续10～15分钟，突然停止。每天发作1次或数次不等，发作间歇期无任何症状。每因饮食热品、悲怒不解、情绪激动，或看书超过15分钟，即引起剧烈发作。多年来经中西药物、针灸和封闭疗法治疗均无效，于1977年6月作三叉神经根切断术，但仍未解决疼痛。近月来上述症状加剧而来我科就诊。

来诊时症见：如上，伴有耳鸣，口干苦，烦躁不安，疼不能眠，溲黄便干。

【检查】　体温37.7℃，舌质红，脉弦滑。五官科及神经系统检查均无特殊发现。

【辨证】　肝火冲逆，风痰上扰。

【治法】　平肝泻火，化痰通络。

【处方】　羚羊骨18克　水牛角30克　九节菖蒲12克　威灵仙18克　守宫4条　全蝎6克　僵蚕15克　钩藤18克，水煎服。

复诊：1981年8月6日。上方连服7剂，症状稍减，疼痛发作次数减少，时间缩短，程度亦轻，睡眠转佳。仍口苦干渴，心烦易怒，舌红苔腻，脉弦滑。

【处方】　羚羊骨18克　水牛角30克　蔓荆子15克　钩藤18克　九节菖蒲12克　僵蚕15克　蜈蚣3条

丹参 18 克　磁石 30 克，水煎服。

三诊：1981 年 8 月 29 日。连服上方 20 多剂后，头面部疼痛消失，诸症已除，睡眠好，饮食日增，大小便自调。嘱其再服上方 10 剂以巩固。

【按语】

三叉神经痛是指面部三叉神经 1 至数个分支范围内发生阵发性烧灼样剧烈疼痛，但无感觉缺失等神经传导功能的障碍。

本病多见于成年或老年人，女性较多，一般呈单侧性发病，起病突然，阵发性面部剧痛，呈烧灼样、针刺样、撕裂样、电击样，持续数秒或数分钟后自行缓解，间歇期无任何不适，每天可发作数次至数十次。疼痛可因说话、刷牙、洗脸、吞咽或触及面部某一点而诱发，发作时痛侧面肌痉挛（痛性抽搐），皮肤潮红、眼结膜充血、流泪、流涕、流涎。疼痛发作有周期性趋势，发作数周或数月后常可自行缓解数月或数年，再次发作时较前加重。一般无明显的神经系统阳性体征。若疼痛呈持续性，或伴有神经系统损害，应考虑为症状性三叉神经痛，多为颅内肿瘤、炎症、血管畸形而致。

中医学认为，本病是由于肝阳上亢，风痰阻络所致。肝为刚脏，赖肾阴滋养。若郁怒太过，耗损肝阴，则肝火偏亢，风阳升动，上扰清窍，风痰阻络，则头面部剧痛，头晕。治疗本症宜采用平肝潜阳，化痰通络之法。

药物组成：羚羊骨 18 克　全蝎 6 克　蜈蚣 3 条　僵蚕 15 克　川芎 12 克　天麻 12 克　羌活 9 克　钩藤 18 克　石决明 30 克　毛冬青 30 克

本方为笔者临床治疗三叉神经痛的有效方。方中取羚羊骨、钩藤、天麻、石决明平肝熄风潜阳；僵蚕熄风豁痰；全蝎、蜈蚣走窜通络，祛风止痛；羌活、川芎祛风止痛、活血通络，引药上行；毛冬青活血祛瘀、通络止痛。以上方为基础方，临床上还需据证加减，属寒者宜加制川乌、细辛；属热性者宜加水牛角、生石膏；如阴虚内热者宜加龟板、鳖甲；面肌抽搐发作频繁者加白芷、白附子、珍珠母。

面部震颤麻痹

病例　谢锦雅，女，43 岁。初诊：1980 年 11 月 28 日。

【病史】　患者因思虑过度，长期失眠、头晕，从 1979 年 6 月起，觉右侧颜面麻木、震颤，经某医院诊断为“震颤麻痹”，曾服抗胆碱类药物及中药、针灸等，疗效不显，后到我科治疗。

来诊症见：颜面震颤，麻木不仁，发作频繁，夜不安寐，时伴耳鸣心悸、头晕目眩、腰酸痛。

【检查】 面色无华，右侧颜面震颤频作，触觉、痛觉反射迟钝，头发稀疏不泽，爪甲不荣，舌质淡红、苔薄，脉弦细。血压16/11kPa。

【辨证】 阴血不足，筋脉失养，络脉瘀滞。

【治法】 养血和肝，滋阴熄风，活血化瘀。

【处方】 羚羊骨18克 蜈蚣3条 僵蚕18克 全蝎6克 地龙18克 丹参18克 首乌30克 生地18克 郁金15克，水煎服。

复诊：1980年12月30日。上方连续服30多剂，病情好转，震颤减轻，但仍头晕、心悸，夜睡不安。治守原意，适当加入养心安神之品。

【处方】 羚羊骨18克 守宫4条 僵蚕18克 地龙18克 蜈蚣3条 丹参18克 熟枣仁18克 辰砂1.5克（冲服） 龙骨30克，水煎服。

三诊：1981年2月28日。上方连服50多剂，药已中病，震颤明显减少，心悸稍安，睡眠转佳，间有头晕耳鸣、心烦、腰酸，舌尖红，脉细弦略数。此为阴血不足，虚火内生，遵朱丹溪“阳常有余，阴常不足”之训，方转滋阴降火，养血荣筋。

【处方】 熟地30克 龟板30克 守宫4条 地龙18克 僵蚕18克 丹参18克 九节菖蒲12克 龙骨30克（先煎） 熟枣仁18克，水煎服。

四诊：1981年3月20日。又进上方20剂后，面部震颤完全消失，诸症好转，达临床治愈，嘱其服上方4剂以巩固之。

1982年10月30日随访，病未复发。

【按语】

震颤麻痹，中医学称为“颤振”。“颤”，摇也；“振”，动也。《杂病证治准绳》认为本病乃阴血不足，筋脉失养，肝阳偏亢，阳盛化风，或因气虚，心虚，痰浊相挟所致。笔者采用养阴熄风，活血化瘀等法治疗本病，获效颇佳。方中虫类药物较为重要，它不仅能活血化瘀，且有熄风定惊，搜风通络等作用，所以全蝎、蜈蚣、僵蚕、守宫、地龙等虫类药始终贯穿治疗的全过程。正如叶天士所谓，久则邪正混处其间，草木不能见效，当以虫蚁疏通逐邪。本病风动是其标症，阴血亏虚乃为其本，故治疗时须祛邪与扶正兼用，正气充，则正能抗邪。本例初起以祛邪为主，病势改善后，则祛邪与扶正并用，使邪去而正不伤，正复而邪不遗。

手　颤

病例　张德方，男性，48 岁。初诊：1982 年 4 月 2 日。

【病史】　患者双手震颤已 2 年多。于 1980 年初起，双手伸直或写字时明显颤抖，写字困难，拿东西时很吃力、软弱无力，无肢体疼痛感觉。曾在某医院检查：血压 20.7/11.7kPa，甲状腺不大，脑血流图结果正常，余无异常，诊断为“功能性震颤”。曾使用安定、眠尔通、利眠宁等治疗无效，乃来我科求治。

来诊症见：患者双手震颤不停，自云写字不成形，同人举杯饮酒，总是倾怀而出，并头痛如掣，眩晕耳鸣、夜寐多梦、急躁易怒、咽干口苦、肢体麻木、手足时有拘急、肌肉瞤动。

【检查】　体壮，语言洪亮，面红目赤，双手震颤不停，肌张力低，舌红而干、苔少，脉弦而数。

【辨证】　肝阴不足，肝阳亢盛，引动肝风。

【治法】　育阴潜阳，平肝熄风。

【处方】　羚羊骨 18 克（先煎）　钩藤 18 克　僵蚕 15 克全蝎 6 克　蜈蚣 3 条　桑椹子 18 克　熟地 18 克　珍珠母 30 克（先煎），水煎服。

复诊：1982 年 4 月 9 日。服药 7 剂，双手震颤有所减轻，仍觉烦躁不安，失眠多梦，头痛眩晕，肌肉跳动。守前法加减。

【处方】　羚羊骨 18 克（先煎）　龙骨 30 克（先煎）　熟枣仁 12 克　钩藤 18 克　地龙 12 克　全蝎 6 克　僵蚕 15 克　桑椹子 18 克　熟地 18 克，水煎服。

三诊：1982年4月16日。又服7剂，震颤大有好转，其右手已勉强能写字，但字体歪斜，诊脉时双手仅稍感颤动，脉弦而不数。即在原法基础上加入养阴之品。

【处方】 龙骨30克（先煎） 珍珠母30克（先煎） 熟枣仁15克 地龙12克 僵蚕15克 熟地18克 女贞子18克 首乌18克 桑椹子18克，水煎服。

四诊：1982年5月18日。服上方30多剂，诸症已获痊愈，手无震颤，身体趋于康复。再拟上方7剂以巩固疗效。于同年8月10日追访，患者震颤症状完全消失，身体健康。

【按语】

《内经》云："诸风掉眩，皆属于肝"。张石顽曰：颤振与瘈疭相类，瘈疭则手足牵引，而或伸或屈，颤振则但振动而不屈也，亦有头动而手不动者。盖木盛则生风生火，上冲于头，故头为振颤，若散于四末，则手足动而头不动也。根据此例患者的临床证候分析，确属阴虚阳亢，肝风内动所致。肝肾阴虚，阳气亢逆升腾，则眩晕，耳鸣，头痛如掣，面红目赤，急躁易怒；阴虚则阳无所制，神无所养，阴阳不相济，则不寐多梦；阴虚动风，则肢麻，震颤，筋挛，肉瞤；肝火上犯则口苦咽干。治以育阴潜阳，平肝熄风。用羚羊骨、钩藤、全蝎、僵蚕、蜈蚣、地龙、龙骨、珍珠母等药平肝潜阳，以治其标急；用熟地、女贞子、桑椹子、首乌养阴顾本以收全功。

多发性神经纤维瘤

病例 黄志成，男，52岁。初诊：1976年6月10日。

【病史】 患者既往身体健康，自1966年起患神经衰弱，1974年患腹泻治愈后，常大便溏薄，胸脘痞闷，继之发现两臂外侧有大小不等之硬核数枚，未加注意。于1975年11月到某医院治疗3个月，神经衰弱诸症稍见好转，而硬核却遍及全身，并逐渐增大、增多，后经手术摘除硬核2枚，病理切片检查，确诊为："多发性神经纤维瘤"。因肿瘤较多，难以手术摘除，故来我科中医治疗。

【检查】 面色晦黯，精神疲倦，神志恍惚，舌胖，脉沉滑。

四肢肌肉松软，掌厚指短其形如肿，全身皮肤约有 300 多个大小不等之硬核。其分布情况：胸前多于背后，两上肢多汇集于内侧，外侧较少；下肢大腿和小腿后侧较多，呈念珠状，大如杏核（2×1.5×0.8cm）者 105 个，小如豌豆（0.4×0.3×0.3cm）者约 92 个之多，再小如绿豆者有近 100 个泛发全身，硬核皮色较为晦暗。

血常规：白细胞总数 8.4×10^9/L；红细胞 3.4×10^{12}/L，血红蛋白 100g/L。

【辨证】 脾虚生痰，痰气壅滞，聚结为核。

【治法】 健运脾气，涤痰散结。

【处方】 土鳖虫 6 克　蜈蚣 3 条　威灵仙 18 克　法夏 15 克　全蝎 6 克　远志 9 克　白术 12 克　胆南星 15 克，水煎服，每天 1 剂，10 剂。

复诊：1976 年 6 月 21 日。精神好转，硬核肤色变白且质转软，四肢肌肉弹性增加，唯觉头眩、胸闷、咽如物阻。此痰浊上逆，阻于上、中二焦之象。上方加郁金 15 克、白芥子 12 克，加强行气化痰之力。

上药连服 40 多剂，诸症皆愈，纤维瘤除先起的 10 多个稍有硬痕外，其它小核全部消失。查血常规：红细胞 4×10^{12}/L，血红蛋白 120g/L；白细胞总数 8.4×10^9/L。前后共治疗 2 个多月已能恢复工作。

经半年后随访，未见复发。

【按语】

此例多发性神经纤维瘤，属中医“顽痰结核”之怪病。笔者着眼于涤痰散结，兼理脾气，从而取得了疗效。对于某些疑难杂症，或现代医学认为病因未明之病症，往往可以从“痰”论治，则收效甚捷，故中医有“痰注全身”、“百病兼痰”、“百病多由痰作祟”、“顽痰怪症”之学术观点。明·张三锡在《医学准绳六要》中说，痰饮变生诸症，形似种种杂病，不当为诸杂病牵制作名，且以治痰为先，痰饮消则诸症愈。

本例 300 多个纤维瘤，其色晦黯，为痰浊凝聚，气机阻滞，痰气郁结而成。痰饮停伏胸中，遏阻阳气，故见胸闷不适；痰浊上蒙清窍则头眩、精神疲倦；痰浊阻塞，充斥肢体，故手足作胀，掌厚指短，肌肉松软；舌胖、脉沉滑亦为脾虚生痰，痰湿内停之象。治疗上以涤痰散结，兼健运脾气为法。方中半夏、胆南星、远志化痰散结；全蝎、蜈蚣、土鳖虫更能化瘀逐瘀，攻坚散结；白术健脾益气；威灵仙通走十二经脉，起引经载药的作用。服药10剂，略有效果，即循原法，加入郁金、白芥子二药以加强理气化痰散结的作用而愈。

吞咽后阵发性心悸

病例1 何丽琼，女，32岁。初诊：1986年7月19日。

【病史】 患者每吞咽食物后心悸不安，且胸闷不舒2月余。曾在某医院西医诊治，给予心得安30mg、安定5mg，每天3次。服后效果不显，遂来诊治。

来诊时症见：食后心悸阵作，胸中满闷，头晕目眩，恶心泛涎。

【检查】 精神疲乏，面色苍白，血压17.3/10.7kPa，心界正常，不吞咽食物时心率86次/min，心律齐，吞咽食物后心率168次/min。舌淡红、苔薄白而润，脉滑细。

X线钡餐：食道未见异常。X线胸透：心、肺正常。心电图：吞咽前为窦性心律不齐，吞咽后为阵发性房性心动过速。

【辨证】 心血不足，痰居心位，胃气上逆。

【活则】 养心化痰，和胃降逆。

【处方】 自拟法夏代赭汤加减：

法夏12克　陈皮10克　云苓18克　生姜皮5克　大枣8枚　甘草6克　厚朴12克　吴茱萸6克　党参12克　代赭石30克（先煎），水煎服。

复诊：1986年7月26日。服药7剂，吞咽后心悸渐缓，胸闷亦减。再予前方去厚朴、陈皮，加白术18克。

三诊：1986年8月6日。服药10剂后，诸症消失。吞咽时心电图示：窦性心律。嘱继服宁心安神丸（市售中成药）以巩固疗效。2年后随访，吞咽时无任何不适，心电图正常。

病例2 陈文起，男，47岁。初诊：1988年11月2日。

【病史】 患者平素身体尚健，近2周来发现进食食物或饮水后，心悸不宁，胸闷不舒，每至餐时，欲食而不敢食，食则心悸，不食则饥。曾于某中医院诊治，予中药炙甘草汤、酸枣仁汤加减治疗不效，乃来就诊。

来诊时症见：食后心悸，烦闷，烘热阵作，泛泛欲呕，头胀痛，腰膝肢冷，大便溏。

【检查】 面色红赤，血压21.3/11.7kPa，心界正常，不在吞咽食物时，心率88次/min，心律齐，吞咽后心率176次/min。舌红、苔黄粗糙，脉细弦数。

眼底检查：眼底大致正常；X线食道钡餐检查：食道边缘光滑，密度均匀，未发现异常；X线胸透：心、肺正常；心电图：吞咽前为窦性心律，吞咽后为阵发性房性心动过速，阵发性心房扑动。

【辨证】 痰热上扰，心神失养，上实下虚。

【治法】 化痰热，潜虚阳，宁心神。

【处方】 自拟法夏代赭汤加减：

法夏12克　竹茹12克　代赭石30克（先煎）　大枣6枚　甘草6克　珍珠母30克（先煎）　上肉桂2克（焗服）　云苓18克　厚朴12克，水煎服。

复诊：1988年11月13日。服药10剂，诸症好转，吞咽后心悸明显减轻。仍感腰膝肢冷，大便溏每天2～3次，舌红苔薄微黄，脉细弦。再予温阳健脾，引火归元之法，上方去竹茹加白术18克、党参12克、上肉桂加至3克。

三诊：1988年11月29日。服药15剂，诸症均平。血压12.6/9kPa。吞咽后心电图示：窦性心律。嘱患者用宁心安神丸（市售中成药）与附桂八味丸（市售中成药）交替服用，以巩固疗效。1年后随访未复发。

【按语】

吞咽后阵发性心悸，在临床上较少见。表现为病人吞咽后心悸怔肿、头晕胸闷，属中医学“心悸”范畴。根据《证治汇补》中有“心血一虚，神气失守，神去则舍空，舍空则郁而停痰，痰居心位，此惊悸之可以肇端也”之理论。2例均以法夏代赭石汤（自拟）为主加减治疗而获显效。法夏代赭石汤具有降逆化痰、益胃补虚、辛开散痞的功效。方中法夏、陈皮、云苓、甘草为二陈汤，是应用广泛的化痰和胃之剂，具有燥湿化痰、理气和中之效。代赭石重镇降逆，伍以党参、大枣、甘草健脾益胃以治其虚；生姜降逆化痰，以散结气；厚朴宽胸解闷。李东垣在《脾胃论》的“安养心神调治脾胃论”篇中说：“善治斯疾者，唯在调和脾胃。”法夏代赭石汤为主治脾胃之剂，今治心悸获效，益“胃为心之大主也”。病例1，心悸泛涎，胸中满闷，舌苔白润，脉细滑。此属痰疾停居心位，《伤寒明理论》说：“水既内停，心不自安，则多悸也。”故在本方基础上加吴茱萸以温中祛寒，下气降逆。病例2，心悸呕恶，胸中烦闷，舌苔黄粗糙，脉弦数。此属痰热乘居心位，《丹溪心法》说：“时作时止者，痰因火动。”故以本方加减治疗，方中加入竹茹、珍珠母以清心涤痰，潜阳宁神；又因虚阳上浮致腰膝肢冷，故加入上肉桂以引火归元。

综观以上2例，均为本虚标实之候，故施治原则先以清化痰浊凝结治其标，然后再予养心补虚之宁心安神丸、附桂八味丸缓调治其本，邪去正安，乃奏全功。

病毒性乙型肝炎

病例1　肖彩兰，女，30岁。初诊：1981年3月20日。

【病史】　患者因肝区痛，食欲不振，体倦乏力，于1980年初到本市某医院检查，肝功能异常，肝大肋下2cm，被诊断为“慢性肝炎”。经9个月西药治疗，病情未见好转，HAA检查连续9次呈阳性，谷丙转氨酶亦未见正常，遂来治疗。

来诊时症见：胁痛，纳差，乏力，便溏。

【检查】　面色暗黄，肝肋下2cm，脾未触及，舌暗淡、苔微黄，脉弦数。

肝功能检查：谷丙转氨酶400单位，HAA阳性。

【辨证】　肝郁脾虚，湿热内蕴（慢性乙型肝炎活动期）。

【治法】　疏肝健脾，清热利湿。

【处方】　水牛角汤加减：

水牛角24克（先煎）　羚羊骨12克（先煎）　板蓝根18克　岗稔根18克　丹参12克　佛手12克　车前草15克　云苓18克　淮山18克，水煎服。

按上方加减服3个月后胁痛消失，胃纳增进，二便正常，自觉症状消失。检查谷丙转氨酶正常、HAA转阴。

病例2　赵素珍，女，28岁。初诊：1980年5月6日。

【病史】　患者自觉头晕乏力，食欲不振，厌油腻1年多，于1980年初病情加重，肝区胀痛，随即往本市某医院检查，诊断为“迁延性肝炎”。

来诊时症见：头晕气短，情绪郁郁不乐，腹胀纳呆，右胁疼痛，口苦口干，恶梦频频，小便黄。

【检查】　面色苍黄，巩膜无黄染，肝肋下1.5cm，舌红、苔薄白，脉弦滑。

肝功能：HAA阳性，谷丙转氨酶280单位，麝香草酚浊度试验9单位，脑磷脂胆固醇絮状试验（++）。

【辨证】　肝郁气滞，虚热内生（慢性迁延性乙型肝炎）。

【治法】　疏肝解郁，调理肝胃，养阴清热。

【处方】　水牛角24克（先煎）　羚羊骨15克（先煎）　丹参15克　佛手12克　寥刁竹15克　土茵陈15克　香附12克　白芍12克　板蓝根18克，水煎服。

按上方酌情加减，腹胀加川厚朴12克，梦多烦燥加龙骨24克、牡蛎30克，口干苦加栀子12克，胁痛加延胡索12克、川楝子12克。经1个月治疗，临床症状消失，肝功能正常，3次检查HAA均为阴性，肝未触及。

病例3　陈桂清，女，41岁。初诊：1981年2月16日。

【病史】　患者于1981年1月10日以上腹部阵发性绞痛、呕吐恶心，到附近医院内科诊治。服药后绞痛减轻，而呕恶胸闷不减，巩膜开始发黄。经进一步检查，尿胆原试验阳性，谷丙转氨酶500单位，HAA阳性，黄疸指数40单位，麝香草酚浊度试验9单位，硫酸锌浊度试验11单位，脑磷脂胆固醇絮状试验（＋＋＋），诊断为“传染性肝炎”。

来诊时症见：面、目肤色黄染鲜如橘子色，脘闷不舒，且痛呕吐频作，右胁疼痛拒按，口干思饮，口苦，小便短赤，大便秘结。

【检查】 面、目肤色黄如橘子色，痛苦病容，舌苔黄腻，脉弦滑数。

【辨证】 湿热蕴结，热重于湿（传染性乙型肝炎）。

【治法】 清热利湿，凉肝解毒。

【处方】 水牛角24克（先煎） 羚羊骨15克（先煎） 板蓝根15克 岗稔根15克 鲮鱼胆6克 寥刁竹18克 土茵陈30克 白花蛇舌草15克 大黄12克（后下） 白头翁15克 栀子10克，水煎服。

按上方加减治疗3个月，临床症状消失，检查肝未触及。复查肝功能麝香草酚浊度试验3单位，脑磷脂絮状试验（－），谷丙转氨酶60单位，HAA阴性。

病例4 黄缓宁，女，39岁。初诊：1980年2月10日。

【病史】 患者患慢性肝炎3年多，经过中西药治疗，效果不显，时好时坏。

来诊时症见：头晕，眼花，两胁痛有灼热感，全身乏力，气短纳呆，腹胀便溏，失眠多梦，腰腿酸软，小便黄，口干等。

【检查】 面色苍暗，巩膜无黄染，肝肋下2cm，脾肿大1cm，舌红、苔少而薄，脉弦细。

肝功能：麝香草酚浊度试验11单位，脑磷脂胆固醇絮状试验（＋＋），谷丙转氨酶300单位，HAA阳性。

【辨证】 肝郁脾虚调，肝肾阴虚（慢性乙型肝炎）

【治法】 滋水涵木，疏木和土。

【处方】 水牛角24克（先煎） 羚羊骨15克（先煎）

岗稔根 15 克　丹参 15 克　佛手 12 克　女贞子 12 克
淮山 18 克　石斛 12 克　麦冬 12 克，水煎服。

按病情加减，两胁痛加白芍、川楝子，失眠多梦加酸枣仁、首乌、柏子仁，气短乏力加党参、白术，腰膝酸软加黄精、熟地，腹胀纳呆加大腹皮、川朴、广橘皮，口燥咽干加沙参。经 2 个半月治疗，症状消失，肝脾未触及，复查肝功能正常，HAA 阴性。

【按语】

近年来，在临床上乙型肝炎患者较多，病程缠绵，特别是 HAA 阳性患者，更是久治难愈。目前国内许多临床资料表明，HAA 阳性患者存在免疫机制失调。失调主要表现为细胞性免疫不全，体液性免疫亢进和自身免疫失调现象，造成机体各系统的损害。因此调整机体免疫功能，抑制和消除免疫复合物是治疗慢性乙型肝炎的重要途径。笔者在中医辨证论治基础上，结合考虑选用具有调整机体免疫功能的药物进行组方，以探索提高治疗 HAA 阳性的疗效。从中医辨证观点看，尽管 HAA 阳性患者临床症状表现不一，但在病机上仍有其共性可寻。如湿热之邪蕴郁于肝胆，导致运化失司，疏泄不利，湿为阴邪，伤人阳气，热为阳邪，伤人阴血。又因肝藏血，郁热与血相结成瘀，因此湿热之邪可导致机体的阴阳和气血失调。所以对绝大多数 HAA 阳性病例，在辨证治疗上应把握住二个环节，即清除余邪、调理气血。笔者用水牛角汤加减治疗本病，多能收到满意的效果。

水牛角汤组成：水牛角 24 克（先煎）　羚羊骨 15 克（先煎）　板蓝根 15 克　岗稔根 15 克　寥刁竹 12 克　白花蛇舌草 15 克　车前草 15 克　土茵陈 15 克　丹参 12 克　佛手 12 克。

方中取车前草、白花蛇舌草、土茵陈清热利湿，又能增强巨噬细胞的功能；水牛角、羚羊骨是治疗 HAA 阳性的首选药，能平肝潜阳，清热凉肝。寥刁竹、板蓝根、岗稔根解毒清热，对免疫复合物有抑制作用；佛手疏肝理气。全方的药物配伍可清湿热、调气血，邪去正安。此外临床上如见有脾虚者，加党参、白术、云苓；阴虚者加沙参、麦冬、女贞子；食欲不振者加布渣叶、麦芽。本方每天服 1 剂，1 个月为 1 疗程。病情轻者一般 1～2 个疗程可愈；病程长、病症较重者，需 3～5 个疗程，或坚持服用此方，一般 HAA 可以从阳性转为阴性，收到较好的疗效。

舞 蹈 病

病例1 叶惠芳，女，15岁。初诊：1984年3月2日。

【病史】 患者于2周前受雨淋，次日发热38.5℃，头痛，四肢关节酸楚。当即到某医院治疗，诊为“感冒”，服药后发热渐退病愈。1周后表现动作笨拙，功课写字不整，饮食常跌碗筷，继而出现右手足不自主乱动，挤眉弄眼，呶嘴吐舌，扭头转颈，行走摇摆，站立不稳，坐卧不宁，动作变化无常，离奇怪状。曾在某医院检查诊为“风湿性舞蹈病”，曾应用青霉素、激素、水杨酸钠及镇静剂治疗10天，安静休息及睡眠时症状消失。但在白天情绪激动时症状复发，故来诊治。

来诊时症见：手舞足动，如癫狂状，面部丑怪百出，坐之不稳，但无胡言乱语及进攻性动作，神智清醒合作，频诉痛苦而流泪。

【检查】 体温36.8℃，发育、体质中等，舌颤语言不利，腕部屈曲而掌指关节过度伸直，二臂高举过头时前臂常处旋前位，手掌朝向外侧，肌张力及膝反射减低，舌红苔白，脉弦微数。

血常规：血沉34mm/h，抗“O”900单位；心电图、脑电图正常。

家属无此类病史。

【辨证】 湿热内盛，肝风内动。

【治法】 清热化湿，镇肝熄风。

【处方】 自拟羚牛熄风汤：

羚羊骨15克（先煎） 水牛角24克（先煎） 桑枝30克 忍冬藤18克 白茅根24克 全虫6克 蜈蚣2条 地龙12克 防己12克 薏苡仁30克 生石膏24克，水煎服，复渣服。

复诊：1984年3月5日。服药3剂后精神好转，挤眉弄眼、呶嘴吐舌、扭头转颈动作稍减。按上方加珍珠母30克（先煎）、灵磁石30克（先煎）。

三诊：1984年3月8日。服药3剂后扭头转颈、四肢抽搐基本控制，呶嘴吐舌消失。但右侧手足仍不时有不自主抽动，舌红苔白，脉细数。处方同上，再服7剂。

四诊：1984年3月17日。症状基本消失，能安坐进食，仍微有四肢关节酸痛。按上方减石膏，再服7剂。

五诊：1984年3月25日。复查抗“O”500单位，血沉15mm/h，再服上方7剂。

随访半年，无复发。

病例2 林丽萍，女，18岁。初诊：1986年3月3日。

【病史】 患者近3年来四肢关节疼痛，经某医院检查诊为“风湿关节炎”。今年2月8日出现手腕突发无力，不能握物；1周后又出现眼、嘴角及手足轻度振颤，每天发作2～3次，约30分钟自行消失，未加注意。逾隔10天病情加重，四肢、头颈出现舞蹈样动作，挤眉、蹙额、伸舌，坐卧不宁。在某医院诊为“舞蹈病”，经治疗病情反复，来就诊。

来诊时症见：患者头颈摇摆，舌及口角振颤，四肢不自主地抽动。

【检查】 体温37.5℃（腋探），体质稍瘦，神经反射未发现异常。舌质绛、苔白，脉弦微数。

血常规：血沉27mm/h，抗“O”600单位，白细胞总数7.6×10^9/L，中性0.76，淋巴0.22，嗜酸球0.2；心电图、脑电图：正常。

【辨证】 湿热内盛，肝风内动。

【治法】 清热除湿，镇肝熄风。

【处方】 自拟羚牛熄风汤（见病例1）加防风10克　荆芥6克　水煎服，得渣再服。

复诊：1986年3月5日。服药3剂后体温36.5℃（腋探），精神好，四肢抽动减。按上方去防风、荆芥，3剂，服法同前。

三诊：1986年3月8日。舌及口振颤消失，四肢抽动控制。守前法再服7剂。

四诊：1986年3月16日。症状基本消失，已安坐，能用筷进餐。按上方服7剂而愈。

随访1年未复发。

【按语】

舞蹈病的多数病例与风湿病有密切关系，故一般认为本病是风湿性脑病的一种临床形式。其它如麻疹、百日咳、白喉、伤寒、疟疾、妊娠等亦偶尔可引起本病。患病年龄多在5～15岁，女性发病率较高。中医学虽无此病名，但在中医学古籍中有类似本病的论述。如《医学纲目》有“颤振”之称，指出“颤”即摇也。张石顽曰：颤振与瘈疭相类的瘈疭证，瘈是筋脉拘急而缩，疭是脉缓瘈而伸，手足伸缩交替，抽动不已，称为瘈疭。

本文2病例素体阴虚兼患风湿病。湿郁蕴热复感风邪，邪易化热，其热益彰，故发病急，病情重。初起发热关节走痛，因风为阳邪，其性走窜。头摇、挤眉、弄眼、伸舌、扭腰的全身性不随意舞蹈样运动，皆为风动之征。动则风生，静则风熄，故入睡则症状完全消失。笔者认为本病最突出的一个症状是“动”。如《黄帝内经》云：“诸风掉弦皆属于肝，诸暴强直皆属于风，诸痉项强皆属于湿，诸热瞀皆属于火。”故治宜清热祛湿，镇肝熄风。自拟羚牛熄风汤中的羚羊骨、水牛角清心肝二经之火，有平肝熄风之功，并能入骨通髓海、镇静和调节中枢神经；老桑枝、白茅根、防己、忍冬藤、薏苡仁、生石膏清热祛湿，能缓解骨骼肌兴奋作用；全虫、蜈蚣、地龙疏肝解痉，通络搜风；头摇甚者加磁石、生石决明平肝潜阳；如有外感发热时加荆芥、防风解表治其标。笔者在临床上用上述方法治疗此类病数十例，疗效显著。

慢性一氧化碳中毒

病例　陈××，男，39岁。初诊：1991年10月12日。

【病史】　患者为海员厨工，平素体弱，1个多月前因厨房漏水炉火熄灭，吸入大量煤烟后，突然晕厥。由船上卫生员抬到船头吸氧等抢救，数分钟后苏醒，觉头重痛、眩晕、面部僵木、心悸、耳鸣、语言低沉、汗出、双下肢颤抖、站立及行走摇摆不稳。在某医院住院诊治，检查血中碳氧血红蛋白浓度为20%，诊断为“急性一氧化碳中毒”。用西药治疗1周后，言语正常，眩晕及面部僵木有所减轻。患者要求出院。特来诊治。

来诊时症见：患者在人群较多或密室中，即感头晕眼花，心悸耳鸣，胸闷恶心，双下肢震颤、站立及行走不稳，胃纳差，小便清长，大便时溏。

【检查】 血压 13/8kPa，面色苍白，舌淡苔白润，脉虚细。

【辨证】 肾阳不足，元气虚损，脉络空虚。

【治法】 温补肾阳，益气养血，温经通脉。

【处方】 生黄芪 30 克 党参 15 克 灵芝菌 12 克 九节菖蒲 12 克 丹参 12 克 川芎 12 克 红花 9 克 仙灵脾 12 克 当归 12 克 巴戟 12 克 熟地 15 克 何首乌 15 克，水煎服，复渣再服。

复诊：1991 年 10 月 20 日。患者服药 7 剂后精神较前大有好转，头晕眼花、心悸胸闷、恶心较前减轻。按前方加炮天雄 12 克，鹿角胶 9 克（后下）。7 剂，煎服法同前。

三诊：1991 年 10 月 28 日。患者在空气混浊之处头晕、眼花、心悸、胸闷、恶心较前减轻，双下肢已无震颤；仍耳鸣、记忆力较差、双下肢久站乏力。检查：血压 16/11kPa，面色红润，舌淡红苔薄白，脉细。再按上方连服 30 剂。患者 1 个月后来诊，双下肢有力，步履恢复正常，记忆力明显恢复，在空气混浊之处诸症基本消失。1992 年 2 月随访未见复发。

【按语】

一氧化碳中毒亦称煤气中毒。凡含碳物质燃烧不完全，都可产生一氧化碳气体。一氧化碳经呼吸道吸入后，与血液中的血红蛋白结合，形成稳定的碳氧血红蛋白，造成机体组织急性缺氧。临床表现分为轻度中毒、中度中毒、重度中毒。对于急性中毒患者，应积极采取急救措施；对于慢性中毒者，除对症治疗外，可采用中医药辨证治疗。

本病例为慢性中毒。根据临床症状，中毒已影响元神之府。元神之府即是脑也。辨证属于肾阳不足，元气虚损，脉络空。本病的病位在脑，脑为髓之海，髓为肾所生。而脑又为诸阳之会，肾为阳气之本，所以治本病的根本在于补肾阳，同时，由于毒邪入络，损伤气血，又要益气养血、温通经脉，以扶正驱邪。故用益气养血，气足则血充。方中的北芪、党参、当归、灵芝菌为补气养血之良药。现代药理研究表明：生北芪、党参、灵芝菌的有效成份作用于大脑与延脑，加速神经冲动的传导，可提高大脑皮层的调节作用，及直接兴奋呼吸中枢；熟地、何首乌、熟附子、鹿角胶、巴戟、淫羊藿能补肾益精；配合川芎、丹参、桂枝、九节菖蒲温经通脉、活血化瘀、通达脑窍。诸药配合，滋肾生精，精生血，气为血之帅，精血足以补脑髓，脑髓充足，精血旺盛，毒能自解，故能治愈本病。

腋　臭

病例 1　谭××，女，25 岁。

【病史】　患者腋臭 10 余年，腋下汗多色黄。曾在某医院手术治疗，出院 1 个月余复发，而来求治。

【治疗】　西施香浓缩液直流电离子导入，治疗 6 个疗程而愈，观察 3 年未再复发。

病例 2　李××，男，32 岁。

【病史】　患者足趾臭汗症已 10 年，多方诊治无效而来求治。

【治疗】　采用汗臭溶液合剂治疗，每天 2 次，2 周后即愈。后又间歇浸泡足部，至今 3 年未再复发。

【按语】

腋臭又称体臭症、狐臭，现代医学上称为局限性臭汗症，中医称本病为体臭、腋漏、狐骚等。属于大汗腺分泌的一种带有臭味的汗液，常见于青壮年，轻重不等，年老时减轻。本病在日常生活中给患者带来些不便，甚至成为青年人择偶的障碍。

本病除腋臭外，少数患者甚至阴部、肛门、脐部和乳房下部、足部、腹股沟和其他皱襞等汗液不易挥发的部位大汗腺分布区，也出现相同臭味，又称臭汗症。

足部臭汗症常伴见局部多汗症，亦有个别患者发生全身臭汗症（体臭症），臭汗症常与局部色汗症并存，所以有些患者腋窝等常有黄汗出而污染衣物。

对于腋臭的治疗，笔者通过临床实践积累了西施香浓缩液、狐臭散、茴香散、硼明散、汗臭溶液合剂等有效方法，采用中药高渗溶液粘连堵塞大汗腺，使汗腺失去分泌功能，狐臭亦随之消失。或采用芳香化浊药物减少有机物与细菌的酵解，亦能获满意疗效。在药物治疗的同时，更应讲卫生，勤洗澡，勤换衣，注意控制饮食，少吃或不吃有强烈刺激性的食物。此外，戒除烟酒也是必要的。

1. 西施香浓缩液极泉穴位直流电离子导入法：

药物制备：葛根 60 克　栝蒌仁 30 克　寒水石 30 克　蛇床子 60 克　蜜陀僧 30 克

将上药共研末，放于煎药容器内，加白醋适量（浸过药材 3～5ml），用武火煮沸后，改用文火煮，滤取煎液。药渣再加清水浸过药面，文火煮，滤取煎液。再将上述 2 次煎液共置容器内加热浓缩至 1∶1（即每 1ml 内含 1g 药粉），加入 0.8%苯甲酸防腐即得。

治疗方法：局部常规消毒，剃去腋毛，以药液浸透直径为 4～6cm 的圆纱垫，置于穴位上，使用直流电离子导入治疗机，用双极导入法（两极均放药），接上电源，通电 25 分钟。病灶在其它部位者，可按上述方法施治。然后以西施粉扑患处，每疗程 7 天。第 1 疗程每天导入 1 次，第 2 疗程隔天 1 次，第 3 疗程 3 天 1 次。

西施粉处方：公丁香 30 克　梅片 6 克　轻粉 6 克　蜜陀僧 30 克。共研末，外扑患处。

2. 狐臭散：

胡椒 6 克　辰砂 6 克　樟脑 30 克　轻粉 6 克　滑石粉 12 克

上药研末，揉擦患部，每天 1 次，连用 30 天为 1 疗程。停 1 周再用第 2 疗程。最长者用 7 个疗程。此散有收缩汗腺作用，亦可用于治疗多汗症。

3. 茴香散：

小茴 10 克　檀香 18 克　沉香 10 克　木香 12 克　麝香 1 克　梅片 1 克

上药研末外搽患处，每天 1～2 次，具有祛臭避秽之功。

4. 硼明散：

硼砂、明矾粉等量，调匀，揉搽腋下，约 1 年左右可愈，本方简单易行，对身体没有副作用，贵在坚持，一年四季长期坚持搽用方可奏效。

5. 汗臭溶液合剂：

青黛 30 克　野菊花 60 克　明矾 30 克　土槿皮 60 克

上药置于煎药容器内，加清水 1500ml，文火煎煮成 500ml，滤取煎液即得，浸泡足部，每周1～2次，每次30分钟，可持续数周。

人的汗液是酸性的（pH5），即使是正常人出汗多，也常会有一种酸臭味，尤甚是夏季不能及时洗澡时更是如此。因此，所谓有狐臭或没有狐臭，仅仅是程度上的差别。狐臭并不是病，对人体健康和生理功能并无影响，也不具传染性。轻者不一定需要药物治疗，较重者经过适当治疗，完全可以使臭味消失或减轻。

淋巴结核

病例1 梁××，女，29岁。初诊：1984年3月12日。

【病史】 患者4个月前无明显诱因右颈部耳下出现硬结3枚、大小不等，大者约3×3cm，皮色不变，按之坚硬活动，不痛；伴见纳差、精神困倦，消瘦，无发热。经某医院活检为"淋巴结核"，X线胸透示"右上肺有钙化点，肺门淋巴结增大"，查血沉60mm/h，血白细胞计数6×10^9/L，中性0.6，淋巴0.4。经用链霉素、异烟肼等抗结核治疗3个月，症状未见改善，肿块逐渐增大，左颈部亦出现一花生大肿块，特来求治。

【检查】 右颈耳下肿块3个，排行整齐，肿块约2×3～3×3cm；左颈肿块3×3cm；并有黄豆大小核成串，按之坚硬，推之活动，皮色如常；形体消瘦，舌红苔白，脉弱细数。

【诊断】 淋巴结核（瘰疬硬结期）。

【辨证】 肝郁气滞，痰瘀互结。

【治法】 疏肝解郁，祛瘀化痰，软坚散结。

【处方】 自拟舒肝软坚汤加减：

柴胡12克　郁金12克　青皮12克　浙贝12克　胆南星12克　猫爪草24克　玄参15克　夏枯草15克　风粟壳15克　川足3条　守宫12克　田七10克，水煎服。

外治法：在肿块顶端行丹火透热疗法的丹座、丹药片疗法（见34页），每天1次。外敷瘰疬膏（注1），每天换1次。

复诊：1984年3月20日。服药7剂和外治后，颈部肿块变软，纳可，乏力，口干，舌脉如前。按上方去田七，加丹参24克　生地24克。外治同前。

三诊：1984年4月4日。服药14剂和外治后，颈部肿块缩小、变软，最大者约1.5×2cm。

按上二法治疗。

四诊：1984年4月19日。精神、食欲好，肿块已基本消失，右颈可触到0.5×1cm结节2个，舌淡红苔白，脉弱略数。

继续按上二法治疗1个月，硬结完全消失。复查血常规、血沉正常；X线胸透示“右上肺干酪样钙化”，余无特殊。随访1年未复发。

病例2　李××，男，22岁。初诊：1984年6月20日。

【病史】　患者1984年3月右颈中出现一肿块约3×4cm，经某医院活检后诊为“淋巴结核”，经抗结核治疗3个月未见明显改善，肿块逐渐增大、皮色转暗、疼痛，低热，盗汗，口干，而来求治。

【检查】　面色潮红，体温37.8℃，右颈3×4cm、2×3cm肿块2个，推之不动，局部皮肤暗红、微热、中软，按之应指；舌红苔少，脉弱数。

血常规：白细胞计数7.8×10^9/L，中性0.6，淋巴0.38；血沉70mm/h。

【诊断】　淋巴结核（瘰疬脓肿期）。

【辨证】　肝肾阴虚，肉腐成脓。

【治法】　滋补肝肾，托毒排脓。

【处方】　自拟托里排脓汤加减：

黄芪18克　党参15克　炒山甲15克（先煎）　升麻12克　柴胡10克　甘草9克　当归10克　皂角刺10克　青皮12克　川足3条　守宫10克　田七10克，水煎服。

外治：病灶常规切开引流，隔天更换引流管。

复诊：1984年6月27日。服药7剂和引流后无发热，引流通畅，引流管仍有少许脓液流出。药已对症。上方去柴胡加白术15克　地龙15克。继续保留引流法。

三诊：1984年7月4日。服药7剂和引流后，无发热，脓液流尽。内服药同上。

外治以201消炎水（注2）洗涤伤口后，以红升丹（注3）少许轻撒于上，外敷肿块膏（注4）。

四诊：1984年7月11日。服药7剂和外治后。创口无渗出液，可见新鲜肉芽，精神好，舌淡红苔白，脉和缓有力。改以调和营卫，补益气血为法。

【处方】　黄芪18克　全归10克　熟地18克　桂枝9克　甘草9克　山萸肉18克　守宫18克　川足2条　党参15克　白芍15克　丹参15克　白术18克，水煎服。

外治：用生肌膏（注5）外敷，每天1次。

前后治疗2个余月，创口敛后继内服中药巩固疗效，随访2年未再复发。

病例3　刘××，男，40岁。初诊：1985年7月10日。

【病史】　患者右颈肿块半年。半年前发现右颈肿块3枚，大小不等，串珠状排列；伴低热、乏力、消瘦，经某医院检查诊断为“淋巴结核”，经抗结核治疗1年仍未控制。因耳鸣、面部麻痹感停药约1个月，右颈一肿块自溃已3个月，经久不敛，而来诊治。

来诊时症见：纳差，午后潮热，面红，精神疲乏，盗汗。

【检查】　体温37.2℃，形体消瘦，面色潮红；右颈两处溃疡各约2×3cm，周围红肿压痛，有浓水渗出，溃口有豆渣样絮状物充塞，另可触及一个1×2cm肿块，活动、质中等、边界清；舌淡红苔薄黄略腻，脉细数。

【诊断】 淋巴结核（瘰疬溃破期）。

【辨证】 气血亏虚，痰瘀互结，肉腐成脓。

【治法】 益气养血，滋阴清热，化痰散瘀，托毒排脓。

【处方】 生地18克 牡丹皮12克 女贞子12克 玄参18克 全归12克 白术18克 牡蛎30克（先煎） 柴胡12克 地骨皮15克 泽泻18克 桔梗12克 浙贝15克，水煎服。

外治：溃疡处以201消炎水冲洗后，轻撒少许珠红升丹（注6），外敷瘰疬膏，脓水多则1天换药2～3次。

复诊：1985年7月25日。服药14剂和外治后，已无低热，胃纳稍好，溃口仍有脓水渗出，质清稀。治以调和气血、托毒排脓为主。

【处方】 黄芪18克 女贞子15克 生地18克 田七12克 全归12克 白芷12克 桔梗12克 白术18克 云苓15克 玄参18克 海龙12克（先煎），水煎服。

外治同上。

三诊：1985年8月3日。服药7剂和外治后纳可，精神好，无发热、盗汗。内、外治法同上不变。

四诊：1985年8月10日。服药7剂和外治后溃口腐肉已去，有少许脓液渗出、质粘稠，余无特殊不适；舌淡苔白，脉细。治以益气养血活血为主。

【处方】 黄芪18克 鹿角胶15克（后下） 肉桂6克（后下） 党参15克 云苓15克 当归15克 田七12克 甘草10克 白术15克 川足2条 全虫12克 守宫12克，水煎服。

外治同上。

五诊：1985年8月17日。服药7剂和外治后，溃口无脓水渗出，另一未溃肿块已消，无其他不适，舌脉同上。拟予滋阴补虚。

【处方】 黄芪18克 鹿角胶15克(后下) 紫河车10克 海龙15克(先煎) 党参15克 肉桂6克(后下) 白术18克 甘草10克 熟地18克 女贞子15克,水煎服。

外治:停用珠红升丹及瘰疬膏,改用生肌膏外敷。

六诊:1985年9月2日。服药14剂和外治后,溃口基本已敛。

嘱服上方每周2剂以巩固疗效,同时仍外敷生肌膏7天。9月20日复查已痊愈。随访2年未复发。

【按语】

淋巴结核是慢性感染性疾病,中医称为"瘰疬"。《医宗金鉴·外科心得》记载:"小者为瘰,大者为疬,合称为瘰疬。"历代医学按其形状来描述而得名者有:形如串珠者称"连珠瘰疬";数枚重叠堆起,则称"重瘰疬";若破溃形成瘘管,底部互相通联,形如鼠穴者,称为"鼠瘰疬"等。有云:"属三阳经,颈前项后侧旁生。"三阳经为颈前属阳明经,颈后属太阳经,颈两侧属少阳经。一般认为,本病多因肝郁气滞,气血不充,久而化火内燔,炼液成痰,痰火上升,结于颈项;或因肺肾阴虚,阴虚火旺,肺失输布,灼津为痰,痰火凝结,亦可形成本病。笔者临床治疗中,将本病分为三期,现分述如下。

1. 硬结期:病例1,为瘰疬初起,肿块硬、皮色如常、不痛、活动好。此时宜用消法,医云"以消为贵,以破为畏",应不失时机。本病例的病机为肝郁气结,痰瘀互结。依《内经》"结者散之,坚者削之"的理论,治以疏肝解郁、祛瘀化痰、软坚散结。药用柴胡、郁金、青皮疏肝理气,浙贝、胆南星、夏枯草、风栗壳、猫爪草、玄参等清热滋阴、化痰软坚,川足、守宫、田七等活血通络。肿块坚硬亦可加用炒山甲、皂角刺攻坚散结。其中必用守宫、川足或全虫等,动物药走窜通络力强。外加以丹火透热疗法及软坚散结、泻热散结之瘰疬膏外敷,内外同治,临床效果令人满意。

2. 脓肿期:病例2,病程长,肿块增大,与皮肤粘连,推之不动,疼痛,皮色暗,微热,按之中软应指,示脓已成。此时应用托法,托里排脓,使邪外出而愈。除常规切开引流外,以黄芪、党参、当归益气养血、扶正托毒;柴胡、升麻行气通络、升举阳气,并配以青皮疏肝破气、散结消滞,与柴胡、升麻有协同作用;炒山甲、皂角刺软坚攻积;川足、守宫攻窜搜剔力强,对病灶深层组织有渗透作用，同时以田七加强活血作用；甘草调和诸药。全方起扶正托毒排脓之功。脓尽、溃口将敛之时，则改用生肌膏外敷，内服药亦去炒山甲、皂角刺、田七、青皮等攻邪之品，改投白术、白芍、熟地、党参、山萸肉等补益肝肾；继以黄芪、全归、丹参、桂枝等调和气血，以扶正为主。在此应注意的是：脓出时忌投苦寒之品，以防关门留寇；脓未尽时不应过早使用生肌膏。

3. 溃破期：病例3，淋巴结核化脓，自行溃破，经久不愈，溃口腐肉呈豆腐渣状，形成瘘管，呈面小底大之深部溃疡。病久必致气血亏损，正不胜邪，临床症见一派虚象，如面色苍白、双颧潮红、午后低热、盗汗、形体消瘦、精神不振、胃纳差。在治疗上注重整体疗法，内外同治，以益气养血、滋阴清热、化痰散瘀、托毒排脓为法。药用生地、地骨皮滋阴清热，玄参、丹皮清热凉血，女贞子、全归、白术益气血养血扶正固本，柴胡理气通络，牡蛎软坚散结，泽泻、桔梗、浙贝化痰散结；配以201消炎水消炎杀菌，并以珠红升丹及瘰疬膏托毒排脓、软坚散结。治疗后低热退，盗汗止，精神、胃纳好转，脓液清稀，逐渐加重扶正之品，如黄芪等。同时以田七、海龙等活血通络。随着病情好转，以扶正为主，加用鹿角胶、肉桂、党参、紫河车、熟地、云苓等培补命门真火，海龙、守宫、全虫等透达病灶，促进溃疡愈合，外敷以生肌膏生肌敛疱。溃疡愈合后，再内服扶正之品以巩固疗效，以防复发。在此应注意的是：我们一般少用红花、桃仁等来活血化瘀，而采用田七、丹参等以祛瘀而不伤正之品。

注1 瘰疬膏组成与制作法：大黄　绵地罗　山慈姑　郁金　皂角刺　草果　生地　乳香　没药　血蝎　木必肉各18克。麻油1800克，黄丹800克。油煎，浓缩成膏。

功效：化腐散结软坚。

主治：阴疽，瘰疬、痰湿流注、已溃未溃皆可用。

用法：将膏放在铁勺内加温溶化，摊在牛皮纸上或棉布上即可使用。

注2 201消炎水组成与制作法：青黛1000克，土银花1000克，九里明2000克，紫花地丁1000克，甘草1000克，荆芥500克，防风500克。加水24升，煎至6升，装瓶备用。

注3 红升丹组成与制作法：水银15克　火硝20克　朱砂15克　白矾15克　研末，调匀，装瓶备用。

功效：化腐散结。

主治：一切阴疽疮毒、溃疡、瘘管。

用法：轻轻撒在创面，注意不要撒到周围正常皮肤，对过敏体质者慎用，对头面部、颈项对口溃疡应慎用或不用。

注4 肿块膏组成与制作法：炒山甲　皂角刺　猫爪草　昆布　蛤粉

制作：上药研末，蜂蜜调匀为膏，外敷。

功能：攻坚消肿散结。

注5 生肌膏组成：地龙90克　象皮90克　龙骨90克　冰片3克　血竭12克　乳香15克　没药15克　凡士林700克。上药研末，与凡士林调成膏，瓶装备用。

功用：活血化瘀，生肌敛疱。

用法：涂在纱布上外敷患处。

注6 珠红升丹：即红升丹加珍珠末，每1克红升丹加1克珍珠末。

功能：去腐生肌敛疱，用法及主治同上。

肢端动脉痉挛病

病例 冯××，女，36岁。初诊：1987年10月3日。

【病史】 患者双手指端阵发性发凉、苍白、发绀2年余，伴麻木感，轻度肿胀，遇冷后发作，并有针刺样疼痛，得温后缓解。经广州某医院检查诊断为“雷诺氏病”，曾用妥拉苏林、氢化多角碱、烟酸、利血平等治疗效果不显，而来求治。

【检查】 血压13.3/8.7kPa，双手指端发凉，无肌肉萎缩，局部皮肤弹性好，无触痛，舌淡苔白，脉沉细。

血沉10mm/h。

【诊断】 肢端动脉痉挛病。

【辨证】 寒凝经络，气血瘀滞。

【治则】 温经散寒，活血行气化瘀。

【处方】 黄芪24克　丹参18克　桂枝9克　熟附子15克　川红花12克　川足3条　姜炭12克　鹿角胶12克　熟地24克　麻黄6克　当归12克　白芍15克，水煎服。

复诊：1987年10月20日。服上方5剂后，症状明显减轻。加重活血行气止痛药。

上方的黄芪、丹参用量加至30克，并加白芥子10克、川芎12克。连服26剂，未再发作。

【按语】

肢端动脉痉挛病，又称雷诺氏病，是血管神经功能紊乱引起的肢端小动脉痉挛性疾病。以阵发性四肢肢端（主要为上肢）对称的间歇发白、紫绀和潮红为临床特点，伴局部冷、麻、针刺样疼痛或其它异常感觉，常为情绪激动或受寒冷所诱发。本病的病因不明，目前认为与中枢神经系统功能失调，内分泌、肢体小动脉本身的缺陷及遗传因素等有关。在治疗上，西医常用交感神经阻滞剂及其它血管扩张剂以解除血管痉挛，降低周围血管对寒冷刺激的反应，严重者可考虑手术治疗，然而疗效不甚理想，症状可再反复出现。笔者集多年临床经验认为，本病为寒凝经脉，阳气不达，气滞血瘀所致。阳气衰微，不能达四肢末端，气血运行不畅，故四肢末端苍白、紫绀、潮红、麻木、疼痛、发凉，故治疗上着重温经散寒、行气活血化瘀，采用辛温之桂枝、麻黄、姜炭、熟附子等以温经散寒，丹参、川红花活血化瘀以治其标，黄芪、鹿角胶、熟地、当归、白芍等益气、养血、和血以治其本，川足辛温走窜，引药直达病所。治疗初显效后，又加重黄芪、丹参以增强益气活血之功，并加辛温之白芥子、川芎行气活血，温散寒邪。全方标本兼治，药到病解。笔者近年用此法治疗6例本病患者，均获满意疗效。

血管神经性水肿

病例1　潘琼珠，女，42岁。初诊：1975年9月4日。

【病史】　患者于1975年8月因吃鲜虾后腹痛，继全身痒甚，整夜难睡，至翌日，面、唇、耳部浮肿，眼睑肿而不能睁大，且发展至四肢亦肿而痒甚，吞咽困难，呼吸不畅，经某医院检查，诊断为“血管神经性水肿”。服抗过敏等西药治疗后，病情好转，但2年来反复发作而来我科治疗。

【检查】　面部大片块状浮肿，皮肤显著隆起，眼睑、嘴唇、耳垂肿而光亮如蜡。外生殖器、右手前臂、足踝肿处瘙痒、灼热、麻木，咽喉部亦因水肿而吞咽困难，舌质胖、苔微黄，脉略浮数。

血常规：白细胞总数 $9.2\times10^9/L$，中性 0.76，淋巴 0.17，酸性 0.06。小便常规：蛋白（+），白细胞（+），红细胞（-）。

【辨证】 外邪侵入玄府，血热湿毒壅滞皮肤。

【治法】 疏风解表，清热利湿，凉血活血。

【处方】 蝉蜕 9 克 荆芥 12 克 九里明 30 克 野菊根 30 克 红条紫草 24 克 白头翁 15 克 生地 18 克 牡丹皮 12 克 黄连 12 克 大黄 18 克 薏苡仁 30 克，水煎服，每天 1 剂，复渣煎水外洗。

复诊：1975 年 9 月 8 日。经上治疗后，全身肿痒明显减轻，吞咽困难症状消失。守上方减大黄，加白鲜皮，内服外洗 6 剂后痊愈。1978 年 12 月随访，治愈后未复发。

病例 2 杨燕芳，女，30 岁。初诊：1982 年 6 月 2 日。

【病史】 患者于 1980 年人工流产后，经常头晕、头痛。半年后，发现两手前臂，双下肢膝至足背部浮肿瘙痒，每次发作持续 3～7 天方退，约 2～3 个月发作 1 次，有时伴发荨麻疹，头晕，疲乏。曾经某医院检查，诊断为“慢性复发型血管神经性水肿”，每服西药治疗而愈，但均未控制其复发。这次复发时伴头痛、恶寒，来诊要求中医治疗。

【检查】 两手前臂、手背及腕、双下肢胫至足背部浮肿，表面有绿豆大或黄豆大水疱，且杂有多数搔破水疱之薄痂，局部瘙痒、麻木；舌淡红、苔白，脉浮紧。

【辨证】 风寒外袭，血虚生风，营卫失调。

【治法】 疏散风寒，养血柔肝，调和营卫。

【处方】 川芎 12 克 全当归 15 克 白芍 15 克 熟地 18 克 甘草 9 克 麻黄 6 克 红枣 3 个 桂枝 12 克，水煎服，每天 1 剂，4 剂。

服药后，头痛、恶寒消失，手足痒肿明显减轻，发痒之水疱大部减少。继守前方服 4 剂后，症状基本消失。为了巩固疗效，再按前方减麻黄，加僵蚕、白花蛇，服 4 剂后痊愈。4 个月后随访未曾复发。

【按语】

血管神经性水肿，又称急性限界性皮肤水肿，或巨大荨麻疹。为一种局限性的皮肤或粘膜突然发作之急性浮肿，经过很短时间，局限性水肿可增至巴掌大，好发于四肢、口唇、眼睑，重者整个面部均肿，亦有发生于咽喉声门，而致呼吸困难，甚至窒息死亡。

本病类属于中医学的“瘖癗”、“隐疹”、“风疹块”。皮肤发疹，大如豆瓣，成块成片，遇风易发，故名瘖癗或称风疹块。由于时隐时现，所以又名隐疹。唐·孙思邈在《备急千金要方》中已有类似本病的症状叙述，如“突然面目肿起”、“口噤而不得言”。中医学认为，本病是由于肌肤有湿，血虚或血热，复感风邪凝滞而成；或由于胃肠实热，复感风邪，内不得疏泄，外不得透达，郁于皮毛腠理之间而发；或与禀赋有关；或由寄生虫为患；或者起于膏粱厚味，进食异类食物，如鱼、虾、蟹、酒等物，使荣卫不和，湿热内结，而发生本病。

病例1患者为血热湿毒内蕴，复感外邪而发。用蝉蜕、荆芥等驱风走表，散风止痒；红条紫草、黄连、野菊根、九里明清热解毒；白鲜皮、薏苡仁、白头翁清热祛湿，利水消肿；生地、牡丹皮活血凉血；采用大黄清泻大肠湿积之热。诸药配伍达疏风解表，清热利湿，活血凉血。并复渣水煎外洗以获祛风止痒消肿之功而病速效。

病例2患者属产后血虚，血不养肝，复感风邪，引动肝风，致营卫失调而发；又由于久病正虚，易感风邪，疲劳即发，使病反复发作，缠绵岁月。《内经》云：必伏其所主，而先其所因。故本病治法着眼于疏散风寒，养血柔肝，调和营卫。用麻黄发散风寒；桂枝解肌发表，温通经脉；白芍酸苦微寒，敛阴和营，一散一收，调和营卫，能使表邪得解，胃气得和；由于血虚生风，应治风先治血，血行风自灭，故用当归补血和血，熟地黄补血滋阴，白芍养血柔肝，川芎行血中之气，共奏养血活血兼有行气之功；白花蛇、僵蚕、全蝎搜邪通络，祛风镇痉。从临床上看，上述虫类药物对治疗复发性血管神经性水肿，能取得满意的效果，确能增加机体抗过敏作用，至于药理机制，有待进一步探讨。

外 科

流 注

病例1 陈瑞霞，女，19岁。初诊：1982年8月10日。

【病史】 患者左肩疼痛3周，不久痛处出现肿胀如鹅蛋大，继之同侧腋窝肿胀如李子大，皮色如常、按痛，伴恶寒发热、头痛、胸闷呕恶、食纳差。经当地医院诊为“深部脓肿”。曾注射青霉素，口服抗生素等药后，全身状况和上述部位脓肿明显好转，但右背及左腰部又出现3处肿胀如鹅蛋大，20多天未愈，伴发热朝轻暮重、头重、疲乏，周身关节酸痛、胸翳恶心，口渴不多饮，小便赤黄、2～3天1解。

【检查】 体温39℃，舌质红、苔白腻，脉滑数；右背肿块5×5×2cm，左腰及胁部肿块各有6×5×3cm，皮色不变，边界不明显，有压痛、灼热感。

血常规：白细胞总数12×10^9/L，中性0.81，淋巴0.19。

【辨证】 暑湿外浸，客于营卫，阻于肌肉，流于经络而成流注。

【治法】 清暑化湿，和营通络。

【处方】 薏苡仁30克　冬瓜仁30克　泽兰12克　佛手12克　滑石18克　炒山甲12克（先煎）　皂角刺9克　岗稔根30克　崩大碗30克　板蓝根30克，水煎服，每天1剂。

外治：用201消炎水（见淋巴结核按语）调如意金黄散（又称金黄散，药店有售）成膏状，冷敷肿痛处。每天换药2～3次。

复诊：1982年8月16日。内外并治6天后，体温37.2℃，全身症状基本消失，局部肿块明显缩小。守前法治疗4天，其病告愈。

病例2 梁剑华，女，3岁。初诊：1981年9月24日。

【病史】 患儿头部及颈后发际生疮疖4处，经治愈而复发，继之右侧肩胛、腰及臀部出现如鸽蛋或李子大的肿块4处，已2周，伴发热口渴、纳差、夜不成眠、小便黄赤，而来我科治疗。

【检查】 舌红、苔微黄，脉滑数；右肩胛及腰部、臀部成片漫肿，皮色微红，按之疼痛灼热，无波动感。

血常规：白细胞总数18×10^9/L，中性0.82，淋巴0.18。

【辨证】 疮疖热毒走散，流窜经络，使营卫不和，气血凝结为患。

【治法】 清热解毒，凉血软坚。

【处方】 蒲蛇汤加减：

蒲公英9克　牡丹皮6克　水牛角12克（先煎）　黄连6克　炒山甲9克（先煎）　皂角刺4.5克　玄参9克　白花蛇舌草9克　石上柏9克，水煎服，每天1剂。

外治：用拔毒膏（注1）敷肿痛处，每天1次。

复诊：1981年10月1日。治疗1周后，热退身凉，夜能安睡，已无新的肿块出现，原有肿块亦明显缩小，但出现纳差，恶心呕吐，大便溏，舌质淡红、苔白。此属气虚，脾胃虚弱，改拟六君子汤加银花、炒山甲、皂角刺、北芪。上药服4剂后，肿块及恶心呕吐均消失而告愈。

病例3 谭杏，女，54岁。初诊：1981年7月2日。

【病史】 患者十半月前挫伤下肢及臀部（坐骨结节部位），1周后右臂部疼痛，出现如鹅蛋大肿块，经某医院诊为“深部脓肿”，手术切开排脓。术后5天，右臂部及右大腿又出现肿块2处、酸痛、步行困难，来我科治疗。

【检查】 体温37.5℃，表情痛苦，患肢步履困难。舌质红、苔薄白微黄，脉弦实；右臀部切开处外侧可见1肿块5×4cm；右大腿中段伸侧1肿块3×3cm，肿块皮色微红、边界不明显、压痛、无波动感，将患肢拉直时疼痛加重。

血常规：白细胞总数 $13\times10^{9}/L$，中性0.8，淋巴0.2。

【辨证】 挫伤之后复感暑热，瘀热停滞而成流注。

【治法】 活血散瘀，清热解毒。

【处方】 土鳖虫9克　桃仁12克　赤芍12克　当归12克　牡丹皮12克　银花15克　生地15克　蜈蚣3条　炒山甲15克　露蜂房12克　红花9克，水煎服，每天1剂。

外治：拔毒膏加红花、桃仁末混合敷患处，每天1次。

复诊：1981年7月9日。治疗6天后，右臀部及腿2处疼痛减轻，并趋向消散吸收。腿伸直时已无疼痛，舌质淡红、苔白，脉弦，肿块虽消减，但仍有硬结，中药改服透脓散（注2）加土鳖虫、桃仁、银花，以加强消结散瘀之力。一周后，诸证均愈。

【按语】

“流注”是发生于肌肉深部的多发性脓疡。本病可分为暑湿流注、余毒流注、瘀血流注三种。由于夏秋之间，经烈日曝晒，先受暑湿，外邪内束，客于营卫之间，阻于肌肉之内而成者，为暑湿流注，如病例1。其发病急骤，初起时恶寒发热，头胀胸闷，而患处疼痛。一般在3～4天后，即发生肿块，皮色多不变，若邪盛热重者，则更易流窜，往往此处未愈，彼处又起，为本病特点。治当化湿泄热，故用板蓝根、岗稔根、崩大碗清热解毒；薏苡仁、冬瓜仁、滑石清暑化湿；泽兰、佛手以行其气，气化湿自解；炒山甲、皂角刺以通经络而软坚消肿，配合外治之药以消结散肿而显效。由于皮肉损破或先患疖疮，存在化脓性病灶，毒气走散，随血流于肌肉之间而发者称“余毒流注”。如病例2，其有疮疖等化脓性感染史，由于热毒火盛于内，气血壅滞而发病急，肿块出现快，开始即现全身症状。故用蒲公英、白花蛇舌草、水牛角、石上柏、黄连以清热解毒；配伍玄参、牡丹皮以清热凉血；由于结肿多发，用山甲、皂角刺以攻坚通经络、消肿；外用拔毒膏清热凉血散毒而收功。因跌打损伤，瘀血停留化热酿脓而成者，多为瘀血流注，如病例3。其由于挫伤，积瘀化热而成肿块，多呈条状硬索及硬块，继而皮色青紫，微红微热，一般肿块只有1处，但亦有流注数处，状如瓜藤缠；全身症状不明显，或很轻微。至化脓阶段，常伴发热；早期治疗，多能消散，要掌握“已消为贵”的治则。若脓成溃后可流窜多孔，形如蝼窜穴。本例运用红花、桃仁、当归、赤芍、土鳖虫、生地、牡丹皮等活血祛瘀；蜈蚣、山甲通行经络；银花、露蜂房清热解毒消肿。在治疗后期，兼见虚象，改用透脓散加减，扶正达邪，硬块遂消失。

总之“流注”为邪气内束，使气血瘀滞而成的疾患，其法不离清热解毒，活血化瘀，软坚散结等，目的以祛其瘀滞，使气血通畅。由于发病的原因不同，审因施治，必须从整体出发，掌握祛邪与扶正的原则，运用好消、托、补三法。阳毒宜攻，阴毒宜补托，有脓必排，早期宜内消，这是取得疗效的关键。

注1 拔毒膏组成：地龙末、金黄散各30克。

制作法：先以凡士林90克煎熔，再将上药末渐渐投入，调匀成膏。

注2 透脓散：生黄芪、炒山甲、川芎、当归、皂角刺。

背痈

病例1 黄某，男，30岁。初诊：1988年4月25日。

【病史】 患者于2周前背部有1粒粟米大小之疖，未引起注意。近2天来患处突然肿胀，很快成1结块，灼热疼痛，兼有发热头痛、恶心、大便干结而来诊。

【检查】 体温38.1℃；背部左侧肩胛部相当于“天宗”穴处有1块皮肤红肿区，约4×4cm大小，表面暗红、扰之灼热、按痛、坚硬；舌红、苔黄腻，脉洪数。

血常规：白细胞计数18.7×10^9/L，中性0.89。

【辨证】 热毒灼盛，气血壅滞。

【治法】 清热泻火，活血化瘀。

【处方】 解毒消痈饮：

金银花30克　赤芍12克　大青叶30克　大黄15克（后下）　蒲公英30克　归尾12克　川足1条　连翘15克　薄荷10克（后下），水煎服。

外治法：通气膏外敷（见丹火透热疗法34页），每天2次。

复诊：1988年4月27日。服药2剂和外治后，大便已通；仍高热不退，恶寒口干，头痛身痛，尿黄，背痈局部红、肿，表皮有散在粟粒样脓头，剧烈跳痛；舌苔黄厚腻，脉滑数。此毒热炽盛，腐肉成脓之时也，治以清热解毒活血透脓之法。用消痈透脓汤主之。

【处方】 水牛角30克（先煎） 黄连10克 白芷18克 蒲公英30克 紫花地丁18克 炒山甲10克（先煎） 金银花30克 连翘15克 皂角刺10克 陈皮6克 石膏30克 川足1条，水煎服。

外治：拔毒膏（见流注284页）外敷，每天2次。

三诊：1988年5月1日。服药3剂和外治后，发热已退；胃纳不佳，体倦神怠；背痈局部腐肉脓汁已干净，疮面尚清洁，有多个蜂窝状的凹孔，肉芽新鲜；舌苔薄白，脉弦稍数。此期为气血灼耗，余毒未尽之征也，治以清解余毒、托里生肌之法，用外托生肌汤主之。

【处方】 生黄芪30克 白术12克 金银花18克 当归10克 天花粉15克 生甘草10克 白芍15克 三棱12克 柴胡10克 青皮6克 川足1条，水煎服。

外治：外敷回春膏（注），每天2次。

按上方加减服药7剂及外治后，背痈痊愈。

病例2 招某，女，60岁。初诊：1988年11月28日。

【病史】 患者有慢性糖尿病史2年。近2周来背部右侧疼痛，经某西医院诊为“毛囊化脓性感染。”经注射青霉素14天仍未能好转，遂来诊治。

【检查】 体温正常，面色苍白，口干烦渴；背部右侧有1痈约3×3.5cm，痈形平塌、色暗不鲜，痈面有脓点，溃脓迟缓；舌红、苔薄黄，脉细数。

血常规：白细胞计数8.1×10^9/L；尿糖（++）。

【辨证】 气阴两虚，毒热壅盛。

【治法】 益气养阴，消热解毒。

【处方】 扶正托里解毒饮加减：

生黄芪30克 太子参12克 金银花18克 沙参30克

蒲公英30克　赤芍12克　麦冬18克　天冬18克川足1条　炒山甲12克（先煎）　皂角刺12克　生甘草10克，水煎服。

外治法：拔毒膏外敷，每天1次。

复诊：1988年12月4日。服药7剂和外治后背痈渐平，脓点消失；口干烦渴，消谷易饥，舌红、无苔，脉细数。此为扶正托毒外出，而阴虚内热之消渴真象也。以消渴汤调之。

【处方】　天花粉18克　太子参15克　甘草10克　白芍18克　淮山30克　沙参18克　乌梅18克　酸枣仁18克　五味子18克　石斛18克，水煎服。

依上法治疗半月后复检：背痈已完全平复，尿糖检查已正常。

【按语】

痈是多个相邻的毛囊和皮脂腺的急性化脓性疾病，或由多个疖融合而成。本文2病例痈生于背部，故属中医背痈范围。西医学认为痈的致病菌主要是金黄色葡萄球菌。感染常从1个毛囊底部开始，由于皮肤厚，感染只能沿着抵抗力较弱的皮下脂肪柱蔓延至皮下组织，沿深筋膜向四周扩散，侵及邻近的脂肪柱，再向上传入毛囊群而成痈。

中医学认为：本病多因外感六淫及过食膏粱厚味，以致脾失健运，内郁湿热火毒；或因素体阴虚火旺，又外感毒热湿邪致使营卫不和，经络阻塞，气血凝滞而成。其特点是局部红肿热痛（少数初起白肿），范围多在6～9cm，发病迅速，易肿、易脓、易溃、易敛，一般不会损伤筋骨，也不会造成陷证。

病例1，患者为青壮年，身体壮实，复感热毒之邪而发为背痈。以初起即高热恶寒，患部红肿热痛，舌红，脉洪数等热毒炽盛为主。此为红肿期，故以清热泻火攻邪为主，以解毒消痈饮主之。解毒消痈饮以金银花、大青叶、大黄、蒲公英、连翘为主清热解毒消痈，配赤芍、归尾活血化瘀，川足走窜解毒为药引。复诊时仍高热口干，痈肿疼痛减少，脓成未溃，已转为成脓期。以消痈透脓汤加减，令其早日出脓，毒出热泄以扶正，避免痈毒内陷。方中以水牛角、石膏凉血泻火解毒，黄连、蒲公英、紫花地丁、金银花、连翘以清热解毒，炒山甲、皂角刺、白芷、陈皮以透脓外出，川足走窜为药引。三诊热退，背痈脓尽有肉芽生成，愈合较慢，且现体乏倦息、胃纳不佳。此溃后正气已衰，而余毒未尽，治宜扶正为主，兼清余毒，以外托生肌汤主之。方中生黄芪、当归、白术、白芍、甘草益气养血，三棱、青皮、天花粉行气托毒，柴胡、金银花清解余毒，川足走窜为药引。外治红肿期用通气膏外敷，成脓期及后期用拔毒膏外敷。

病例2，患者为糖尿病毒发为背痈。此例为正虚邪实，多见于素体虚弱或阴虚火旺，复感外邪而致背痈者。糖尿病中医亦称消渴症，《千金要方》说："消渴之人，愈与未愈，常须虑有大痈。"此例背痈平塌，溃脓迟缓，示正虚无力托毒外出，以扶正托里解毒汤治疗之。方中以黄芪、太子参、沙参、天冬、麦冬、甘草养阴益气，炒山甲、皂角刺托里透脓，助以金银花、蒲公英、赤芍活血化瘀解毒，川足走窜通络解毒为药引。同时外敷拔毒膏，以排毒外出。用药7天有效。此例病者以背痈为病标，以糖尿病为病本，所以背痈愈后，以笔者之消渴汤调服而治愈糖尿病。此乃"治病必求于本"，为中医疗病的一贯主张。

注 回春散（膏）组成：田七15克 大黄9克 荜拨6克 红条紫草12克 僵蚕6克 元明粉9克 半夏6克 地丁6克 生南星6克 血竭9克 蟾酥1克

制法：上药研极细末和匀。亦可加蜂密调和为膏。

脐 痈

病例1 何某，男，7个月。初诊：1989年3月1日。

【病史】 患儿出生后2周脐部起湿疹，其母亲予以外涂"紫药水"，稍有好转。近3天来突然脐部红肿灼痛，2天后破溃流恶臭稠厚脓汁，并发热、哭啼不安而来诊。

【检查】 体温37.8℃，脐周湿疹红赤，脐中红肿、高突、渗脓黄稠、按痛，舌红，指纹紫红色。

血常规：白细胞计数15×10^9/L，中性0.82。

【辨证】 心脾湿热，蕴毒成脓。

【治法】 清热利湿，托里排脓。

【处方】 板蓝根10克 生甘草3克 云苓10克 金银花6克 柴胡6克 野菊花10克 皂角刺3克 白芷6克 蝉蜕3克 黄连2克 泽泻6克

外治：用201消炎水（见淋巴结核276页）外洗患处，再用氯霉素粉1克匀撒患处，每天2次。

复诊：1989年3月6日。服药4剂和外治后，患儿热退，脐中红肿、高突已消，脓液减少而未尽。此余毒内陷未尽，加强托里排脓之品。

【处方】 生黄芪10克　生甘草3克　赤芍6克　白芷6克　升麻3克　金银花6克　蝉蜕3克　白术3克　泽泻6克，水煎服。

外治同前。

依上法服药7剂和外治7天后基本痊愈，以湿疹散（注）4包外洗脐周湿疹以防复发。

病例2　叶某，女，1岁2个月。初诊：1989年5月2日。

【病史】 患儿出生后便出现脐周感染，经西医用抗生素治疗曾有好转。但脐中经常3～4个月破溃1次而渗流污水，近半年来未有愈合而来诊。

【检查】 患儿面色不华，萎黄消瘦；脐部溃疡，痈口苍白色，渗液清稀脓汁，按脐周不痛，有硬结索条；舌淡白，指纹紫淡。

血常规：白细胞计数$6.5\times10^9/L$，中性0.6，淋巴0.4。

【辨证】 气血两亏，热毒内蕴。

【治法】 补气养血，托里透脓。

【处方】 黄芪12克　党参10克　太子参10克　白芍6克　淮山12克　生甘草6克　桑椹子10克　青皮3克　炒山甲6克（先煎），水煎服。

外治：马齿苋120克，分2次煎水外洗患处，然后外撒氯霉素粉1克，每天2次。

依上法服药15剂和外治后，患儿脐痈愈合，随访2年未复发。

【按语】

脐痈是指脐部的化脓性疾病，发病部位属任脉经神厥穴。现代医学认为脐痈由化脓性细菌所引起。初生婴儿多因结扎、剪断脐带、包扎处理时污染而发病。此外，部份患儿脐部的动、静脉及其分支延迟至出生后数周才闭合，因此细菌可沿血管继续蔓延，引起毒血症。

中医学认为：先天不足兼之脾胃湿热，或心经火毒移热于小肠，结于脐部，以致毒热壅滞发为脐痈。如治疗不当，日久不愈，由阳证转为阴证，可出现痈口平塌、突出鲜红肉珠、触之流污血或渗溢臭水，最终形成脐漏。日久患孩气血耗损，心脾两伤，缠绵不愈。《医宗金鉴》说："脐痈毒发在脐中，肿大如瓜突如铃。"这是对本病的生动描述。本病多见于小儿"稚阴稚阳"之体，其发病又常与先天不足有关，临床多见正虚邪实之象。一般本病溃后脓出稠厚而无臭味者，容易收口愈合；而发病前脐孔有粉液或尿液排出者，一旦化脓，溃后脓出臭秽，可致久不收口，有的形成脐漏或肠漏。

病例1，患儿由于脐部湿疹感染而发病较急，脐部红肿灼痛、脐痈脓汁稠厚、舌红、指纹紫红色，为脾胃湿热，心火移热小肠结于脐部发为脐痈。用清热利湿，托里排脓法治之。方中板蓝根、银花、野菊花清热解毒，泽泻去湿，柴胡、蝉蜕解表退热，黄连清心火。服药4剂热退，脓汁减少而未尽，上方加减，为加强托里排脓之力，以生黄芪、白芷、生甘草托里排脓，白术、泽泻、银花、赤芍健脾利湿兼化瘀解余毒；外用氯霉素粉撒患处对脓汁吸收有效。经治疗1周后脐痈愈，恐脐周湿疹诱引复发，再用"湿疹散"外洗治愈隐患。病例2，患儿为久病气血亏损，热毒内蕴。由于肉腐血化为脓，脓汁渗液日久必内耗气血，使病情缠绵不愈。治以补血益气为主，兼以托毒排脓。方中党参、太子参、桑椹子、淮山、白芍健脾补气补血，助以黄芪、炒山甲、青皮托里透脓外出。外治用马齿苋煎汁外洗，对慢性脐痈效果卓著。笔者体会本病多发生于小儿，在临床上用药一般多以清热解毒之剂，而此类药物多苦寒，易伤脾胃，故应时时兼顾小儿脾胃，特别是气血虚弱者，应在扶正补气之基础上排脓，不可妄投苦寒之剂而损伤稚阳之体。

注 湿疹散组成与制作法：

甘草　九里明　枯矾　白鲜皮　薄荷等份为末，装瓶备用。

脓性指头炎

病例1 崔某，女，20岁。初诊：1988年10月1日。

【病史】 患者自诉1周前在家中干厨活右食指不慎被鱼骨

刺伤，当时不以为然。近2天突然全身发热，头痛，食欲不振；患手指红肿热痛，且影响入睡，同时不能屈曲。

【检查】 体温38.5℃，面红口干；食指末节高度红肿，伤口有脓点；舌红苔黄腻，脉弦滑。

血常规：白细胞21×10^9/L，中性0.85。

【辨证】 火毒炽盛，蕴阻络脉。

【治法】 凉血泻火，解毒通络。

【处方】 五味清毒饮加减：

野菊花15克　黄连10克　赤芍12克　忍冬藤30克　紫花地丁18克　板蓝根30克　钩藤18克（后下）　蒲公英30克　甘草10克，水煎服。

外治：三黄散（注）调201消炎水（见淋巴结核276页）外敷。每天2次。

复诊：1988年10月3日。服药2剂和外治后，体温38℃，口干渴，患指仍疼痛，舌红，脉弦数。药力不足，加重消热泻火之品。

【处方】 羚羊骨18克（先煎）　忍冬藤30克　板蓝根30克　水牛角30克（先煎）　钩藤18克　紫花地丁30克　石膏30克　野菊花18克　桑枝30克，水煎服。

外治同前。

三诊：1988年10月5日。服药2剂和外治后身热已退，患指疼痛大为减少，脓点破溃，指肿消除。拟下方2剂以巩固之。

【处方】 柴胡18克　甘草10克　板蓝根30克　淮山30克　钩藤18克　威灵仙18克　忍冬藤30克　云苓18克，水煎服。

外治：改用201消炎水湿敷患处至愈。

【按语】

脓性指头炎为手部感染的一个类型。手部感染是手部皮下、甲下、腱鞘及掌间隙发生急性化脓性感染的统称。由于手指末节是一个由脂肪和坚韧的纤维组织所组成的密封结构，手指生疔肿胀时，指内压力随炎症肿胀而增高，可压迫血管使末节指骨缺血而坏死，形成指骨骨髓炎而损伤骨骼，应当引起足够的重视。手部感染的致病菌主要为金黄色葡萄球菌。在日常生活中，生产劳动或工作中，由于擦伤、刺伤、挫伤、切割、倒刺等，都可引起感染。本病属于中医学疔疮范围。疔毒发于手指末端，肿胀形如蛇头者，叫蛇头疔；生于手指螺纹处者，称瘆疔。中医学认为，本病外因手指破损，风毒乘隙侵入，以致经络阻隔，气血凝滞，火毒郁结而成，故见红、肿、灼热，“剧痛连心”，甚则深窜蚀骨，引起附骨流毒，或“疔疮走黄”。本例患者属蛇头疔，病势凶猛，如《外科大成》说：“走马看疔，势不容缓也。”治以消为贵，首剂以五味消毒饮清热解毒为主，不料病重药轻，复诊以羚羊骨、水牛角、石膏等加强清热解毒之力，火毒尽除；配以板蓝根、紫花地丁、蒲公英、桑枝等清热解毒、通络凉血之品而取效。外用药在指疔治疗中亦很重要，不可缺少。

注 三黄散组成：黄连 30 克　大黄 60 克　黄柏 30 克。

制作法：上药研细末，和匀，分包，每包 15 克。

用法：外用，一般调蜜成膏状或用 201 消炎水调成糊状，敷于患处，每天 1～2 次。

功效：清热解毒，泻火消肿。

适应证：痈疮、疖肿、疔毒、丹毒等。

外伤性滑囊炎

病例 1　麦某，男，25 岁，初诊：1990 年 3 月 18 日。

【病史】　患者 3 天前踢足球时不慎被踢伤右膝关节，昨天起关节肿胀、疼痛、屈伸不利。在某西医院行右膝髌囊穿刺有血性粘液，诊为：“急性外伤性滑囊炎”，患者因不愿住院而来就诊。

【检查】　右膝部表面皮肤青瘀，膝髌有鸽卵大肿块，边缘清楚，按之压痛，膝关节屈伸障碍；舌暗红，脉弦数。

【辨证】　气滞血瘀，经络阻遏。

【治法】　行气活血，消肿止痛。

【处方】　身痛活络汤加减：

归尾 12 克　鸡血藤 30 克　赤芍 18 克　桃仁 10 克　络石藤 30 克　元胡 15 克　红花 10 克　钩藤 18 克　威灵

仙 18 克　土鳖虫 6 克，水煎服。

外治法：由通络酒（注）调云南白药外敷患处，每天 2 次。经服药 7 剂和外治后，膝髌滑囊肿胀消失，活动自如。

病例 2　龙某，男，60 岁。初诊：1989 年 11 月 17 日。

【病史】　慢性右踝关节撞伤酸痛，屈伸不利已 1 年多，活动后症状反而减轻，但活动过多则症状又加重。近 3 个月来见右跟腱后肿胀而来诊。

【检查】　右跟腱后方见局部轻度肿胀，踝关节活动时有粗糙摩擦音，肌肉轻度萎缩。

X 线片示：右踝关节囊见钙质沉积影；舌苔薄白，脉沉弦细。

【辨证】　气虚血滞，经络阻遏。

【治法】　益气活血，化瘀通络。

【处方】　补阳还五汤加减：

黄芪 30 克　当归 12 克　威灵仙 18 克　赤芍 15 克　白术 15 克　骨碎补 18 克　川芎 12 克　鸡血藤 30 克　地龙 12 克，水煎服。

外治：每天上午红外线局部照射理疗，每次 20 分钟。下午用丹火透热疗法的五虎丹座、丹药片疗法（见 34 页）。

经按上法治疗了半个月，局部肿胀消失，关节已活动自如。

【按语】

外伤性滑囊炎是滑囊受损伤引起的炎症病变，属于中医损伤范围。近代医学认为滑囊是囊状间隙，一般不与关节相通，在关节附近的骨突与肌腱、肌肉或皮肤之间，其内壁为滑膜。当急性损伤后，渗出大量血性浆液，充盈滑囊；慢性损伤中，出现囊壁异常增厚，囊内有分叶状绒毛形成，时有钙质沉积。

中医学认为：本病系因损伤所致。暴力损伤或长期持续劳损，均可引起气血瘀滞，经络阻遏，以致关节肿胀，屈伸不利。日久，膝脉失养，肌肉废萎。笔者在临床上用内治法与外治法相互配合，疗效较好。病例 1，患者为急性外伤滑囊炎，重用活血化瘀法。方用身痛活络汤加减，方中的桃仁、红花、归尾、赤芍活血化瘀，鸡血藤、络石藤、钩藤、威灵仙通络止痛，元胡、土鳖虫化瘀止痛。外洗法用本院通络酒调云南白药外敷，能活血祛瘀，通络止痛。病例2，患者患慢性滑囊炎，因病程日久，气血虚弱，气滞血瘀，治疗用盖气活血通络之补阳还五汤加减。方中的黄芪、白术补气以助血行；骨碎补、赤芍、川芎、鸡血藤补血和血、强筋壮骨；地龙、威灵仙通络止痛、散结。外治法用红外线局部理疗后，再以丹火透热疗法温阳通络散结。此法对慢性滑囊炎有显著疗效。

注 通络酒组成：细辛10克 威灵仙30克 蜈蚣8条 马钱子30克 地龙15克 乳香15克 没药15克 桂枝15克

制作法：将上药洗净，蒸30分钟，入缸加米酒1.5千克浸30天，滤渣即成。

下颌囊肿

病例 陈燕钰，女，43岁。初诊：1980年5月12日。

【病史】 患者于1979年6月开始发现下颌逐渐增大、形如鹅颌，渐觉痰多，胸闷，心跳，喉如物阻，气上冲咽，易怒疲乏，失眠多梦，头晕眼花，五心烦热，怒时下颌肿块明显增大。经某医院诊断为“1.下颌囊肿；2.植物神经紊乱”。曾长期服用安定、谷维素、维生素仍未控制，后建议手术治疗，患者因害怕手术，来我院杂科治疗。

【检查】 形体消瘦，精神疲乏；下颌肿块5×5cm、绵软不硬、表面光滑，为柔软而有弹性的无痛性囊状肿物，其界限不明显，皮色不变，怒则胀大，透光试验微阳性；舌尖红，脉弦细。

【辨证】 肝气郁结，阴虚火旺，火灼津液成痰，痰火胶结，气血凝滞，遂成肿块。

【治法】 滋阴降火，疏肝散结，行气除痰。

【处方】 金铃子30克 桔核30克 大贝母12克 玄参18克 知母12克 牡蛎30克(先煎) 守宫3条 三棱18克 炒山甲18克 皂角刺15克 麦冬12克，水煎服，每天1剂，4剂。

外治：在肿处用丹火透热疗法的通气丹座、丹药片疗法（见34页），以热为度，每天1次。

复诊：1980年5月16日。头晕、胸闷、痰多、心悸、失眠有所改善，但仍喉如物阻，气上冲咽，感下颌肿块胀满。舌红、苔白，脉弦。此为痰火郁结，气血凝滞。

【处方】 山慈姑18克　丹参18克　桔核18克　三棱15克　莪术15克　玄参18克　栝蒌仁18克　守宫3条　香附18克，水煎服，每天1剂，5剂。

外治同上。

三诊：1980年5月21日。痰多疲乏、喉如物阻感显著减轻，下颌肿块略有缩小，继按上法治疗。

四诊：1980年5月26日。自诉各症均已消除，下颌肿块已消半。继按上方及丹火透热疗法，15天后下颌肿块基本消失。1年后随访，未有复发。

【按语】

下颌囊肿，可发生在各种年龄，单发或多发。主要症状为肿物大小不等，肿物呈圆形，呈局限性突起，而有囊性感。表面与皮肤粘连，皮肤变薄。下颌囊肿因口腔内鼓气或颈项移动时，并随皮肤移动及隆起，所以俗称“蛤蟆气”。肿物没有疼痛，常可继发感染，依其感染的程度不同，可限于囊内感染形成脓肿或囊肿周围组织炎，中医学称为“燕窝疮”；反复感染可导致周围结缔组织增生，肿块变硬，中医学称为“痰核”。

中医学认为，此病结于颌下，初起如槟榔，渐大如樱桃。《诸病源候论》云：瘿者由忧恚气结所生……初作与樱桃相似而当颈下也。由此观之，下颌囊肿属中医古籍所称的瘿病。由于皮紧而内软，喜消怒长，故以命名“气瘿”。其病机由于忧郁怒愤，肝郁气结，阴虚火亢或郁中生火，火性上炎，炼液成痰，痰火胶结，气血瘀滞，聚于颌下而成。历代医家对本病的论述很多，有“火郁生痰”、“气郁生痰”的理论。李挺《医学入门》云：“为痰之积本七情。”《外科枢要》云：“瘤者留也，随气留滞。”古人对本病治疗方法的记载，如朱丹溪云：“善治痰者，不治痰而先治气，气顺则一身之体津液亦随气而顺矣。”以上病因为临证用药依据。

对本病例，笔者采用玄参、知母、麦门冬养阴降火以化热痰；栝蒌仁、大贝母、守宫清热通络化痰；香附、桔核、金铃子舒肝解郁，行气散结而消痰通络；牡蛎软坚散结；三棱、莪术、丹参祛瘀散结；炒山甲、皂角刺、山慈姑解毒散结，软坚化痰。外用丹火透热疗法，能活络散结，软坚消肿。促进全身网状内皮系统的增生活跃与吞噬作用，使肿块内积物易于排空而康复。

直肠脱垂

病例1 陈某，男，6岁。初诊：1986年5月16日。

【病史】 患儿1周前腹痛、泄泻，排出大便有脓血。近2天排便后有肿物自肛门脱出，逐渐增大，便后可以还纳，由其母亲陪同就诊。

【检查】 嘱患儿做排便动作，直肠脱垂肛门外约0.5cm，且水肿、充血、少许糜烂，舌红苔黄腻，脉数。

【辨证】 湿热暴迫，下注脱肛。

【治法】 清热祛湿，益气固脱。

【处方】 白头翁汤合黄芪汤加减：

白头翁12克　黄连6克　槐谷10克　秦皮10克　黄柏6克　木香6克（后下）　藿香10克　败酱草12克

外治：用外洗Ⅱ号（注）1包泡开水冲调，坐浴20分钟，每天2次。

复诊：1986年5月18日。服药2剂及外治后，腹痛减少，脓血基本无，便后及努气用力仍有脱肛；舌淡红苔薄黄，脉缓。此为湿热渐退，气弱不能还纳。以上方为基础，加升提益气之品。

【处方】 黄芪12克　升麻6克　秦皮10克　太子参10克　白头翁10克　藿香10克　黄连6克　槐谷10克　木香6克（后下），水煎服。

外治同前。

三诊：1986年5月21日。服药3剂及外治后，腹痛、大便粘脓血已消失，便后有轻度脱肛，但须臾能自行还纳；体倦，形瘦，舌淡红，脉细。转以益气升提法善后。

【处方】 黄芪12克 升麻6克 党参10克 太子参10克 柴胡6克 炙甘草6克 白术6克 淮山10克 木香6克（后下），水煎服。

经服上方7剂而愈，随访半年未复发。

病例2 傅某，男，65岁。初诊：1988年11月7日。

【病史】 患者是搬运工人，10年前因做重力或努气之劳动而出现脱肛。近10年来慢性加重，不但于便后脱肛，而且在咳嗽、喷嚏、行走时均可脱出，需要用手托回才能还纳，痛苦不堪而来诊。

【检查】 面色黄，形体消瘦，神倦；嘱患者做排便动作，即见直肠垂脱约6cm，表面粘液分泌物；肛门指诊有中度肛门括约肌松弛现象；舌淡胖、边有齿痕、苔少，脉沉细。

【辨证】 脾肾两虚，中气下陷。

【治法】 补肾健脾，升阳固脱。

【处方】 补中益气汤合培元汤：

金樱子18克 黄芪30克 升麻10克 菟丝子18克 党参30克 当归15克 熟地20克 炙甘草10克 白芍15克 淮山30克 柴胡6克 芡实20克，水煎服。

外治：1. 取命门、长强穴，用丹火透热疗法的五虎丹座、丹药片疗法（见34页），每天1次。

2. 肛周胶布固定（中央开一梭形口）以防排便时直肠脱出。

按上法治疗45天已告愈。随访1年未复发。

【按语】

直肠脱垂是指直肠粘膜、肛管、直肠，甚至乙状结肠下端，向下移位脱出肛门外的病症。中医称为脱肛、重叠痔。西医学认为直肠脱垂发生的原因，有以下三个方面：(1) 解剖发育的缺陷，主要为骶骨弯曲度较小，直肠呈垂直位，直接接受腹腔内向下的压力；(2) 盆腔底部之肌肉和韧带组织软弱；(3) 长期的腹内压增加。如习惯性便秘或腹泻、排尿困难、慢性哮喘、多次妊娠和分娩等。

中医学对本病的描述颇多，如《红斋直指方》云："脱肛之说，非虚无故然哉，盖实则温，温则内气充而有所蓄；虚则寒，寒则内气馁而不能收。况大肠之厚薄，膏脂之瘠肥，亦视夫内气之虚实。产妇用力过多及小儿号叫努气……亦有此症。"《景岳全书》说："有因久泻、久痢……因劳役……而脱者，有因酒……色欲……而脱者，有因肾气本虚，关门不固而脱者。"《圣济总录》说："下痢脱肛者，因大肠虚弱，冷气偃滞，致不能便，极力于下，肛门脱出，故名脱肛。"

笔者临床体会，脱肛患者以虚为主，但亦有虚中夹实者。病例 1，患儿因湿热下痢，突然脱肛，检查其脱出之部分亦为充血、水肿、糜烂等。此并非由气虚所致，实为湿热暴迫，宜急则治其标，清利大肠湿热为先，投以白头翁、黄柏、黄连、秦皮、败酱草等清热祛湿解毒、利水消肿；佐以木香理气，引药通达。外治有消炎解毒作用，用外洗Ⅱ号药散开水冲调坐浴。当湿热清利后，注重扶脾补气，即以黄芪、太子参、升麻配合，以益气升提而收效。病例 2，患者因长期重体力劳动，致肾虚中气弱，呈慢性脱肛，属虚证，故用补中益气汤合补肾培元汤。补中益气汤补中健脾益气升提为治标症；培元汤取黄精、熟地、菟丝子、金樱子固子补肾壮阳以固本培元，茨实益肾固脱。外治用丹火透热疗法以五虎膏为丹座，取督脉之要穴命门、长强，配合内服药，补肾壮阳的作用更佳。

注 外洗Ⅱ号组成：大黄 30 克　白鲜皮 30 克　甘草 30 克　九里明 30 克　防风 30 克　荆芥 30 克

制作法：研末和匀，分包，每包 15 克。

功效：祛风止痒，清热解毒。

用法：用 500 克开水浸泡一包，用纱布过滤，用温药汁外洗患处。

适应证：湿毒、湿疹、痈疽疔毒诸疾。

肛门直肠周围脓肿

病例 1　谢一瓦，男，48 岁。初诊：1982 年 5 月 21 日。

【病史】　患者有肛周湿疹症 1 年多。1 周前肛门周围疼痛、肿胀，行走坐卧不便，排便时坠胀疼痛，小腹抽痛。经某西医院诊为"肛门直肠周围脓肿"，需要手术配合治疗，患者惧怕手术而来诊治。

【检查】 体温 39.8℃，肛门后方有指头大脓肿区，局部肿胀，范围约 2×2.5cm 大小，中心有脓性波动，抚之灼热，压痛；舌红、苔黄，脉滑数。

血常规：白细胞计数 24.4×10^9/L，中性 0.9。

【辨证】 毒热壅聚。

【治法】 清热解毒，活血消痈。

【处方】 清痈透脓汤加减：

炒山甲 12 克　金银花 30 克　花粉 15 克　甘草 10 克　皂角刺 12 克　白芷 15 克　牛膝 15 克　连翘 18 克　石膏 30 克　水牛角 30 克　三棱 10 克，水煎服。

外治：湿疹散（见脐痈 289 页）1 包用开水调浸患处，坐浴 20 分钟，每天 2 次。

复诊：1982 年 5 月 24 日。服药 3 剂和外治后肛痈溃破，排出有 1 小杯脓液，热退、疼痛减轻，唯痈面红晕未退，大便结，小便黄。效不更方，加清热通便泻毒之药，以利肛痈消退。上方加大黄 10 克、白头翁 18 克。

外治：同前。

三诊：1982 年 5 月 28 日。服药 4 剂和外治后，每天排大便 2 次，小便畅顺，舌脉正常；检查肛痈已收敛如正常皮色，脓已尽，按之不痛。临床基本愈合。以皮炎平霜 2 克（见胰腺囊肿 180 页）搽肛门湿疹，以防感染复发。

病例 2 甘某，男，25 岁。初诊：1989 年 10 月 1 日。

【病史】 患者有慢性肛门周围湿疹半年，近 3 天来肛门周围红肿明显，疼痛剧烈，咳嗽时加重，行走坐卧均感不便。

来诊时症见：头痛，发热，食欲不振，口干口渴，肛门局部疼痛、肿胀，排便时坠胀疼痛，小腹抽痛，尿黄。

【检查】 体温 38.5℃；肛门右侧皮肤红，热、肿，压痛，有波动感；肛周有赤色状皮肤湿疹；舌红苔黄腻，脉洪大。

血常规：白细胞计数 18×10^9/L，中性 0.9，淋巴 0.1。

【辨证】 热毒壅盛，蕴积成痈。

【治法】 清热解毒，活血消痈。

【处方】 消痈透脓汤加减：

炒山甲10克（先煎） 金银花18克 生甘草10克 水牛角30克（先煎） 板蓝根30克 川足2条 皂角刺15克 天花粉18克 牛膝18克 赤芍18克 石膏30克 大黄10克，水煎服。

外治法：用湿疹散1包用开水泡，坐浴20分钟，每天2次。

复诊：1989年10月3日，服药2剂和外治后，大便每天2次，小便清，身热退；检查肛周痈肿痛略减。上方去大黄、石膏，加重消热解毒之品。

【处方】 水牛角30克（先煎） 炒山甲10克（先煎） 川足2条 蒲公英30克 皂角刺12克 牛膝18克 紫花地丁30克 赤芍18克 天花粉18克 板蓝根30克 白头翁30克，水煎服。

外治同前。每天坐浴2次。

三诊：1989年10月7日。服药4剂和外治后，患者神倦乏力，胃纳可，肛周痈肿已平，湿疹亦消退大半，舌淡红，脉细。邪毒过半，正气不足，以益气托毒法。

【处方】 黄芪18克 天花粉15克 皂角刺10克 太子参12克 白芷15克 蒲公英20克 牛膝18克 当归12克 赤芍18克 三棱12克 炒山甲10克（先煎），水煎服。

外治同前。

四诊：1989年10月15日最后1次来诊。经服药7剂和外治后，检查肛痈痊愈，余无不适，停药。随访1年无复发。

病例3 黄某，男，38岁。初诊：1988年5月17日。

【病史】 患者患慢性肛门周围脓肿已1年，在某西医院切开引流，并用大量抗生素配合治疗，有所好转。但近半年来，肛门下侧每天都渗出稀薄脓汁。

来诊时症见：形体消瘦，面色萎黄，食欲不振，倦怠无力。

【检查】 肛周下侧皮肤晦暗，按之有波动感，不痛，溃口渗出清稀脓汁，舌淡苔白，脉沉细无力。

【辨证】 气血两虚，阴毒内陷成痈。

【治法】 补益气血，育阴消痈。

【处方】 参苓白术散加托里透脓汤：

党参30克　白术18克　陈皮10克　黄芪30克　云苓18克　黄精30克　熟地30克　炒山甲12克(先煎)　当归18克　白芍18克　三棱15克　金银花18克，水煎服。

外洗法：先以201消炎水（见淋巴结核276页）外洗患处，掺撒回春散（见背痈287页）于痈面，每天2次。

按上方为基本方治疗1个月，其间因失眠加酸枣仁、忍冬藤、远志等，食欲不振加焦山楂、麦芽、砂仁等，配合外治法。当治疗半个月时，肛痈脓出由稀薄转浓稠而不流；再治疗半个月时，结痂、平复而愈。随访1年未复发。

【按语】

肛管直肠周围脓肿是指肛门直肠周围软组织的急慢性化脓性感染并形成脓肿。但由于发生部位不同，有肛门旁皮下脓肿、坐骨直肠窝脓肿、直肠间隙脓肿、直肠后间隙脓肿之分。属于中医学脏毒、肛痈、悬痈、坐马痈、跨马痈范围。西医学认为本病多继发于肛隐窝炎，感染沿肛隐窝底部腺管或淋巴管扩散至肛门组织。此外，粪便内异物（如鱼刺等）损伤、肛周湿疹继发感染、局部注射药物等，也可能引起本病。

中医学认为：本病系因饮食不节，或过食膏粱厚味，湿热内生，下注大肠，蕴阻肛门，或肛门破损，感受毒热外邪，阻塞经络，气血凝滞所致。《外科大成》说："脏毒者，乃肛门肿痛也，而有内外，……肛门边突肿，……坚痛如锥，此为外发；肛门内结肿，刺痛如锥，大便虚闭，小便淋沥，寒热……此为内发……破而成漏。"

治疗肛痈，要注意辨其虚实。实证者，局部红肿、热痛明显，病情发展较快，溃后脓液黄色稠厚而带有粪臭味，并伴有全身实热症状；虚证者，局部红肿热痛不明显，成脓较慢，溃后脓液淡白稀薄、不臭或微带粪臭味，溃口凹陷，并伴有全身虚热的症状或气虚的症状。病例1、2患者为成痈早期，热毒炽盛，故重用消法及下法。方中的水牛角、石膏清热泻火，大黄一味通腑泄热，金银花、板蓝根清热解毒，赤芍凉血化瘀，炒山甲、皂角刺活血透脓，天花粉、生甘草清热解毒透脓，牛膝引药下行。2剂而身热退、大便通畅，故复诊去大黄、石膏，加蒲公英、紫花地丁以增强清热解毒之功力。由于肛门直肠脓肿为肛门周围湿疹所致，外治法用湿疹散祛风除湿，每天泡水坐浴2次，结果，连湿疹也治愈了。此之谓"治病必求于本也"。病例3，患者则由于气血亏虚，无力托毒外出，故出现一派虚证的症状，如面色萎黄、形体消瘦、食欲不振、肛痈皮色晦暗、脓汁清稀、舌淡、脉沉细无力等。治疗以双补气血、育阴消痈为法，方中用参苓白术散补气健脾，黄精、熟地、黄芪气血双补，炒山甲、当归、三棱、金银花托里透脓。此外，外洗法与病例1也不同，以201消炎水外洗消炎，以回春散外撒有托毒收敛痈口之效。内外配合，方药对症，所以调治月余而收功。

腹股沟斜疝

病例1 李成龙，男，4岁。初诊：1980年7月30日。

【病史】 患孩在2岁时被家人发现右侧腹股沟有梨形肿物隆起。平常多因啼哭、久站而引发，平卧时可回纳。曾往某西医院诊为"腹股沟斜疝"，需候手术治疗。因家属惧手术治疗，而来诊治。

【检查】 站立时右腹股沟有椭圆形、约指头大肿物，上部呈蒂柄状，柔按肿物可以还纳腹腔，增加腹压时又可出现；少腹冷痛、坠胀，舌苔薄白，脉弦紧。

【辨证】 肝郁气滞，寒湿凝结。

【治法】 舒肝理气，温经散寒。

【处方】 茴香散结汤加减：

柴胡6克　升麻6克　小茴香6克　木香6克　乌药6克　猫爪草10克　香附6克　荔枝核10克，水煎服。

外治：以蜂蜜调回春散（见背痛287页）外敷疝肿，每天2小时。

复诊：1980年8月2日。经服药3剂及外敷治疗后，疝肿凸出时间明显缩短；腹部冷痛减少，舌淡苔薄白，脉弦紧。药已对症，但需加强散结之药。上方加炒山甲6克、皂角刺6克。

外治同上。

三诊：1980年8月5日。又服药3剂及外治后，疝肿渐回纳，不轻易凸出。

遂守上方调理1个月乃愈。随访半年未复发。

病例2 陈鸿，男，65岁。初诊：1980年3月1日。

【病史】 患者近2个月来出现腰膝酸痛，少腹坠痛。1周前左右腹股沟三角处突然出现半个乒乓球形大肿物，阴囊肿胀，遇寒、久站和久行时加重，经友人介绍而来诊。

【检查】 面色苍白，气短语低；在右腹股沟近阴囊三角处有乒乓球大小之气疝、半球形、基底较宽，按之不甚痛；舌淡苔薄白，脉沉细弱。

【辨证】 脾肾阳虚，中气下陷。

【治法】 温肾健脾，补中益气。

【处方】 补中益气汤合茴香散结汤：

黄芪30克　党参18克　升麻10克　巴戟18克　猫爪草18克　肉苁蓉18克　白术12克　荔枝核18克　小茴香10克　木香10克，水煎服。

外治：以蜂蜜调回春散外敷疝肿，每天2小时。

以上方加减调服和外治2个月余而愈，随访半年未复发。

【按语】

本病属中医学狐疝范围，中医学对疝早有记载。如《儒门事亲》中说："狐疝状如瓦，卧则入小腹，行立则出小腹入囊中。狐则昼出穴而溺，夜则入穴而不溺。此疝出入上下往来与狐相似，故名。"疝病的成因为腹壁抵抗力减弱（先天性、后天性）和由各种原因如长期剧咳、慢性便秘、腹水等引起腹内压增高，是发生疝气的两个主要因素。中医学则认为本病因先天不足或年老、体弱，气血不足，肝郁脾虚所致。如《医学入门》中说："气疝，上连肾俞，下及阴囊，得于号哭，忿怒之郁而胀，或劳役、坐马，致核肿胀。"病例1之狐疝，发生部位为任脉与肝经循行部位，故与二经的病变密切相关。任脉主人体一身之阴，见症多偏于阴寒，如患孩疝气按之不痛、坠胀、少腹冷痛、脉象弦紧；肝脉循少腹，络阴器，故张子和有"诸疝皆归肝经"之谓。因此，本病例治疗原则为舒肝理气，温经散寒。方中柴胡、香附舒肝理气，木香、乌药温中行气止痛，小茴香、荔枝核、猫爪草行气散结、散寒止痛，少佐柴胡、升麻舒理气机、升举中气，炒山甲、皂角刺以加强散结之功力。以回春散外敷患处能加强温散效力，外敷内服，收效甚捷。病例2为肾虚中气下陷而引起孤疝。一般认为疝气病多在气分，而有虚实之分。虚则气陷，下坠而痛；实则气结，不通则痛。故张景岳提出："治疝必先治气。"气虚责之脾虚，气结责之肝郁。本例属脾肾二虚，虚则补之。故以补中益气汤合茴香散结汤补气散结。方中黄芪、党参、白术健脾补气，巴戟天、小茴香温肾助阳，猫爪草、木香、荔枝核行气散寒止疝痛，升麻升举中气。同时配合外敷回春散加强温散之效。

血栓性静脉炎

病例1　许瑞馨，女，48岁。初诊：1980年5月3日。

【病史】　患者于1981年2月因患子宫肿瘤作子宫全切术，术后感头晕、腰痛，经当地医院静脉、肌肉注射针剂（药名不详），1周后症状渐消失。同年4月初，右臂突然疼痛，误以为风湿，用药酒、药油用力擦之，效果不显，继见右上臂内侧的静脉血管变硬，按之疼痛，即往某医院检查，诊断为"血栓性静脉炎"，并以15%硫酸镁20毫升静脉注射，10%利凡诺溶液湿敷患肢，治疗10天，症状不但依然，疼痛反见加剧。为了防止血栓脱落而导致病情进一步恶化，建议作患侧浅静脉结扎术。因患者拒绝手术治疗而来诊。

【检查】　舌淡红、苔薄白，脉弦细；右上肢自腋、前臂至肘部，有3条如柳枝样纵形条索状肿物，按之硬，压痛弥漫而明显，触之局部表皮无明显变化，活动受限。

【辨证】 气血瘀滞，脉络受阻。

【治法】 化瘀通络。

【处方】 当归18克 川芎12克 生地30克 赤芍12克 丹参18克 老桑枝30克 炒山甲18克 皂角刺15克 郁金12克 牡蛎30克（先煎），水煎服。

复诊：1980年5月6日。服药3剂后，硬化的静脉血管有好转，但疼痛无明显减轻。方中加入全蝎9克，水煎服，8剂。

三诊：1980年5月14日。药后，3条硬化的静脉血管壁已有不同程度的软化，其中1条已摸不到。以后继续服药1周，右臂条索状肿物全部消失，疼痛止而告愈。

病例2 何娟，女，50岁。初诊：1981年4月3日。

【病史】 患者于1981年3月因患子宫肿瘤，作子宫全切术，术后曾出现轻度伤口感染，经治疗而愈。数天后见左下肢红肿，疼痛，早轻夜重，行走不便。经检查，诊断为“血栓性静脉炎”，用西药治疗，效果不显而来诊。

【检查】 舌质淡红、苔微黄，脉弦细。左下肢内侧自腘窝至足跟部有两条纵行的条索状肿物，按之略硬、有结节、触痛明显，局部表皮色红微热，活动受限。

【辨证】 气血瘀滞，脉络受阻。

【治法】 化瘀通络。

【处方】 当归15克 川芎12克 赤芍12克 生地30克 丹参15参 老桑枝30克 炒山甲15克 皂角刺15克 郁金12克 牡蛎30克(先煎),水煎服,3剂。

复诊：1981年4月6日。药后，症状明显好转，局部皮肤红热消失，疼痛减轻，继服上药。

三诊：1981年4月16日。连续服药10剂后，上述症状已完全消失，条索状肿物已触摸不到。

【按语】

血栓性静脉炎多由肢体外伤、手术、静脉曲张、局部或全身感染，及因静脉注射一些刺激性药物而引起。临床以肢体疼痛为主要表现，且疼痛弥漫而明显。在中医学文献中虽未见有此病的记载，但按其临床症状、体征用中医理论进行辨证施治，疗效尚满意。

本文所举2例，均为子宫切除术后发生本病，实为术后失血耗气，血流缓慢，及反复作静脉注射损伤脉络，使气滞血瘀，脉络受阻，瘀邪留于脉络而诱发本病。故立法治疗以推动脉络中之瘀滞为主。方中以四物汤活血，取其能改善循环，促进受伤脉络的修复，并用丹参活血祛瘀；老桑枝通络镇痛；炒山甲散瘀通络；再借助皂角刺的穿透力直达病所；在止痛效果不甚满意时则加用一味全蝎，能使痛势迅速缓和；部分血管壁肿硬不化的，则加入牡蛎软坚散结。气机流动则瘀结亦随之通行，故使气血通畅，瘀滞自散，方中理气之品必不可少。诸药合用，以疏通血脉之瘀阻，减少血栓形成并促进其吸收而奏效。

血栓性闭塞性脉管炎

病例1 曾伯浓，男，32岁。初诊：1979年1月5日。

【病史】 患者于1977年1月因右足疼痛1年余而入某医院治疗，同年4月治愈出院。出院后因工作繁忙，休息不好，右足疼痛复发，尤其是走不平的道路或碰着硬物时加剧。平时站立数分钟疼痛即增加，同时踝关节以下发紫，右小腿酸痛，遂来我科诊治。

【检查】 体温36.4℃，舌暗、有瘀点、苔薄白，脉象沉细而迟；右下肢肿胀疼痛，足背压痛明显，足趾冷感，踝关节以下肤色发紫，趺阳脉按不明显，活动受限。

【辨证】 寒湿外袭，气血凝滞。

【治法】 活血祛瘀，通络止痛，散寒祛湿。

【处方】 土鳖虫毛冬青汤加减：

土鳖虫9克　毛冬青30克　黄芪30克　田七末3克（冲服）　丹参18克　金银花18克　炒山甲12克（先煎）　附子12克（先煎）　萆薢15克，水煎服。

外治：在右解溪穴用丹火透热法的五虎丹座、丹药片疗法

（见 34 页）每天 1 次。

服上药 4 剂及外治后，患足疼痛大减，足趾已转温，皮色红紫渐消退，趺阳脉跳动活跃，证明已渐好转。以后照上方及外治法共治 3 个月左右，基本痊愈。

病例 2 蒙娇，女，61 岁。初诊：1979 年 5 月 14 日。

【病史】 患者 1970 年左腿痛，经当地医院治疗，时好时犯，以后发展到足背疼痛，以致影响步行。自 1978 年初足背肿痛加重，足背及趾端逐渐发紫，经当地中医诊断为“脱骨疽”。曾用封闭及各种疗法（药物不详）以及服中药治疗，效果不佳。且发展至 5 个趾端开始干枯，逐渐糜烂，并向足背蔓延，疼痛难忍，坐卧不安，昼夜不眠，遂来诊。

【检查】 舌质淡红，脉沉细；左足踝关节以下呈黑紫色，5 趾糜烂，溃面流稀水样物，臭味扑鼻，患肢末梢知觉迟钝，5 趾骨端略见外露，寸步难行。左足趺阳脉、太溪脉未扪及。

【辨证】 寒湿外袭，气血瘀滞，郁久化热，损及肾阴。

【治法】 养阴解毒，通络止痛。

【处方】 土鳖虫 9 克　毛冬青 30 克　黄芪 30 克　田七末 3 克（冲服）　丹参 18 克　炒山甲 15 克（先煎）　金银花 18 克　石斛 15 克　丹皮 12 克　牛膝 18 克，水煎服。

外治：用 201 消炎水（见淋巴结核 276 页）湿敷；在左解溪穴用丹火透热疗法，同前。

复诊：1979 年 6 月 15 日。经服上方及配合丹火透热法治疗 1 个月后，解溪脉隐可触及，病足转温，夜间疼痛减轻，入睡如常，趾端溃面已无渗出物，但未收口。此为久病气血两虚，阳气未复，法以调补气血，温通经脉，兼清余毒。

【处方】 制川乌 15 克（先煎）　炮天雄 15 克（先煎）　毛冬青 30 克　丹参 18 克　土鳖虫 9 克　田七末 3 克（冲服）　炒山甲 15 克（先煎）　黄芪 30 克　金银花 18

克　党参15克，水煎服。

外治：用回春散（见背痛287页）撒于创面，丹火透热疗法同上。

三诊：1979年7月15日。经服上方30剂及配合外治后，创面愈合，趾端基底可见肉芽组织，疼痛大为减轻。依上法约经1个月治疗，症状完全消失，基本痊愈。半年后信访未有复发。

【按语】

血栓闭塞性脉管炎，又名特发性坏疽，是一种较常见的全身性动、静脉及小血管慢性炎症的病变。主要病理变化是因血管壁内膜发炎、增厚、血栓形成，以致管腔闭塞，血管周围纤维化而致血流不畅，引起局部缺血、缺氧，最后导致肢体末端坏死脱落。其好发部位多在下肢。多见于25～50岁的青壮年，偶亦见于50岁以上的老年人，且男性多于女性。

中医学文献很早就有论述本病的记载，称本病为“十指冷落”、“手足脱疽”、“脱骨疽”等。《内经》云：“发于足趾，名曰脱疽。其状赤黑，死不治；不赤黑，不死。不衰，急斩之，不则死矣。”《外科真诠》中说，人身气血周流于上下，而毒断不能积聚于一处，火毒之聚于一处者，亦乘气血之亏也。脱疽之生于四余之未，气血不能周到，非虚为何。

笔者认为，本病是脾肾两虚，寒湿侵袭，瘀滞脉络所致．脾肾阳气不足，不能温养四肢，复感寒湿之邪，则气血瘀滞，经络阻遏，不通则痛；气血不足，或寒邪郁久化热蕴毒，或湿毒侵淫，脉络闭阻，致四肢气血不充，失于濡养，则皮肉枯槁不荣，甚则焦黑坏死、脱落。本病临床表现为疼痛剧烈，病程迁延，因此，须首先消除患者的悲观急躁情绪，注意保暖，防止外伤。气血瘀滞是其病机实质，故以活血化瘀为基本治则，并贯彻于治疗的始终。笔者根据上述病理机制，自拟了“土鳖虫毛冬青汤”加减治疗本病，效果较好，现将配方介绍如下。

土鳖虫毛冬青汤组成：

土鳖虫9克　毛冬青30克　黄芪30克　丹参18克　金银花18克　田七末3克（冲服）　炒山甲18克，水煎服。

药理作用及方解：

1. 土鳖虫：性味咸寒，有小毒，有逐瘀破积、通络之功效。《本草经》说，本品主心腹寒热洗洗，血积癥瘕，破坚，下血闭。

2. 毛冬青：性味辛苦寒，含多种黄酮类、糖类、甾醇、氨基酸、鞣质，三萜成分等。本品有良好的活血祛瘀作用，尤长于活血通脉，有活血祛瘀，清热解毒之效。《新编中医学概要》认为，本品活血通脉，治血栓闭塞性脉管炎、冠心病、脑血管意外所致的偏瘫。

3. 黄芪：性味甘微温，含糖类、胆碱、叶酸、数种氨基酸、β-谷甾醇。有补气升阳，托毒生肌之功。《本草经》说，本品主痈疽久败疮，排脓止痛，大风癞疾，五痔鼠瘘，补虚，小儿百病。现代药理研究，其对贫血、血行不畅有效，并可使血循环改善，身体温暖，对四肢冷感及疼痛有良效。

4. 丹参：性味苦微寒，含丹参酮甲、丹参酮乙、丹参酮丙、丹参醇Ⅰ、丹参醇Ⅱ、维生素 E 等。有活血祛瘀，凉血消痈之功。《大明本草》指出，本品养神定志，通利关脉。治冷热劳、骨节疼痛、四肢不遂，排脓止痛，生肌长肉。现代医学研究，丹参有改善外周循环，提高在常压和降压条件下肌体的耐缺氧力，加快微循环血液流速，增加毛细血管网等作用。并能抑制凝血，激活纤溶。

5. 金银花：性味甘寒，含黄酮类、肌醇、皂甙、鞣质等。有清热解毒之功。《本草纲目》说，忍冬主治一切风湿气，及诸肿毒、痈疽、疥癣、杨梅诸恶疮，散热解毒。

6. 田七：性味甘微苦温，含多种三七皂甙、黄酮甙及生物碱。有散瘀止血，消肿定痛之功。《本草纲目》云，田七有止血，散血，定痛的作用。现代药理研究，田七黄酮甙有明显增加冠状动脉血流量作用。

7. 炒山甲：性味咸微寒，有祛瘀散结，消痈排脓之功。《医学衷中参西录》说，穿山甲味淡性平，气腥而窜，其走窜之性，无微不至，故能宣通脏腑，贯彻经络，透达关窍，凡血凝血聚为病，皆能开之。《本草从新》认为，本品善窜，专能行散，通经络，达病所。

土鳖虫毛冬青汤以减少血管痉挛，促进血液流通，建立侧枝循环为治疗原则。如方中用毛冬青、黄芪、丹参以活血通脉，使血流通畅。血栓闭塞性脉管炎为有形之瘀结，所用土鳖虫、田七均是良好的祛瘀消肿止痛之品，同时又因本病常合并溃疡及坏疽，故用金银花以杀菌消肿解热。本病之好发部位多在四肢末端，非常药之能及，用穿山甲的善窜通经络，以达病所。诸药相配，甚为合拍。再根据患者素体的寒热虚实和病情的变化而灵活化裁，因而奏效。

急性阑尾炎

病例 1 欧丽珍，女，5 岁。初诊：1972 年 9 月 12 日。

【病史】 患者于前1天下午4时开始右下腹持续性疼痛，阵发性加剧，无放射痛，曾呕吐2次，吐出物为食物，小便少，大便2天未解（既往无腹痛史，体健）。

【检查】 体温38℃。目赤，舌红、苔黄，脉洪数；腹部右侧比左侧稍有抵抗，右下腹部压痛（++），反跳痛（+），肠鸣音减弱。

血常规：白细胞总数18.2×10^9/L，中性0.9，淋巴0.10。

【辨证】 肠胃热滞。

【治法】 清热解毒，通里行滞。

【处方】 通里解毒汤加减：

大黄10克（后下） 川朴6克 马齿苋10克 崩大碗12克 丹皮10克 田基黄10克 桃仁10克 薏苡仁18克 败酱草12克 当归尾6克 金银花10克，水煎服。

服上药1剂后，泻下大便，腹痛减轻。查体温37℃，舌黄渐退，脉势转缓；腹部平软，右下腹轻度压痛，反跳痛（-）；查血白细胞总数10.2×10^9/L，中性0.75，淋巴0.25，再以前法加减。

【处方】 马齿苋15克 崩大碗10克 丹皮10克 田基黄10克 桃仁10克 薏苡仁15克 败酱草12克 当归尾6克 金银花10克，水煎服。

服第2剂后，患者自觉腹痛消失，已无不舒。为了彻底清除瘀热，继服上方2剂而痊愈。

病例2 刘君厚，女，15岁。初诊：1962年7月10日。

【病史】 患者于前1天早上7时多，感脐周持续性疼痛，伴恶心，呕吐2次；于下午转到右下腹部疼痛，未吐，食欲不振，大便2次。

【检查】 体温37.5℃，舌苔黄，脉细数；右下腹有明显压痛，反跳痛（+），肠鸣音正常。

血常规：白细胞总数19.8×10^9/L，中性0.85，淋巴0.13，酸

性 0.02。

【辨证】 热毒结滞肠胃。

【治法】 清热解毒，通里行滞。

【处方】 通里解毒汤加减：

大黄 15 克（后下） 马齿苋 20 克 崩大碗 12 克 丹皮 12 克 田基黄 18 克 桃仁 12 克 薏苡仁 18 克 败酱草 18 克 当归尾 10 克，水煎服，1 剂。

复诊：1962 年 7 月 11 日。服上药后腹痛减轻，解大便 1 次，呕吐已止，舌脉同前。原方加枳实，再服 1 剂。

三诊：1962 年 7 月 12 日。腹痛再度减轻，知饥欲食，右下腹重按方有轻度压痛；查血白细胞总数 8.3×10^9/L，中性 0.74，淋巴 0.22，酸性 0.02，单核 0.02。再拟调和肠胃之法，以善其后。

【处方】 黄连 6 克 马齿苋 15 克 崩大碗 10 克 丹皮 10 克 田基黄 15 克 桃仁 12 克 薏苡仁 18 克 败酱草 18 克 土茵陈 18 克，水煎服。

四诊：1962 年 7 月 13 日。服药后腹痛更为减轻，右下腹部压痛消失；查血白细胞总数 5.4×10^9/L，中性 0.63，淋巴 0.31，嗜酸 0.04，单核 0.02。仍服上方 1 剂。

次日，已无腹痛，情况良好，行动自如，达痊愈。

【按语】

阑尾炎是现代医学的病名，属于中医“肠痈”一类的疾病。肠痈这一病名，早在《内经》中就有记载，如：“天枢隐隐痛者，大肠疽，其上肉微起者，大肠痈，关元隐隐痛者，小肠疽，其上肉微起者，小肠痈”。

痈的成因，《灵枢·痈疽篇》说：“寒邪客于经络之中则血泣，血泣则不通，不通则卫气归之，不得复反，故痈肿。寒气化为热，热胜则腐肉，肉腐则为脓”。《外科正宗》更进一步说明肠痈是由于湿热、瘀血流入小肠所致，其因有三：(1) 男子暴急奔走，以致肠胃传送不能舒利，败血疾气壅遏而成者。(2) 妇人产后体虚多卧，又或坐产艰难，用力太过，又或产后瘀败不化累及肠中而成者。(3) 饥饱劳伤，负担重物，致伤肠胃，又或生冷并进，湿动痰生，气血凝滞而成者。总的说来，凡寒湿失调，湿热内侵，虫积瘀血以及饮食不节，损伤肠胃等，都能导致本病的发生。

关于肠痈的症状、诊断与治疗，在《金匮要略》里已有详细记载，如"肠痈之为病，其身甲错，腹皮急，按之濡，如肿状，腹无积聚，身无热，脉数，此为肠内有痈脓，薏苡附子败酱散主之"。又云"肠痈者，少腹肿痞，按之即痛如淋，小便自调，时时发热，自汗出，复恶寒，其脉迟紧者，脓未成，可下之，当有血。脉洪数者，脓已成，不可下也。大黄牡丹汤主之"。这两条简短的经文，概括了肠痈的症状、诊断与治疗，而且后一条更说明了脓未成者可下，脓肿已成者不可下的治疗规律，成为后世医家掌握虚实攻守的主要关键。其中大黄牡丹汤、薏苡附子败酱散、清肠饮等都为古人治疗肠痈的有效之剂。笔者根据古人的经验，结合临床体会，总结出"通里解毒汤"治疗肠痈，收到满意效果。

通里解毒汤组成：大黄 15 克（后下） 川朴 12 克 马齿苋 30 克 崩大碗 18 克 牡丹皮 12 克 田基黄 18 克 桃仁 12 克 薏苡仁 18 克 败酱草 18 克 当归尾 10 克。

本方适应于急性阑尾炎或慢性阑尾炎脓肿未形成，属热、属实者。每天 1 剂，服后若大便已得通下，即减去大黄，免伤正气。若服后大便不通，可继续服用，以大便通畅为度。如舌苔白腻，腹部胀满可加枳实；痛甚加广木香、延胡索等药。

本人应用通里解毒汤治疗的原则是根据《内经》"其下者引而竭之"、"其实者散而泻之"，及张仲景"脓未成可下之，脓已成不可下之"的临床经验为指导，遇到脓肿未形成的都以大黄下之，同时根据中医认为阑尾炎是邪气与正气相结于肠内，致使气血凝滞，瘀热内积而成的病机，在治疗时配合一些活血破瘀、清热解毒的药物，这样可以推陈致新，使血行和利，经脉通畅，于是热散瘀消，不致成脓而达到治愈目的。

上述 2 例患者均为腹满拒按，脓未形成的实证，故用通里解毒汤治之获愈。

另外关于阑尾炎用不用泻剂的问题，中、西医仍有不同的看法。现代医学治疗阑尾炎的原则是禁用泻剂。原因是泻剂能增加肠的蠕动，有促使阑尾穿孔的可能。而中医学的治疗原则与此相反。笔者从临床实践中体会到，应用大黄等泻下药物不仅不会引起阑尾穿孔，而且确能使之迅速治愈。至于为什么应用泻剂而不使阑尾穿孔，其原因在于中医方剂组成有一定的法则，君臣佐使的配合，具有相辅相承的作用，不但可以加强药物疗效，而且可以抑制药物过偏所发生的副作用。因此药物的恰当配伍，掌握适当的时机，是决定疗效的重要因素。

其次关于在服用中药的同时，应用抗生素辅助治疗问题，笔者曾作过对比，单用中药治疗的效力不亚于同时并用西药，不过目前病例尚少，对这方面观察还不够，是否正确，尚待今后探讨。

颅脑外伤后遗症

病例1 冯衍滔，男，36岁。初诊：1977年9月3日。

【病史】 患者于1977年7月中旬，因乘汽车翻车受伤，头部右侧肿起面积约3×4cm的血肿包块；右眼睑瘀肿，眼不能睁开；右上下肢有几处皮肤擦伤，对外界刺激均无反应，并伴阵发性喷射状呕吐。在某医院经各种检查，诊断为“1. 脑挫伤；2. 颅骨骨折；3. 头皮血肿”。住院治疗43天，病情好转出院，但仍感头晕、头痛、耳鸣、心悸，左上下肢无力、活动困难，步履蹒跚，左手握物不稳，常感四肢肌肉跳动。

【检查】 面色苍白，神呆不语，气息低弱，舌质胖嫩、淡红、边有紫斑，苔薄白，脉弦细而虚。

【辨证】 气滞血瘀，脑髓空虚。

【治法】 以活血化瘀为主，佐以补气益血，充髓荣脑。

【处方】 丹参18克 桃仁15克 土鳖虫9克 全蝎6克 黄芪30克 紫河车15克（先煎） 川芎15克 全当归15克 九节菖蒲9克 熟枣仁15克 田七末3克（冲服），水煎服，6剂。

复诊：1977年9月9日。服药后头晕、头痛、心悸、耳鸣减轻，左手已能握物，左下肢活动力好转、撑扶已能走路。但纳差，胸闷恶心，舌苔白，脉细弦无力。治法同上，酌加降逆健胃之药。

【处方】 黄芪30克 党参18克 白术15克 当归12克 土鳖虫12克 春砂仁9克 丹参18克 川芎9克 桃仁12克 蜈蚣3条，水煎服，8剂。

三诊：1977年9月17日。患者精神好转，上肢力复，行走自如，下肢有时发软，言语基本正常，胸闷恶心消失，头晕耳鸣减少，舌质淡红、苔薄白，脉弦细。治宜行气活血，填精益髓。

【处方】 紫河车15克（先煎） 党参15克 黄芪15克 丹参18克 全当归15克 土鳖虫9克 川芎9克 黄精18克 菟丝子9克，水煎服，6剂。

四诊：1977年9月24日。患者服药后神清音亮，膝酸足软、头晕、头痛消失，但睡眠仍不实，多梦，时耳鸣。此属脑髓不足所致，治宜扶精益肾，充盈脑髓，拟培元汤（见阳萎）以调养善后。随访3年，身体健康，工作正常。

病例2 汪汝棠，男，45岁。初诊：1980年3月19日。

【病史】 患者于1980年3月2日，被铁板砸伤头部，当即昏迷，送医院途中不断出现阵发性呕吐。检查时，神志转清，头后枕上偏左侧擦伤出血，并有2×2cm瘀肿，双瞳孔对光反应尚好，颈软，全身各处均无合并外伤；脉搏82次/min，血压12/8kPa；脑电图为："轻度脑异常"；头昏头痛，右上下肢无力，言语不清，记忆力差，动则天旋地转，耳鸣，胸闷烦躁，不能入睡。诊断为"1. 重型脑震荡。2. 头皮外伤并发血肿"。住院治疗2周，头痛头晕、下肢发软无力症状缓解而出院。出院后因仍自觉右上下肢无力，头晕，不能独自走动，伤处局部疼痛，健忘，耳鸣，失眠，惊惕肉跳而来诊。

【检查】 精神疲乏，面色萎黄，语言声细，右面麻木，舌质淡红、边有瘀点、苔白厚，脉弦细。

【辨证】 气滞血瘀，脑髓空虚。

【治法】 以行气活血，散瘀通络为主，佐以补肾填精。

【处方】 丹参20克 川芎9克 全当归12克 桃仁15克 土鳖虫12克 鹿角胶15克（后下） 紫河车15克 黄芪30克 九节菖蒲12克 蜈蚣3条 全蝎6克，水煎服，4剂。

外治：取左侧目窗、百会、风府等穴位，用丹火透热疗法的丹座、丹药片疗法（见34页）每天1次。

复诊：1980年3月23日。精神稍振，语声较亮，头晕、头痛、心悸、肉跳减轻，步履力增，但仍耳鸣，多梦，失眠。药已对症，守上方加熟枣仁15克以养心宁神，党参15克以增益气之力，水煎服，6剂。

外治同上。

三诊：1980年3月29日。精神愉快，头晕头痛、心悸、肉跳基本消失，言语正常，行走自如，食欲增进，仍有耳鸣，腰痛，有时膝软乏力，脉弦转缓，舌边瘀点减、舌苔转薄白；血压14.6/12kPa。治宜补肾培元。

【处方】 培元汤加减：

熟地18克　女贞子15克　黄精18克　菟丝子15克

金樱子18克　破故纸15克　炙甘草6克，水煎服。

服上方2个多月，调理善后，诸恙悉平，随访未见复发。

【按语】

颅脑外伤后遗症为跌仆时头部受到猛烈撞伤，或重物碰撞头部等情况，使颅脑受到过度震荡，引起病人短时间的昏迷，醒后出现头痛、头晕、呕吐，重者失语、四肢瘫痪等一系列症状。中医学对于震伤脑髓早已有记载，如《医宗金鉴·正骨心法要旨》云，颠者，头顶也。其骨男子叉缝，女子十字缝，一名天头盖，位居至高，内亟脑髓如盖，以统全体者也。或碰撞损伤，如卒然而死，身体强硬，鼻口有出入声气，目闭面如土色，心口温热跳动者，此证可治……，如顶骨塌陷，惊动脑髓，七窍出血，身挺僵厥，昏闷全无知觉，不治。从临床对此症的验证，颅脑外伤的患者昏迷时间越短，可治；昏迷时间越长，或醒后又昏迷者，此脑髓受伤程度越重，则难治也。中医学对脑髓疾患，极为重视，如《内经》所说："头为精明之府"，又如李时珍指出："脑为元神之府"，认为人体一切神志活动和思维意识，感觉及脏腑的生理功能，均受脑支配，脑为阳气功能的集中表现，是人体生命活动的最高中枢，所谓"元神之府"，也就是大脑对人体的指挥功能。

本文介绍2例，经过急救处理后，继而出现颅脑外伤后遗症。在临床症状中，2例均有头晕、头痛、肢体无力等表现，根据外伤史、体征及痛有定处、舌边瘀斑瘀点等，辨证为外伤瘀积，脑络局部气机受阻。故组方治疗须集中药力，以活血化瘀通络为主，使脑络畅通，元神之府气血平和，而收速效。用丹参、土鳖虫、桃仁、田七末活血祛瘀散结，更加虫类药之全蝎、蜈蚣以祛风镇痉，通经活络，改善神经功能；川芎辛香善升，引药上行，为血中之气药。因于脑髓空虚，而现神呆不语、气息低微、心悸、耳鸣等症，故佐宜扶正，更使邪去而不伤正，在恢复期可重用。紫河车、鹿角胶、北芪、党参、全归、菟丝子等，大补气血，填精益髓，使气血生而精髓充，加入九节菖蒲，行气解郁而通脑窍，配熟枣仁取其有养心宁神之功。以上为基本用药，可随证选用。病例2加用丹火透热疗法，以加强温经通络，活血散瘀，调整脑的功能。

脊髓神经损伤性截瘫

病例 甄丽娟，女，19岁，学生。初诊：1984年6月13日。

【病史】 患者于1984年1月因交通意外，致使第12胸椎与第1腰椎骨折移位，脊髓神经严重受损，出现脐以下水平肢体感觉、运动功能丧失，当即送往某医院急救。经施行外科复位及内固定术后，X线片显示腰椎对位良好，术后继续在该院留医4个月，但上述症状未见改善而要求出院。经多方治疗仍未见效，遂来求治。

来诊时症见：患者由家人背来，面色苍白，手足冷，不需扶持可以靠背垂足而坐。自诉脐以下腰臀部及双下肢感觉功能消失，不能随意运动，不能随意大小便，每天需定时排放二便。

【检查】 体重48千克，血压12/8kPa，双下肢肌力I°，肌张力降低，腱反射消失，未引出病理性神经反射，脐以上部位生理性神经反射存在；舌淡红嫩，苔白，脉细而虚。

【辨证】 外伤脊髓，气滞血瘀，络脉不畅。

【治法】 活血化瘀，通经活络，填精补髓。

【处方】 补阳解凝汤：

生黄芪30克　当归15克　川芎12克　川红花12克
桃仁12克　独脚莲18克　赤芍12克　制川乌18克
川足3条　全虫10克　守宫12克　土鳖虫12克，水煎服，复渣再服。

外治：选穴命门、长强、脊中穴，用丹火透热疗法的丹座、丹药片疗法（见 34 页），每天 1 次。

针灸：选穴肾俞（双） 环跳（双） 绝骨（双） 取用平补、平泻手法，留针 30 分钟。

复诊：1984 年 6 月 21 日。服药 7 剂等治疗后无明显反应。考虑病者气血俱虚，必须固本培元为先。

按上方加高丽参 12 克，另煎兑药，7 剂，煎服法同上。针灸以补法为主，加灸。

三诊：1984 年 6 月 29 日。患者面色较前红润，胃纳佳；自觉双下肢略感有力，并有轻微麻痹感，家人扶着前膝（避免病者跪跌）能学习站立 3～4 分钟，垂足坐于病床边亦能内收小腿。

予上方药 7 剂，外治、针灸亦然。此后每 7 天来诊 1 次，治法不变。每次复诊其感觉及运动功能均有改善；至第十诊时，患者站立时间已延长至 50～60 分钟，而且较前轻松，持双拐或扶墙能移动 10 步以上，并能感觉到物体按压，痛觉稍迟钝。十一诊时，患者面色红润，舌红，脉有力。继用上方治疗，针灸穴位改为胸 12 至腰 5 之华佗夹脊穴，并于八髎穴行丹火透热法。两种外治法隔天交替，嘱坚持功能锻炼。于十五诊时，患者可主动作膝关节屈伸等动作，持双拐杖学步行。

十七诊时，体重 50 千克，血压 12.7/8.7kPa，患肢肌肉萎缩情况渐结实丰富，做屈伸动作时肌肉一舒一缩清晰可见，能脱拐杖步行 30～40 分钟。二十诊时，体重增加至 52 千克，血压 14.7/9.3kPa，脉缓微弦，自诉两下肢不时有如久蹲坐后出现的麻痹感，多在足底部，且晨起时明显，午间活动后消失；痛温感觉基本正常。再服药 1 个月，上述症状消失，随诊 1 年，行动正常。

【按语】

一般而言，肢体对称性瘫痪称为截瘫。其可因外伤、肿物压迫、脊髓神经病变等多种原因引起。根据其病变部位不同而分为脑性截瘫、脊髓性截瘫、周围神经性截瘫；按其瘫痪时肌张力的状态可分为弛缓性截瘫与痉挛性截瘫；按其瘫痪的程度不同，又分为不完全性截瘫和完全性截瘫。本病例是因外伤引起的弛缓性完全性下肢截瘫。临床以肢体弛纵不收、肌张力减低或消失、肌肉萎缩、括约肌障碍(二便潴留或失禁)、腱反射减低或消失,无 Baibinski 征为特征,可同时伴有浅感觉(如触—压觉、温度觉、痛觉)和深感觉(如位觉、深部痛压觉)的障碍或缺失、分离。由于脊神经受损的部位有高低、轻重程度不一,症状表现亦各异:若损伤脊髓前角运动神经者,则出现该节段水平以下部位的运动功能减弱丧失;若损伤以脊髓侧角、后角为主,则出现该节段水平以下部位感觉功能障碍或丧失,由于下肢动作、感觉、二便的主控神经主要来自腰 2～骶 2 及马尾,本例病者因车祸致胸 12 椎及腰 1 椎骨折而损伤腰 2～骶 2 及马尾,故出现上述症状。

笔者认为,本病例由于车祸致使脊髓络脉受伤,气滞血瘀,络脉瘀滞不通,传导受阻而致下肢萎软不用。血属于阴,赖阳气以运行,气行则血行,气滞血亦滞。故曰:"血随气机动而运行,是以气为血帅。"由于患者气滞血瘀凝滞过久,导致生化功能亦损。骨生髓,髓生精,精化血。由于骨折化血之源障碍,导致阳气虚衰,出现手足厥次、面色苍白、脉细弱等一派寒象,故此证虽为外伤截瘫,实为外伤引起气滞血瘀,经道不通,阳气虚衰,筋脉肌肉失养而成截瘫。正如《灵枢·刺节真邪篇》所说:"虚邪偏客于身半,其入泻者,内居荣卫,荣卫稍衰则真气出;邪气独留,发为偏枯。"故笔者以补气药与活血祛瘀药相配伍,创立"补阳解凝汤"既疗虚阳,又治瘀血。方中黄芪重用以补气,使气旺血亦行,祛瘀而不伤正。最近研究证明,黄芪配丹参、当归能扩张血管,促进血液循环,并有加强横纹肌张力的作用,为方中主药;辅以川芎、桃仁、川红花、独脚莲以活血祛瘀;川足、全虫、守宫、土鳖虫、水蛭能走窜通络,此虫类药取其飞者升,走者降,深入气血祛除气血之邪,再加炒山甲软坚以解其凝滞,使气血流通,逐渐恢复。更配合丹火透热疗法,借热力使药力渗透,运转全身,起温经散寒、解凝通络之功。针灸取肾俞,乃为脏腑之气输注于背部的腧穴,是阴病行阳的重要位置,取其以疗脏腑虚损,为人体强壮穴之一;绝骨又名悬钟,为八会穴中之髓会,统治脑、脊髓诸疾;取华陀夹脊穴,增强局部作用;手法先补后泻,祛邪通经络以扶正;加艾灸温针以旺经气。在诸法综合作用下,力专且猛,故收良效。

小脑桥脑神经鞘瘤手术后遗症

病例 彭婉仪,女,32 岁。初诊:1982 年 9 月 13 日。

【病史】 患者于 1978 年秋季起,出现阵发性右侧头痛,剧痛时兼呕吐,双眼复视,逐渐视力减退并常感眼前闪光,听力减退，左上下肢无力。从1979年起症状日益加重，曾多次眩晕，伴左上肢抽搐，经某医院住院检查，诊断为“脑瘤”。后转某院住院，经各种检查及脑外科会诊，确诊为“右侧小脑桥脑神经鞘瘤”，于1979年5月曾作手术切除，因某种因素不能全部切除，仍留1/2神经鞘瘤待后处理。但术后症状仍未控制，因患者不愿再次手术，要求服中药治疗。

来诊时症见：患者食欲不振，语言不清，咽干痰多，头痛头胀，眩晕眼花，左侧上下肢无力，左耳全聋，双眼肿痛，视物不清，睡眠不实，寐中且有惊恐，间有抽搐，小便微黄。

【检查】 形体消瘦，精神疲倦，舌质红、边紫瘀，脉弦稍滑。右眼视力0.9，左眼视力0.5。

【辨证】 肝郁气结，风阳内动，痰火上扰巅顶，以致风、火、痰、瘀，互相凝聚，结成癥瘕。

【治法】 平肝潜阳，化痰清热，活血祛瘀，通络散结。

【处方】 羚羊骨18克（先煎） 山慈姑18克 铁树根15克 水牛角30克（先煎） 地龙15克 白蒺藜15克 珍珠母30克（先煎） 蜈蚣4条 全蝎12克 合欢花12克，水煎服，每天1剂，4剂。

外治：取风府、目窗穴，用丹火透热疗法的丹座、丹药片疗法（见34页），每天1次。

复诊：1982年9月17日。头胀痛、眩晕、惊恐有所改善，脉弦滑，舌边紫瘀。仍痰瘀互结，络脉不通。

【处方】 羚羊骨18克（先煎） 水蛭15克 水牛角30克（先煎） 合欢花12克 土鳖虫12克 蜈蚣4条 守宫4条 全栝蒌18克 三棱15克 莪术15克 胆南星15克，水煎服，每天1剂，8剂。

外治同前。

三诊：1982年9月25日。头胀痛、眩晕基本消失，视力好转，听觉改善，夜能安睡。继按前方再服8剂。

外治同前。

四诊：1982年10月4日。听觉基本正常，左上下肢已能步行，视力左1.2，右0.9。但感恶寒，肢冷，腰酸痛。为肝肾亏虚之症候，应予扶精益肾助之。

【处方】 熟地30克　杞子12克　鹿角胶15克（后下，冲服）　紫河车18克　山萸肉12克　黄芪15克　淫羊藿12克　云苓15克　熟枣仁15克　明天麻12克，隔天水煎服1剂。与前药交替服12天，临床症状基本消失，继续观察治疗。

【按语】

中医学对于肿瘤疾病很早就有认识，从《内经》到历代医学文献关于肿瘤的记载颇多，所见渊源已久。宋代《圣济总录》瘤门中说：瘤之为义，留滞而不去也。气血流行不失其常，则形体和平，无或余赘，及郁结壅，则乘虚投隙，瘤所以生。

按中医学理论分析，本病由邪毒蕴聚于经络、脏腑，导致气滞血瘀、痰结等各种因素的影响，使机体平衡失调，而致风、火、痰、瘀积聚巅顶，结而成瘤。其病生于"脑"，中医学称脑为"元神之府"，因此，元神受累，经脉不通，影响阳气功能，以致产生受管辖和支配的经络不通的病变，如失明、偏瘫、头眩、眼痛之症。针对病机，采用羚羊骨、白蒺藜、钩藤、珍珠母平肝潜阳，配以合欢花舒肝解郁；用水牛角、僵蚕、全栝蒌、铁树根，既能清热解毒又能清化热痰；山慈姑、胆南星、地龙攻坚破瘀，散结化痰；三棱、莪术、土鳖虫、水蛭以逐瘀血，推陈生新；全蝎、蜈蚣、守宫祛风镇痉，又可通经活络，互相配合，而起着散结解凝作用。且攻邪须与扶正相结合，如本病在攻邪治疗一段时间，出现肾虚证，乃由于病在脑，脑为髓海，脑髓是由肾脏精髓所供奉，补肾即可补脑，便能增强机体的抵抗力和修复能力。所以扶正与祛邪疗法交替服用，两方兼顾，效果更为满意。外用丹火透热疗法活血化瘀，散结软坚，作为协助，从而取得了可喜的疗效。

褥　疮

病例1　钟某，男，22岁。初诊：1986年7月11日。

【病史】　患者于半年前因开摩托车发生车祸，脊髓神经受损而至下肢瘫痪，长期卧床，近2周来骶部皮肤发红，继而紫暗、肿胀，局部溃烂，大便4天未解而来诊。

【检查】 体温38℃，身热面红；在骶处髋骨部分皮肤有手巴掌大小之溃疡面，边缘紫暗水肿，有黄色分泌物；舌红苔黄腻，脉数。

血常规：白细胞计数$15\times10^{9}/L$，中性0.82。

【辨证】 气滞血瘀，肌肤失荣。

【治法】 活血通络，清热通腑，养血润肤。

【处方】 五藤通络化瘀汤加减：

钩藤18克 鸡血藤30克 毛冬青30克 络石藤30克 忍冬藤18克 夜交藤30克 大黄10克（后下） 生甘草10克，水煎服。

外治法：疮口用201消炎水（见淋巴结核276页）清洗疮面后，撒黄灵丹（注），再用201消炎水湿敷，每天3次。

复诊：1986年7月13日。服药2剂和外治后身热退，大便已通畅；疮面溃疡流黄水减少，边缘红肿渐消，疼痛减少；舌淡红，脉弦数。守上方加托毒生肌之品。

【处方】 生黄芪30克 络石藤30克 生甘草6克 忍冬藤18克 毛冬青30克 威灵仙18克 夜交藤30克丹参18克 钩藤18克，水煎服。

外治：疮口用201消炎水清洗后，撒少许黄灵丹再外敷拔毒膏（见流注284页），以消毒敷料绷带包扎，每天换1次，7次。

三诊：1986年7月21日。经服药7剂和外治后，局部溃疡面明显缩小，肉芽生长良好，其余症状消失。

内服中药处方同上。继用201消炎水清洗疮面，外敷生肌膏（见淋巴结核277页），以消毒敷料包扎，每天换药1次，嘱家人多为患者翻身。按上法再治疗15天，褥疮全部愈合。

病例2 甘某，女，67岁。初诊：1988年9月2日。

【病史】 患者2年前因脑血管意外、中风瘫痪，长期卧床。半年来臀部出现褥疮，疮面渗脓汁，经西医用抗生素治疗无效，而来诊。

【检查】 面色苍白，贫血面容；臀部双侧及骶部皮肤破溃，皮下组织坏死，面积较大，分别有 5×8cm、10×6cm，呈不规则形，边缘发白，水肿，渗出脓汁清稀，无臭味，按之不痛；舌淡白，脉沉弱。

【辨证】 气血双亏，肌肤失养。

【治法】 补益气血，托里生肌。

【处方】 十全大补汤加减：

党参 18 克　白术 15 克　熟地 18 克　生黄芪 30 克　云苓 15 克　当归 12 克　鸡血藤 30 克　白芍 15 克　生甘草 10 克　川芎 12 克　青皮 6 克，水煎服。

外治：先以 201 消炎水清洗患处，然后用回春散（见背痈 287 页）撒于褥疮表面，再用消毒纱布覆盖其上。

依上法服药 60 剂和外治 2 个月，褥疮渐愈。其间虽有感冒及胃肠病小疾，药方稍有更动外，基本上均用上方无改变。

【按语】

褥疮又名蓆疮，为躯体因久着蓆褥而生疮，多见于瘫痪病人或长期卧床的患者。好发于受压迫及摩擦的部位，如脊背、尾骶、足跟等。西医学认为，由于长期卧床，骨突部位受压后，局部皮肤发红，可形成压迫性坏死。如不立即解除压迫，坏死范围则逐渐扩大、深入，可累及皮下组织、肌肉、骨骼。由于整体与局部抵抗力降低，疮面极易继发感染，以致化脓、腐烂坏死，甚而引起急性骨髓炎或败血症。

中医学认为：褥疮的发生是由于久病或瘫痪，长期卧床，而致气血亏虚，复因肢体废用，气血流动不畅，肌肤失养所致。如正《外科启玄》中说："蓆疮，乃久病着床之人，挨擦磨破而成。"局部受压后，经络不通，气滞血瘀，肌肤皮肉筋脉失养，以致坏死溃腐成疮。若蕴毒生热，可溃腐成脓，蚀筋伤骨，秽污渗液，耗伤气血，以致阴血亏耗，迁延不愈。中医治疗褥疮的特点是着眼于整体，同时亦重视局部，即整体治疗与局部治疗相结合，内治药与外治相结合。一般来说，褥疮属于阴症，若染毒焮发，也可出现热象，甚至引起"陷证"。中医内治法总的原则为托里生肌，活血解毒，临床实践中要根据邪正虚实灵活加减，辨证施治。局部治疗的原则为化腐生肌，促使坏死组织脱落，新生肉芽愈合。

病例1，患者为气滞血瘀之急性期，兼有阳明腑实证，治宜活血通络，清热通腑，兼养血润肤。方药以五藤饮为主，功能通络活血消肿止痛。初诊兼投大黄以通腑，通腑后配丹参、生黄芪活血托里生肌，即为消法与托法并用。外用201消炎水去腐解毒排脓，外撒黄灵丹能促其去腐生肌。病例2。患者则为纯阴之证，投以十全大补汤加味能补里托毒外出。重用补法，益气补血，气血旺盛，才能化腐生肌。方中重用黄芪益气托里，所谓“疮家圣药”寓意即在于此。必要时黄芪可加大至30～45克。外用法亦与病例1有异，先外洗201消炎水，再用回春散外撒。回春散药性温和，治阴证疮疡最宜。

注 黄灵丹组成：五倍子12克 黄丹12克 轻粉6克 僵蚕9克 地龙9克 黄柏12克

制作法：上药研极细末，和匀备用。

功效：消肿解毒，祛腐生肌。

用法：以药末少许撒于胬肉或腐肉处，每天2次。

适应证：用于昆虫咬伤和疤痕增殖症。

臁　疮

病例1 汤亚月，女，67岁。初诊：1981年11月27日。

【病史】 患者于1964年右侧下肢胫部内侧被菠萝叶刺伤，继后局部红肿作痒，溃破腐烂如茶杯口大，2年不能劳动。后用中药浸洗、湿敷，溃疡一度修复，但每年均有复发，经多间医院治疗，溃疡仍未彻底治愈，反复发作，至今已有10余年之久。1981年到某医院作植皮手术，亦未痊愈，且患部刺痛，下午坠痛，溃疡边缘起颗粒瘙痒，纳差、睡不宁。

【检查】 形体消瘦，面色淡黄，语声低，舌质淡红、苔白滑，脉弦细。右小腿、内踝关节上3寸有1溃疡（面积约4×4cm、深约1.2cm)，创面肉芽陈旧不平，肤色紫黑，局部渗液腥臭，溃口边缘皮肤稍隆起较坚实，按之不痛，腘窝下可见数条静脉曲张。

【辨证】 气血不足，湿毒下注，瘀血凝滞。

【治法】 补气活血，清湿托毒。

【处方】 托毒排脓汤加减：

黄芪30克　玄参15克　茯苓皮15克　薏苡仁18克　川芎9克　全当归12克　牛膝12克　苍术12克　露蜂房12克，水煎服，每天1剂，5剂。

外治：用201消炎水（见淋巴结核276页）清洗疮面后撒黄灵丹（见褥疮，322页），再用201消炎水湿敷，每天换2次。

复诊：1981年12月2日。局部腐去新生，略呈鲜红，渗液秽臭减少，刺痛痕痒显著改善。继服上方6剂，外治法同前。

三诊：1981年12月8日。食欲增进，睡眠良好，步行疲倦感消失。创口陈旧腐肉全部排除，无渗液，溃口缩小。内服药同上。

外治：用201消炎水清洗疮面，撒少许黄灵丹，再外敷拔毒膏（见流注284页），以消毒敷料、绷带稍紧包扎，嘱患者卧时足抬高，每天换药1次。共25天，下肢溃疡完全愈合，半年后随访未见复发。

病例2　梁梨香，女，53岁。初诊：1982年6月12日。

【病史】　患者于3年半前，初感左小腿胀痛，随后渐见皮肤颜色暗红，足有沉重坠胀感，下午加重，继之左小腿内踝上发生溃烂，溃口不断流水、刺痛，疮口周边常起丘疹瘙痒。经某医院治疗有好转，但仍不能根除，遂来我院杂科治疗。

【检查】　精神尚佳，舌质淡红、苔白，脉弦；左小腿自膝关节向下至内踝关节上4寸，形成溃疡（创面4×4×1立方cm）。肉芽暗红，中间腐烂，底面呈暗褐色，渗液腥臭，溃口周围起丘疹瘙痒，皮肤增厚。

【辨证】　湿毒下注，瘀热凝滞。

【治法】　清湿解毒，活血散瘀。

【处方】　托毒排脓汤加减：

川芎9克　赤芍12克　生地15克　全归9克　薏仁30克　苍术12克　蒲公英18克　牛膝12克　露蜂房12克　丹参12克　金银花12克，水煎服。

外治：201消炎水清洗疮面后，撒黄灵丹，再用201消炎水湿敷，每天3次。

复诊：1982年6月23日。经以上内服、外用药治疗1周后，创面陈旧腐肉基本已去，局部暗褐色已转红润，渗液消失，舌质淡红苔白，脉弱。按上方减赤芍，加黄芪30克以托疮生肌，7剂。

外治：疮口用201消炎水清洗后，撒少许黄灵丹，再外敷拔毒膏，以消毒敷料绷带包扎，每天换1次，7剂。

三诊：1982年6月30日。经上治疗，局部肉芽生长良好，溃疡面明显缩小，其他症状消失。继用201消炎水清洗创面，外敷生肌膏（见淋巴结核277页），以消毒敷料绷带，由足踝稍紧缠绕至膝下，每天换药1次。嘱患者卧时略抬高患肢。连用10天，溃疡面全部愈合。

【按语】

臁疮又名裙边疮，俗称“老烂脚”，现代医学称为小腿溃疡，是一种外科常见病。一般以40岁以上的患者较为多见，每因经久站立或负重跌扑，以致脉络失畅，局部气血运行失常，影响下肢静脉回流，或因下肢皮肤破伤，以及湿疹抓破等，借伤成毒诱发，导致湿热下注，气血凝滞经络所致。其发病部位，多数在小腿下1/3、踝上3寸内侧或外侧的部位，溃疡往往缠绵不易愈合。如《医宗金鉴·外科心法》中说：“臁疮生于内外臁，外臁易治内难痊，外属三阳湿热结，内属三阴虚热缠。”这是指本病好发于小腿下半部，发于三阳者，初起宜祛风活血兼清湿热；发于三阴者骨皮肉较薄，易反复发作，虚热缠绵伤阴，难得见效，日久疮色紫黑下陷，臭秽不堪，严重者可烂至胫骨；偶有极少数溃疡年久不愈，疮口呈现菜花样，名曰翻花疮，而转变为癌症。

本文所举2例患者，由于久溃不愈，兼见虚象，治宜补气活血，清湿托毒，以托毒排脓汤主之。采用川芎、全归、生地、赤芍、丹参活血化瘀；黄芪、玄参、金银花、蒲公英、露蜂房补气托毒；苍术、茯苓皮、薏苡仁利湿；牛膝引药下行。常用加减法：热偏盛者加连翘、半边莲；湿盛者酌加茵陈、萆薢、赤小豆；溃口肿硬者加炒山甲、皂角刺；若溃口有脓者加红花、丹皮、川牛膝。因气血虚弱溃口不敛，宜补益气血，润肤生肌，服补中益气汤。外用201消炎水，清理溃口脓毒，并用黄灵丹撒入疮内，以去腐肉。要除尽陈旧腐肉，务必待溃口转暗褐色，分泌物减少或消失时，才能用拔毒膏，溃口将敛方用生肌膏。患处连同整个小腿用绷带包扎，以便患肢肌肉收缩，并避免其发生水肿。睡眠时把足抬高一些，使血液回流畅通，加快局部血液循环，有促进早日愈合的作用。

凤眉疽

病例 张功仁，男，19岁。初诊：1981年6月8日。

【病史】 患者于5天前，右眉棱角部生1小疙瘩，红肿疼痛，曾注射“青霉素”未效。

来诊时症见：发热、头晕、头痛、恶心、口干苦，大便尚畅通。

【检查】 体温38.5℃，舌边红、苔薄黄，脉弦数；右眉棱骨正中处肿起2×3cm大小，红肿热痛。

【辨证】 肝胆积热，火毒结聚。

【治法】 清热解毒，凉血清肝。

【处方】 白头翁30克 柴胡12克 青皮3克 升麻9克 板蓝根30克 蜈蚣2条 金银花18克 紫花地丁30克，水煎服，3剂。

外治：用通气膏（见丹火透热疗法34页）敷患处，每天1次。

上方服3剂及外治后，肿势已消，头晕、头痛已除，唯口干苦未减。前方加丹皮15克，再服4剂，诸症平息。

【按语】

《医宗金鉴·外科心法要决》曰：“凤眉疽生两眉棱，形长如瓜漫肿红，膀胱小肠肝胆热，烦热呕逆不食凶”。不仅指出了凤眉疽的发病部位和症状，同时指出了本病属足太阳膀胱、手太阳小肠、足厥阴肝、足少阳胆四经积热所致。

本例患者发病部位险恶，居眉之正中，除一般毒热之象外，兼有口干苦、舌边红、脉弦数等肝胆火热上升之象。故方中除了用白头翁、板蓝根、金银花、紫花地丁等清热解毒外，尚用青皮、柴胡以疏肝清胆，治病之源；又佐升提解毒之升麻，不但能载药上行，配合蜈蚣更能解头目之火毒。

偏脑疽

病例 冯华坤，男，42岁。初诊：1981年3月1日。

【病史】 患者于3个多月以前，发现头部右侧有1如栗子大之圆形肿物，表面不红，仅轻微疼痛，初时不以为然。旬后逐渐增大，伴偏头痛、胸痞泛恶、体倦乏力、胃纳不佳。

【检查】 舌苔白腻，脉细略滑。相当于右耳廓与百会穴连线的中点处有1圆形肿物凸起，范围2×2.5cm，表面不红，无波动感，按之坚实、轻度压痛。

【辨证】 气血瘀滞，痰毒积蓄。

【治法】 理气化痰，软坚散结。

【处方】 法夏15克 制南星12克 僵蚕12克 守宫3条 枳壳9克 三棱12克 炒山甲18克 皂角刺12克 莪术12克，水煎服。

外治：用散结膏（注）外敷肿块处，每天1次。

复诊：1981年3月10日。服上方7剂后，脑疽局部变软，胸痞泛恶症状减轻，脉仍细滑。按前法加强软坚破瘀之品。

【处方】 法夏15克 南星12克 僵蚕12克 荔枝核18克 九节菖蒲15克 守宫3条 枳壳9克 三棱12克 莪术12克 炒山甲15克 皂角刺12克，水煎服。

外治同前。

三诊：1981年3月17日。上方服7剂后，疗效较明显，偏脑疽缩小至2×1.5cm，而且变软，疽面淡白，按之微痛。拟托里解毒，软坚散结之法。

【处方】 黄芪21克 潞党参15克 甘草9克 露蜂房12克 全归9克 川芎9克 白术12克 金银花15克，水煎服，10剂。

外治同前。

四诊：1981年3月27日。偏脑疽基本平复，改服人参养荣丸以巩固疗效。随访半年无复发和其它不适。

【按语】

疽者，毒邪阻隔气血，郁滞经络，气血不足，犹如河水干涸，砂泥阻浅，水流不畅一样。其好发于人体腋窝、肘窝等少气少血的阴暗部位，一般起病较缓慢，伴全身虚寒性的症状。多属阴症、虚症。《医宗金鉴·外科心法要决》云，若偏脑疽，系寒热错杂所生，其证漫肿、色黯、平塌、坚硬。然足太阳经外阳内阴，从头到足，阳降阴凝，难脓、难腐、难敛，多属逆证。

本案因其疽初起不红不热、皮色如常、漫肿而硬、隐隐作痛，并见胸痞泛恶、脉沉细滑等，为阴痰内生之象，故属阴证无凝。又因其根深贴附脑骨，推之不动，缠绵不消，难以溃腐，所以病程亦较长。其致病机理为体虚气弱，气虚生痰，痰浊阻隔经络，致气血凝滞，积聚漫肿而发。治疗应抓住时机，在其无溃无腐的阶段采用理气化痰、软坚散结的方法以化阴痰气结。方中法夏、制南星、僵蚕化痰散结；炒山甲、皂角刺消肿软坚；三棱、莪术软坚破结，以促速效；守宫解毒走窜；枳壳理气和药。服药7剂后，病有转机，局部肿痛减少，脑疽缩小。复诊时因机体症状改善，故效不更方，因势利导，加荔枝核增强行气散结之力，九节菖蒲通窍化痰，载药上行。后期偏脑疽逐渐缩小、变软，疽面淡白，按之微痛，为正虚邪退之候，即转用补托兼施，扶正驱邪的方法以巩固疗效，最后以人参养荣丸调理收功。

注：散结膏组成：川乌、草乌、法夏、青黛、南星各6克

制法：上药研末，用陈酒、白蜜调糊状。

应用：用时煮温，以纱布包裹，热敷局部，每天2次，每次1小时以上为佳。每料药可用1周。

炭　疽

病例　张某，男，40岁。初诊：1988年10月6日。

【病史】　患者为畜牧场工人，1周前参加过掩埋病畜工作。近2天来突然发热，口干，头痛，乏力，便结尿赤，随后面部、颈项、手、足显露部位出现奇痒之小红斑；1天后即发展为无痛性丘疹，周围逐渐出现水疱，内含紫红色血性脓液。即送当地医院住院治疗，经皮肤水疱分泌物检查有“炭疽杆菌繁殖体”，即诊为皮肤炭疽病。经用青霉素、抗炭疽血清治疗2天未能控制，邀笔者前往会诊治疗。

【检查】　体温39.8℃，神志不清，鼻出血，面、手足、颈项

多处局部起紫色疱疹，疱疹周围肿胀、中里凹陷，附近淋巴结肿大疼痛，舌红降，脉数。

血常规：白细胞计数 $21 \times 10^9/L$，中性 0.89。

【辨证】 毒入营血，燔灼肌肤。

【治法】 清营凉血，泻火解毒。

【处方】 犀角地黄汤合内疏黄连汤加减：

水牛角 30 克（先煎） 生地 20 克 钩藤 18 克（后下） 赤芍 18 克 羚羊骨 18 克（先煎） 野菊花 30 克 大黄 18 克（后下） 丹皮 15 克 半枝莲 18 克 黄连 10 克 蒲公英 30 克 川足 1 条 生石膏 30 克，水煎服。

外治：用外洗Ⅱ号（见直肠脱垂 297 页）以开水调冲洗，然后用蒲麝丹（注 1）少许点于疮面，每天 2 次。

复诊：1988 年 10 月 8 日。服药 2 剂及外治后，患者体温 37.5℃，神志清，精神好转，二便通顺，鼻血止；疱疹周围发黑，中心扁平，结黑灰色痂盖。仍觉口干，身热，舌红、舌苔黄，脉弦数。此虽营血热毒已清，但热毒转为气分，毒热炽盛，燔灼肌肤。用普济消毒饮合五味消毒饮加减：

【处方】 板蓝根 30 克 黄连 10 克 黄芩 15 克 僵蚕 15 克 玄参 20 克 地丁 30 克 金银花 18 克 野菊花 30 克 蒲公英 30 克 柴胡 18 克 石膏 30 克，水煎服。

外治：用牛黄散（注 2）以凉井水调成糊状，薄薄敷于疱疹表面；同时用鲜绿豆芽捣烂调如意金黄散（市售）成糊状外敷疱疹周围，每天换药 2 次。

经上述方药调治半个月后痊愈。

【按语】

炭疽是由炭疽杆菌所引起的急性传染病。常见于牛、马、羊等畜牧业和皮毛制革等工作者，多在接触疫畜病菌后 1～3 天发病，好发于头面，其次为颈项、手臂等部位，属于中医学紫葡萄疔、紫燕疔、鱼脐疔、疫疔的范围。近代医学认为炭疽杆菌有繁殖体与芽胞两种形态。繁殖体对日光及常用化学消毒剂敏感；芽胞则有强大抵抗力，在土壤中能生存数十年。煮沸10分钟才能杀死。炭疽杆菌能产生炭疽毒素而致病，基本病变为急性出血性坏死性炎症，病理特点为水肿、出血、坏死和不同程度的炎症反应。若芽胞由皮肤损伤处侵入人体，并生长繁殖，引起皮肤炭疽；若吸入带芽胞尘埃或误食病畜的肉，就可以患肺炭疽或肠炭疽。炭疽杆菌沿淋巴系统进入血液，可致败血症或继发脑膜炎。

中医学认为，本病的发生与感染疫毒有关。如《证治准绳》中说："疔疮者……或感疫死牛马猪羊之毒。"毒邪入络，气血运行不畅，故局部显现蚊迹蚤斑，继之起紫疱，形似葡萄；由于肝经毒火炽盛，燔灼肌肤，故局部迅即坏疽塌陷、色黑如炭，重者眼目红胀、指甲青紫；若毒邪深窜，则见壮热神昏、剧吐抽搐等症，甚至"疔疮走黄"。中医治疗本病，以清热解毒为主，但要分辨热毒在气分、营分、血分。

本病例为畜牧场工人接触病畜引起之急性炭疽皮炎，临床表现为毒入营血症状，虽用西药常规抗毒消炎，但未奏效，即用中药，投以犀角地黄汤合内疏黄连汤加减。方中水牛角（代犀角，用量30克）、羚羊骨配钩藤、川足凉血解毒，通窍熄风；犀角地黄汤凉血化瘀解毒；大黄重用18克化瘀解毒泻下；高热者，加生石膏30克、配合黄连、野菊花、半枝莲、蒲公英清热解毒。服2剂后，燔热火毒受遏止，病者神志清而身热渐退、鼻血止。病情缓解，热毒转入气分，用五味消毒饮合普济消毒饮继续清解余毒。外治法在此病例中殊为重要，先以蒲麝丹点搽疱疹面，以牛黄散清热解毒；后期用鲜绿豆芽捣烂调金黄散外敷疱疹周围为民间验方，疗效较好。值得注意的是，每次伤口换药敷料应予焚毁，以防再次传染。

注1 蒲麝丹组成：蒲黄30克　麝香6克　牛黄30克　蜈蚣3条　血竭6克　冰片6克　朱砂6克

制作法：上药研极细末和匀装瓶备用。

功效：化毒止痛，通络散瘀。

用法：调201消炎水涂于患处，每天1～2次。

注2 牛黄散组成：牛黄20克　冰片3克　青黛6克。

制作法：共研极细末，和匀备用。

鹳　口　疽

病例　梁丽卿，女，71岁。初诊：1981年11月10日。

【病史】 患者于本年10月下旬发现腰骶部有1鸽蛋大之肿块，疼痛，伴恶寒发热。曾在当地卫生院服中药2剂，仍恶寒发热，腰骶肿块逐渐增大如鸭蛋样，呈放射性疼痛，小腹急胀，腰背酸痛，频欲排尿，大便窘急而不解，彻夜难卧。即送某医院急诊，检查血白细胞总数16×10^9/L，中性0.82，淋巴0.18。曾用青霉素、四环素、凡拉蒙、氢化可的松等药治疗1周，病势未减轻，体温仍在38～39℃之间，日轻夜重，食欲不振，恶风怕冷，口渴而饮水不多，遂来我院杂科治疗。

【检查】 面色晄白，痛苦病容，舌苔黑润，脉浮大微数、重按无力；腰骶部肿块隆起如鹅蛋样大，按之坚硬、疼痛、不温，边界不清，有手掌大的肿区，皮色如常。

【辨证】 阴寒痰结，气血凝滞，阻于筋骨。

【治法】 温经散寒，和阳解凝。

【处方】 桂附温消汤加减：

熟附子18克　黄芪24克　独活12克　熟地18克　肉桂3克（焗服）　金樱子15克　川芎9克　当归12克　甘草9克　土鳖虫9克　杜仲12克，水煎服，3剂。

外治：用热酒调回春散（见背痛287页）外敷患部，每天换3次。

复诊：1981年11月13日。内服、外敷治疗3天后，疼痛即减，晚上已能入睡，骶部肿块亦渐消散，体温降至37.5℃，小腹胀痛、大小便内急消失，舌面黑苔已去，脉虚略数。治宜温经络，散寒凝，沽气血。

【处方】 熟附子18克　黄芪24克　独活12克　熟地黄24克　肉桂3克（焗）　川芎9克　当归12克　蜈蚣3条　土鳖虫9克　露蜂房12克，水煎服，每天1剂，复渣再服，4剂。

外治同上。

三诊：1981年11月17日。体温已降至正常，局部硬结肿块已消过半，疼痛基本消失，食欲增加，已能步行来诊。再守上方服至20剂，诸症消失而愈。3个月后随访，病者一切正常。

【按语】

此证一名“锐疽”，生于尻尾骨尖处。初肿形如鱼肫坠痛，溃破口如“鹳嘴”故名。《医宗金鉴》云：“鹳口疽生尻尾尖，经属督脉湿痰源，肿如鱼肫溃鹳嘴，少壮易愈老难痊。”此证起病急，疼痛剧，口渴，体温升高，血白细胞偏高，局部肿热的症状，很易误为阳实之证。细辨患者疼痛为日轻夜重，局部虽肿而皮色不变，微热而久按不温，口渴欲饮而饮水不多，发热而怕风，欲近衣被，遇寒痛增，脉虽浮大微数，但重取之无力，舌苔虽黑而润，此种症状均属阴寒痰聚之证，肿痛发热口渴是表面假象，并非疾病本质。而阴寒入骨，凝滞在里，才是病之真象。此疽生于督脉起源之部位，阳经寒凝，阻滞不通，故深部疼痛引背；其经循阴器，故小腹胀，小便频急。阴寒凝结，治当以温药和之，故方用桂附温消汤加引经药，温经络散寒凝，寒凝阴毒尽散，气血通畅，痰湿瘀毒均无稽留之弊。

笔者临床上常遇邪毒羁留脉络，不能疏通而剧痛者，如蜈蚣、露蜂房等虫类药以疏通经络，常能在短期获效。外用回春散调酒热敷，均有温经散寒、活气血之功。

蟹 背 发

病例　潘正本，男，37岁。初诊：1978年6月4日。

【病史】　患者于3天前右手背被铁器撞伤，次日即发麻、疼痛，伴有恶寒发热，患处高度红肿，红肿区由手指蔓延至腕上2寸许。当天经某医院检查，诊断为“局部外伤感染”。曾注射庆大霉素等药均未能控制。局部红肿日甚，疼痛剧烈，夜不成眠，患手唯置于冷水中才得舒适，伴心烦、溺赤。

【检查】　体温39℃，面红，舌红降，脉细数；右侧手背肿胀光亮，皮色红紫，抚之有热感，疼痛拒按，其红肿区漫肿无头，向腕部上延至外关穴。

血常规：白细胞总数21×10^9/L。

【辨证】　火毒结聚，内陷营血。

【治法】　泻火解毒，清营凉血。

【处方】 黄连6克 羚羊骨15克 水牛角30克 蒲公英30克 板蓝根30克 金银花18克 皂角刺12克 炒山甲15克，水煎服。

外治：用201消炎水（见淋巴结核276页）调金黄散（药店有售）成糊状外敷，每天1次。

复诊：1978年6月6日。服上方2剂及外治后，体温退至37.8℃，心烦减少，手背肿略消退。大小便正常，纳食稍增，舌红、苔黄，脉洪数。症情已透营转气，加重清热解毒之力治之。

【处方】 蒲公英30克 白花蛇舌草30克 了哥王18克 板蓝根12克 九里明30克 皂角刺12克 炒山甲15克 半边莲30克，水煎服。

外治同前。

三诊：1978年6月8日。服上方2剂及外治后，病势好转，体温降至正常，红肿范围缩小到手腕横纹处，肿痛大减，患处皮肤皱缩、时痒，精神好转，食钠、睡眠正常，舌质淡红、黄苔尽退，脉近平缓。毒热之邪已清，正气待复，拟托里解毒为法。

【处方】 生黄芪18克 金银花18克 皂角刺12克 炒山甲12克 蒲公英18克 天花粉15克 川芎6克 甘草6克，水煎服。4剂。

外治同前。

四诊：1978年6月12日。上方调治4天，红肿尽退，手指活动功能恢复，临床治愈。

【按语】

本例患者因外伤感染，借伤成毒，毒势既成，扩展甚速。手背红肿光亮，犹如熟蟹之背，民间称作蟹背。《医宗金鉴·外科心法要诀》称它为手发背，曰："手发背初芒刺形，三阳风火与湿凝，坚硬溃伤筋骨险，高肿速溃易收功"。

本例蟹背发初起毒势嚣张，直陷心营而现高热心烦，舌红绛，脉细数等症，治疗时对症投以解毒清营护心之剂，方中用羚羊骨、水牛角清热解毒，凉血清营；黄连清心解毒；辅以蒲公英、板蓝根、金银花清热解毒；皂角刺、炒山甲攻坚消肿。2剂之后，心烦已解，高热渐退，肿痛略消，舌红、苔黄，脉转洪数。此为毒热由营转气，继用清热解毒除湿之剂。上方去羚羊骨、水牛角、黄连，加入半边莲、了哥王、九里明、白花蛇舌草，以解毒泻火，半边莲且有清热利湿之效，使火毒从小便而去。后期邪退正复，则又要随证变通，用托里解毒之法，方用生黄芪托毒生肌，川芎活血行气，天花粉养阴生津。佐以蒲公英、金银花清余热。症虽凶险，但随症用药，则可迎刃而解。

猫咬伤肿毒症

病例　黄燕合，女，48 岁。初诊：1982 年 8 月 20 日。

【病史】　患者于 1982 年 7 月 2 日，被家猫咬伤左足跟部，伤口长约 2cm，并有猫齿印 4 个。当时伤口疼痛，有少量血液流出。12 小时后患肢迅速肿胀，上至膝，下及趾，伤口糜烂，流微黄色液体。自觉患部灼热疼痛，寒战高热，头痛，骨节酸痛，病势较重。曾在当地医院先后注射狂犬疫苗 5 支，注射青霉素 40 多支，口服其它抗生素，外用消炎药物，病势不减，且头痛，小便微黄，大便燥结，而来我科治疗。

【检查】　舌红、苔黄，脉弦数；左下肢由膝以下微红肿胀，伤口微隆起糜烂，呈紫瘀色，直径约 7cm，触之较健康皮肤为热，且有压痛。

血常规：白细胞总数 $7.8\times10^{9}/L$，中性 0.72，淋巴 0.28。

【辨证】　猫咬伤而毒邪化火，火郁毒深，气滞血瘀。

【治法】　解毒化瘀，佐清热养阴。

【处方】　半边莲 30 克　崩大碗 30 克　金银花 15 克　当归 12 克　川红花 12 克　玄参 18 克　露蜂房 15 克　蜈蚣 3 条　全蝎 9 克　大黄 18 克（后下）　石斛 12 克，水煎服（嘱便通后即去大黄）。

外治：蟾酥水（注）湿敷患处，每天 3～4 次。

复诊：1982 年 8 月 28 日。服药 8 剂及外治后，下肢肿胀基本消失，伤口腐肉大部分清除，已无渗液，伤口周围仍紫瘀，按之稍硬，夜间灼热疼痛较明显，并见口干咽燥，舌淡红干、苔薄黄，脉转细数。证属邪毒渐退，阴分已伤，阴虚内热，瘀血稽留。再拟滋阴清热，活血化瘀软坚法。

【处方】 生地 30 克　炒山甲 18 克　牡丹皮 12 克　金银花 15 克　山慈姑 18 克　土鳖虫 12 克　半边莲 30 克川红花 12 克　知母 15 克　当归尾 12 克　皂角刺 12 克，水煎服，每天 1 剂。

外治同前。

服药 8 剂并配合外治后，患部疼痛、灼热消失，伤口愈合，但活动步行时仍有微痛感。外治改用回春膏（见背痛 287 页）加通络酒（见外伤性滑囊炎 293 页）敷患处。3 天后检查恢复正常。

【按语】

本病例属毒入气血，毒邪化火，火郁毒深，气滞血瘀，火毒搏结为患。在治疗中，除解毒化瘀外，还必须通利泄毒，使邪有出路。组方中选用了半边莲、崩大碗、金银花清热解毒以消肿；当归、红花活血祛瘀以生新；玄参、石斛泻火养阴；露蜂房、蜈蚣、全蝎走窜通络，以毒攻毒，使解毒散结之功倍增。大便燥结为邪毒炽盛之征，须重用大黄通利腑气，泻下热毒。当症状转变，出现阴虚内热偏重，而局部瘀结不散时，用牡丹皮、生地、知母养阴清热；山慈姑、归尾、红花活血化瘀散结；配合炒山甲攻坚，皂角刺直达其病所。外用蟾酥水湿敷伤口配合治疗，则有去腐，解毒，消肿之功。内外药物协同作用，故肿毒之症能迅速好转治愈。

注　蟾酥水组成：蟾酥 9 克　轻粉 6 克　蜈蚣 8 条　枯矾 18 克

制作法：用 75%酒精 500 毫升将上药浸 1 个月滤渣即成。

蜈蚣咬伤肿毒症

病例 1　卢华，男，45 岁。初诊：1973 年 7 月 14 日。

【病史】　患者于 1973 年 7 月 9 日夜，被蜈蚣咬伤左足外踝。当时伤口微见血，局部微痛，即用开水洗患处，外涂生鸡口液。翌日，左踝、足背红肿，1 条红筋直上腘窝，腹股沟淋巴结肿大、按痛，步履蹒跚，恶寒发热。经当地医院注射青霉素，局部用雷佛奴尔湿敷，治疗5天后，病势仍不减轻，遂来我院杂科治疗。

来诊时症见：且兼恶寒发热，头重，小便黄，大便3天未解。

【检查】 体温38.2℃，舌质红、苔微黄，脉洪数；左外踝及足背红痛高肿，外踝伤口胬肉翻出0.7×1cm，有少量淡红色血水渗出，自伤口沿小腿外侧正中线有1条20cm长红丝，腹股沟淋巴结肿如白果大、压痛。

血常规：白细胞总数8×10^9/L，中性0.70，淋巴0.27。酸性0.03。

【辨证】 蜈蚣咬伤而毒邪入血，火郁经络。

【治法】 清热，解毒，凉血。

【处方】 大黄24克（后下） 金银花12克 连翘9克 青黛6克 赤芍12克 牡丹皮9克 白花蛇舌草18克 蓼刁竹18克 土茯苓24克 生槐花12克 牛膝12克，水煎服，每天1剂（嘱便通去大黄），3剂。

外治：用黄灵丹（见褥疮322页）撒在胬肉翻出局部，再用201消炎水（见淋巴结核276页）湿敷，日换3～4次。

复诊：1973年7月17日。经上治疗，泻大便3次，恶寒发热、头重诸症消失。查体温37.1℃，左踝部胬肉平复，血水渗出通畅，红肿范围已缩减一半，疼痛大减，小腿红丝减退，腹股沟淋巴结肿消失，黄苔亦退，脉弦微数。

【处方】 蓼刁竹18克 白花蛇舌草18克 金银花15克 连翘12克 牛膝12克 赤芍12克 玄参15克 土茯苓24克 生槐花12克，水煎服，每天1剂，4剂。

外治：用201消炎水湿敷患部红肿处及伤口，日换3～4次。

三诊：1973年7月21日。自觉症状基本消失，左踝、足背红肿消退，局部伤口已有新生肉芽。继续外用201消炎水湿敷，数周后即痊愈。

病例2 鲁炳权，男，56岁。诊初：1982年6月4日。

【病史】 患者于1天前被蜈蚣咬伤左食指中段，初感麻木后刺痛，肿势增剧，夜亦难眠，小便黄，大便燥结。次日来本科治疗。

【检查】 体温37.5℃，舌红，脉数；患部蜈蚣咬伤处胬肉翻出约黄豆大，边缘紫黯，整个手掌红肿胀大如双掌，肿势弥漫至腕关节上方15cm，红丝1条由伤口直透肘内侧，局部压痛。

血常规：白细胞总数$7.5\times10^{9}/L$，中性0.72，酸性0.03，淋巴0.25。

【辨证】 蜈蚣咬伤，邪毒入络，瘀热内结。

【治法】 清热，解毒，凉血。

【处方】 大黄18克（后下） 蓼刁竹18克 紫花地丁18克 老桑枝18克 金银花12克 连翘12克 白花蛇舌草15克 生槐花12克 牡丹皮12克 土茯苓18克，水煎服，每天1剂（嘱泻后减大黄），3剂。

外治：胬肉突起处撒黄灵丹少许，周围红肿处用201消炎水湿敷，日换3～4次。

复诊：1982年6月7日。自觉症状明显消失，局部胬肉隆起复平，红肿范围已消退过半。照上方减大黄，3剂，每天服1剂，外用201消炎水湿敷而愈。

【按语】

蜈蚣又名百足虫，为夜行性肉食动物，喜栖于潮湿阴暗的地方，在我国普遍分布。其胴部第一对足特别强大，形成镰形的毒颚，伸向头部下方两侧，其末端有毒腺的开口。蜈蚣怕光，白天隐伏而晚上活动；亦怕热，如炎热气候，不安栖息，日间亦会出动。一般不触犯它，是不咬伤人的，但在交配期间或产卵时，为自卫防御，见人近它就咬，在这期间，其毒性亦大。

蜈蚣咬伤肿毒症，是蜈蚣毒在人体组织致害的反映。据文献报道，蜈蚣毒含有与蜂毒相似的两种有毒物质，即组织胺样物质及溶血蛋白质，此外，尚含酪氨酸、亮氨酸、蚁酸、胆肪油、胆甾醇等。据临床所见，被咬伤的局部在放大镜下观察，一般牙痕呈“⊥”形状，致伤后，有充血水肿，开始局部伤口轻微刺痛及麻木，很少出血，容易被人忽视，约一天后就迅速弥漫发展，红肿剧增，严重者比正常组织高肿近倍。由于高肿所致，咬伤处绝大多数有胬肉翻出，且在皮肤表面可见1条红丝伸延向上，此为毒性反映，充血水肿越严重，红丝向上伸延越长，并有附近淋巴结肿大和压痛。

蜈蚣咬伤应及时处理，最好采用“吸吮法”，将蜈蚣毒排出伤口之外。先用生理盐水或开水冲洗伤口，然后用口反复吸吮蜈蚣咬伤处，吸出蜈蚣毒后吐出。但吸吮者口腔要无溃疡方可。蜈蚣毒即使进入消化道可不致中毒。亦可用拔火罐法，反复拔3～4次，可除去伤口的蜈蚣毒，以免因毒素入血而发生充血水肿等毒性反映，此法简单，值得推广。

从蜈蚣咬伤病例看来，属局部红肿热痛的炎症反映，如无夹杂感染，白细胞总数一般不会增高，所以对青霉素、四环素治疗效果不甚显著，如上述2例患者。

病例1患者被蜈蚣咬伤足部，病例2患者被蜈蚣咬伤食指，咬伤后均表现为局部红痛高肿，伤口胬肉突出，红丝直上，脉洪数，舌红苔黄，大便秘结。笔者认为，这都是由于毒入血分后，化热、化火，郁于肌肤而发。治宜清热、解毒、凉血之剂。《医宗金鉴·外科心法》云：毒消，肌肉自然平。故首先要使大便通畅，以促进机体排毒，使邪毒有出路，以生大黄通腑而泻热；青黛、紫花地丁、蓼刁竹、白花蛇舌草皆为清热解毒之品；金银花、连翘在于透热转气；赤芍、丹皮、玄参、生槐花清血分之热；再加土茯苓清解血中湿热之毒，而起利尿排毒作用。由于咬伤部位不同，方中宜加引经药，手部加桑枝，下肢加牛膝。外治胬肉翻出，首先要把突出胬肉腐蚀削平，使溃口通畅无阻，其红肿才能消退。笔者采用黄灵丹撒1～3天后，胬肉平复，肿处用201消炎水湿敷，有消肿、凉血、解毒之功效，以促痊愈。但不宜用膏剂，以免影响伤口愈合。

男科妇科

血　　精

病例　吴国伟，男，39岁。初诊：1975年2月28日。

【病史】　患者半年来，性交时射血性精液，色红质较稠，并伴有少腹和阴部疼痛，心情急躁，五心烦热，舌干口燥，失眠多梦，小便黄，大便干结，时有腰膝酸软。在香港玛丽医院检查，诊断为“慢性精囊炎”，服用西药治疗2个月，疗效不显，转来我科治疗。

【检查】　体形消瘦，面色略红、舌苔微黄，脉弦细。外阴无异常，两侧睾丸等大，右侧精囊静脉曲张。

精液检查：红细胞（+++），脓细胞（+++），精子计数 60×10^9/L，活动力0.2，正常形态0.78，畸形0.22。

【辨证】　肾阴不足，阴虚火旺，精室被扰，血热妄行。

【治法】　养阴清热，凉血止血。

【处方】　山萸肉12克　云苓18克　生地12克　泽泻12克　丹皮10克　旱莲草12克　女贞子12克　仙鹤草12克　知母12克，水煎服，7剂。

复诊：1975年3月8日。服药后，血性精液逐步变淡，各症状好转，仍觉失眠梦多。继服原方加熟枣仁，7剂。

二诊：1975年3月18日。因操劳过度，并饮了3两白酒，病又复发如初。症见腰膝酸软，心烦如焚，恶梦纷纭，口干舌燥，少腹急痛，并引起睾丸作痛，血性精液、质稠。此乃劳伤肾阴，水亏火旺，扰动精室，并因酒热内注，迫血妄行所致。治宜清热化湿，滋阴降火。

【处方】　泽泻15克　云苓15克　丹皮12克　知母12克　生地15克　女贞子15克　仙鹤草15克　茵陈18克　山萸肉10克，水煎服，7剂。

四诊：1975年3月25日。肉眼血精已消失，少腹及睾丸部已不痛，睡眠较佳，除小便稍黄外，余无不适。再次精液检查：未见脓细胞及红细胞。病已基本痊愈，再守原方去茵陈，加淮山以巩固疗效。半年后随访，一切正常，病无复发。

【按语】

血精是男子生殖系统的疾病之一。其主要症状为性交时射出红色精液，多见于现代医学的精囊炎，临床上较为少见。本病常与前列腺炎并发，其感染途径，多为尿道和前列腺感染直接蔓延，其次是淋巴感染和血行感染。病原菌以金黄色葡萄球菌、链球菌和大肠杆菌为多见。由于细菌的侵入，炎症的刺激，细胞的浸润，精囊充血，当性交时，由于激素的作用，使平滑肌和血管收缩，以致精液中渗混大量的红细胞和脓细胞。

中医学对血精一症的病因与治疗记载甚少，根据笔者临床观察，血精多是由于肾阴不足，相火偏旺，扰乱精室，迫血妄行，或因房劳过度，血络受损，血随精流；或因湿热下注，熏蒸精室，血热妄行所致。临床上每以一因独见或数因夹杂。按现代医学治疗方法，早期可运用大量抗生素控制感染，消除炎症，但疗效不够满意。本例为阴虚火旺所致，笔者根据中医学辨证施治的原则，用仙鹤六味汤加减治疗，以滋阴降火，凉血止血，疗效较好。方中取六味地黄汤滋补肝肾，专治肝肾阴虚，虚火上炎，阴不内守之疾。《医方论》曰：此方非但治肝肾不足，实三阴并补之剂，有熟地之腻补肾水，用丹皮清泻肝火以佐之；有山药之收摄脾经，及用茯苓淡渗脾湿以和之。药仅六味，有开有合，三阴并治，询补方之正鹄也。笔者根据本案肾阴偏虚，虚火较盛，将熟地改为生地，重在滋养肾阴以降火；仙鹤草有收敛止血之功；女贞子、旱莲草滋肝肾，凉血热，两药相合，滋阴降火，凉血止血；知母甘凉养阴退虚热。

阳　萎

病例1　莫金全，男，35岁。初诊：1978年8月2日。

【病史】　患者结婚5年，未曾生育，经查精液，为精子活力差。平素腰酸腿软，神疲乏力，头晕心悸，少腹冷感，畏寒肢冷，气短懒言，阳事不举，举而不坚。

【检查】　精神萎靡，面色㿠白，语言低怯，舌淡而胖、苔薄白，脉沉弱。

【辨证】 命门火衰，精气不足。

【治法】 温补命门，益肾填精。

【处方】 培元汤加减：

锁阳 15 克　淫羊藿 12 克　巴戟 12 克　破故纸 12 克　菟丝子 18 克　熟地 30 克　肉苁蓉 30 克　杞子 12 克，水煎服，7 剂。

复诊：1978 年 8 月 10 日。服药后，自述诸症好转，精神转佳，头晕腰酸减轻，效不更方，前方踵进。

三诊：1978 年 8 月 22 日。又进上方 12 剂，精神大为好转，阴茎勃起稍有力，唯觉气短乏力，食欲不振，食后胃胀，大便溏泄，日排 2～3 次。此为命门火衰，脾胃失于温煦，中气虚衰之故。拟以温壮肾阳，补脾益气之剂。

【处方】 淫羊藿 12 克　巴戟 12 克　锁阳 12 克　破故纸 12 克　肉苁蓉 18 克　党参 18 克　白术 18 克　北芪 30 克　杞子 12 克，水煎服。

四诊：1978 年 9 月 20 日。服上药 20 多剂后，头晕腰酸消失，纳食日增，体力恢复，面色红润，舌质微红，脉转缓滑。嘱其续服上方 7 剂以巩固疗效。

于 1980 年 10 月 3 日随访，病无复发。身体健康，并于同年 6 月生育 1 女孩。

病例 2 潘文雄，男，29 岁。初诊：1977 年 2 月 23 日。

【病史】 患者从 1975 年开始阳事不举，有时滑精，腰以下怕冷，心悸气短，失眠多梦，健忘耳鸣。曾服中西药治疗未效，转我科治疗。

【检查】 形体略胖，精神倦怠，表情苦闷，气短乏力，语言低微，舌淡、苔滑，脉细无力，尺脉沉迟。

【辨证】 肾精亏损，命门火衰。

【治法】 温肾益精，峻补命门。

【处方】 培元汤：

肉苁蓉30克　熟地30克　杞子15克　女贞子18克　菟丝子12克　山萸肉12克　破故纸12克　淫羊藿12克　锁阳15克　巴戟12克，水煎服，5剂。

复诊：1977年3月1日。药后，睡眠转佳，头晕气短、腰酸怕冷等诸症明显好转，阴茎勃起有力，已无遗精。此为肾之阴阳渐复，仍守原方续服。

三诊：1977年4月6日。出差20天，因路途较远，工作繁忙，劳碌奔波，致近10多天又见遗精，精神疲乏，头晕耳鸣，阳事不举，此为过劳伤肾之故。

【处方】 巴戟12克　淫羊藿12克　破故纸12克　阳起石30克　锁阳12克　菟丝子12克　杞子12克　肉苁蓉30克　熟地30克，水煎服。

上方再服14剂，诸症消失，阳事能举，且举而有力，10多天未见遗精，精神振作，面唇红润。嘱其服十全大补丸，每天早晚各1个，10天为1疗程，共服2疗程。

于1981年6月3日门诊随访，经上法治疗后，身体一直健康，能胜任重体力劳动，且形体较前健壮。

【按语】

阳萎，即阴茎萎缩，不能勃起，或虽能勃起，甫交即泄，终至不能兴举。《类证治裁》谓：男子二八而精通，八八而精绝，阳密则固，精旺则强。肾之精气充盛，则人道健全，乃能有子。若肾气本虚，或少年斲伤太早，或壮年房室不节，或因惊恐所伤，使肾气受损，水虚则真阴亏损，火衰则元阳不固，皆可使阳事不举，或早泄而萎，此阳萎发于肾者。亦有因抑郁伤肝，肝气不舒，或湿热下注或水不涵木，使肝经气血失荣而致阴茎萎缩。本文2例皆为肾阴阳两亏之阳萎证，故治疗上采用温肾益精，峻补命门之培元汤。方中用熟地、女贞子、山萸肉滋阴补肾；加肉苁蓉取其甘酸咸温入肾，补命门火，填精益髓；锁阳甘温补肾，益精兴阳；巴戟甘辛微温入肾，补肾壮阳；淫羊藿辛香甘温入肝肾，补命门益精气；菟丝子、破故纸甘辛和平，壮阳益精；杞子甘平，清肝滋肾，益气生精助阳。诸药共合，使肾之阳回阴充，精生则愈。即《素问·生气通气论》云："阴平阳秘，精神乃治"。

男性不育症

病例 1 马柏华，男，34 岁。初诊：1978 年 6 月 11 日。

【病史】 患者于 1975 年初开始阳事不举，有时滑精，小便后有白浊，腰以下怕凉，常头晕心悸，气短乏力，健忘失眠，夏天仍不敢用冷水浴。曾先后到过 3 间医院诊治，检查精液：精子计数 52×10^9/L，0.9 是死精，部分畸形。诊断为“性腺功能失常性不育症”，经中西药治疗均未取效，而到我科诊治。

【检查】 体型略胖，颜面青黑不泽，精神疲惫，表情苦闷，气短懒言。语音低微，四肢不温，舌淡苔薄，脉细弱无力、尺脉沉迟。

【辨证】 命门火衰，精气不足。

【治法】 温壮命门，益肾填精。

【处方】 锁阳 12 克　巴戟 12 克　淫羊藿 18 克　菟丝子 15 克　肉苁蓉 30 克　杞子 12 克　山萸肉 12 克　熟地 18 克，水煎服。

复诊：1978 年 7 月 4 日。前方连服 20 剂，自觉症状减轻三分之二，精神振作，体力渐复，阳萎、滑精已除，脉转缓滑。但仍觉腰膝酸软，下肢怕冷，时觉头晕心跳，尺脉仍迟。病有起色，方守原意，加鹿茸 6 克，炖服。

上方共服 50 多剂，复查精液；精子计数 110×10^9/L，活动力 0.85，诸症消失。于 1979 年 7 月生育 1 女孩。

病例 2 邝日明，男，32 岁。初诊：1975 年 3 月 6 日。

【病史】 患者婚后多年不育，常觉腰酸腿软，精神疲乏，腰连少腹冷感，时有早泄和遗精，阳事不举，渐觉神疲乏力，头晕目弦，耳鸣，心悸，气短懒言。经某医院检查精液：精子计数 50×10^9/L，0.95 是死精。诊断为“性腺功能失常性不育症”，用西药治疗，效果不显，后转我科中药治疗。

【检查】 形体一般，面色㿠白，精神不振，语言低怯，少腹冷，无压痛，舌淡、苔白，脉沉迟。

【辨证】 元阳不足，阴阳两亏。

【治法】 温壮命门，填精益肾。

【处方】 淫羊藿18克　锁阳12克　巴戟12克　破故纸12克　桑螵蛸10克　菟丝子18克　五味子15克　肉苁蓉30克　熟地18克，水煎服。

上方连服70剂，精液已达正常，诸症消失，并于1976年至1979年先后生育一男一女，身体健壮。

【按语】

男性不育症是由于内分泌紊乱、生殖系统炎症、先天性畸形或损伤等原因所引起的精子产生、发育、输送障碍而致婚后不育。男性因素的不育症占35%～50%，属于中医"阳衰无子"的范围。中医学认为，肾上藏精，为生殖之源，命门火衰，化生无能，则精寒稀少，阳衰无子。治宜温补命门，益肾填精。

本文2例患者均为恣情纵欲，竭精伤阴，阴损及阳，阴阳两亏的不育症。故治疗上采用温壮命门，填精益肾之法，取阴中求阳，阳中求阴之意。方中锁阳甘温补阴，益精兴阳；巴戟甘辛微温入肾，补肾壮阳；淫羊藿甘温辛香入肝肾，补命门益精气；破故纸、菟丝子甘辛和平壮阳益精；杞子甘平，清肝滋肾，益气生精助阳；熟地、山萸肉滋阴补肾；加以肉苁蓉甘酸咸温入肾，补命门，填精益髓；鹿茸甘咸温，温肾壮阳，强筋补髓，益精血。全方使肾之阳回阴充，败精得养而盈其室，精关固而安其位，阴阳和故能有子。

阳　强　症

病例　谭××，男，39岁，1987年6月3日初诊。

【病史】 病者嗜酒，头痛、失眠、多梦、遗精、腰倦已有1年之久，近3月来，寐中阳强不倒，行房后虽经施泄，阴茎仍然勃起，亦觉隐痛胀紧不适，睾丸作痛，少腹拘急。经某医院检查，未发现性器质异常，拟诊断为"性神经兴奋症"、"阴茎海绵体内血栓形成"，要进一步观察检查才能确诊。患者诊治多次，并服止痛药和镇静剂。睡前服安眠药，睡熟之后，才能缓解，但醒后阴茎仍然勃起，并有少量精液流出；大便燥结；小便微黄，小便后亦时见精液排出；舌红津少、边有紫点、苔薄黄，脉弦带数。

【辨证】 阴虚火旺，肝火湿热下扰精室，兼有血瘀。

【治法】 滋阴降火，清热化湿，佐以活血化瘀，软坚散结。

【处方】 龙胆草12克 生地黄18克 当归9克 车前子15克 栀子12克 川红花6克 柴胡12克 黄柏12克 泽泻18克 甘草9克 桃仁15克，水煎服，每天1剂。

6月6日二诊：服药3剂后，头痛、睾丸痛及小腹拘紧减轻，仍阳强不倒，精液流出，脉转细数，舌质红尖绛干。肝经湿热已清，心肾不交未除，改用六味地黄汤加减调治。

【处方】 生地黄30克 玄参18克 牡丹皮12克 山萸肉12克 泽泻18克 淮山15克 麦冬15克 云苓18克 酸枣仁18克 炒山甲15克(先煎) 九节菖蒲15克 川红花9克 桃仁12克，水煎服，9剂。

6月16日三诊：阴茎勃起已松软，精液流出及睾丸胀痛消失，一切症状改善。按上方减桃仁、川红花、玄参、麦冬、炒山甲，加龙骨、牡蛎各30克，调治2旬而愈。1月后随访未发，患者来信感谢。

【按语】

阳强证现代医学称为“性神经兴奋症”，临床上较少见。主要由大脑皮层对性兴奋和抑制失调，即抑制过程相对减弱，而兴奋过程相对增强，导致海绵体内血栓形成而致病。

此证中医学文献早有记载。如《灵枢·经筋篇》称为“纵挺不收”、《诸病源候论》称为“茎长兴盛不痿”、《千金要方》称为“强中”、《本草经疏》名为“阳强不倒”。其病因《灵枢·经筋篇》指出“足厥阴之筋病……伤于热则纵挺不收”，且见于嗜酒之人。本病人有嗜酒史，性欲较强。由于情欲不节，交会无制，阴精亏损，则相火易动；加以平时好酒贪杯，恣食辣燥厚味，积湿化热，湿热下扰精室，使肾阴暗耗，相火炽烈，充斥肝经。肝主筋，足厥阴之脉循阴器，又是宗筋所聚之处，水不养肝，肝火不解，肝郁气滞，气滞血瘀，故阳强不倒，能胀不能弛。

本例之所以奏效，是果断地采取急则治其标的治则，先泻肝火，清利下焦湿热。选用龙胆泻肝汤，酌加桃、红以活血化瘀。药后湿热从小便排出，临床症状得以显著好转。治标已收效，即转治本。患者肾阴亏虚，阳不能藏，则阴茎挺而不收；心肾不交，精关失职，而出现遗精阳强，失眠多梦。治以滋阴降火宁神为主，取六味地黄汤滋阴补肾为主，加麦冬、元参、枣仁、九节菖蒲交通心肾以安神，再加一味炒山甲意在软坚通络。肾水一足，雷龙之火自降，纵挺自收，失眠亦除。三诊仍以六味地黄汤为主，加龙牡滋阴补肾潜阳而收功。

本病愈后，尤需戒酒节欲以防复发。

阴茎海绵体硬结症

病例1 郭耀佳，男，35岁，已婚。初诊：1983年8月25日。

【病史】 患者因汽车事故，恐郁不解，而致体倦神疲、时胁腹隐痛。继后发现阴茎肿物，平时无不适感觉，而房事阴茎痛，并有牵掣抽紧感，阴茎略有弯曲感已1年多。经某医院诊断为“阴茎海绵体硬结症”，建议手术，因怕手术治疗而来诊治。

【检查】 精神疲惫，面容憔悴，胁腹隐痛，舌淡红而娇嫩、苔微白，脉细略沉；阴茎中段后方有肿物如蚕豆大1枚、花生米大3枚，质较坚实，表面平滑，边沿清楚，皮色如常，按之微痛；排尿时微痛，尿细。无结核病史。

【辨证】 肾阳虚，肝肾郁，寒凝结块。

【治法】 温肾散寒，理气解郁。

【处方】 自拟培元流气饮：

熟地黄18克　菟丝子12克　云苓15克　桂心1克（焗冲）　沉香4克（后下）　乌药12克　牛膝12克　丹参15克　香附12克　川足3条　青皮12克，水煎服。

外治法：用回春散（见背痛287页）用开水调膏状，煮热，待温度适宜敷患处，每天早、午、晚各1次。

复诊：1983年9月8日。服药12剂及外治后，阴茎部常有微痒感、皮色微红，失眠、胁腹部隐痛消失，但阴茎肿块依旧。按原处方减青皮、丹参，加炒山甲、皂角刺、守宫。并嘱忌房事及辛辣刺激饮食。

外治同上。

三诊：1983 年 9 月 23 日。服药 14 剂及外治后，阴茎硬结缩小一半。仍按原方内服、外敷治疗 1 个月。

四诊：1983 年 10 月 23 日。阴茎肿块基本消失，嘱再服 10 剂，以巩固疗效。1 年后随诊，未见复发。

病例 2 卢牛，男，39 岁，已婚。初诊：1984 年 4 月 18 日。

【病史】 患者 10 年前有结核史。近 11 个月来，每性交时阴茎抽痛连至小腹及睾丸部，时耳鸣、头晕，后发现阴茎有 5 枚硬结，如花生米大 2 枚、如黄豆大 3 枚。往某医院检查，X 线摄片、血沉、康华氏均正常，硬结部活检未发现结核及癌变，诊断为“阴茎海绵体硬结症”。医生建议手术治疗，病者及家人心理恐惧手术，再转诊某医院，经链霉素、抗痨及消炎等治疗 70 多天，阴茎肿块有增无减，夜不宁睡，夜尿 2～3 次而清长，而来治诊。

【检查】 精神不振，痛苦面容，面色青黄、晦暗，舌淡红娇嫩、苔白，脉弦细微沉；阴茎勃起、抽痛，阴茎背侧可触及索状，冠状沟部可触及肿块 4 枚，其大小分别为 1.3×8、1.1×6、0.6×0.4、0.5×0.5cm，质硬，微压痛，皮色如常。

【辨证】 肾阳虚，肝肾郁，络阻结块。

【治法】 温肾散寒，解郁通络。

【处方】 内服培元流气饮，见病例 1。

外治法：外敷回春散，见病例 1。

复诊：1984 年 5 月 4 日。内服和外敷药 14 天后，阴茎肿块变软、略有消散，阴茎自动勃起、抽痛消失，睡眠好转。

为加强走窜通络、攻坚散结之药力，遵上方减丹参、青皮，加守宫、炒山甲、皂角刺。30 剂。外敷回春散亦 30 天。

三诊：1984 年 6 月 6 日。阴茎肿块基本消失，其它自觉症状消失。

嘱服金匮肾气丸1个月，以巩固疗效。随访1年未复发。

【按语】

阴茎海绵体硬结症的病因尚不明，多认为可能与外伤、结核、维生素E缺乏、硬化性炎症、退行性等疾病有关，多发生于中年人。本症虽属良性肿块，但西医除手术外，现还没有理想的疗效。往往使病者痛苦延年，不但影响性生活，而且精神负担亦较重，甚至产生悲观失望的心态。

本病属中医阴茎疽范围，在中医文献中早有论述，有称为“阴茎疾核”，《医宗金鉴·外科心法》云“生于马口者名下疳，生于玉茎名柱疳”等名。笔者在临床上用中医药内外合治本病10余例，疗效满意。

《黄帝内经》有“肝脉络阴器”、“肾开窍于前后二阴”、“前阴者，宗筋之所聚……”等记载。肝肾同居下焦。结合临床辨证分析，该病病程较长，生于阴部，有慢结无头、皮色不变、不化脓、静痛不显等四大特征，应属寒凝肿块之症。本文2病例既无外伤，又无感染，都有因恐惧后而生病之特点。医云：“恐为肾志”，恐则气下，极易伤肾。肝肾渊于下焦，肾气通于肝以养肝，木气荣则血盈气畅。由此可见，2病例是由肾气虚，肾气不得通于肝，肝气郁延及于肾，加之外感风寒，寒湿凝聚结于阴茎而成肿块。自拟培元流气饮，能培养肝肾、温肾解凝、疏肝肾之气郁。方中的熟地黄、菟丝子、茯苓补肝肾而益精；加入桂心、沉香、乌药三药配合温肾化气，以解肾郁寒凝；配伍青皮、香附、丹参疏肝肾之气；牛膝引药下行；更佐炒山甲、皂角刺攻坚以散瘀结；川足走窜以通经络；守宫导药直达病所。诸药共奏温肾解凝之效。再用回春散温敷，能逐寒通络行开结，有软坚散结之功，以直接作用病灶。二法内外夹攻，故起消除肿块之效。

性交无射精症

病例　许自强，男，30岁。初诊：1984年9月25日。

【病史】　病者结婚6年来，夫妇同居。每次同房后阴茎都有酸疲不适的感觉，且无精液排出，久之则情绪紧张，伴见头痛微胀、腰膝酸疲、少腹拘急、睾丸隐痛。多次到医院检查，生殖系统均未见异常，诊断为“性神经衰弱”，多方治疗仍未见好转。

来诊时症见：形体消瘦，神疲倦息，精神抑郁，面色萎黄，头痛头晕，失眠，易醒难寐，耳鸣心烦。

【检查】 外生殖器发育正常，睾丸大小相等如常人，按全腹软、无压痛及包块；舌淡红、苔薄，脉弦细。无前列腺疾病史。

尿常规：正常。

【辨证】 肝气郁结，肾络受阻。

【治法】 舒肝解郁，补肾通络。

【处方】 乙癸流气饮（即益肾散郁汤）：

沉香 10 克（后下） 降香 9 克（后下） 合欢花 10 克
白芍 12 克 熟地黄 18 克 香附 12 克 五味子 10 克
川足 3 条 泽泻 12 克 紫河车粉 6 克（冲服） 羚羊骨
12 克（先煎） 女贞子 12 克，水煎服。

将先煎药物用清水 5 碗煎 15 分钟，再纳余药（除后下药外）煎至 1 碗后去渣，加后下药再煎 5 分钟后温服，复渣再煎服。

外治：取关元、气海、曲骨，用丹火透热疗法的丹座、丹药片疗法（见 34 页），每天 1 次。

复诊：1984 年 9 月 28 日，经服药 3 剂及外治后，睡眠安宁，心情亦稍舒畅，小腹部胀满亦减。按前方加佛手 10 克，5 剂，配合丹火透热疗法。

三至六诊：1985 年 10 月 2 日至 10 月 22 日。自诉经上述治疗后，精神好转，心情大为舒畅，舌淡红、苔白微黄，脉细微弦。

按上方去白芍、加九香虫 6 克，连服 20 剂，配合丹火透热疗法。

七诊：1984 年 11 月 14 日。经上法治疗后，已无耳鸣、睾丸亦无胀痛不适，体重有所增加，惟性交时仍无精液排出，舌脉同前述。按上方减羚羊骨，加九节菖蒲 12 克。

连服 16 剂后，性交时已有精液排出，无阴茎酸疲等不适。再以六味地黄汤调息。随访 1 年，夫妇生活和谐。

【按语】

笔者自临床以来，从未遇过性交无射精之症。遍查大量古医籍中，对男科疾病的表现、成因、治法有许多记载，如《灵枢・经筋篇》"其病阴器不用，伤于内则不起，伤于寒则阴缩入，伤于热则纵挺不收，治在行水清阴"等，但惟独没有性交时无射精的记载。

正常的射精过程，是一个复杂的过程。而如果精液生成障碍，或排精通道阻塞，或腰部交感神经损伤（双侧），致尿道括约肌受压不全、精液逆流入膀胱，均可出现性交时无精液。但本例病者均可排除上述因素，细问之下，乃因第一次性交时过度紧张所致。笔者根据乙癸同源，肝肾互相转化的理论，认为其因情而伤，忧郁过度，肝气不舒，须知肝的功能除了可疏泄气血之外，同时肝经循经外生殖器，亦主疏泄精液。故肝郁日久及肾，使肾关气化失调，通调不利，故性交无精排出。所以，本病的发生，乃因肝郁肾虚精关闭格所致，治当舒肝解郁、补肾通络。取羚羊骨、白芍平肝潜阳，调节排精气化功能；佛手、郁金、香附舒肝解郁；合欢花、酸枣仁解郁安神；沉香、降香辛香流窜力强，引气下降，能破沉涸凝滞、疏导肾气；五味子、熟地、紫河车填精益肾；泽泻、九节菖蒲化浊利精；川足入肝，善行走串，开导精关。诸药组合，能舒肝理气、补肾益精和疏导精关。再配合外用丹火透热疗法，有助温经散结、舒畅气机作用。正所谓“气化则能出焉”。

前列腺炎

病例1 陈××，男，29岁。初诊：1980年8月6日。

【病史】 患者自觉小腹胀痛，小便艰涩，阴茎疼痛，尿液混浊2年多。经多间医院诊断为“慢性前列腺炎”，曾用中西药治疗，药效不显，时轻时重而来诊。

【检查】 体温正常，舌红、苔薄白腻，脉弦滑。

前列腺液检查示：卵磷脂小体减少，白细胞少许，红细胞偶见。

【辨证】 湿热壅阻。

【治法】 清热利湿，通淋化浊。

【处方】 萆薢30克 薏苡仁30克 木通18克 沉香9克（后下） 蒲公英18克 金银花18克 野菊花18克 丹皮18克 大黄6克（后下），水煎服。

复诊：1989年8月13日，服药7剂后，诸症减轻，时逢暑夏，患者皮肤不断出现皮疹，此为湿热外透之象。

在原方基础上加白头翁30克、土茯苓30克，以加强清热解毒除湿之力。此方加减连续服用 3 个月，诸症悉除，复查前列腺液已正常。随访 1 年无异常。

病例 2 欧××，男，27 岁。初诊：1984 年 7 月 20 日。

【病史】 患者有手淫史，每周遗精 1～2 次。近 2 天因恶寒发热，小腹胀满，尿痛尿频，排尿艰涩，尿液混浊。在某医院作前列腺液检查示：卵磷脂小体少许，白细胞（＋＋），红细胞（＋），诊断为“急性前列腺炎”。经治疗 1 周，上述症状未见好转，尚伴有纳差神疲，尿色黄浊、置之有沉淀物。

【检查】 体温 37.8℃，面色暗滞，舌红、边有瘀点、苔根白腻，脉象细涩。

【辨证】 气滞血瘀，湿热壅阻。

【治法】 活血化瘀，清热利湿。

【处方】 路路通 30 克　萆薢 30 克　益母草 30 克
赤芍 18 克　川牛膝 18 克　野菊花 18 克　蒲公英 30 克
丹参 18 克　沉香 9 克（后下），水煎服。

以上方加减服用 1 个月，症状渐平，舌边瘀点转淡，小便清利，复查前列腺液正常。随访 1 年未复发。

病例 3 刘××，男，50 岁。初诊：1983 年 9 月 16 日。

【病史】 患者患慢性前列腺炎 16 年，反复发作，中西药治疗效果不显。自觉左侧睾丸灼热，按精索疼痛，小腹不适，或胀或痛，尿浊，腰酸，头晕；口舌干燥，手足心灼热，晨起眼睑浮肿等。

【检查】 体温正常，面色淡黄虚浮，舌体胖、边尖有齿印、苔白腻，脉细滑。

前列腺液检查示：卵磷脂体少许，白细胞（＋＋），红细胞（＋＋）。

【辨证】 阴虚阳亢，湿热下注（慢性前列腺炎）。

【治法】 滋阴潜阳，清热利湿。

【处方】 山萸肉12克 云苓18克 泽泻12克 淮山18克 丹皮12克 生地18克 五味子12克 川牛膝18克 萆薢18克 益母草30克 龙骨30克（先煎） 珍珠母30克（先煎），水煎服。

复诊：1983年9月25日，服上药10剂，诸症渐减，但仍觉左侧睾丸灼热、小便涩痛、恶梦连绵。此仍湿热下浊，虚火上浮所致。加知母12克、黄柏12克、酸枣仁18克，以清湿热、降虚火。

以上方加减服用4个月，诸症大减，前列腺液检查正常。后以上药为丸调服，以巩固疗效。随访1年无异常。

【按语】

前列腺炎为泌尿系统常见疾病。急性前列腺炎属于中医热淋范围，慢性前列腺炎属于中医精胀、劳淋范围。临床以膀胱湿热型最为多见。湿热互结，下注膀胱，阻遏膀胱的气化功能而成本病，以小腹胀满、小便不利、灼热疼痛、尿液混浊为主症。病机为湿与热合，故颊程缠绵，反复发作；或湿热久蓄，伤及血分，导致血瘀；或热灼肾阴，或湿胜阳微，变成气虚。有些不典型病例，常因不育症作前列腺液检查时才发现。此类病人临床所见以阴虚湿热为多，常有手淫史，皆因情志浮动，所愿不遂，累耗肾精，暗损心血，易演变成瘀血型和阴虚阳亢型。笔者认为，湿热郁积是本病的主要病机。因此，无论何型在治疗时，均须加入清利下焦湿热之品，如路路通、萆薢、薏苡仁、蒲公英、木通等药，使湿热分离，则病易治。选用沉香、川牛膝行气降浊，以助疏泄。同时还要注意兼证与变化。病例1，患者以湿热壅阻为主，治以清热利湿、通淋化浊为主；病例2，患者以气滞血瘀，湿热壅阻，治以活血化瘀、清热利湿；病例3，患者病程较长，以阴虚阳亢、湿热下注为主，治以滋阴潜阳、清热利湿。3例虽然都是湿热壅阻，但兼证不同，在施治时要有所侧重，这在临床时应注意。

前列腺肥大

病例1 崔某，男，60岁。初诊：1986年3月15日。

【病史】 患者于半个月来出现排尿困难，排尿时需等待片刻，且尿流缓慢，射程短，滴沥不畅，小便赤热，少腹胀满隐痛。

【检查】　直肠指诊前列腺肿大（++），质地中度有弹性，光滑无结节，中央沟变浅；舌苔黄腻，脉细数。

【辨证】　湿热下注，膀胱瘀阻。

【治法】　清热化湿，化瘀通利。

【处方】　八正散加减：

车前草 30 克　萹蓄 15 克　瞿麦 15 克　木通 12 克　大黄 9 克　赤芍 15 克　海金砂 12 克　路路通 30 克　桂心 6 克（焗），水煎服。

复诊：1986 年 3 月 17 日。服药 2 剂后尿量多，尿流缓慢有改善，尚小便时涩痛，随上方变通之。

【处方】　益母草 18 克　川萆薢 30 克　路路通 30 克　鱼古 30 克　威灵仙 18 克　车前草 30 克　木通 12 克　海金砂 12 克　金钱草 18 克　桂心 6 克（焗服）　甘草 10 克　珍珠末 1 支（冲），水煎服。

三诊：1986 年 3 月 21 日。服 3 剂药后，尿涩痛明显轻，小便顺畅。药已对症，效不更方，以上方药服 20 天。

四诊：1986 年 4 月 12 日。患者前来复检，临床症状好转。惟直肠指检前列腺肿大（+），稍加重软坚化瘀之剂以巩固之。

【处方】　益母草 18 克　威灵仙 18 克　木通 12 克　炒山甲 12 克（先煎）　金钱草 18 克　甘草 10 克　路路通 30 克　皂角刺 12 克　桂心 6 克（焗服）　鱼古 30 克　珍珠末 1 支（冲服），水煎服。

五诊：1986 年 6 月 5 日。服药 20 剂后，直肠指检前列腺基本恢复正常。

病例 2　陈某某，男，63 岁。初诊：1985 年 6 月 1 日。

【病史】　患者近半年来出现尿频，尤以夜间明显，逐渐加重；近半个月前更觉腰酸畏冷，小便滴沥不爽，小腹膨隆胀痛。曾往某医院诊治谓“前列腺肥大”，并已行人工导尿术 3 次。患者觉得长期导尿不是长久之计，遂来求治。

【检查】 面色㿠白，畏冷，舌淡苔薄白，脉沉细。

尿常规：蛋白质（±），红白细胞少许；直肠指诊前列腺肥大（++），中央沟变浅，表面光滑无结节。

【辨证】 肾阳不足，气化无权。

【治法】 补肾温阳，化气利水。

【处方】 山萸肉 18 克 党参 18 克 肉桂 10 克 菟丝子 18 克 熟附子 12 克（先煎） 淮山 18 克 熟地 18 克 泽泻 15 克 路路通 30 克，水煎服。

复诊：1985 年 6 月 3 日。服药 2 剂后，尿量排出增多，小便闭塞有所改善；仍觉少腹胀甚。考虑为膀胱气化不利所致，加强行气理气之品以调之。同时配合“丹火透热疗法”。

【处方】 沉香 10 克（后下） 肉桂 10 克 党参 18 克 黄芪 30 克 熟附子 12 克（先煎） 菟丝子 18 克 熟地 18 克 泽泻 18 克 路路通 30 克 淮山 18 克 山萸肉 18 克 牛膝 15 克，水煎服。

外治：取穴关元、气海、双侧肾俞、命门，用丹火透热疗法的五虎丹座、丹药片疗法（34 页）每天 1 次，连续理疗 7 天。

三诊：1985 年 6 月 6 日。服药 2 剂和外治后，小便明显通畅且量多，余沥减少，小腹胀气基本消除，畏寒肢冷减少，夜尿次数减少，舌质淡红，脉细；小便常规检查各项已正常；直肠指检前列腺肥大稍有减小。因慢性前列腺肥大为肾虚膀胱气化不利所致，以方制丸长期服用。

【处方】 肉桂 沉香各 30 克 黄芪 党参 熟地 淮山各 120 克 熟附子 菟丝子 山萸肉 泽泻 牛七各 60 克 路路通 150 克。

上药烘干为末，过 100 目筛网，水泛为丸，每丸如绿豆大小，每天服 3 次，每次 6 克，温开水送服。

四诊：1985 年 8 月 1 日。患者面色红润，小便畅顺如常人，临床治愈。遂又拟三诊方药 1 剂制丸以巩固之。随访 1 年恢复正常。

【按语】

前列腺肥大，又称前列腺良性增生症，是老年男性的一种常见病。发病率随年龄增长而逐渐增加。肥大的前列腺压迫后尿道及膀胱颈部，导致尿路梗阻、尿潴留，或继发泌尿系感染和尿毒症。属于中医癃闭范围。

中医学认为：膀胱是贮藏尿液的处所，又是管理小便出纳之腑。《素问》中说"膀胱者，……津液藏焉，气化则能出矣。"若因饮食不节，湿热蕴积，或劳累、久病、年迈肾气亏虚，则三焦气化失常，发为癃闭。小便不畅，点滴而短少，病势较缓者称为"癃"，临床有因肺气失宣、水道不利，或湿热下注、膀胱瘀阻，中气下陷、膀胱失约，或肾阳不足、水液不利，或肾阴不足、气化无权，或下焦蓄血，瘀阻膀胱而致小便不通，欲解不得。病势较急者称为"闭"，临床一般合称"癃闭"。

病例1，为湿热下注，膀胱瘀阻型。因其湿与热结，故小便赤热；瘀阻尿道，故小腹胀满隐痛，尿滴沥不畅；舌红、舌苔黄腻、脉细数均为湿热之象。治则以清热祛湿为主，兼以化瘀行气通利，取八正散加味，方中海金砂、车前草、木通、萹蓄、瞿麦清热利湿兼通淋；桂心引火归原，温肾阳以助膀胱气化；大黄、赤芍、活血化瘀，利水通窍。复诊时虽排尿顺、量多，但排尿涩痛未除。据笔者临床经验遂用鱼古、珍珠末等以调之有效。三诊后症状好转，惟肛门指检前列腺肥大尚存，投以炒山甲、皂角刺、威灵仙、益母草等攻坚散结，活血化瘀而见效。

病例2，为肾阳不足，膀胱气化无权型。治宜补肾温阳、化气利水。方中的熟附子、玉桂、菟丝子补肾壮阳，兼助命门之火；熟地、山萸肉、淮山、泽泻是取六味地黄汤之意滋阴补肾，以循张景岳之言："善补阳者，必于阴中求阳，则阳得阴助而生化无穷。"复诊时，尿稍畅，但少腹胀未解。此为膀胱气化不利之征，投以沉香、党参、黄芪以行开通膀胱之气。同时，配合"丹火透热疗法"，用五虎膏之温热、丹火气之通窍，取任脉关元、气海穴以温化膀胱之气，取督脉命门及肾俞穴以温肾壮阳冀以助膀胱气化。通过内服外治，症状有改善。考虑慢性前列腺肥大终究是慢性疾病，欲速则不达，方用济生肾气丸加味制丸，以长时间服用取效。

在这里，顺便另介绍二种自疗的简单方法，适用于急、慢性尿潴留，供试用。

1. 食盐250克炒热，布包熨小腹。

2. 独头蒜1个　栀子3枚　盐少许。捣烂，摊纸贴脐部。

睾丸鞘膜积液

病例 肖某,男,54岁。初诊:1987年1月2日。

【病史】 患者近半年来感觉下腹不适,活动不便;阴囊肿大,呈卵圆形,有坠胀感,久站立时肿大明显,阴茎隐缩。往某医院诊为"睾丸鞘膜积液",要求其入院手术治疗。由于患者惧手术而来诊。

【检查】 面色苍白,左侧阴囊肿大,触诊到囊状肿物,透光试验阳性,有液性波动,阴茎隐缩;舌淡苔薄白,脉沉滑。

【辨证】 脾肾两虚,寒湿凝聚。

【治法】 温肾健脾,利水消肿。

【处方】 黄氏水疝汤:

小茴香10克 牛膝15克 益母草18克 沉香10克(后下) 威灵仙18克 肉桂6克 猪苓18克 泽泻18克 赤芍12克 木香10克(后下) 茯苓18克,水煎服。

外治法:以内服药复渣药汁,用毛巾趁热湿敷,每天4次,每次5～10分钟。

复诊:1987年1月6日。服药3剂和外治后,阴囊肿胀稍平,惟觉阴囊坠胀。效不更方,原方加升提之品。

【处方】 升麻10克 牛膝15克 益母草18克 小茴香10克 威灵仙18克 肉桂6克 沉香10克(后下) 泽泻18克 赤芍12克 猪苓18克 木香10克(后下) 茯苓18克,水煎服。

外治同前。

上方坚持治疗2个疗程共40天,症状基本消失,临床治愈。随访半年未复发。

【按语】

睾丸鞘膜积液是阴囊部的常见病之一。可分为睾丸鞘膜积液、精索鞘膜积液、婴儿型鞘膜积液(睾丸、精索鞘膜积液)和交通性鞘膜积液。本病例为睾丸鞘膜积液,属中医水疝、阴肿范围。鞘膜原是腹膜的一部分,随着胎儿睾丸下降而形成腹膜鞘状突,经腹股沟管进阴囊。在正常情况下,腹膜鞘状突在胎儿出生前,从腹股沟管内环处至睾丸之间开始闭合,使精索部鞘状突逐渐成为一纤维索,仅睾丸部分的鞘状突保留为一鞘膜囊,内含微量的液体。当囊内积液过多或精索鞘膜未闭合而发生积液时,即形成鞘膜积液。

中医学认为:本病有因先天不足,肾的气化不全,水液集注而成,多见于小儿;有因饮食不节,脾胃损伤,正气虚弱,尤其是肝经绕阴器络睾丸,肝经枢机不畅,气滞寒湿凝聚或湿热下注而成。《医宗金鉴》中说:“阴肿之证……由久坐阴湿之地,为寒气所凝而成,间或有因怒叫气闭结聚于下而成者,……有阴茎全缩不见,或不缩而阴囊肿大光亮。不燥不疼者,肝肾气虚也。”

黄氏水疝汤为临床有效之经验方,适用于病情较轻的睾丸鞘膜积液、精索鞘膜积液、婴儿型鞘膜积液,部分病例能避免手术而治愈。对本例患者而言,因其起病缓慢,阴囊肿胀、有水液波动、按之不痛、阴茎隐缩等,为肾阳虚;面色苍白、舌淡、脉细为脾虚,故治疗以温肾健脾、利水消肿为大法。方中肉桂、茯苓温肾散寒,健脾利水;小茴香、木香散寒理气消结;益母草、赤芍活血祛瘀;猪苓、泽泻渗湿利水;威灵仙走而不守,行十二经脉,通络散结为药引;牛膝引药下行。二诊时因患者有少腹下坠感,遂加升麻一味而提升,以制约渗湿利水之太过。诸药相配而奏温阳利水散结消肿之功。同时配合复渣之药汁外敷亦可以起到温化寒湿之效。取效后为防止复发,要注意保暖,忌生冷饮食,并可间断选服补中益气丸、参苓白术丸,以巩固疗效。

精索静脉曲张

病例1 黄杰洪,男,26岁。初诊:1981年8月2日。

【病史】 患者2年前因重体力劳动,过度劳累后出现左侧阴囊肿痛,表皮灼热微红,劳动后肿痛加剧,休息稍缓解。曾在某医院检查,诊断为“左侧精索静脉曲张”。服西药2个多月不效,又转服中药“补中益气汤”和“龙胆泻肝汤”百余剂均未取效,后来我科就诊。

【检查】 舌红、苔黄腻,脉弦数;左侧精索粗大,静脉曲张如蚯蚓状,皮色微红。

【辨证】 肝失疏泄，络脉失和，湿热下注。

【治法】 疏肝散结，清热除湿。

【处方】 川楝子15克 青皮12克 佛手18克 灯笼草18克 萆薢18克 绵茵陈30克 荔枝核18克 黄皮核18克，水煎服。

复诊：1981年8月9日。服药7剂，精索静脉曲张明显好转，舌红、苔薄，脉弦。药已对症，守方续服。

再服药9剂，症状消失而达痊愈。观察1年，尚未见复发。

病例2 岑昶，男，32岁。初诊：1980年9月2日。

【病史】 患者5年前，因过度用力移动重物后，发觉左侧阴囊部肿胀微痛，有坠胀感，捏之疼痛，此后每劳累后疼痛加剧，休息则轻。曾经多次治疗未效而转我科治疗。

【检查】 舌质暗红、边有暗瘀点，脉弦微涩。左侧精索肿胀，站立时可触及曲张静脉如一团蚯蚓，皮色不变。

【辨证】 劳伤瘀留，阻滞筋脉。

【治法】 理气散结，活血通络。

【处方】 青皮15克 川楝子12克 莪术18克 三棱18克 土鳖虫12克 荔枝核18克 黄皮核12克 台乌12克 炙甘草12克，水煎服。

服药14剂后，阴囊肿胀消失大半，劳累亦不觉胀痛。再服10剂后症状完全消失。

【按语】

精索静脉曲张是精索蔓状静脉丛发生扩张、迂曲、延长所致，一般多发生在左侧。发病多见于20～30岁，轻者无任何症状。明显者，因静脉郁血、扩张，刺激精索神经而有阴囊部胀大、下坠和疼痛感，并可向会阴及腹股沟等处放散，平卧后减轻，行路站立加剧；严重者可影响生育。本病体征为站立时可触及曲张静脉如一团蚯蚓，平卧或托起阴囊则见缩小。

本病属于中医学“筋瘤”范围。认为其多因过度劳累，外伤筋脉，以致血凝筋脉而发；或因经久站立，以致筋脉不和，气血流行失畅，阻滞于筋脉络道而成。亦可因湿热之邪结聚所致。

笔者运用中医的辨证法，采用疏肝理气，活血散结为主治疗本病，收到一定的疗效。病例1，患者症见阴囊部肿胀疼痛，灼热微红，且舌红苔黄腻，脉弦滑，为肝失疏泄，湿热下注，故采用疏肝散结，清热除湿之法。以川楝子、青皮、佛手疏肝理气；灯笼草、萆薢、绵茵陈清热除湿；荔枝核，黄皮核行气散结。病例2，患者由劳伤瘀血宿留日久，阻滞筋脉而成，故治宜理气散结，活血通络。方中取三棱、莪术、土鳖虫活血祛瘀，散久留瘀积；青皮、台乌、川楝子疏肝行气，助祛瘀之力；黄皮核、荔枝核行气散结，为治阴囊肿块之有效良药；炙甘草补益而和药。药合病机，故能取效。

男性乳房发育症

病例 曾××，男，35岁。初诊：1990年6月4日。

【病史】 3年前无明显诱因睾丸胀痛，经某医院检查诊为“慢性睾丸炎”，治疗好转。近日因劳累及心情紧张，2个月前开始两乳房肿块，逐渐增大，扪之疼痛，在某医院诊断为“男性双侧乳房发育症”，曾用激素治疗，症状有所好转。停药后又复发，并见睾丸肿痛、胸闷、两胁胀痛、眠差多梦、心情烦躁、胃纳少、大便干而来求治。

【检查】 体温正常，两侧乳房丰满，乳晕下中央可扪及扁圆形硬结，左6×5cm、右4×4cm，轻压痛，边界清，活动度好；乳头无凹陷，皮色如常，无异常分泌物，舌暗红苔白厚、中部略黄，脉弦数。

【辨证】 肝郁胃热，气血凝滞。

【治法】 疏肝清热，理气活血，软坚散结。

【处方】 柴胡12克　黄皮核18克　郁金12克　青皮12克　赤芍10克　红花10克　大黄12克(后下)　山慈姑15克　三棱12克　莪术12克　炒山甲12克　皂角刺10克　川足2条　连翘10克，水煎服。

外治：用回春散(见背痛287页)以水调膏外敷。每天2次，每次2～3小时。

复诊：1990年6月12日。服药7剂和外治后，乳房肿块周围作痒如虫行，疼痛明显减轻，大便日3次、略溏，仍胸闷胁胀。上方去大黄，加素馨针18克，继以回春散外敷。

三诊：1990年6月19日。服上药7剂及外治后，双乳房及睾丸无疼痛，肿块比初诊时缩小1/2，胸闷胀闷等症减轻，舌暗红、苔白，脉弦微数。上方去连翘、赤芍、莪术，连服14剂，并以回春散外敷。

再诊时乳房肿块消失，无其它症状，精神、胃纳好，二便调。随访半年未复发。

病例2 肖公道，男，42岁。初诊：1982年6月14日。

【病史】 患者左侧乳头部有1扁圆形肿块隆起，缓慢增大，已半年之久，近来心烦失眠、腰膝酸软。某医院诊为“男性乳房发育症”，并建议行整形手术，患者不同意而来治疗。

【检查】 面色晦暗，双侧乳房不对称；左乳晕中央有结块，压之微痛，表面皮色不变；舌红无苔，脉细数。

【辨证】 肝肾阴虚，湿痰郁结。

【治法】 调补肝肾，疏肝化痰散结。

【处方】 六味地黄汤合木香流气饮加减：

生地18克　淮山18克　山萸肉12克　淫羊藿18克
泽泻12克　丹皮12克　川贝母12克　威灵仙18克
白芍18克　木香15克　郁金18克，水煎服。

外治法：外敷消炎散结膏（广州卫生医药厂出品，市有售），每天8小时。

复诊：1982年6月29日。服上药15剂和外治后已能安睡，心烦亦解，精神爽朗，乳疬质地较软。加重软坚散结之品。

【处方】 炒山甲12克　淮山18克　山萸肉15克
淫羊藿15克　皂角刺12克　泽泻12克　木香12克
川贝母12克　生地18克　丹皮12克，郁金18克，水煎服。

外治同前。

三诊：1982年7月15日。服上方15剂和外治后，乳疬开始缩小，精神良好。药中病所，效不更方。按上方继续调服半月，外敷药亦同前。

1个月后患者再来检查，乳疬已完全消失，乳房左右对称，达临床治愈。

【按语】

男性乳房发育症是一种常见的内分泌疾病，现代医学认为主要是雌激素绝对或相对增多，或伴乳腺组织对其敏感性增加所致。治疗上主张对症治疗为主，试用睾丸酮、氯蔗酚胺(克罗米芬)，亦有配合绒毛膜促性腺激素治疗者。然疗效不甚满意，停药后易复发。

本病属于中医学乳疬范围。笔者认为本病多由肾气不足，肝失充养，或肝气郁结，气滞血瘀，或痰湿阻滞所致。病例1，既往曾有睾丸炎病史，劳累忧虑之后，出现乳房胀痛、胁胀、胸闷、睾丸肿痛、烦躁、多梦等症，是肝气郁结、气血运行不畅的表现。按其经脉走循，双乳属足阴明胃经，乳头、阴器属足厥阴肝经。若肝失疏泄，横逆犯胃，胃主受纳，日久易使胃经积热，故见胸胁胀闷、双乳疼痛、睾丸肿痛、大便干、多梦等症状；郁热积聚，气血凝滞，故乳房逐渐增大。治疗上以疏肝清热、理气活血、通络为法。方中的柴胡、黄皮核、青皮、郁金、素馨针等直达肝经，疏肝理气解郁；大黄、连翘泻胃经实热；赤芍、红花、三棱、莪术活血化瘀以通血滞；山慈姑、炒山甲、川足、皂角刺通络活血、攻坚散结。外敷回春散，取其活血解凝、消肿散结之功。药后觉患部痒如虫行，是即所谓“初起作痒生新肉，痒若虫行气血充”。服药后大便已通，症状缓解，故减去大黄，加素馨针以防用药太过，伤及正气。病例2，患者肝肾阴虚，兼有湿痰气结所致。治疗以调补肝肾为主，佐以疏肝化痰散结。方中的山萸肉、淮山、生地、白芍调补肝肾，淫羊藿温肾壮阳；泽泻、丹皮利渗浊泻肾火；川贝母、威灵仙化痰散结、通经活络；木香、郁金疏肝理气散结；炒山甲、皂角刺等攻坚散结。外敷消炎散结膏亦有加强散疬之功。

不孕症

病例1　梁丽琼，女，30岁。初诊：1980年4月8日

【病史】　患者婚后5年未孕。自15岁月经初潮，每35～40天1行，量中等、色黯紫黑、有瘀块，持续4～6天。经行腹冷胀痛，喜热喜按，至经净始逐渐缓解。平时小腹常冷，白带量多而稀，常全

身乏力，精神疲倦，头晕眼花，恶寒畏风，每至经前后则感冒。曾在某医院妇科检查，除宫颈中度糜烂外，余未发现异常。经服中西药及理疗治疗，均未取效而延笔者诊治。

【检查】 形体瘦弱，面色㿠白，精神萎靡，气短懒言，语言低微，四肢欠温，舌淡、苔白，脉细弱、尺脉沉迟。

【辨证】 命门火衰，胞宫寒冷，血海空虚。

【治法】 温壮命门，补血调经。

【处方】 熟附子15克　仙茅12克　淫羊藿12克　菟丝子15克　肉苁蓉30克　当归18克　熟地18克　艾叶18克　香附18克，水煎服。

复诊：1980年4月19日。前药连服10剂，现正月经来潮，色先紫黯后鲜红，腹痛减轻，腹冷腰酸好转，余症如前。治守原法。

三至六诊：1980年4月29日～8月4日。上方加减连服3个月余，几月来经期尚准，量多色红有块，经行腹痛已轻，每次持续4天，精神较前好转，头晕眼花已减，唯平素仍觉腰腹冷痛、下肢乏力、白带量多清稀、食欲不振。舌质淡红，脉转细弦，尺脉仍迟。投以温肾健脾。补血益气之剂。

【处方】 肉桂3克（焗服）　熟附子15克　淫羊藿12克　党参18克　白术18克　白芍18克　当归18克　续断18克　祈艾18克，水煎服。

七诊：1980年9月19日。上方连服40多剂，此次经来腹痛已除，量中等、色鲜红，腰腹冷感亦大为好转，近来白带量少、质转粘稠。治守原法。

八诊：1980年10月28日。停经52天，时有恶心，头晕腰酸，食欲不振，嘱其作妊娠试验。

九诊：1980年11月6日。在某医院检查：子宫增大如妊娠50天大小，尿妊娠试验阳性，诊断为“早孕”。嘱其注意饮食起居，如有变化，再来就诊。

于1981年12月2日门诊随访，患者已复健康，于当年顺产1女孩。

病例 2 梁苏，女，29 岁。初诊：1976 年 8 月 22 日。

【病史】 患者婚后 4 年未孕。自婚后因事不从心，情绪抑郁，致经期紊乱，或前或后，行经前 1 周便有胸闷不宽，乳房作胀等症。行经时小腹亦胀，觉腹中有气窜动，平素多愁善感，易于发怒，夜寐欠安，食欲不振，精神疲乏，胸闷头眩，腰酸肢软。曾多方求医，均未获效，后来我科就诊。

【检查】 形体一般，精神疲乏，情绪抑郁，面色不华，舌质淡红，脉弦细。

【辨证】 肝郁气结，脾虚血亏，冲任失调。

【治法】 疏肝调经，健脾养血。

【处方】 当归 12 克　白芍 18 克　丹参 18 克　合欢皮 12 克　香附 18 克　郁金 18 克　白术 18 克　云苓 18 克　炙甘草 12 克，水煎服。

复诊：1976 年 9 月 10 日。上方连服半月，胸闷已舒，夜寐亦安，食欲稍增，但仍觉头晕眼花、腰膝酸痛、精神疲乏。面色不华，脉细弱，舌淡红。肝木虽已稍舒，而血虚气弱依然，治拟益气养血，理气调经。

【处方】 党参 18 克　白术 18 克　炙甘草 12 克　当归 18 克　熟地 18 克　白芍 12 克　云苓 18 克　香附 18 克　延胡索 12 克，水煎服。

三诊：1976 年 11 月 22 日。上方连服 2 个多月，现正值经期第 2 天，量中等、色鲜红、有少量瘀块。近月来经期已准，乳胀胸闷消失，唯觉腰膝酸软，头晕心悸。此乃肾虚血少，冲任失调，治宜调补肝肾，益精生血，固摄冲任。

【处方】 当归 18 克　熟地 18 克　党参 18 克　菟丝子 18 克　杞子 12 克　女贞子 18 克　狗脊 18 克　覆盆子 15 克　续断 24 克，水煎服。

上方加减调治 4 个月后，于 1982 年 6 月 22 日信访，患者来信称自服药 7 个多月后已怀孕，从 1977 年至 1981 年先后顺产 1 男

1 女，现母子健康。

【按语】

不孕症是妇女的一种常见病。已婚夫妇同居 3 年，有正常性生活，未用避孕方法，而从未受孕；或曾经生育过或流产过而又已 2 年以上未能怀孕者，统称为不孕症。前者称原发性不孕症，后者称继发性不孕症。产生不孕的原因很多，中医认为与肾气虚衰，气血不足，肝气郁结，痰湿阻滞，影响冲任失调，不能受精成孕有关。现代医学认为本病病因较复杂，但临床以内分泌紊乱，如卵巢功能失调，黄体功能不足及生殖器疾病，诸如输卵管炎症、生殖器结核等为多见。根据笔者临床经验，本病可分以下四型。

1. 命门火衰

人体的生长、发育和生育能力，均有赖于肾气的作用，所以古人称“肾为生殖之本”。肾脏之所以主司生殖，是与藏精功能及命门火有关，正如古代文献有“命门者男子以藏精，女子以系胞”的记载，说明命门与人体生殖功能有密切的关系。所以不孕症的病因病机，首当责之肾和命门，其功能失调，多因禀赋素弱，先天不足，或房事不节，肾精耗伤所致。《圣济总录》说：妇人所以无子，由于冲任不足，肾气虚寒故也。肾为先天之本，主藏真阴真阳，肾虚真阳不足，命门火衰，不能温煦胞络冲任，胞宫因之不能摄精成孕，故患者往往婚后多年不孕，月经初潮推迟，经行后，又常周期延长，经来量少、色淡，面色灰黯，形体消瘦，腰膝酸软，带下绵绵如水。特别是常有小腹冰冷，伴有隐痛，尤其冬季更为明显。妇科检查可有子宫偏小，卵巢发育不良，也有无异常发现者。这种下焦虚寒性不孕，正如傅青主所说：寒冰之地，不生草木，重阴之渊，不长鱼龙，今胞宫即寒，何能受孕。故治宜温煦命门，摄精成孕。如缪仲淳说，女子系胞于肾、心胞络，皆阴脏也，虚则风寒乘袭子宫，则绝孕无子，非得温暖药，则无以去风寒而资化育之妙，加引经至下焦走肾及心胸，散风寒暖子宫为要也。

经验方：

熟附子 18 克　仙茅 12 克　淫羊藿 12 克　菟丝子 18 克　肉苁蓉 30 克　当归 18 克　熟地 18 克　艾叶 18 克　香附 18 克，水煎服。

2. 营血亏虚

妇女有经、带、胎、产等生理特点，最赖营血为之充养，同时也最易耗损营血，故有“妇女以血为本”之称。朱丹溪说：妇人无子，是由血少不足以摄精所致。患者或因先天不足，或平素体弱，或久病、失血伤营，或脾胃虚弱，化源不充，均能导致营血不足，冲任空虚，胸脉失养，以致不能摄精成孕。临床上往往表现月经量少而色淡，周期退后，甚则经闭，形体衰弱，面色萎黄不华，常有头晕目眩，神疲乏力，舌质淡红、舌苔薄白，脉沉细。此种类型多见于子宫内膜发育不全，或子宫内膜结核而引起月经过少，甚至经闭不孕。故治疗以大补气血为主，配以益肾化精之品，充先天之不足，补后天之亏损，使阴阳并补，气血俱生。

经验方：

当归 30 克　熟地 30 克　黄精 18 克　党参 18 克　白术 18 克　菟丝子 15 克　破故纸 12 克　金樱子 15 克　淫羊藿 18 克，水煎服。

3. 肝郁气结

肝藏血，主疏泄，宜条达，恶郁结。肝的疏泄功能，关系到人体气机的升降和调畅。气机通畅，升降有序，是内脏功能活动正常的表现；气机不调，升降失常，则表现为某些内脏的病理性变化。在女子，若肝气通达，气血流畅，则月经调和，容易受孕。反之，若肝气郁结，气滞血凝，冲任不调，就会引起月经异常，不孕等病变。肝郁不孕，多因阴血本亏于先，肝脉失养，复由性情不畅，善感多郁，肝气郁结而致。此类病者临床多表现为月经不调，经行乳胀，月经愆期量少，行而不畅，并常伴有心烦易怒，纳呆，寐少梦多，有时少腹疼痛，舌质偏红、苔薄白，脉弦细。妇科检查可有子宫偏小、后位，或有附件、盆腔炎性症状，傅青主说：妇人有怀抱素恶不能生子者，是肝气郁结，治法必解四经之郁，以开胞结之门。笔者常以养阴理血，疏肝解郁之法而治之，目的使其情怀欢畅，机体阴阳得以调整而有孕育之机。

经验方：

当归 18 克　白芍 15 克　女贞子 18 克　熟枣仁 15 克　丹参 15 克　珍珠母 30 克　合欢皮 12 在　香附 15 克　郁金 15 克，水煎服。

4. 痰湿阻塞

痰湿壅阻胞宫，亦是不孕的常见原因之一。朱丹溪说：妇人肥盛者，多不能孕育，以身中有脂膜闭塞子宫，月经不行。形体肥胖，脾虚运迟，痰湿内生，壅阻胞宫，影响受精，不能成孕；或真阳不足，命火衰微，不能化气行水，寒湿注于胞宫，不能成孕。故患者多表现为婚后多年不孕，形体肥胖，神疲乏力，面色㿠白，头晕心悸及月经延期、量少，白带增多。舌淡胖、苔白腻或厚腻，脉弦滑。治宜导湿化痰治其标，健脾温肾治其本。

经验方：

白术 18 克　云苓 18 克　胆南星 15 克　白芥子 12 克　法夏 12 克　陈皮 12 克　僵蚕 18 克　蜈蚣 3 条　肉桂 3 克（焗服），水煎服。

上举 2 例患者，均为原发性不孕，主要表现为月经不调。《女科切要》谓：

妇人无子皆由经水不调，经水所以不调者，皆由内有七情所伤，外有六淫之感，或气血偏盛，阴阳相乘所致。这说明月经不调乃导致不孕的重要因素之一。故朱丹溪谓：求子之道，莫先调经。月经准期，则生育机会即多，临床所见月经正常而不孕者，极为罕见。而调经之法，常须辨证求因，审因论治，虚则补之，郁则疏之，寒则温之，热则清之，使经期复于正常而有孕育之机。病例 1，患者为命门火衰，血海空虚，胞宫寒冷不孕，其主要表现为月经愆期，色黯紫，腰腹常冷，经行腹痛，腰酸脚软，头晕眼花，脉细弱，尺脉沉迟，故治当温壮命门，补血调经。方中以熟附子、仙茅、淫羊藿、艾叶、肉桂温暖下焦而驱阴寒，尤其淫羊藿一味具有兴奋性腺的作用，可促进卵巢排卵；以熟地、菟丝子、肉苁蓉填补肾精，资化育之源；当归补血调血；香附理气调经；党参、白术健脾益气，燥湿止带。诸药配合，使肾旺则胞宫得温，血充则冲任得养，月经通调，如是摄精受孕，病遂告愈。病例 2，患者则为肝气郁滞，脾虚血亏不孕。主要表现为经期紊乱，经前乳胀，胸腹胀闷，食欲不振，头晕眼花，心悸气短，精神疲乏。图治之法，疏肝调经以治其标，健脾益气、益精养血以治其本。方中用郁金、香附、合欢皮开郁行气，怡情息怒，使肝木条达舒畅；当归、白芍、熟地养血敛阴；党参、白术、云苓健脾益气，和中补土而令胃气得复；女贞子、杞子、菟丝子、覆盆子补肾益精，以资生育之源。诸药配合，气顺血调，精血旺盛，冲任得养，故能有子。

继发性不育症

病例 1　李××，男，32 岁。初诊：1991 年 6 月 13 日。

【病史】　患者既往体健，结婚 5 年，婚后 6 个月其妻已孕。因工作关系，行人工流产。患者于 1989 年 3 月患腮腺炎，后并发睾丸肿痛，经住医院治疗后已愈。然至今女方未再孕，双方经检查示男方精液中精子数少（35×10^9/L），活动精子低于 0.40，大量死精（78%）；女方一切正常。经某医院诊断为“腮腺炎引起睾丸炎继发不育症”，经西药治疗 1 年未效，而来求治。

来诊时症见：腰酸痛、乏力、睾丸作胀不适。

【检查】　外生殖器无畸形，左睾丸有细小硬节，舌红、苔薄黄，脉细略数。

血常规、尿常规：正常；精液常规：精量 4ml，乳白色，精子数

38×10^9/L,活动精子 0.42。

【辨证】 肝郁瘀结,肾阴亏损。

【治法】 解郁散结,滋肾益阴。

【处方】 土鳖虫 12 克 车前子 15 克 熟地 18 克 山萸肉 10 克 牡丹皮 12 克 石菖蒲 10 克 泽泻 12 克 川足 3 条 羚羊骨 15 克(先煎),水煎服。

复诊:1991 年 6 月 20 日。服药 7 剂,腰酸乏力减轻,仍睾丸不适,守上方。

三诊:1991 年 7 月 3 日。服药 14 剂后精神好,睾丸无不适,但时有腰酸,舌脉无变化;精液常规:精量 4ml,精子数 70×10^9/L,活动精子 0.55。守原法。

上方去羚羊骨,加肉苁蓉 15 克、黄精 18 克、女贞子 15 克、紫河车粉 2 克(冲)、补骨脂 12 克。

四诊:1991 年 7 月 17 日。又服药 14 剂,身感无不适,舌红、苔薄白,脉细数;精液常规:精量 3ml,精子数 84×10^9/L,活动精子 0.68。

后继服上方 20 剂,精液常规逐渐趋于正常,遂改 2 天服 1 剂,继服 14 剂以巩固疗效。10 月份复查精液常规已完全正常,停药 2 个月后,女方受孕。

病例 2 林少仲,男,36 岁。初诊:1989 年 2 月 14 日。

【病史】 患者 26 岁结婚,婚前检查双方健康,婚后 6 个月妇女怀孕,足月顺产一女婴,不幸夭折。同年患者因腮腺炎引起睾丸肿痛,经治疗后已愈。其后经常出现右睾疼痛,性生活后尤甚,至今已近 8 年,女方未再孕。经某医院检查诊为“慢性睾丸炎”,今来求治。

来诊时症见:眠差、多梦、腰酸痛、睾丸肿痛、乏力。

【检查】 外生殖器正常,精液常规:精量 3ml,精子数 65×10^9/L,活动精子 0.40,畸形 0.50;舌红嫩、苔薄黄,脉细数。

【辨证】 肝郁瘀结,肾精不足。

【治法】 解郁散结，益肾填精。

【处方】 川足3条　车前子15克　熟地18克　丹参18克　山萸肉10克　牡丹皮12克　石菖蒲10克　泽泻12克　土鳖虫12克　羚羊骨15克(先煎)，水煎服。

复诊：1989年2月22日。服药7剂，睡眠可，腰酸痛及睾丸肿痛明显减轻，仍乏力，舌脉同上。精液常规暂无明显变化。守上方。

上方去羚羊骨，加黄精18克、肉苁蓉12克、补骨脂15克。

三诊：1989年3月1日。服药7剂后精神大为好转，睾丸无痛，惟时有腰酸。查精液常规：精量4ml，精子数$85\times10^{9}/L$，活动精子0.65。效不更方，守上方。

四诊：1989年3月16日。继续服上方14剂后，身感无不适。复查精液常规已恢复正常。守上治法。

除用上方外，加服六味地黄丸每天2次，每次6克，连服1个月后停药。复查精液常规2次均正常，5个月后，其妻怀孕，足月顺产1男婴，母子体健。

【按语】

本文所述2病例，均为腮腺炎并发睾丸炎所致的不育症，约占腮腺炎后并发症20%～30%，在临床并不少见。本症西医主要使用激素类药物进行治疗，不良反应稍多。笔者在多年临床实践中，采用辨证治疗本病数十例，取得满意疗效。笔者认为本病属热毒久留，劫耗真阴所致。邪热炽盛，阻碍气血的正常运行，日久邪热虽去，却使气血瘀结，肾阴亏损，无以化气生精，终致生殖功能受到影响。因此治疗初期，以解瘀散结、滋肾益阴为主。方中羚羊骨清热解郁，车前子、泽泻导热下行，熟地、山萸肉滋补肾阴，石菖蒲芳香开窍，川足、土鳖虫通络破血、解郁散结。当郁结渐消后，改以益肾填精为主，故去羚羊骨，加重用黄精、肉苁蓉、补骨脂等。病例2的肾阴亏较重，加服六味地黄丸滋补肾阴。本病疗程长，需坚持治疗一段时间方能取得满意效果，同时日常生活中更应调情志，适寒温，饮食有节，起居有常，配合治疗，切忌过于急躁，盲目妄投补剂。

痛　经

病例 1　李××，女，20 岁，未婚。初诊：1983 年 9 月 23 日。

【病史】　患者自 13 岁月经初潮始，伴有经行腹痛，曾多方诊治未效。近 3 年来经行腹痛逐渐加重，月经周期延长，经量少，甚则头晕呕吐，喜温喜按，伴大便溏、日 2～3 次，乏力，头晕，纳呆。现正值月经期第 2 天，腹痛，经量少、色暗淡。

【检查】　面色苍白，舌淡红、苔白，脉细弱。

请妇科医生检查，未发现异常。

【辨证】　脾胃虚弱，阴虚宫寒。

【治法】　健脾益胃，温阳散寒，调经止痛。

【处方】　党参 12 克　炒白术 12 克　云苓 15 克　春砂仁 10 克　艾叶 12 克　丹参 12 克　法夏 10 克　益母草 12 克　当归 12 克，水煎服。

复诊：1983 年 9 月 27 日。服药 3 剂后，腹痛明显好转，乏力、头晕等症亦减轻，改用温经通调之剂。

【处方】　川芎 12 克　当归 12 克　白芍 12 克　熟地 15 克　艾叶 15 克　丹参 12 克　桂枝 10 克　白术 15 克　益母草 12 克　乌药 10 克，水煎服。

三诊：1983 年 10 月 3 日。服药 7 剂。而服药 2 剂后腹痛止，月经 7 天干净，尤不适。嘱患者在下次月经前连服 7 剂。

四诊：1983 年 10 月 27 日。行经第 2 天伴有少许下腹胀、腰酸，无头晕呕吐，饮食二便调，月经量正常。嘱患者每于经前服上方 7 剂。

五诊：1983 年 12 月 30 日。患者自诉连续 2 个月经周期已无经期腹痛，月经周期及经量亦正常，精神胃纳好。

病例 2　冯××，女，23，已婚。初诊：1985 年 8 月 29 日。

【病史】 患者自17岁月经初潮始，伴行经前腹痛、拒按，有灼热感，腰骶胀痛，经前或经后鼻衄、咽痛、头痛，经量少，经色暗红、有血块。末次月经8月13日。平素口干渴，面部反复出现暗疮，带下黄、量多，大便燥结、小便黄。

【检查】 舌红苔薄黄，脉滑数。

【辨证】 温热下注，瘀阻胞中。

【治法】 清热除湿，理气活血。

【处方】 当归12克 川芎12克 赤芍18克 生地18克 玄参18克 薄荷6克（后下） 栀子12克 柴胡18克 黄连15克 大黄12克（后下），水煎服。

复诊：1985年9月3日。服药3剂，月经尚未来潮，服药后口干渴等症减轻，大便溏、日2～3次，带下减，无咽痛头痛；舌脉如前。上方连服至月经来潮。

三诊：1985年9月29日。此次月经9月12日来潮，连服药9剂，月经5天干净；经前、经后无鼻衄、头痛等症；经期腹胀，但无腹痛，经量中等、色暗红、无血块；面部暗疮好转，舌红苔白，脉滑数。郁热已清，改用调补肝肾方。

【处方】 当归12克 女贞子15克 丹参18克 菟丝子15克 川芎12克 白芍18克 熟地18克 香附12克 青皮12克 佛手18克 艾叶12克，水煎服。

服上药7剂后，还来诊调治2次，症状逐步改善，精神好。1985年12月28日来诊时说头晕、恶心欲吐、乏力。经检查示已怀孕。

【按语】

妇女在月经期间或行经前后，出现周期性小腹疼痛或腰骶痛，称为痛经或经行腹痛。西医将痛经分为两类：一是原发性痛经，始于月经初潮，现代医学认为与植物神经功能紊乱、子宫痉挛性收缩，或经血排出不畅有关；二是继发性痛经，多与生殖器官发生器质性病变，如慢性盆腔炎、子宫内膜异位症等有关。中医学认为痛经发病有情志所伤、起居不慎或六淫为邪等不同病因，并与体质及经期、经期前后的特殊生理环境有关。发病机理主要是在这个期间受到致病因素的影响，导致冲任瘀阻或寒凝经脉，使气血运行不畅，胞宫经血流通受阻，以致不通则痛；或冲任、胞宫失于濡养，不荣而痛。其病位在冲任、胞宫，变化在气血，表现为痛症，病情有虚有实，有寒有热。据笔者临床体会，继发性痛经以实多虚少，总治则以活血化瘀调经为主；原发性痛经，以虚多实少，总治则以养血调经为主。本文中的2例均为原发性痛经。病例1，患者面色苍白，头晕乏力，胃纳呆，经行腹痛，喜温喜按。证属脾胃虚弱，阳虚宫寒，故治疗上以健脾益胃、温阳散寒、调经止痛为主。方中的党参、白术补气健脾；益母草、当归、丹参养血补血，又活血调经，使补而不留瘀；云苓、法夏健脾燥湿；春砂仁行气温中；艾叶温经散寒止痛。诸药相合共奏健脾益胃、温阳散寒、养血调经之功。初诊后症状减轻，月经净后，改用温经通调为主，除继用艾叶、当归、丹参、白术、益母草养血活血、温中健脾外，并以辛温之乌药、桂枝温中行气，川芎活血行气，又以白芍、熟地加强养血滋阴作用。病例2，患者经行腹痛拒按，有灼热感，并伴有鼻衄、面部暗疮，大便燥结，平时带下多色黄等，以湿热下注瘀阻胞宫为主，故方中以生地、玄参、赤芍清热凉血，当归、川芎养血活血调经，柴胡、薄荷清热疏肝解郁，黄连清热燥湿，大黄苦寒沉降，清热泻火，并能活血祛瘀生新。用药合理，一、二诊药到症减，继之以调补肝肾为主，以当归、川芎、丹参、白芍、熟地等养血补血，活血调经，香附、青皮、佛手等理气活血，女贞子、菟丝子阴阳并补。全方补而不腻，调经固本而病自愈。

倒　经

病例1　黄薇，女，26岁。初诊：1976年6月20日。

【病史】　患者行经期间鼻衄已4年多。自14岁月经初潮，经期多提前数天，量少色黑。于1972年3月开始，每行经前衄血，量较多，色鲜红，而月经量少色黑，每遇情绪影响则衄血量增多，经前胸胁苦满，乳房胀痛，腹痛，腰痛，平素性情急躁，易于发怒，时头晕目眩，口苦，心烦失眠。

【检查】　舌质红微紫，脉弦数。

【辨证】　肝火旺盛，血热逆行。

【治法】　平肝泻火，清热凉血，引血归经。

【处方】　生地18克　丹皮15克　麦冬15克　藕节

30克　茜草12克　牛膝18克　栀子10克　郁金15克　白茅根30克，水煎服。

复诊：1976年6月28日。服药7剂，昨晚经来，量中等色黑。经前曾鼻衄，但量较前少，现觉小腹胀痛，腰酸脚软，头晕目眩，口干而苦，舌质红，脉细弦。改用养阴和肝，佐以清热凉血之剂。

【处方】　山萸肉12克　生地18克　丹皮15克　淮山18克　沙参30克　麦冬15克　白芍15克　续断24克　藕节30克，水煎服。

三诊：1976年7月30日。上方连服20剂，7月25日行经，量较多，色鲜红，未见衄血，诸症好转，嘱其下次行经前服上方4剂以资巩固。后经追访半年未见复发，月经周期亦复正常。

病例2　陈丽珍，女，54岁。初诊：1969年8月4日。

【病史】　患者更年期，月经周期提前，每于行经期间鼻衄已2年。这次月经后1周，现觉头晕耳鸣，头痛而胀，午后潮热，手足心发热，鼻孔干燥，口唇红赤，食欲尚好。

【检查】　舌质红、苔少而干，脉细数。

【辨证】　肝肾不足，阴虚火旺，血热妄行。

【治法】　滋养肝肾，清热凉血。

【处方】　熟地30克　生地15克　丹皮15克　山萸肉12克　女贞子18克　旱莲草30克　侧柏叶12克　鳖甲30克　淮牛膝18克，水煎服。

复诊：1969年8月25日。上方服14剂，于8月23日月经来潮，经水畅行，未见鼻衄，但觉头晕眼花，间有耳鸣，腰酸，下肢无力，舌质红降，脉弦细。此为肝肾亏虚之象，治以滋补肝肾，兼以镇潜。

【处方】　熟地30克　淮山18克　山萸肉12克　女贞子18克　云苓18克　五味子12克　磁石30克　珍珠母30克　淮牛膝18克，水煎服。

经上述方法治疗半个多月，临床症状完全消失，经行未见鼻衄。经追访四个月未见复发，月经正常。

【按语】

倒经，也叫逆经、月经逆行或经行吐衄。李时珍说：女人之经，一月一行，其常也。或先或后，或通或塞，其病也。复有变常，而古人并未言及者，不可不知，有行经期只吐血衄血，或眼耳出血者，是谓逆行。《叶天士女科》亦说：经不往下，而从口鼻者，名曰逆经。本病类似于现代医学所称的代偿性月经。

倒经的临床表现为在月经经期之前2～3天，或经行初期出现有规律的衄血，连续3～4天，多数患者有衄后经潮，但量极少，个别患者则经不再行。《素问·至真要大论》说："诸逆冲上，皆属于火。"经行吐衄是一种病势向上的病变，多由于血热气逆所致。究其血热气逆之原因，或因肝郁化火，火性炎上，致经血不能顺注冲任，反而上逆，因而出现吐衄；或因肾阴不足，虚火偏亢，血随火升，而致吐衄。故本病有实热与虚热之分，图治之法可根据不同证型，分别用清热凉血或滋阴清火法，灵活运用，常能收到满意的效果。

病例1，患者为肝火旺盛，血热妄行，故经期每每提前；热灼阴血，故经来量少、色黑；口苦失眠，头晕目眩，烦躁易怒，为肝经郁火升腾所致；肝经分布两胁，其经脉循少腹，经前肝气郁滞，畅行受阻，故胸胁苦闷，少腹胀痛；"怒则气上"，故每因发怒或情绪不佳时，衄血量多。治疗用平肝泻火，清热凉血，引血归经之法，药症相投，不但经期衄血治愈，且月经周期亦恢复正常。病例2，患者为更年期肝肾不足，虚热内生，血热妄行，致经行鼻衄。方用熟地、女贞子、山萸肉等滋养肝肾之不足；以丹皮、生地、侧柏叶养阴凉血止血；旱莲草、鳖甲滋阴益肾以清虚热；淮牛膝养血调经，引血下行而血归经。虽患逆经2年，但经调治1个多月，鼻衄止而月经正常。

经期发风疹

病例　莫桂全，女，24岁。初诊：1982年4月29日。

【病史】　患者近3个月来每逢月经期则全身发风疹块，瘙痒异常，搔则有痕迹，影响睡眠。曾经某医院检查，诊断为"内分泌失调"。经用中西药抗过敏治疗，均未见效，而转我科治疗。

来诊时症见：患者正值月经第4天，全身起风疹，持续不退，并伴颜面浮肿、头晕、胸闷作呕、少腹疼痛、腰酸脚软、手足麻痹。2天前曾晕倒不省人事而急诊，经治疗神志清醒，但风疹仍然未退。平素月经量多、色淡。

【检查】 形体消瘦，精神萎靡，面色苍白，爪甲不华，面略浮肿，四肢不温，语言低微，气短乏力，舌质淡红、苔薄白，脉细弱。腹软，少腹冰冷，并有压痛，血压11.7/8kPa。

血常规：血红蛋白90克/L，红细胞3.5×10^{12}/L。

【辨证】 冲任失调，血虚生风。

【治法】 养血祛风，调摄冲任。

【处方】 当归18克　川芎18克　熟地18克　白芍18克　首乌30克　乌梢蛇18克　防风15克　香附18克　红条紫草9克，水煎服，5剂。

复诊：1982年5月4日。月经已净，精神转佳，头晕作呕已减，风疹块逐渐消失，瘙痒减少，睡寐亦安，药已对症，守方续服。

三诊：1982年5月12日。前方又进7剂，风疹已除，唯仍觉头晕心悸，腰酸脚软，精神疲乏，面色苍白无华，舌质淡红，脉细弱。标病已除，本症显露，此为精血亏损之象，治宜益精补血，调养冲任。

【处方】 当归18克　川芎18克　熟地30克　白芍12克　菟丝子18克　金樱子18克　女贞子18克　五味子12克　首乌30克，水煎服。

四诊：1982年6月1日。服上药19剂后，昨来月经，少腹隐隐作痛，腰酸脚软，而无风疹出现，守前方稍增减。

【处方】 当归18克　川芎18克　熟地18克　白芍18克　女贞子18克　首乌30克　续断24克　香附18克　丹参18克，水煎服，5剂。

五诊：1982年6月6日。药后经净，精神奕奕，面色红润，自述已无不适。嘱其每于经后服用5月12日处方4剂作调理。观察4个月病者已复健康，再未发风疹。

【按语】

妇人经期，营血下趋，阴血相对亏虚，如素体不足，风邪乘虚入侵，每发风疹。故治宜养血祛风，调摄冲任。方中以四物汤养血和血，首乌养血祛风，取其“治风先治血，血行风自灭”之意；乌梢蛇、防风祛风止痒；香附调理气血；红条紫草凉血消肿块。标症除后，又宜调补本虚。本例由于药与症符，故应手取效。

热入血室

病例1 周××，女，32岁。初诊：1985年5月3日。

【病史】 患者月经期提前、量多，经期延长已8个月。曾服健脾养血、固冲止血之剂，出血未止。于同年4月22日月经适来，量多、色暗红、有血块，持续至今不断。1天前，突然感冒发热（体温38°～39℃），伴有头晕、心烦、饮食欠佳、胸满懑闷、恶心欲吐、小便较黄等。

【检查】 体温38.9℃，舌红、苔薄白，脉弦细数。

【辨证】 体虚外感，寒邪化热，热入血室。

【治法】 解表透邪，清热凉血

【处方】 柴胡12克 钩藤18克（后下） 连翘12克 黄芩12克 丹皮12 栀子12克 青蒿12克 大枣4枚 西洋参6克（另焗服），水煎服。

复诊：1985年5月7日。药服4剂，体温正常，精神好转，食欲转佳；但仍觉头晕，心烦，经水缠绵不止，舌淡红、苔薄白，脉弦细。另拟处方。

【处方】 柴胡12克 益母草18克 田七3克（冲服） 丹参18克 生地12克 栀子12克 连翘12克 地俞炭10克，水煎服。

三诊：1985年5月11日。服药4剂后，月经血止，诸症获愈。

嘱患者每于月经前1周，服上药4剂，以调冲任，和营血。随访1年，月经正常，身体比前强壮。

病例2 袁×，女，26岁。初诊：1989年10月5日。

【病史】 患者于1989年7月19日产后，正值暑热季节，适患外感高热，经中西药治疗退热后，但经常失眠，心烦意乱，自觉有时发寒热，近10天来夜寐不实，乱梦纷纭，有幻视，眼前似有人影，夜见昼消，故夜间不敢关灯睡觉；头痛头晕，心烦急躁，时觉身热汗出，心跳，惊悸，胆怯，恶心，胸胁胀满，小腹发胀，小便黄短，月经未复潮。

【检查】 体温37.8℃，精神较差，舌红、苔薄白，脉弦数。

【辨证】 产后感暑，余热未清，热入血室。

【治法】 平肝清热，凉血安神。

【处方】 柴胡12克　钩藤18克（后下）　栀子12克　连翘12克　黄芩12克　生地12克　西洋参6克（焗服）　丹皮12克　青蒿12克　龙骨30克（先煎）　珍珠母30克（先煎）　大枣6枚（去核），水煎服。

复诊：1989年7月25日。服药7剂后，诸症减轻，寒热已退；但仍有幻视，头晕，恶心，胸满。再拟方。

【处方】 柴胡12克　钩藤18克（后下）　白芍12克　龙骨30克（先煎）　珍珠母30克（先煎）　大枣6枚（去核）　西洋参6克（焗服）　生地15克　丹皮10克，水煎服。

三诊：1989年8月9日。服药14剂后，精神大为好转，能够关灯入睡，幻视消失，诸症皆愈。

【按语】

热入血室一证，属中医的外感范畴。所谓血室，历代医家有冲脉、肝脏、胞宫等不同的看法。根据笔者临床体会，所谓血室，对于妇女来说，实际上是指以胞宫（子宫）为主体，包括与其相连属的冲任脉以及肝脏等，概括了妇女月经、孕产生理的综合性功能。因为冲脉为血海，任脉主胞宫，为妇人生养之本，而且肝脉络阴器，又为藏血之脏。所以对血室的概念，必须全面地加以概括才能符合临床实际。

所谓热入血室，从临床上看，多指妇女正值月经来潮或月经将净，甚或产后气血大伤之际，血海空虚，风寒或风热乘虚而入，与正气相争，搏结于血室，即称为热入血室。从经血的情况来看，当经期热入血室后，表现为经血适断，经血不畅阻于胞宫，迫血妄行，或经血淋漓不断，或血崩下血等；当经后或产后热入血室，可表现为血室空虚，邪热内结，瘀阻于胞宫，为经后发热或产后发热。

对于热入血室的治疗原则，应抓住血海空虚，热入血室的根本，不论是热迫血行，或邪热瘀阻胞宫，都不能妄用破血之法或单纯清热凉血之法。因为破血清热凉血的药物，虽然能够清热凉血，但不能透邪外出，所以给邪热找出路，使之能以透达外出，是当务之急。笔者运用自拟柴胡连翘丹皮汤治疗热入血室一证，一方面能提举下陷之邪，清解内陷之热，凉血清热，清透兼施；另一方面也要照顾到正气，使之能够鼓邪外出。方中的柴胡可以舒解肝气，提举陷入血室之外邪，使之透达而出；钩藤助柴胡提举下陷之邪热；连翘、黄芩苦寒清热，使热邪得以内清；丹皮、青蒿、栀子清肝胆热而凉血；西洋参、大枣和营卫、益正气，旨在扶正以鼓邪外出。在应用本方时还要根据具体情况灵活加减，若风寒外感，寒邪入里化热，热入血室，开始可见恶寒发热，而后则往来寒热，经血截而适断。对轻证或兼有正虚之体，单用柴胡连翘丹皮汤即可，热去而经水续来，按期而止。若兼有血块或小腹胀痛，说明瘀血内阻，可以加当归尾、益母草、佩兰以活血调经，疏导化瘀。若外感风热或邪热较重，兼见冲任失调，肝不藏血，热迫血行，经血反而淋漓不止或崩中下血，延期不断者，方中的清热凉血药如丹皮、生地、栀子的用量要大，每味可加大到 18～24 克，并加升麻炭、地榆炭、田七以固冲任、止出血。

病例 1，患者原为月经不调病程已 8 个月，正值末次月经期间感受外邪，热入血室，治当解表透邪，清热凉血。方用柴胡连翘丹皮汤 4 剂后，体温正常，寒热已退，但月经仍缠绵不止，以固冲任，活血止血之法，经调理 3 个月后，月经正常。

病例 2，患者为产后热入血室，扰乱神明。根据其症状，西医多诊为“神经官能症”。从中医观点看，有似《金匮要略·妇人杂病脉证并治》中所说：“妇人伤寒发热，经水适来，昼日明了，暮则谵语，如见鬼状者，此为热入血室。”由于余邪内伏血室，肝经蓄热上升，则见头痛、头晕、心烦急躁；肝热郁阻胸胁，则见恶心、胸胁胀满；肝热及心，心经火盛，热扰神明，故见心跳惊悸、幻视不眠、不敢入睡；肝热及胆，则见恶心，胆怯。因为“冲脉隶于阳明”，血室伏热涉及阳明，则时觉身热汗出、少腹发胀、小便黄短。在治疗上拟以平肝清热、凉血安神为法，用柴胡连翘丹皮汤加龙骨、珍珠母镇肝清心安神。本方的功用以和解透达、凉血清热为主，益气养血扶正为辅。一方面透邪外出。另一方面扶正以祛邪外出，邪去正安。

妇人脏躁证

病例 1 陈丽霞，女，45 岁。初诊：1968 年 7 月 10 日。

【病史】 由其家人代诉，患者于 1967 年 11 月因纠纷被殴打，精神失常，哭笑不止，自言自语，谩骂不停，昼夜不眠，甚则有伤人毁物的行为。呈间歇性发作，每次发作均与外界刺激因素有关。平素个性急躁，胸襟狭隘，高傲好胜，遇事不肯相让，但又表现胆怯，情感亦脆弱。曾到当地医院治疗，服用镇静、安眠药，开始有效，以后效果不显，反而前症加剧。

【检查】 神志清楚，仪表整洁。接触良好，病人对周围环境关注，双目富有活力，四处顾盼，情绪易波动，如向病人提起不如意的往事，即放声大哭，但当谈到高兴事时，虽泪液未干，亦即笑颜满面。问话对答清楚中肯、主动，说话时滔滔不绝，并常夸耀自己。舌边红带瘀点，苔薄白，脉弦。

【辨证】 情志不舒，肝气郁结。

【治法】 和肝舒郁，镇纳安神。

【处方】 加味熟枣仁汤（详见按语）。

初进 4 剂后即酣然成寐，连服半个月而痊愈。

病例 2 马凤珠，女，55 岁。初诊：1976 年 8 月 14 日。

【病史】 其爱人代诉，患者哭泣吵闹发病已 2 个多月，呈间歇性发作。自 1974 年以来，先后发作数次，发作期间神志不清，胡言乱语，甚则毁物伤人，自称神鬼附体，有时施以咒语、驱邪除鬼等法，可作呵欠而愈，但每事不遂意即有发作。1976 年 5 月 3 日上街，丢了钱包，回家后十分懊悔，放声哭闹，呜咽失声，以致彻夜不眠。于翌晨照常起床工作，次日晚间仍不能入睡，至半夜即哭泣吵闹，追询何故，亦不自知。1 周后病人意识呈模糊状态，连亲人也辨识不清，胡言乱语，语言前后不连续，甚则出言骂詈。

有时全身肌肉紧张，四肢僵直，口吐白沫，生活不能自理。经用中西药及针灸治疗效果不显。

【检查】 意识不清，仪表不整，秽洁不分，不易接触，不合作，并有伤人毁物的行为，动作频频不停，搔扰不宁，情绪易波动，时或悲泣，时或激怒。问话对答不恰切，但未见妄想和幻觉内容，智能欠佳。舌边红、苔白微腻，脉弦数。

【辨证】 肝气不舒，胆郁痰扰。

【治法】 舒肝解郁，镇纳安神。

【处方】 加味熟枣仁汤加牡蛎 30 克　磁石 30 克　黄连 6 克　竹茹 10 克，水煎服。

服上药 6 剂后，神情转安静，已能入睡，共服 4 个疗程而痊愈。半年后随访，病人精神爽慧，病从未发作，已上班半年。

【按语】

妇人脏躁证属于现代医学癔病的范畴。关于对本证的描述，《金匮要略·妇人杂病篇》云："妇人脏躁，喜悲伤欲哭，象如神灵所作，数欠伸。甘麦大枣汤主之"。究其病因多由情志不舒，郁怒过度而使五脏之间相互影响，引起脏腑功能紊乱而致诸症产生。如朱丹溪云："气血冲和，百病不生；一有拂郁，诸病生焉。故人身诸病，多生于郁。"临床表现为神志恍惚，无故悲伤，哭泣叫嚷，吵闹躁扰，夜眠不安，或默不作声，不知食欲，大小便失调，不分昼夜，出门行走等。笔者采用舒肝解郁，镇纳安神之加味熟枣仁汤加减治疗本证，收到满意的效果。

加味熟枣仁汤的组成及用法：

熟枣仁 15 克　郁金 10 克　云苓 18 在　女贞子 12 克　丹参 15 克　大枣 4 个　麦冬 12 克　浮小麦 18 克　炙甘草 12 克　龙齿 24 克　香附 12 克。

用法：水煎服，每天早晚各服 1 剂，10 天为 1 疗程。

方中取熟枣仁、云苓、龙齿镇纳安神；甘草、浮小麦强心益脾，补气养血，润燥缓急；大枣以调和营卫；女贞子、丹参、麦冬以养阴清心除烦；郁金、香附舒肝解郁。全方有镇纳安神，舒肝解郁之故。

子宫肌瘤

病例 1 吴女，女，42 岁。初诊：1981 年 4 月 2 日。

【病史】 患者于1980年初觉月经量多，经行腹痛，夹有瘀块等症，未加以重视，渐发展至月经量多，经期延长至9～10天。月经周期缩短，每20天左右1期。白带量多、色黄，腹胀痛，并在少腹偶触及包块。经前腹胀更明显，乳房胀痛，烦躁失眠，性急易怒，神疲纳呆，两胁不舒。曾经某医院超声波检查，诊断为"子宫肌瘤"（子宫壁内有5×6cm大的包块），建议手术，病者要求服中药保守治疗而来诊。

【检查】 形体消瘦，精神抑郁，舌淡红、苔薄白，脉弦数。少腹可触及包块，压痛明显。

【辨证】 肝气郁结，气滞血瘀。

【治法】 理气活血，攻坚散结。

【处方】 山慈菇18克 三棱12克 莪术12克 两头尖15克 土鳖虫12克 香附12克 当归12克 白芍12克 牡蛎30克，水煎服。7剂。

外治：在腹部包块处用丹火透热疗法的丹座和丹药片疗法（见34页），每天1次。

复诊：1981年4月10日。药后，未见明显效果。昨天月经来潮，腹仍胀痛，月经量较前少，有瘀块，脉症同前。再依前方稍加减。

【处方】 山慈菇18克 三棱12克 莪术12克 土鳖虫9克 香附12克 益母草18克 当归12克 川芎12克 丹参12克，水煎服。7剂。

外治同上。

三诊：1981年4月18日。此次月经持续7天，昨已去尽，诸症变化不大，依前方略加减。

【处方】 山慈菇15克 土鳖虫9克 丹参18克 三棱12克 莪术12克 香附12克 当归12克 延胡索12克，水煎服，7剂。

外治同上。

四诊：1981年4月27日。经上治疗，少腹微痛不适，自扪块物有移动之势，食纳睡眠正常，口干多饮，余无异常变化。药已达病所，宜一鼓作气，再续前法，嘱其若无大变化则服前药2周，并结合丹火透热法。

五诊：1981年5月14日。经上治疗，自扪包块日渐缩小，触诊确实缩小很多。腹胀已消失，大小便正常，食纳转佳，脉弦细弱，舌淡红苔薄白。邪已去八九，正气仍不足，须注意不得过行攻伐。

【处方】 三棱12克 莪术12克 两头尖12克 丹参18克 香附12克 延胡索12克 当归12克 熟地12克 白芍12克，水煎服，每天1剂。

外治同上。

六诊：1981年6月1日。继治疗半月，自述包块已消失，正值经期，一切均正常，已无痛苦，告之暂停服药，月经过后再作检查。

同年6月7日到某医院检查记录："腹壁两侧柔软均等，并无异物触及"。

病例2 陈新芳，女，38岁。初诊：1982年5月13日。

【病史】 患者2年前因家庭不和，心情不畅，致使失眠，头痛，经期每月超前，22～24天1次，经来腹痛，量中等，有瘀块。1981年6月始经常腹胀重坠，少腹疼痛。腰酸脚软，带多清稀。曾到某医院妇科检查为"子宫肌瘤为7.7×4.9cm，后壁呈圆团2.8×3.1cm大小，边界欠整齐"。经治疗2个月，效果不显，后转我科中医治疗。

来诊时症见：患者仍觉头痛，头晕，失眠，少腹胀痛，白带量多，腰际酸胀，神疲乏力，食欲不振，脘部胀痛，大便干燥、数天1行。

【检查】 体型略胖，精神萎靡，神情抑郁，语言低微，气短懒言，四肢不温，舌淡红、苔薄白，脉沉细弦。腹壁可触及包块，压痛明显。

【辨证】 邪实正虚，肝气郁结，气滞血瘀。

【治法】 疏肝理气，攻坚散结。

【处方】 延胡索12克 香附15克 郁金12克 三棱12克 莪术12克 山慈菇12克 党参12克 当归12克，水煎服，8剂。

外治：同病例1。

复诊：1982年5月21日。精神渐振，纳量日增，腹胀已减，脘痛已除，夜寐稍好，唯腰酸头晕，带下较多，包块无大变化。再依前法，酌加变通。

【处方】 山慈菇12克 三棱12克 莪术12克 丹参18克 两头尖12克 炒山甲30克 皂角刺12克 当归12克，水煎服。

外治同上。

三诊：1982年5月30日。服药7剂及外治，觉腹内包块有动感。诊时适逢月经期，量多色黑夹有瘀块，并伴头痛、恶寒、咳嗽、关节疼痛，舌苔薄白，脉弦带浮。拟理气活血，表散风寒之法。

【处方】 延胡索12克 香附21克 两头尖12克 炒山甲30克 皂角刺12克 莪术12克 防风15克 羌活9克，水煎服。

外治同上。

四诊：1982年6月8日。月经干净，感冒已退，腹中漉漉作响，包块处时有微痛，并感跳动，活动稍明显。药力已达病所，再依前方增减之。

【处方】 山慈菇12克 炒山甲30克 皂角刺12克 三棱12克 莪术12克 两头尖12克 当归12克 党参12克，水煎服。

外治同上。

五诊：1982年6月22日。服上方10余剂，腹部包块扪之已大为缩小，按之亦无压痛，6月20日经某医院妇科检查："子宫肌瘤为7×4.2cm大，宫底有一肿物圆团1.3×1.7cm”。服药40多天，包块明显缩小，药已对症，再依前法治疗。

六诊：1982年7月18日。再进上方20多剂，精神大振，面色红润，食量日增，大小便正常，腹部已触不到包块，无压痛，诸症好转，仍微觉头晕，腰酸，睡眠不熟。拟益气养血，扶持正气为法，以巩固疗效。

【处方】 党参12克　白术12克　当归12克　元肉12克，北芪12克　熟枣仁12克　延胡索12克　香附12克，水煎服，每天1剂，10剂。

【按语】

子宫肌瘤又称子宫纤维肌瘤，是常见的女性生殖器官中的良性肿瘤，主要由子宫平滑肌细胞与纤维组织形成，多数为多发性，也可单发。依其生长的方向分为浆膜下型、肌间型及粘膜下型。根据其在腹腔内坚硬有块，牢固不移，痛有定处，推揉不散的特点，属中医学癥的范围。临床多表现为月经量增多，经期延长，月经周期缩短，以及不规则的子宫出血，并可出现贫血、尿频、尿急、便秘等一系列继发症状。如肌瘤较大，长出小骨盆腔，则可在下腹部触及肿块，常为患者就诊的主要症状。此外，因子宫肌瘤的压迫，可以引起输卵管位置改变或造成扭曲，常成为不孕症的原因。本病多发于30岁以后的生育年龄妇女，经绝期后即停止生长，并有自然缩小的情况。

根据本病多发生于卵巢功能较为旺盛阶段的特点，一般认为与卵巢分泌激素的功能紊乱有关。中医学认为，其病因不外乎气滞和血瘀两种。张景岳说：“瘀血留滞作癥，惟妇人有之，其证或由经期，或由产后，凡内伤生冷，或外受风寒，或恚怒伤肝气逆而血留，或忧思伤脾气虚而血滞，或积劳积瘀气弱而不行”。总之，多因经行产后余血未净，遇气逆、气弱而留滞，日渐积而成癥。

在诊断上，必须首先与“时聚时散，痛无定处”为特征的“瘕”相区别。在治疗上根据“坚者削之”、“留者收之”、“结者散之”、“客者除之”的原则，对于有形的实邪，须祛邪为先，而因久病正气衰，气血亏损者又需攻补兼施，寓攻于补。笔者近年来收治的子宫肌瘤病例不少，逐渐摸索出子宫肌瘤辨证论治的初步规律，用消瘤软坚的方药，收到了一定成效，但尚须继续观察，总结提高。

笔者所采用的方药，大多具有行气破结，活血化瘀，软坚消积，补益气血等作用。结合现代医学研究，初步认为，这些方药可能对子宫平滑肌起扩张和调整作用，能促进纤维化病变的软化和吸收，亦能调整某些内分泌失调，其机理尚有待于进一步探讨。

本案所举2例中，病例1患者由肝郁所致，以气聚于先，血凝于后，逐渐发展而成，幸患者素体强盛，正气未衰，故以攻邪为主，以行气活血，攻坚散结为法，由始至终，无大改变。在第三诊时患者诸证变化不大，说明药力尚未开始显效，四诊时患者感觉少腹微痛，癥块有移动之势，是药力欲达病所，应把握时机增强药力，促其吸收。至第六诊，癥消殆尽，嘱其暂停药。盖遵《内经》“大积大聚，其可犯也，衰其大半而止”的治疗原则，“勿使过之，伤其正也”。共诊6次即停药，计共服药40多剂，包块竟得消散。

病例2患者亦由气先郁而致血瘀，邪气内蓄，积渐成形。但其肝气郁结，肝木乘脾，脾失健运，生化不足，正虚邪实，症情复杂，故宜以攻补兼施为法。采用去邪之中，佐以扶正，三分补而七分攻。在治疗过程中，三诊时，腹中包块自扪已有活动之感，说明病已有转机。四诊时，腹中作响，包块微痛，感觉跳动，显示药力已达病所。由6月8日至6月22日。癥块逐渐消减，病势节节败退，经检查包块明显缩小，药已得力。再依前法加足药量，乘胜追击，以消散之。经2个多月的治疗，包块消失，但邪气虽去，元气亦显不足，故拟养血益气，扶持正气为法以巩固疗效。

子宫脱垂

病例1　吴琪轩，女，31岁。初诊：1972年6月8日。

【病史】　患者于1968年7月难产1女孩，由于不注意休息，过服寒凉之品，出现头痛，全身疼痛，食欲不振，怕冷，三伏天还穿毛衣、戴帽子，时发感冒等症。后经我科治疗，服调补药10多剂，身体复原，已能正常上班。于1971年6月又难产1男孩，产后3个月又作人工流产术。此后，由于调养不当，体质迅速下降，以上诸症复发，并觉阴部有1物突出，小腹有下坠感。在某医院检查，诊断为“子宫脱垂”，并需手术治疗，后因宫颈炎严重未能作手术。

来诊时症见：头痛如裂，全身关节疼痛不能活动，暑天穿棉衣，仍觉四肢冰冷，头晕耳鸣，腰酸腿软。

【检查】 神志清醒，精神疲乏，面色苍白无华，语言低微，气短懒言，四肢不温，身体活动受限，舌质淡，脉沉弱。

【辨证】 肾阳虚衰，气虚下陷。

【处方】 温肾壮阳，补气升提。

【治法】 党参 30 克　熟地 18 克　当归 12 克　鹿角胶 12 克（炖服）　杜仲 15 克　巴戟 15 克　附子 12 克（先煎）　肉桂 3 克（焗服）　升麻 6 克，水煎服。

外治：在关元、气海穴作丹火透热疗法的丹座、丹药片疗法（见 34 页），每天 1 次。

复诊：1972 年 6 月 15 日。服药 7 剂，症有好转，骨痛恶寒减轻，阴挺亦有改善。药已对症，仍守前法，续服 7 剂，结合丹火透热疗法。

三诊：1972 年 6 月 30 日。经半个月治疗，精神大有改观，面色红润，气力俱增，宫体只轻微脱出，已不怕冷，可穿单衣，体力有所恢复，能料理简单的家务。仍觉头晕，耳鸣，腰酸。前方去附子、肉桂，加肉苁蓉 18 克、杞子 12 克，7 剂，继续行丹火透热疗法。

四诊：1972 年 7 月 10 日。经上治疗，10 天来宫体不再脱出，月经较前正常，头晕、腰酸好转，按前法继续调理半月。

五诊：1972 年 8 月 6 日。8 月初已能上班工作，宫体无脱出，身体基本复原。嘱服十全大补丸以巩固疗效，每天早晚各服 1 丸。

随访 1 年多未见复发，能坚持正常工作，并于 1974 年 7 月顺产 1 女孩，产后母女身体健康。

病例 2 邝如玉，女，50 岁。初诊：1981 年 9 月 2 日。

【病史】 患者 4 年来因先后 5 次人工流产，体质虚弱，引起子宫脱垂。此后每稍劳累，则下腹重坠，子宫脱出阴道外，并时觉头晕，精神不足，四肢乏力，不能上班，卧床休息，后转我科门诊治疗。

【检查】 神志清醒，形体消瘦，面色苍白，唇舌色淡，语言低微，气短懒言，苔薄，脉细弱。

【辨证】 气虚下陷，固摄无权。

【治法】 补中益气，升阳举陷。

【处方】 补中益气汤加减：

北芪30克　党参18克　白术12克　升麻6克　柴胡10克　大枣3个　炙甘草12克　当归12克　枳壳18克，水煎服，每天1剂，7剂。

外治：同病例1。

复诊：1981年9月10日。药后精神转佳，胃纳正常，子宫体有所回升，诸症减轻。守上法服15剂，继续行丹火透热疗法。

三诊：1981年9月28日。以上治疗，子宫基本复位，未见脱出。昨天因上街淋雨受凉，今早觉微有发热恶寒，头痛眩晕，精神疲乏，气短纳差前来就诊。察其舌淡苔薄，脉浮弱无力。此乃中气不足，外感风寒，拟补中益气汤加减。

【处方】 党参18克　白术12克　陈皮6克　升麻10克　柴胡10克　荆芥12克　防风12克　大枣4个，水煎服。

四诊：1981年10月2日。服药3剂，感冒已退，精神转佳，胃纳、大小便正常，子宫体偶有脱出。继续以补中益气，升举阳气之法。

【处方】 北芪30克　党参18克　白术12克　当归12克　柴胡10克　炙甘草10克　大枣5个　升麻10克　枳壳18克，水煎服，15剂。

外治同上。

五诊：1981年10月18日。药后，10天来未见子宫体脱垂，体力已恢复，能正常上班工作，诸症基本正常。拟补中益气丸代汤剂，每天早晚各服1丸以巩固疗效。

六诊：1982年5月20日。据述去年10月份经服中药及丹火透热疗法后未见子宫脱垂，精神很好，面色红润，体力已完全恢复，但因近日月事适临，从事过于粗重的体力劳动，子宫又复脱垂，伴有头晕气短，心悸腰酸，舌苔薄白，脉虚弱。此因劳累过度，气虚下陷，再拟升举清阳，补益气血之法。

【处方】 升麻10克 柴胡6克 黄芪18克 覆盆子15克 金樱子12克 党参18克 白术12克 当归12克 炙甘草12克 枳壳20克，水煎服。

外治同上。

服药及外以丹火透热法治疗15天，子宫位置已恢复正常，胃纳增加，体力增强。嘱其注意休息，避免重力劳动，平时可服补中益气丸作调理。

随访无复发，坚持上班工作，身体较前健康。

【按语】

在正常情况下，子宫居盆腔中央，呈前倾前屈位，子宫底平耻骨联合，子宫颈平坐骨棘，子宫的正常位置主要是依赖盆底肌、筋膜和附着于子宫的韧带的支持，如这些组织受到损伤，不能维持子宫于正常位置，就会发生子宫脱垂。子宫脱垂原因有多种，例如在分娩时盆底肌、筋膜、韧带受到较严重的损伤或过度的伸展，而在产育期内又未能得到充分休息使之恢复，产妇又过早参加体力劳动，可以因承受不住腹压的增加而引起子宫脱垂；另外产后妇女由于经常仰卧，盆底组织松弛，可以造成子宫后位，使子宫纵轴与阴道纵轴相一致，在腹压的影响下，子宫往往容易沿着阴道方向下垂。还有绝经期或哺乳的妇女，因卵巢功能不足，雌激素水平低落，子宫往往因之萎缩，盆底组织松弛；产妇原体质虚弱或生育过多、过密以致体力较差，也可使支持子宫的组织张力降低，若有增加腹压的因素参与，如便秘、慢性咳嗽或长期从事蹲站劳动等，就可以引起子宫脱垂。

中医学认为本病病机是因素体虚弱，中气不足，气虚下陷，无力系胞，以致胞宫下坠阴道或挺出阴道口外；或生育过多，房劳所伤，致肾气亏耗，肾藏精而系胞，又是奇经八脉之所属，肾虚则八脉亦虚，以致带脉失约，冲任不固，不能系胞，或加之产后过早劳作，便秘努责，均可使胞宫下垂或脱出不收。治疗本病应遵“虚者补之，陷者举之”之法，以补中益气，升提收摄，补肾固脱为原则，又依其气虚，肾虚原因不同而用药有别。如病例1，患者除见子宫脱垂外，还见有头痛、全身骨痛、恶寒、头晕耳鸣、腰酸、四肢不温、舌质淡、脉细弱等肾阳虚衰之症，故治疗上采用温肾壮阳，补气升提之法而取效。方中主要以党参补气；升麻升提；当归、熟地养血滋阴；杜仲、巴戟温肾阳；附子、肉桂温壮元阳；鹿角胶温润填精。病例2，患者除子宫脱垂外，还并见头晕、神疲乏力、语言低微、气短懒言、舌淡、脉弱等症，皆为中气不足，气虚下陷所致。治疗的重点在于补中益气，升举清阳，用补中益气汤加减治疗。方中黄芪、党参、炙甘草益气升提；升麻、柴胡升提阳气，以助益气之力；白术健脾；当归补血；枳壳理气，根据临床用药经验，枳壳尚能使内脏平滑肌收缩有力，肌张力增加，此药效果较好，但剂量宜大，以15～30克为好。

此外，我们还结合丹火透热疗法治疗本病，效果颇佳，主要选气海、关元穴作透热法，是取其2穴有温煦强壮，升阳举陷之功，故对于治疗气虚下陷，冲任不固的子宫脱垂效果满意。

白　崩

病例　聂亚莲，女，32岁。初诊：1982年5月31日。

【病史】　患者1年多来，阴道经常流出白色粘液，如米泔状，久不能止，腰脊酸痛，下肢乏力。于今年5月23日突然白带量多如崩，势如堤决，精力疲乏，气短懒言，时常头晕眼花，心跳，胸满不舒，时时欲呕，腰脊酸痛。

【检查】　形体消瘦，面色憔悴，苍白无华，头发稀疏，语音低怯，舌质淡、苔薄黄而滑，脉沉弦。

【辨证】　脾肾阳虚，寒湿内蕴。

【治法】　温肾健脾，燥湿固摄。

【处方】　熟附子18克　制川乌12克　小茴香9克　白术18克　云苓18克　熟地18克　炙甘草12克　续断24克　金樱子12克　水煎服。4剂。

复诊：1982年6月4日。进药后，精神转佳，崩势已缓，但觉头晕心跳，胸满欲呕，苔白腻。为阳虚湿浊未化，治宜燥湿健脾，温补固涩。

【处方】　白术18克　云苓18克　法夏12克　陈皮10克　熟附子15克　干姜12克　续断24克　乌贼骨

30克　金樱子18克，水煎服。6剂。

三诊：1982年6月10日。进药后，症减大半，胸满欲呕好转，白带量少。唯觉头晕眼花，心跳，腰酸脚软，舌质淡、苔转薄白。此为湿浊渐清，体虚未复，治当温肾健脾，固涩收敛，兼清余邪。

【处方】　制川乌12克　小茴香12克　淫羊藿12克　熟附子15克　白术18克　法夏12克　熟地18克　续断24克　金樱子18克，水煎服。

服上方7剂后，白带消失，诸症已除。于同年10月30日门诊随访，白崩迄今未见复发，身体较前健康，食量日增，面色红润，体重增加。

【按语】

本证是由白带拖延日久不治发展而来。初由于脾虚失运，清浊不分，湿浊下注，日久，身体渐虚，脾气更亏，损及肾阳，固摄能力减退，以致带下质稀量多，流出如崩，不能约束，并同时见有头目眩晕、气短心悸、食欲不振、腰膝酸软等脾虚肾亏现象，此时治当双补脾肾，燥湿固涩为主。所以用熟附子、制川乌、淫羊藿、小茴香温壮肾阳；制川乌通络止腰膝痹痛；白术、法夏健脾燥湿，和胃降逆；熟地补肾精而润燥；续断、金樱子壮肾止带；炙甘草补虚和药，制约附子、川乌之毒性。药合病机，故取速效。

乳　痈

病例1　钟妙友，女，26岁。初诊：1978年4月11日。

【病史】　患者初产后2个月，于6天前因精神刺激，晚上突然寒战发热，乳汁不通，左侧乳房肿痛，口苦咽干，食欲减退，大便干燥，小便微黄，遂到我科治疗。

【检查】　体温39℃，舌质红、苔微黄，脉浮数；左乳房下方肿胀，有2处4×5和3×4cm肿块、质硬、明显压痛。

血常规：白细胞总数$13\times10^9/L$，中性0.82，淋巴0.18。

【辨证】　郁怒伤肝，木失条达，乳络不通，化热成痈（乳痈初期）。

【治法】 清热解毒，疏气消痈。

【处方】 蒲蒌汤加减：

蒲公英20克　栝蒌仁20克　青皮12克　金银花15克　枳壳9克　八月扎30克　大黄15克，水煎服，3剂。

外治：通气膏（见34页）敷乳房肿痛外。每天换3次。

复诊：1978年4月14日。药后，每天大便轻泻2次，寒热告退，全身症状明显改善，乳汁畅通，疼痛渐减。左乳肿块硬结变软，肿胀范围缩减。按前法减去大黄，每天1剂，3剂。复渣再服。

三诊：1978年4月17日。左乳肿块及乳痛基本消失，但尚有纳差，恶心呕吐，乳汁较少，舌质红、苔白，脉细弦。为肝郁犯胃。转用疏肝和胃，调和气机治理。

【处方】 麦芽30克　郁金9克　佛手9克　香附9克　法夏12克　白术12克　云苓12克　木通9克，2剂，水煎服，每天1剂，告愈。

病例2　简丽霞，女，28岁。初诊：1980年2月28日。

【病史】 患者初产哺乳62天，由于过食姜醋肥腻，口干渴，右侧乳房红肿刺痛，2天后，恶寒发热，乳汁不通。曾在当地卫生院用中药治疗（药物不详），未效。且右侧乳房红肿疼痛，流脓，牵引上肩及腋下作痛，而来我院诊治。

【检查】 体温39.3℃，舌质红、苔微黄，脉弦数；右乳房上外侧红肿热痛，硬结约4×5cm，有2处溃口，脓液黄稠，脓流不畅，乳头皲裂，右腋窝淋巴结肿大如桃核。

血常规：白细胞总数21×10^9/L，中性0.78，淋巴0.22。

【辨证】 脾胃壅滞，乳汁蓄积，热郁气血，蒸腐成脓（乳痈已溃）。

【治法】 清热解毒，行气透脓。

【处方】 解毒排脓汤加减：

黄芪15克　防风9克　枳壳9克　皂角刺9克　炒山

甲15克　丹参12克　蒲公英24克　栝蒌仁18克　金银花9克，水煎服，3剂。

外治：常规消毒患部皮肤，在患部下方较软溃口处，切开引流，排出脓液约40ml，外敷通气膏，每天换药1次。

复诊：1980年3月3日。恶寒发热已退，全身及局部症状明显改善。乳房红肿硬结大部消散，疼痛减轻，稍觉胀痛，溃口已无脓液流出，按之有少许淡血水，腋窝淋巴结肿大消失，体温36.8℃。继服上方3剂，每天1剂。局部外敷拔毒膏（见流注284页）。

三诊：1980年3月6日。局部无痛感，硬结转软，红肿基本消失，乳头皲裂已愈。溃口已无脓液，边缘可见肉芽生长，但纳差、乳汁排出困难，脉细弱，舌淡红。此为邪毒尽去，脾胃虚弱，气阴不足之症。治宜益阴活血，调理脾胃。

【处方】　白术12克　甘草6克　麦芽30克　神曲15克　全当归9克　云苓15克　生地12克　党参12克　丹皮9克，水煎服，3剂。

外治：用生肌膏（见淋巴结核277页）敷贴溃口，3次，即告痊愈。

病例3　邵燕贞，女，25岁。初诊：1981年4月5日。

【病史】　患者哺乳期间，于10天前右乳房肿痛，延至左乳房肿痛。经当地卫生院治疗未效。近3天来发热恶寒，小便黄、大便干结，乳房肿痛难忍来我科就诊。

【检查】　体温39℃，面色黄，舌质红、苔薄黄，脉洪数；排乳不畅，左乳房肿痛硬结3×3cm，右乳房红肿胀痛，并有波动感，右腋窝淋巴结肿大、压痛。

血常规：白细胞总数$20\times10^9/L$，中性0.85，淋巴0.15。

【辨证】　热毒炽盛，乳痈内脓已成（乳痈成脓）。

【治法】　清热解毒，理气透脓。

【处方】　蒲蒌汤加减：

炒山甲 18 克　皂角刺 12 克　地丁 18 克　蒲公英 20 克

栝蒌仁 20 克　青皮 12 克　金银花 15 克　枳壳 9 克

八月扎 30 克，水煎服，3 剂。

外治：在右乳波动处，常规消毒皮肤，用大号长针头斜刺入脓腔，尽量抽空，以见血样脓汁为度，腔内注射消炎Ⅰ号（注 1）2 支，再抽回注射液，外敷吮脓膏（注 2）；左乳硬结肿痛处，外敷通气膏。

复诊：1981 年 4 月 7 日。体温 37℃，乳痛基本消失，左乳硬结肿块变软，右乳已无脓液，红肿渐退，唯觉乳汁少而不通。前方减去地丁，加王不留行 15 克，嘱服 3 剂而痊愈。

【按语】

乳痈（急性化脓性乳腺炎），常见于产后哺乳期，尤多见于初产妇女。

发病前多因情志因素，以致肝气郁滞，疏泄条达失职；或饮食失节，过食厚腻，而致脾胃不和，胃热壅滞；或乳头皲裂，感染邪毒；或乳汁蓄积，败乳蕴积日久而酿脓。在治疗上一般不甚困难，但常因治疗不当或失治，往往给患者带来许多不良影响，拖延伤口愈合期，有的病情缠绵至 2～4 月不等，甚至有的患者因乳腺破坏而造成无乳等后果。现将乳痈一证的辨证治验介绍如下。

根据笔者的临床经验，乳痈的辨证要点为：

1. 患侧乳房肿胀疼痛，局部变硬，有压痛，皮肤发红（深部不红），常在 10 天后形成脓肿，出现波动，同侧腋窝淋巴结肿大。

2. 脓肿可同时数个存在，或先后不同时间内形成。脓肿可向外溃破，亦可穿通乳腺管从乳头排出脓液。

3. 常伴有恶寒发热、头痛等症状，脉多弦浮数，成脓期间脉多洪数，舌质红、苔微黄。

4. 化验室检查：白细胞总数及中性粒细胞增高。

对本病的治疗，初期要抓住清热解毒，常用蒲蒌汤，以蒲公英、栝蒌仁、金银花清热解毒为主；佐以青皮、枳壳疏气消痈。本病发生，不论外邪引起、热毒内炽或肝气郁结等，发病前大多有乳汁壅滞，乳络不通之症，由于乳汁蓄积与脓毒交织在一起，往往形成硬块，故方中选用八月扎，意在通络下乳，如蓄积不通者，酌加王不留行、穿山甲通其乳汁凝滞，使乳汁宣通，邪有出路，从而加速其消散。

以上方法为治疗乳痈之关键。若大便秘或干结，可酌加大黄，使腑气宣通，泻毒外出；乳痈皮色不变，肿胀硬结者加香附、三棱、郁金以疏肝散结，行气活血，气血通畅则脓毒可随之而散。

对乳痈已溃、内脓不出，脓毒阻塞者，必须使痈头不闭，脓管通流为关键。治疗常用解毒排脓汤，以黄芪、防风托里排脓；穿山甲、皂角刺、丹参、枳壳以宣通脓管，配合清热解毒为治，以达攻溃排脓目的。此法临证运用每多获效。

如胸闷恶心、食欲不振者，配合调理脾胃之法；减少乳汁分泌，可配加消导药，如神曲、麦芽能起一定作用。

局部外治亦很重要，能加速早期痊愈。未成脓期常用通气膏，能活血散结、解毒，疗效满意。乳痈已溃、脓管不通、溃口阻塞者，应切开排脓，插胶管引流，凡痈已成脓，就本着“有脓必排、不能蓄脓为患”的原则。笔者对痈已成脓多采用大号针头斜刺入脓腔抽脓，后注射“消炎Ⅰ号”，再插胶管引流，将脓液排尽，痈自生肌收敛。如遇体虚溃口不敛，用生肌散或生肌膏敷之。笔者过去多用切开排脓引流，但患者多不接受，而用长针抽脓再用“消炎Ⅰ号”注入脓腔，对于炎症的控制和促进脓汁吸收有较好的效果。

注1　消炎Ⅰ号，为本院制剂。

注2　吮脓膏组成：

花粉30克　熟石膏30克　地龙12克　冰片3克　皂角刺12克

制作法：上药为末，麻油少许调和成膏。

乳　衄

病例1　莫爱娟，女，53岁。初诊：1981年8月4日。

【病史】　患者月经前后乳胀，乳衄已4年。4年前因事不从心，情绪抑郁，遂致月经紊乱。经前乳房胀痛，经来头痛作呕。于1978年9月，两乳头先流黄水，继则转为血性分泌物，量较多。曾经本市某医院诊断为“乳腺导管内乳头状瘤”。因服西药数月无效，又不愿手术切除，欲服中药治疗而来诊。

【检查】　发育正常，形体略瘦，面色通红，舌红、苔微黄而干，脉弦滑数；两乳晕旁可触及小结节各1枚，质中等，轻度压痛，按压肿物，可见有血性分泌物。

【辨证】 肝郁化火，灼伤乳络，血不循经。

【治法】 疏肝解郁，通络散结，凉血止血。

【处方】 香附18克 郁金15克 青皮12克 丹皮15克 栀子12克 侧柏叶18克 三棱18克 莪术18克 白芍18克，水煎服，7剂。

复诊：1981年8月11日。药后两乳头流血水减少，但挤之仍有外流；将近月经来潮，而乳胀明显减轻。嘱其保持心情舒畅，续服上方7剂。

三诊：1981年8月25日。行经5天，头痛作呕减轻，经停后又续服上方7剂，乳衄即止，乳块亦除，唯觉口苦渴饮、溲黄便结。乃为肝火内炽之象，治以清泻肝火为法。

【处方】 香附18克 郁金15克 青皮12克 夏枯草30克 丹皮15克 栀子12克 白芍18克 金钱草30克，水煎服。

服药2剂，诸症消失，达临床痊愈。

病例2 关秀英，女，60岁。初诊：1982年6月15日。

【病史】 患者1月前作右乳房乳腺纤维瘤切除术后，伤口不愈合，仍溃烂流血，伴有胸闷胁胀、多郁善虑、头晕心慌、气短乏力、纳食不佳、大便溏泄。

【检查】 形体消瘦，精神不振，情绪抑郁，面色苍白，唇色淡白，舌淡，脉弦细；右乳手术伤口仍溃烂，色紫红，有血性分泌物外流。

【辨证】 肝气不舒，克伐脾土，气不统血。

【治法】 平肝散郁，养血扶脾。

【处方】 素馨针9克 佛手18克 白芍18克 香附18克 当归18克 郁金18克 白术18克 党参18克，水煎服。

上方服14剂，乳衄已止，溃烂面愈合，头晕心悸亦除，仍觉乳房胀痛。原方加蜈蚣3条、僵蚕15克，再进3剂后，诸症消失。

【按语】

乳衄相当于现代医学乳腺导管内乳头状瘤范围，为一种良性肿瘤，多发生在乳腺大导管内，以单发为多，多见于40～50岁的妇女。

本病临床上多无疼痛，主要表现为乳头溢出浆液或血性液体，呈间歇或持续性，行经期间量有增加，部分病人在乳头附近可触及小的圆形肿物，质较软，与皮肤无粘连，可推动。

中医学认为，乳头为肝经所属，脾虚失摄，肝气郁结，瘀血阻络则局部肿硬；郁久化热，热伤血络则乳头溢血。《疡医大全·乳衄门主论》谓：乳衄乃忧思过度，肝脾受伤，肝不藏血，脾不统血，肝火亢盛，血失统藏，所以成衄也。但根据临床所见，本病多因性情急躁，多怒善郁，情绪不遂，致肝郁而成。故笔者认为本病病机当侧重于肝。盖乳头属肝经，肝为刚脏，为纳血之海，最宜固静，而性喜条达，一有抑郁，则肝气不舒，郁而生火，迫血妄行，旁走横溢，遂成“乳衄”之症，与《疡科心得集》所说的“疡科之证，……在中部者，多属气郁火郁，以气火之俱发于中也”的发病规律是完全吻合的。故常采用疏肝解郁，通络散结，凉血止血之法治疗本病，取得一定的疗效。

病例1，患者由情怀不畅，肝气郁结而起，所以治当疏肝解郁为主，但气郁者多从火化，如朱丹溪所谓：“气有余便是火也”，故临证宜加入清肝泻火、凉血止血之品。方中取香附、青皮、郁金疏肝解郁；丹皮、栀子清泄肝火；三棱、莪术活血散结；侧柏叶凉血止血；白芍养阴和肝。诸药共奏疏肝散结，泄火凉血之功。病例2，患者因肝郁不舒，克伐脾土，致脾气受损，统摄无权而乳衄，故宗《疡医大全》“平肝散郁，养血扶脾”的原则，使肝脾得调，气血得复，不止血而血自止，收到了速效。

乳　泣

病例　黄妙园，女，27岁。初诊：1981年6月6日。

【病史】　患者素体虚弱，怀孕至4个月时，先右乳头继双乳头自行溢出乳汁，淋漓不断，量少而稀，乳房不胀，伴气短懒言、精神倦怠、头晕心悸、眼前发黑、多汗、食欲不振。

【检查】　形体消瘦，精神憔悴，面色淡白，语音低微，四肢欠温，舌质淡，脉细弱。

【辨证】　气血两虚，固摄无权。

【治法】 补中益气，养血固摄。

【处方】 北芪30克　党参18克　白术18克　五味子15克　当归18克　白芍15克　熟地18克　乌贼骨30克　芡实18克，水煎，空腹服。

复诊：1981年6月13日。连进7剂后，乳汁自溢减其大半，自汗亦减，精神振作，气短好转，语声有力，脉较前有力，唯乳汁还有少量外溢。药中病机，治守原意，续服7剂。

三诊：1981年6月21日。精神大振，面色转红润，汗止，食欲增进，头晕、心悸、眼花已好转，乳汁自溢停止，但偶感肢体乏力、头晕眼花。此为正气尚不足之故，拟十全大补丸，每天上下午各1丸，连服2周以巩固疗效。

于1982年10月6日门诊随访，自药后未再溢乳，顺产1男婴，发育良好，母亲身体亦较前健康。

【按语】

产妇乳汁不经小儿吸吮自然流出，名叫乳汁自出。此证多见于产后哺乳期妇女，如见于孕妇者，则称为乳泣。乳泣与乳汁自出名虽异而同源，多由气虚不摄所致。如本例患者因素体气血亏虚，妊娠后气血聚而养胎，故更显不足。乳房属足阳明胃经，乳汁乃为气血所化，气血来源于脾胃。现气虚不固，统摄无权，营阴不能内守，则乳汁随化随溢矣；脾胃虚弱则化源不足而成血虚，血虚则乳汁清稀；气血两虚，不荣于面，故面色不华；血虚则心悸头晕，眼前发黑；气虚则气短懒言，语音低微，精神倦怠；舌淡，脉细弱均为气血双虚之候。

产后风动摇头症

病例　林娟，女，24岁。初诊：1970年4月28日。

【病史】 患者自产后2个多月来，头部有不自觉阵发性摇动，头脑昏晕。曾经中医治疗，服归脾汤、十全大补汤40多剂未效，后转我科治疗。

来诊时症见：头部摇动不止，烦躁不宁，胸闷气逆，小腹阵痛拒按，夜寐不安，恶梦纷纭，头晕目眩，手足麻痹，大便干结。

【检查】 形体瘦弱，面色苍白，精神憔悴，毛发不泽，头部有阵发性摇动；小腹软而无肿块，拒按，压痛；舌质紫黯，苔薄滑，脉细涩。

【辨证】 产后瘀滞，筋脉失养，血虚生风。

【治法】 养血熄风，柔肝舒筋。

【处方】 乌梢蛇12克 全蝎6克 蜈蚣3条 地龙18克 羚羊骨18克 僵蚕18克 当归18克 熟地18克 白芍15克，水煎服。

复诊：1970年5月6日。上方连服7剂，病情无明显改善，头部仍摇动。此症是由瘀血内停，血运不畅，筋脉失养，虚风内动而致，故养血熄风法无效，治当养血活血，行血祛瘀为先。

【处方】 当归15克 熟地30克 赤芍18克 川芎15克 桃仁10克 丹参15克 地龙18克 僵蚕18克 守宫4条 全蝎6克，水煎服。

三诊：1970年5月21日。上方服10余剂，药已中病，头部摇动明显减少，诸症好转，但仍觉头晕目眩，手足麻痹，舌转淡红、苔薄，脉细。此为阴血不足，筋脉失养，治拟养血熄风之剂。

【处方】 当归18克 川芎18克 熟地30克 白芍15克 天麻10克 僵蚕18克 全蝎6克 地龙18克 乌梢蛇15克，水煎服。

四诊：1970年6月2日。上方服10剂，头部摇动基本消失，但近2天全身出现风疹，瘙痒难忍，夜不安睡，舌质偏红、苔薄而干。此为血燥生风，治宜滋阴润燥，养血祛风。

【处方】 当归15克 生地18克 赤芍15克 川芎12克 乌梢蛇15克 僵蚕18克 蝉蜕12克 沙参30克，水煎服。

五诊：1970年6月5日。服上方3剂，风疹已退。继以补血养阴，柔肝舒筋之剂以巩固疗效。

【处方】 当归18克 熟地30克 龟板30克 川芎15克 白芍18克 首乌30克 女贞子18克 地龙18

克，水煎服。

服上方10余剂后，头摇动完全消失，诸症痊愈。

【按语】

《内经》病机十九条有“诸风掉眩，皆属于肝”。“掉”就是震颤或震动，故震动一证，病位在肝。肝乃风木之脏，主筋，藏血。肝阴不足，肝血亏虚，导致肝风内动，筋脉失养，发为震动。本例患者因于产后百脉空虚，血不养肝，加之产后蓄血，阻碍血运，筋脉失养，虚风内动，而致头部摇动。初治以养血熄风法，效果不显，风动仍作，头摇仍频，乃因瘀血内蓄，新血不生，阴血更亏，虚风频作，治当养血活血祛瘀为先。三诊时，药中病所，风动渐熄，头摇大减，标症已除，又以补血养阴，柔肝熄风法以治其本。本例循“急则治其标，缓则治其本”的原则，灵活施治收效颇佳。

阴部肿痒

病例 梁春园，女，22岁。初诊：1982年4月2日。

【病史】 患者阴部反复瘙痒1年多，近来日益严重，用手指抓破后，因感染阴部红肿奇痒，日轻夜重，并在阴部右侧有一如桃核大之肿物，痛痒难忍，不能坐，行走摩擦痛苦更甚。经当地医院用抗生素治疗，病情尚未控制，仍觉阴部肿痛奇痒，彻夜不眠，且肿物痛连肛门，小便时刺痛，伴口干而苦、烦躁不安、小便短赤、大便3天未解、腹微胀痛。

【检查】 体温37℃。面红，目赤，舌质红、苔黄腻，脉滑数。血常规：白细胞总数6.2×10^9/L，中性0.78，淋巴0.22。

【辨证】 风湿热毒留注外阴。

【治法】 清热利湿，解毒消肿。

【处方】 白头翁30克　土茵陈30克　大黄18克（后下）　黄连6克　黄柏12克　苦参18克　玄参18克　蛇床子12克　皂角刺18克，水煎服，8剂。

外治：以消肿解毒外洗剂：地肤子30克　白鲜皮30克　蛇床子30克　荆芥18克　黄柏18克　苦参30克。

以上六味药煎数沸之后，倾入洗面盆，适温度外洗患处，每天1次。

复诊：1982年4月10日。药后大便已通，外阴痛痒已减，肿物渐消，病有起色，仍觉口干苦，小便黄短赤痛。治宜泻火除湿，清热利尿。

【处方】 白头翁30克 地肤子18克 土茵陈30克 车前草30克 萆薢30克 蛇床子12克 苦参18克 玄参18克 皂角刺18克，水煎服。8剂。

外治同前。

三诊：1982年4月18日。内伤并治，痒痛大减，夜寐亦安，局部症状好转，肿物消至如花生仁大。效不更方，连服7剂。

外治同前。

四诊：4月25日。自述阴肿痛痒全消，唯腹胀痛、食欲不振、大便不畅，舌红、苔薄黄腻，脉濡数。拟健脾清热化湿剂，以巩固疗效。

【处方】 土茯苓30克 白术15克 绵茵陈18克 大腹皮15克 川朴12克（后下） 枳壳18克 布渣叶18克 车前草30克 地肤子18克，水煎服，3剂。

【按语】

本病是由脾虚生湿，肝经郁热，湿热相搏，风热湿毒合邪，流注下焦所致。如肖慎斋说：厥阴经环阴器，妇人阴户为肝经之分。《妇人良方》说：妇人阴内痛痒，内热倦怠，饮食少思，此肝脾郁怒，元气亏损，湿热所致。又说：若阴中有虫痒痛，亦属肝木。此外，平时不注意卫生，感染病虫，虫蚀亦可引起阴部痒痛。日湿热下注，为病虫生存繁殖提供有利条件，两者常互为因果。故治疗上注重清热利湿，采用内服和外洗兼治的方法，效果比较满意。方中以白头翁、土茵陈、大黄清热化湿，通泄大便；黄柏、黄连、苦参清热解毒，化湿止痒；玄参凉血解毒；蛇床子、地肤子消风而止痒；皂角刺消肿散结。并以清除肿毒，化湿止痒的外洗剂，内外合治，诸症尽除。

外阴白斑

病例 谢玉妹，女，46岁。初诊：1981年6月17日。

【病史】 患者外阴部痛痒、变白14年。自1968年起，觉外阴部瘙痒，逐渐发展到外阴皮肤干燥、变厚，经西药治疗未能控制病情，外阴逐渐萎缩，局部皮肤逐渐变白，范围迅速扩展，变白部位连及臀部，阴道分泌物极少，至性生活困难。月经周期每超前3～6天不等，量中等，色鲜红有瘀块，且淋漓不尽，8～10天始净。平素急躁易怒，头晕眼花，耳鸣，手足心热，失眠梦多，心烦，口干欲饮，大小便正常。

【检查】 形体瘦弱，两颧潮红，头发稀而干燥，爪甲不华，眼圈发黑，精神憔悴，舌质偏红、苔少而干，脉细数无力。外院检查记录："双小阴唇变白，大阴唇上部有4×3cm大的白色病变区。阴部白变区连及臀部，皮肤变厚、粗糙"。病理检查结果为"外阴鳞状上皮轻度角化及增生"。

【辨证】 肝肾阴亏。

【治法】 滋补肝肾，理气活血。

【处方】 山萸肉12克 熟地18克 淮山18克 丹皮12克 云苓18克 泽泻12克 三棱18克 皂角刺12克 炒山甲18克，水煎服。

外治：用蟾酥水（见猫咬伤肿毒症334页）每天涂擦患部2次。

复诊：1981年7月28日。依上法治疗月余，服药40多剂，痛痒减轻，外阴白色病变区全部呈粉色，余症同前。病有起色，治守原意，守方续服，外用药同前。

三诊：1981年9月19日。上方又进50多剂及外治，外阴干枯好转，外阴皮肤变软，疼痛大减，阴道分泌物增加，唯觉外阴部瘙痒、腰酸痛、口干燥。

【处方】 熟地18克 山萸肉12克 淮山18克 麦冬15克 生地18克 丹皮15克 皂角刺15克 丹参18克 白鲜皮15克，水煎服，15剂。

外治同前。

四诊：1981年10月6日。药后，外阴干枯症基本好转，阴部白色病变出现了色素恢复区，病变范围逐渐缩小。嘱其服六味地黄丸以巩固疗效。

于1982年5月6日随访，患者病情稳定，外阴白斑未见发展。

【按语】

外阴白斑是指女性外阴部位皮肤，局部出现白色肥厚、干燥缺少弹性的现象。中医学对此病尚无明确的记载。笔者经临床观察，认为此病多因肝肾阴亏而致。肝藏血，肾藏精，精血之间有相互滋生之作用，盛则同盛，衰则同衰，如肝肾不足，精血亏虚，不能上养头目，则头晕目眩、耳鸣；阴液不足，虚热内生故手足心热，口干燥；内热扰乱神明故必烦、失眠多梦、性情急躁；厥阴之脉络阴器，阴器失养以致外阴干枯，萎缩变白。故治宜滋养肝肾之阴精，兼以理气活血。方中取六味地黄丸滋补肝肾，治病之本；三棱、皂角刺、炒山甲、丹参理气活血，改善局部的血液循环以治其标。并以蟾酥水刺激局部病灶，加强局部血液循环，更利于吸收药物。由于标本相兼，内外同治，使病情迅速控制，白斑不再发展，且逐渐缩小病变区。

子　痈

病例1　陈城，男，4岁。初诊：1982年6月5日。

【病史】　患者2周前右侧睾丸肿胀疼痛，开始伴有发热（体温39.4℃），曾经某医院检查，诊断为“右侧急性化脓性睾丸炎”，经西药抗生素治疗，体温已降，但局部肿痛仍存在，行动困难，转我科门诊。

来诊时症见：患者右侧睾丸肿痛灼热，行路困难，伴口渴欲饮、咽干喉燥、小便短赤、大便干结、烦躁不宁。

【检查】　痛苦面容，舌红、苔黄腻，脉数；右侧阴囊肿大，表面皮肤水肿、光亮，触痛明显，右侧睾丸明显肿大约4×4cm，左侧睾丸大小正常，无压痛；右侧腹股沟淋巴结肿大压痛。

血常规：白细胞总数26×10^9/L，中性0.89，淋巴0.11。

【辨证】　湿毒下注，气血凝滞（急性子痈）。

【治法】　疏肝理气，清热利湿。

【处方】　羚羊骨6克（先煎）　佛手6克　青皮3克　枳壳6克　黄连1.5克　绵茵陈6克　白头翁6克　金

银花6克，水煎服，3剂。

外治：用201消炎水（见淋巴结核276页）外洗，每天2次。

复诊：1982年6月9日。经上治疗后，局部肿痛已见消失，行动自如，阴囊表面皮肤已有皱纹，右侧睾丸明显缩小，但觉怠倦纳呆。血常规：白细胞总数$19 \times 10^9/L$，中性0.8，淋巴0.2。药合病机，守上方稍加利湿消滞之品。

【处方】 黄连1.5克　绵茵陈6克　白头翁6克　金银花6克　青皮3克　枳壳6克　车前草10克　麦芽10克　羚羊骨6克，水煎服，3剂。

外治同上。

三诊：1982年6月12日。药后已无胀痛之感，右侧睾丸与左侧相比大小相等，压痛消失，重压时仍有不适感。查血白细胞总数已正常，诸症皆愈。嘱其按上方服用2剂可停药。于同年8月随访，未见复发。

病例2 李仕竞，男，2岁。初诊：1981年4月6日。

【病史】 患儿左侧睾丸肿痛1个多月，伴有低热、烦躁不宁、夜睡不安、啼哭、食欲减退、日渐消瘦。经某医院检查，诊断为“睾丸结核”。服抗痨药物治疗1个多月无效，转我科要求中药治疗。

【检查】 体温37.6℃，形体消瘦，两颧微红，舌红，脉细数；左侧睾丸较右侧稍大，触之微痛，皮肤微红。

【辨证】 阴虚内热，灼津成痰，痰热内蕴（慢性子痈）。

【治法】 滋阴清热，化痰散结。

【处方】 黄皮核6克　荔枝核6克　青皮6克　枳壳6克　金铃子6克　知母6克　石斛6克　皂角刺3克。水煎服。

外治：用散结膏（见偏脑疽327页）敷患处，敷至2小时取出，每天1次。

经上述方法治疗1个半月，诸症悉退痊愈。

【按语】

子痈为一常见的睾丸疾病。《外科证治全生集》曰：子痈与囊痈有别，子痈则睾丸硬痛，睾丸不肿而囊肿者为囊痈。临证按其发病情况，可分为急性、慢性两种。急性者多由湿热下注，气血凝滞而成，起病急骤，阴囊红肿灼热，睾丸肿硬，疼痛剧烈，伴有畏寒发热，此与急性睾丸炎相近似；治宜清热利湿，疏肝理气。慢性者多由肝肾阴亏，脉络空虚，痰湿凝聚所致，起病缓慢，睾丸部逐渐肿大，可触及硬结，疼痛轻微，阴囊不红不热，迁延日久，才形成脓肿，此与睾丸结核相近似；治宜滋阴清热，化痰通络。此外还可结合外治法，效果更佳。

病例 1，患者属于急性子痈，故治用疏肝理气，清热利湿之法。方中用羚羊骨清肝经之热；黄连、绵茵陈、金银花、白头翁清热利湿解毒；青皮、枳壳、佛手疏肝理气；车前草利湿；麦芽开胃消积。在内服中药的同时兼用清热化湿解毒的 201 消炎水外洗，取得了较好的疗效。

病例 2，患者为慢性子痈，西医诊断为“睾丸结核”，由阴虚内热，日久灼津为痰，痰热内蕴而成。治取黄皮核、荔枝核、青皮、枳壳、皂角刺、金铃子等药理气化痰散结以治其标；又用知母、石斛滋阴退虚热以治其本。外用散结膏以加强行气散结之力。标本结合，药合病机，收到满意的效果。

乳癖（乳房囊性增生症）

病例 1　罗×，女，32 岁，1980 年 9 月 2 日初诊。

【病史】　两乳房有肿块 2 年多，行经前乳房作胀且痛，经期错后，量少有块。某医院诊断为乳房增生症，动员手术治疗，患者不同意遂来我院门诊。

【检查】　右乳房下方肿块 3×3cm、内侧肿块 2×3cm，左乳房下方肿块 2×2cm。肿块硬而不坚，表面呈结节状，边界清楚，轻度压痛；舌质红、舌边紫暗、苔白、微腻，脉弦。

【辨证】　乳癖。此乃肝郁气滞，痰凝瘀结所致。

【治法】　疏肝解郁，消瘀化痰。

【处方】　柴胡 12 克　当归 20 克　橘核 30 克　栝蒌仁 18 克　白芍 12 克　炮山甲 15 克（先煎）　珍珠母 30

克（先煎）、丹参15克　昆布18克　青皮12克，每天1剂，复煎1次，日服2次。

外治：用木香流气膏（注）。敷贴患处，每天1～2次，直至肿块消失为止。

经用上方加减治疗1个月，经前症状消失，乳房肿块明显缩小。共治46天，肿块全部消失，月经恢复正常。

病例2　吴××，女，37岁，1981年4月7日初诊。

【病史】　患者于1977年10月月间发现右乳房外上方有2肿块，经某医院检查，诊断为“乳房囊性增生”，建议手术切除，患者不同意。后经多方求医，不但不愈，肿物反而日见增大，便于1987年2月进行手术治疗。1987年3月期间，因情绪抑郁，右乳下方又发现肿块。此时心情更为忧郁，不思饮食，夜不能眠，肿块渐渐增大，才来我院治疗。

来诊时症见：患者乳房微胀痛，乳头时有乳汁溢出，心烦，时失眠，胸闷胁胀，口干而苦。

【检查】　右乳房下方有3×4cm肿块，按之囊性，质中；右乳头上方亦有约1×2cm肿块，有轻度压痛；乳头可见淡色分泌物溢出。腋下未触及肿块，舌红，脉弦实。

【辨证】　乳癖。此乃肝气郁结，气血凝滞。

【治法】　疏肝解郁，活血散结。

【处方】　用病例1方加八月扎30克　山慈菇18克　全蝎9克　白花蛇舌草30克。

外治：敷用木香流气膏。

本例共服63剂，肿块消失，随访2年未见复发。

【按语】

乳房增生症的主要症状为乳房胀痛、乳房内出现肿块。本病是妇女乳腺疾病中的常见病，可见于青春期后的各种年龄，以30～40岁之间为多见。目前一致公认为癌前期病变。据统计，本病有5%～20%有癌变的可能。本病类似中医学中的“乳癖”、“乳疬”、“乳中结核”。如明朝陈实功指出：“乳癖乃乳中结核，形如丸卵，或重坠作痛或不痛，皮色不变。其核随喜怒消长，多由思虑伤脾、恼怒 伤肝，郁积而成。”清朝《医宗金鉴》已认识到本病有恶变之虑。近年来我们用中医药内服、外敷治疗25例，取得了较好疗效。

25例均在门诊治疗。其中女24例、男1例；年龄在26～30岁者6例，31～40岁12例，40～50岁7例；发病2～6个月者6例，7～12个月者10例，1年以上至2年者9例；患于左侧乳房者12例，右侧乳房者5例，两侧乳房者8例；肿块位于外上方者14例，外下方者8例，内上方者3例。肿块一般为2×3cm左右，最小的约为1×1.5cm，最大的约为5×6cm。且25例中有12例其它医院拟要手术治疗、2例经手术摘除后复发来诊。

25病例中，治疗时间最长82天，最短18天，平均33天；自觉症状和局部肿块全部消失15例、好转7例(即自觉症状显著改善、乳部肿块缩小一半以上)、无效3例(自觉症状和肿块无改变或较以前增大者)，总有效率83%。

中医学认为，本病常因忧思郁结，或情志内伤，导致气血营卫失调，亦可因不节房欲，劳伤肾经，以致冲任失调而发病。因此，肝气郁结，冲任失调，痰浊阻络为常见之病机。我们运用疏肝解郁、理气消瘀、化痰散结为治则，以柴胡、橘核、青皮、白芍疏肝理气解郁；以当归、丹参、炮山甲散瘀攻坚；以昆布、栝蒌仁、珍珠母消痰软坚散结。

本方在临床应用上，可根据病情进行加减。如月经不调者加仙茅、淫羊藿、鹿角胶以补肾壮阳，调摄冲任；肿块按之有囊性感，或乳头可见紫暗分泌物溢出，舌红、脉实，此为瘀蓄日久化毒之证，加八月扎、山慈菇、白花蛇舌草、全蝎清热化瘀，解毒散结；平素体虚、舌淡红、脉弱者，加党参、黄芪、白术；舌边紫瘀、脉弦细、经来量少者，加桃仁、三棱、没药活血消瘀；肿块坚硬，宜加乌药、香附、牡蛎，软坚理气；舌质红、苔黄、脉数者，加蒲公英、金银花、连翘清热解毒。

外治约以生地活血，木香行气，乳香散结，确有解凝散结之功。外敷患部应按患者体质而定。贴药时间2～3小时为度。个别患者敷药后，皮肤过敏起丘疹红痒，不宜采用。

我们的临床实践体会到，本病用中药内服外敷治疗大部分可以治愈，而不必手术，病人可以照常工作。

注　木香流气膏组成：木香粉60克　乳香粉60克　生地300克

制作：先将生地捣烂成膏，后渐加入木香粉和乳香粉，搓匀成膏，隔水炖30分钟，热敷患部。

乳腺纤维瘤

病例1 曾笑娥，女，34岁。初诊：1977年10月6日。

【病史】 患者于1977年8月觉右乳房外上方结块，微有刺痛，经某医院检查，诊断为“乳腺纤维瘤”，建议手术。患者因害怕手术，要求试用中医药治疗而来诊。询其平时精神不振，不耐劳累，常气短乏力，月经量多、周期紊乱。

【检查】 发育正常，精神疲倦，面色不华，舌暗红，脉弦涩；右乳房外上方有一约3×3cm的圆形肿块，表面高低不平，活动，质硬，轻度压痛。

【辨证】 肝气郁结，冲任失调，气血凝滞。

【治法】 疏肝理气，调摄冲任，活血散结。

【处方】 桃叶12克　香附18克　川楝子18克　牡蛎30克　炒山甲30克　黄皮核18克　皂角刺12克　淫羊藿12克　巴戟12克，水煎服，3剂。

外治：在乳肿块表面，用丹火透热疗法的丹座、丹药片疗法（见丹火透热疗法34页），每天1次。

复诊：1977年10月9日。经上治疗，乳痛消失，肿块缩小至蚕豆大。药合病机，前法踵进，守方续服，外用药同前。

三诊：1977年10月12日。再进上方3剂及外治后，肿块全消，诸症消失，已达临床治愈，为了巩固疗效，嘱其续服上方7剂。

于1982年5月13日随访，病无复发，无任何不适。

病例2 吴淑贞，女，32岁。初诊：1981年4月7日。

【病史】 患者于1977年10月间发现右乳房外上方有一肿块，经某医院检查，诊断为“乳腺纤维瘤”，建议手术切除，患者未同意。后多方求医，不但不愈，肿物反而日见增大，便于1978年2月进行手术治疗。1981年3月期间，因情绪抑郁，右乳房外下方又发现肿块，影响心情更为忧郁，不思饮食，夜不能眠，肿块渐渐增大，后来我科治疗。

来诊时症见：患者觉乳房微胀痛，伴心烦不眠，胸闷胁胀，口干而苦，食欲不振，大便溏薄。

【检查】 情绪抑郁，舌红，脉弦滑；右乳房外下方有一约3×2cm大之肿块，质中等，有轻度压痛，活动，腋下未触及肿块。

【辨证】 肝气郁结，气血凝滞。

【治法】 疏肝解郁，活血散结。

【处方】 桃叶12克　楮树根18克　黄皮核24克　郁金18克　香附18克　川楝子18克　丹参18克　牡蛎30克　淫羊藿12克。水煎服，7剂。

外治：同病例1。

复诊：1981年7月14日。药后，自觉肿块缩小变软，其余无变化。效不更方，守方续服，外用药同前。

三诊：1981年7月29日。上方连服10余剂及外治后，肿块日渐缩小，约为1.5×1cm大，诸症减轻，饮食增进。唯觉口干苦，心烦不得眠，胸胁胀。此为肝胆火郁未解，拟清肝利胆，行气散结之法。

【处方】 郁金18克　香附18克　川楝子15克　夏枯草30克　土鳖虫6克　丹皮15克　合欢皮15克　熟枣仁15克，水煎服，8剂。

外治同前。

四诊：1981年8月7日。药后，诸症消失，睡眠转佳，饮食和大小便正常，乳房肿块消散。拟原方3剂巩固疗效。

于1982年3月4日随访，病无复发，身体健康，工作如常。

病例3 卢甘玲，女，23岁。初诊：1981年5月19日。

【病史】 患者2年来两乳房中有多个如汤圆大之肿块，质不太硬，按之酸楚，西医诊断为“乳腺纤维瘤”。经西药治疗，效果不显，转我科中药治疗。

【检查】 形体消瘦，舌淡红，脉弦涩；双乳房各有约1.5×

1cm 大的肿块多个，质稍硬，表面呈结节状，与皮肤不粘连，边缘清楚，推之活动，压痛不甚。腋下未触及肿块。

【辨证】 肝气郁结，乳络瘀阻。

【治法】 疏肝解郁，行气活血。

【处方】 郁金 18 克　香附 18 克　皂角刺 18 克　两头尖 18 克　枳壳 18 克　赤芍 18 克　牡蛎 30 克　桃叶 12 克　淫羊藿 12 克，水煎服，每天 1 剂。

外治：同病例 1。

按上法治疗，初觉乳房结块日见缩小，服药 20 剂时，肿块消失，临床痊愈。

于 1982 年 9 月 2 日随访，患者病未复发，身体健康。

【按语】

乳房纤维腺瘤为乳房良性肿瘤，常见于 20～30 岁的青壮年妇女，其发生和雌激素刺激有关。大多为单发的，也可以在单侧或双侧乳房出现多个肿瘤，呈椭圆形，质地坚硬，表面光滑，边界清楚，活动性大，推动时可有弹性感，与皮肤及周围组织均无粘连现象。腋窝淋巴结不肿大，一般无痛苦。部分病例经前有轻度胀痛，肿物增大缓慢。个别也可恶性变。

本病属中医学“乳癖”的范围。中医学认为本病多因郁怒伤肝，思虑伤脾，冲任失调，以致乳络气滞、痰凝、血瘀聚结成核。笔者根据中医学的理论，结合临床体会，制定出“散结流气饮”加减治疗本病，经临床验证，效果颇为满意，治愈率较高，如上举 3 例患者。

散结流气饮组成：桃叶 12 克　楮树根 18 克　黄皮核 18 克　川楝子 18 克　炒山甲 30 克　牡蛎 30 克　皂角刺 12 克　淫羊藿 12 克　巴戟 12 克，水煎服。

本方是以疏肝解郁，调摄冲任，活血散结的原则组方。方中取桃叶、楮树根活血祛瘀通经；川楝子疏肝理气；炒山甲、皂角刺、牡蛎、黄皮核软坚散结，共治其标；取淫羊藿、巴戟兴阳壮肾，调摄冲任（根据现代医学报道，淫羊藿、巴戟有调整内分泌失调的作用），以治其本。

乳腺囊性增生症

病例 二笑秋，女，30 岁。初诊：1987 年 10 月 6 日。

【病史】 病者近半年来情志郁闷，心烦易怒。2个月前发现双乳房有肿块，月经前及行经期间两侧乳房胀痛，偶有刺痛，且乳房肿块随情志波动而增大，神情郁闷，胸闷气短，在某西医院诊为“乳腺囊性增生症”，服乳结平1个半月不显效而来诊。

【检查】 乳房发育正常，双侧乳房外上限可触及如鸡蛋大囊样肿块，质软、活动、无按痛、皮色不变、与胸壁无粘连，乳头无异常分泌物；舌淡苔薄白，脉细弦。

【辨证】 肝郁气结，乳络阻滞。

【治法】 疏肝理气，活络散结。

【处方】 散结流气饮加减：

木香15克 皂角刺10克 赤芍12克 郁金12克 炒山甲12克 当归10克 香附10克 威灵仙15克 青皮6克 夜交藤30克 川足1条，水煎服。

外治：在乳房肿块表面，用透热疗法的丹座、丹药片疗法(见丹火透热疗法34页)，每天1次。

复诊：1987年10月9日。服药3剂及外治后，乳房肿痛明显减少，肿块缩小至龙眼样大小。药合病机，守方续服，外治法同前。

三诊：1987年10月20日。服上药10剂及外治后，乳房肿块全消，诸症状亦消失，已达临床治愈。为了巩固疗效，嘱其续服上方7剂。

1990年5月10日随访，2年多无复发，自觉无任何不适。

【按语】

乳房囊性增生症，又称慢性囊性乳腺病（简称乳腺病）则指乳房小叶和乳腺导管结缔组织增生以及乳腺管扩张或形成囊肿，属中医学的乳癖范围。本病的发生与卵巢机能失调有关，多为黄体素的分泌减少，雌激素的量相对增多而致。青春期患者多为乳房小叶增生，中年及更年期妇女多为乳腺导管增生及乳房囊性增生。中医学认为“乳癖乃乳中结核，……随喜怒消长，多由思虑伤脾，恼怒伤肝，气血郁结而生”（《外科正宗》）。乳头属肝经。乳房属胃经。肝郁气滞，脾失健运，气血凝滞，阻于乳络，以致积聚成核。日久，肝血不足，肾阴亏虚，可出现冲任失调。乳腺囊性增生症的诊断较为容易：其一，一般多见于30～40岁妇女，多发生于一侧乳房，亦有发生于两侧乳房者，常伴有月经失调、不孕症或流产史。乳房胀痛与情绪、月经周期有关。情绪忧郁、易于激怒或行经前期症状加重，心情平和或月经过后症状缓解。其二，乳房肿块常为多发性，呈串珠状结节、大小不一，质韧不坚，无粘连，与周围组织分界清。

对于乳腺病的中医辨证治疗，多能减轻症状，使乳房结节软化消散。本例患者为肝郁气结型，以疏肝理气、活络散结为主，方中的木香、当归、青皮、香附疏肝理气；威灵仙、夜交藤通络散结，兼以炒山甲、皂角刺软坚散结；川足走窜十二经脉而为引药。诸药相配，调理全身气血功能；配合丹火透热疗法疏通乳络，软坚散结，加强局部药效，故收效显著。笔者临床采用内外治法治疗本病，颇多获效。

乳头皲裂

病例1　徐某，女，30岁。初诊：1984年9月11日。

【病史】　患者为哺乳期妇女，婴儿现已5个月。近周来双乳头破裂疼痛，小儿吸吮时痛如刀割，继之乳头流黄水，3～4天后结痂。如再吮吸，痂脱复结，裂口渐大。

【检查】　双侧乳头、乳晕破裂，局部糜烂，左则乳头表面结黄痂；舌淡白，脉弦细。

【辨证】　肝郁脾虚，湿热内蕴。

【治法】　疏肝健脾，清热利湿。

【处方】　龙胆泻肝汤加减：

龙胆草12克　云苓15克　柴胡12克　黄芩12克　白术15克　生薏仁30克　泽泻18克　板蓝根30克　黄连6克　生甘草6克　木香10克（后下），水煎服。

外治：嘱其暂停直接哺乳，改用吸乳器将乳汁吸出后喂养婴儿；局部用201消炎水（见淋巴结核276页）清洗后，外涂皮炎平霜（见胰腺囊肿），每天2次。

经上法治疗10天后痊愈。

病例2 肖某，女，27岁。初诊：1982年2月2日。

【病史】 患者为哺乳期，婴儿3个月。近2周来乳头破裂，破损痕痒甚。

【检查】 左侧乳头内陷，乳晕部起湿疹，有黄色渗出液；右侧乳头无内陷，乳头破裂，乳晕部皮肤亦有湿疹，潮红，少许渗液；舌红、苔腻，脉弦数。

【辨证】 风盛血躁，湿热内蕴。

【治法】 养血祛风，清热利湿。

【处方】 甘草10克 木贼18克 土茯苓18克 防风18克 蝉蜕6克 柴胡12克 龙胆草10克 生地18克 泽泻18克 乌梢蛇12克（先煎），水煎服。

外治：嘱其暂停直接哺乳，改用吸乳器将乳汁吸出后喂养婴儿。用开水调湿疹散，先熏后洗患部，然后外撒水牛角散（注），每天2次。

按上法治疗8天而痊愈。

【按语】

乳头破裂多见于哺乳期妇女，系指乳头及乳晕部分发生大小不等裂伤成糜烂，而致哺乳困难。如处理不当，可以诱发急性乳腺炎。中医称之为乳头风。乳头破裂多因乳头内陷，被小儿强力吸吮，或小儿出牙后吮乳咬伤所致。日久渗出液较多，可以形成乳头周围湿疹样变，若被化脓性细菌感染可引起急性乳腺炎。中医认为本病多由于肝火不得疏泄，与阳明湿热相合而成。病例1，患者为脾虚肝郁、湿热内蕴而致。以疏肝健脾、清热利湿之龙胆泻肝汤治之。方中的龙胆草、黄芩、柴胡、黄连疏肝清胃泻火；木香、薏苡仁、白术、云苓、甘草健脾利湿，清热和中。热毒盛者可加板蓝根、金银花。外治需暂停直接哺乳，以免继续损伤；用201消炎水洗后涂皮炎平霜，以杀菌、消炎、生肌。病例2，患者乳头破裂兼有湿疹样皮疹，为风盛血燥、湿热内蕴而致。治以养血祛风、清热利湿为大法。方中的生地黄、乌蛇、防风、木贼、蝉蜕养血祛风，土茯苓、龙胆草、柴胡、泽泻疏肝清热利湿。若有乳汁郁积不畅者，加漏芦、通草、路路通。外治用湿疹散熏洗，以清热祛风除湿；后撒水牛角散以清热解毒收敛。

注 水牛角散组成：水牛角粉30克 青黛末30克
制作法：用牛胆汁浸泡水牛角粉1天，烘干，与青黛末和匀。

多囊性卵巢综合征

病例1 陈丽霞，女，25岁。初诊：1990年8月2日。

【病史】 患者13岁月经初潮，此后长期不规则阴道流血，某医院诊断为“青春期无排卵功能性子宫出血”。22岁时因阴道流血不止而在某医院诊刮示：“子宫内膜增殖期”，长期用激素疗法控制月经周期。

来诊时症见：经期第1天，量多、色淡，腹痛，头晕，手足麻痹。

【检查】 面色青白，舌淡苔薄白，脉细弱。

【辨证】 血虚肾亏，摄纳无权。

【治法】 补益肾脏，养血活血。

【处方】 补肾方：

熟地18克 黄精18克 菟丝子12克 桑椹子18克 女贞子18克 杞子12克 肉苁蓉12克 仙茅9克 淫羊藿12克 阿胶12克（烊服） 当归12克 牛膝12克，水煎服。

养血活血方：

当归12克 川芎12克 熟地18克 首乌12克 肉苁蓉12克 赤芍12克 白芍12克 泽兰10克 益母草18克 鸡血藤30克 生蒲黄9克 牛膝9克。水煎服。

嘱服补肾方14剂后，再服养血活血方7剂，共21剂为1周期。

患者共服用了4个周期，在用药过程中结婚，用药第4个周期即怀孕，分娩一男婴，健康。

病例 2　黄美珍，女，34 岁。初诊：1989 年 10 月 20 日。

【病史】　患者结婚 7 年未孕。自 16 岁月经初潮，每 5～8 个月一行，量多，持续 5～6 天。曾在本市某医院作输卵管通液术示："输卵管通畅"，妇科检查正常，阴道细胞涂片示"雌激素轻度影响"，子宫内膜活组织检查示"子宫内膜为增殖期"，尿 17-羟皮质类固醇 10.24μmol/24h，17-酮类固醇 36.235μmol/24h；基础代谢 +7%，诊断为"多囊性卵巢综合征"。经用西药绒毛膜促性腺激素、乙烯雌酚、维生素 E 等治疗，未效而来诊。

来诊时症见：闭经 9 个月，头晕，腰痛，膝冷，手指麻痹。

【检查】　面色不华，舌淡暗边有瘀点、苔薄白，脉沉细涩。

【辨证】　肾虚血亏。

【治法】　补肾养血，活血祛瘀。

【处方】　补肾方、养血活血方，见病例 1，略。

服药周期，也与病例 1 相同。经 5 个周期治疗，月经正常，怀孕，足月分娩一女婴，健康。

病例 3　谢妹，女，33 岁。初诊：1990 年 3 月 6 日。

【病史】　患者 24 岁结婚，夫妻同居 5 年未孕，经某医院诊为"多囊性卵巢综合征"，于 29 岁时行双侧卵巢楔形切除术。术后偶有双相基础体温，但至今未孕，而来诊治。

【检查】　面色不华，神疲，舌淡暗，脉沉细。

【辨证】　肾虚血亏。

【治法】　补肾养血，活血祛瘀。

【处方】　补肾方、养血活血方见病例 1，略。

服药周期亦同病例 1。第 6 个周期末用药即怀孕，孕期顺利，剖腹产分娩一女婴，健康。

【按语】

多囊性卵巢综合征多发生于 20～40 岁生育期年龄，是造成月经异常、不孕的主要原因之一。西医手术治疗及周期疗法效果不甚理想。中医学治疗月经病有丰富的临床经验。肾主生殖，治疗月经病及不孕多从调肾着手。笔者临床采用补肾及养血活血的治疗方法，治疗本病，疗效较满意。

用药周期能否有效，主要取决于卵巢中卵泡发育情况。因此有的用药第1个周期有效，第2个周期不一定有效；有的用药几个周期才出现一次双相基础体温，或在停药后1或2个月才出现双相基础体温。既往有过排卵功能的患者，或治疗前出现过双相体温，一般治疗时再次出现双相体温的可能性较多，反之则较少。亦即下丘脑-垂体-卵巢轴的失调并非不可逆时，治疗效果较好。

排卵功能是受下丘脑-垂体-卵巢之间的功能所调节，用补肾法能恢复排卵功能，可能是通过调节下丘脑-垂体-卵巢轴之间养血活血，改善微循环、增加血流量等作用。

席汉氏病

病例1 林××，女，34岁。初诊：1983年3月12日。

【病史】 患者于1980年9月因产时胎盘滞留致大失血休克，经抢救后脱险。产后无乳，头晕，乏力，嗜睡，厌食，怕冷，耳鸣，听力下降，闭经，乳房及生殖器萎缩，性欲下降，阴毛、腋毛脱落，头发稀疏、发黄，心悸易惊，经某医学院附属医院诊断为“席汉氏病”。予终生替代疗法，经用强的松、甲状腺素、乙烯雌酚、黄体酮及中药补肾药等，病情反复。近半年来病情更重，心悸头晕，恶寒纳呆，四肢无力，生活不能自理。

【检查】 心率65次/min，血压10.7/8kPa，形体消瘦，面色苍白，精神萎靡，反应迟钝，声低气怯，毛发稀疏，肌肤甲错，双乳萎缩，下肢微肿，舌淡苔白滑，脉细迟。

妇检：阴毛脱落，子宫、外阴萎缩。

空腹血糖2.2mmol/L；促肾上腺皮质激素12.5Pmol/L，血红细胞计数2.5×10^{12}/L，血红蛋白75g/L；尿常规正常；阴道涂片示雌激素水平低落。

心电图示低电压。

【诊断】 席汉氏病（虚劳）。

【辨证】 气血阴阳俱虚，以阴虚为主。

【治则】 温补肾阴，益气养血，搜风通络。

【处方】 补肾培元汤（自拟方）：

熟地黄 18 克　紫河车粉 1.5 克（冲）　熟附子 12 克　川足 4 条　仙茅 10 克　菟丝子 12 克　天麻 10 克　黄芪 18 克　川芎 12 克　肉桂心 3 克（焗），水煎服。

二诊：1983 年 3 月 19 日。服药 7 剂后精神好转，已有能力外出散步。仍纳差，余无变化。上方加白术 18 克、九节菖蒲 18 克。

三诊：1983 年 3 月 26 日。服药 7 剂后，胃纳可，怕冷减轻，头晕、心悸有所减轻，余下症状亦有改善。守原方。

继服上方，并服本院云茴丸（注），1 个月后临床症状基本好转，月经来潮，量少、色淡，3 天干净。嘱按上法连服 1 个月再进一步复查。

复查上述各项实验室项目，结果全部恢复正常，随访 1 年，月经周期正常。

病例 2　林丽娟，女，29 岁。初诊：1985 年 7 月 14 日。

【病史】 患者 1983 年分娩时大出血，经抢救脱险。产后无乳，乳房萎缩，伴头晕眼花，心慌，气短，腰酸楚，怕冷，四肢不温，纳差。经某医院诊为“席汉氏综合征”，服用强的松、甲状腺片等维持，效果不满意，而来诊。

【检查】 体温 36.2℃，血压 12/8kPa，脉搏 75 次/min；神清，反应略迟钝，面色苍白，毛发稀疏，声低气怯，心悸，乏力，纳差，便溏，四末不温，头晕耳鸣，舌淡苔白，脉细无力。

空腹血糖 2.6mmol/L；促肾上腺皮质激素 13Pmol/L；血红细胞计数 2.8×10^{12}/L，血红蛋白 78g/L；阴道涂片示雌激素水平低落。

【诊断】 席汉氏综合征（虚劳）。

【辨证】 气血阴阳俱虚，以脾肾阳虚为主。

【治法】 温补脾肾，益气养血。

【处方】 温肾培元汤加味：

病例1方加白术15克、当归12克。

复诊：1985年7月21日。服药7剂后，精神好转，面色转润，四肢微温，头晕心悸等症减轻，按原方继服7剂。

继后以上方加补骨脂、淫羊藿等，连服60剂，体重增加，月经恢复正常，毛发新生。复查上述实验检查项目恢复正常。

【按语】

席汉氏病多见于产后大失血致垂体前叶坏死和机能减退的一种综合征。临床表现以内分泌腺功能减退为主，垂体侧叶损伤、坏死的程度、部位及范围的差异等，可产生不同的临床表现，病程平均6～8年，是一种病程较长的慢性疾病。至今西医对本病尚无有效治疗方法，只以激素类药物终生替代支持。笔者在临床实践中，运用中药温补脾肾法治疗本病30余例，疗效满意。笔者认为本病因产后血脱气耗，精血亏虚，而伤脾肾之阳。脾肾为先后天之本。脾肾不足，不仅可出现畏寒肢冷、毛发稀疏、耳鸣耳聋、纳呆、头晕乏力、少气懒言等一系列症状，而且可影响全身气血之调摄，致全身气血阴阳俱虚。本病属中医虚劳范畴，为气血阴阳俱虚，以阴虚为本。根据“虚则补之”的原则，采用温补脾肾的温肾培元汤加减化裁治疗。方中紫河车、熟附子、仙茅、菟丝子、肉桂等均温阳补肾为主药，熟地、川芎养血补血，天麻养血熄风，川足通络走窜，引药直达病所。必要时加白术、补肾脂、淫羊藿等以加强温补脾肾。据现代药理研究表明：附子能兴奋垂体肾上腺皮质系统，具有肾上腺皮质激素样作用；肉桂可扩张血管促进血液循环，增强消化机能。上述药理作用尚待进一步研究，但临床运用温补脾肾法治疗本病，疗效确较为满意，谨供同行参考。

注 云茴丸组成：制川乌、熟附子、桂枝、白术、小茴香、乌蛇、威灵仙、熟地炙甘草、云苓

制法：研末，炼蜜为丸如梧桐子大，约3克重。

功能：补肾壮阳，散寒止痛。

白塞氏病

病例 何丽仪，女，38岁。初诊：1982年9月6日。

【病史】 患者反复出现眼结膜炎、口腔粘膜溃疡、外阴部溃

疡已 3 年。患者从 1979 年 2 月起反复出现口腔粘膜疱疹、瘙痒，几天后出现溃疡、疼痛，同时出现外阴部疱疹、溃疡，眼结膜发红、瘙痒流泪，每次发作持续 7～15 天，约 2 个月左右复发 1 次。曾经多间医院检查诊断为“白塞氏症”，经服用西药治疗效果不明显。最近一次发作是 1982 年 9 月 2 日，无明显诱因又出现眼红、瘙痒、流泪，口唇疱疹破溃、疼痛，外阴部溃疡，瘙痒不适而来就诊。

【检查】 体温 37.5℃，脉搏 90 次/min，心肺无异常，腹软、肝脾扪及无压痛，四肢及神经系统无异常，眼结膜充血、少许分泌物，口唇可见溃破之疱疹黄豆大、充血，牙龈充血，口腔颊粘膜见 3 处浅表溃疡，大阴唇及肛周充血，并有 4 个疱疹浅表溃疡，舌红苔薄黄，脉滑数。

【辨证】 血分热毒，湿热内蕴。

【治法】 清热凉血，祛湿解毒。

【处方】 凉血解毒汤加减：

白头翁 18 克　生地 18 克　玄参 18 克　麦冬 12 克　金银花 15 克　丹皮 12 克　蒲公英 18 克　野菊花 18 克　土茯苓 18 克　水牛角 30 克（先煎）。水煎服。

复诊：1982 年 9 月 13 日。连服上药 7 剂后，眼红消失，口唇疱疹结痂，口腔、外阴溃疡愈合，眼、外阴瘙痒消失。但牙龈及口腔粘膜较充血，口干不欲饮，舌红苔薄白，脉细数。此为湿热已清，阴亏而生内热，拟以滋阴清热，凉血护阴。

【处方】 麦冬 12 克　天冬 12 克　沙参 30 克　玉竹 30 克　金银花 18 克　丹皮 12 克　丹参 18 克　石斛 12 克　赤芍 12 克　淮山 13 克。水煎服。

三诊：1982 年 9 月 28 日。经服上药 14 剂后，上述症状消失。

为防复发，嘱病者每周服上方 3 剂，连服 2 个月。随访 2 年未再复发。

【按语】

白塞氏病是一种反复发作、症状十分复杂的疾病。本病的诊断不难，凡出现眼、口、生殖器三联征者，一般都能及时作出正确的诊断。但在早期，症状仅部分出现，诊断较困难。本病的病因，目前还不十分清楚，故对其治疗尚感到困难。笔者临床上运用中医辨证，治疗本病取得较满意疗效。笔者根据本病的特殊症状，如皮肤粘膜潮红、疱疹、溃烂等，认为多属于血分热毒、湿热内蕴，治则宜清热凉血、祛湿解毒，以凉血解毒汤加减治疗。方中水牛角、玄参、丹皮、生地、麦冬清热凉血、滋阴，蒲公英、野菊花、金银花清热解毒，白头翁、土茯苓祛湿清热。因本病以热为主，在初诊服凉血解毒汤3剂后，症状虽明显好转，但病邪日久，肝肾阴亏，虚热显露，故在治疗时注意顾护阴分，拟以滋阴清热、凉血护阴之剂。用麦冬、天冬、沙参、玉竹、石斛滋养肝肾、护阴生津，丹参、赤芍、丹皮凉血活血，淮山补气健脾。连服2月余，病告痊愈，至今未复发。

经期撞红引起眩晕抽搐症

病例 朱××，女，22岁，初诊：1985年3月8日。

【病史】 患者平素体质较弱，易感冒，月经14 $\frac{4\sim5}{26\sim31}$，末次月经1985年3月4日，经色、量无异常；经前有腰酸、腹痛、耳鸣、心悸、咽喉梗阻感、困倦、乏力、胸闷。今年2月结婚，2天前月经未净而行房事，突然少腹疼痛、胸闷、恶心、痰多、心烦不安、眩晕、自觉气上冲头部、四肢不自主抽动，持续约30分钟后朦胧入睡。醒后仍眩晕、下腹痛、四肢抽搐、精神紧张，极度恐惧。到某医院检查，诊为“精神分裂症”，经治疗不效，脑电图未见异常，而来求治。

【检查】 面色青白，神清，对答切题，精神紧张、恐惧不安，气短痰鸣，舌淡红苔白，脉弦细。

【辨证】 精血亏虚，肝风内动，痰阻气机，神失内守。

【治则】 养血熄风，行气化痰。

【处方】 熟地24克 女贞子15克 法夏15克 当归12克 白芍15克 甘草9克 麦芽30克 白术15克 丹参18克 云苓18克 柴胡12克 钩藤12

克（后下），水煎服。

复诊：1985年3月12日。服药3剂后，一切症状如上，胸闷较前加剧。嘱患者坚持治疗，上方加川足2条、全虫12克。

三诊：1985年3月20日。服药7剂后，抽搐减少，余症亦减轻，睡眠中仍有四肢抽搐、多梦，醒后乏力，无腹痛。患者对治疗已树立信心，上方不变，继服。

四诊：1985年4月5日。服药15剂后，症状明显缓解，无痰、无眩晕、睡眠可、无抽搐、精神可，偶尔四肢有发紧感，月经已至。经前轻微腹痛，腰酸，经量、经色正常，舌淡红、苔白，脉细。此时应以补益精血、平调阴阳为主。

【处方】 熟地24克　女贞子15克　当归12克　白芍15克　炙甘草10克　熟枣仁18克　白术15克　云苓18克　九节菖蒲18克　淮山30克　山萸肉18克　泽泻18克。水煎服。

五诊：1985年4月15日。服10剂药后症状已完全消失，精神、胃纳好，月经持续4天已干净，行房事无不适。嘱患者不需服药，注意休息，吸取教训，避免房劳。

【按语】

患者平素体弱，正值新婚蜜月，房劳不节，肝肾为之戕伤。加之本次经来未净，即行房事，民间称之为“经期撞红”。“经期撞红”乃致胞宫受损，肝肾被伤，阴血不足，血不荣筋，筋脉失于濡养，虚风内动，故四肢抽搐；肝失调达，郁而不畅，痰阻气机，故眩晕、下腹痛、胸闷、恶心、痰多；血不养神，神失内守，则心烦不安、精神紧张、惊恐。对此病，西医学认为经期子宫内膜剥落，若行房极易引起细菌感染，因无感染表现，故不成立。但根据临床症状，多诊断为“神经官能症”、“精神分裂症”等病，治疗多无明显效果。而中医通过辩证，指导用药，疗效满意。如本例患者，体虚加之房劳过度而致本病，治疗先以养血熄风，行气化痰为主，标本同治。待初见成效后，改为平调阴阳、填精养血以扶正，正胜邪无可乘之机。本病来势迅猛，但只要用药对症，治疗并不复杂，不像一些“撞红可死人”的传说那样可怕，患者应放下思想负担，配合治疗。

挟色伤寒

病例1 欧×，男，36岁。初诊：1986年6月21日。

【病史】 患者于1986年3月因腰酸疲倦、面目浮肿、头痛、小便频数，经某医院诊断为“肾炎”。4个多月来，长期服用激素及消炎药治疗“肾炎”病愈。但仍经常头痛耳鸣，腰酸疲乏。6月14日房事后突然恶寒，手足厥冷，头重不欲举。某医生以外感治疗1周，病情日趋严重。

来诊时症见：精神恍惚，胸翳心悸，呕吐清水，腰背酸痛，小腹胀痛，阴中拘紧。

【检查】 体温36.2℃，面色苍白，舌淡、苔白，脉沉伏。

血常规：白细胞计数5.8×10^9/L，中性0.65，淋巴0.35；尿常规：正常。

【辨证】 阳虚血亏，寒滞经络。

【治法】 温经散寒，养血通脉。

【处方】 防桂温经汤：

防风15克 桂枝12克 大枣24克 当归12克 细辛6克 炙甘草6克 木通6克 吴茱萸12克 生姜4片 熟附子12克。水煎服，复渣再服。

复诊：1986年6月24日。服药3剂后，畏寒、呕吐、四肢厥冷消失，其它症状改善，脉沉细。按原方减吴茱萸，再服3剂。

三诊：1986年6月27日。诸症基本消除，时有四肢麻痹、小腹及阴中仍有些隐胀感。

【处方】 防风15克 桂枝9克 白芍12克 熟附子12克 小茴香9克 干姜9克 白术15克 云苓15克 大枣4枚，水煎服。

服药5剂后病愈。

病例2 李××，女，30岁。初诊：1987年7月3日。

【病史】 平素体虚，2年来经常失眠，多梦心悸，月经期易感冒，经某医院诊断为“神经衰弱”。1周前因劳累晚上与丈夫饮酒后房事，突然寒热交作，头痛头晕，心烦欲呕，胸胁痛、身体伸屈时更甚，神志恍惚，胡言乱语，晨旦谵妄消失，神清又如常人。曾在某医院诊为“精神分裂症”，用西药镇静剂治疗，谵语不能控制，而来就诊。

来诊时症见：由家人扶持来诊，面色淡白，精神疲惫，头痛眩晕，胸胁痛，往来寒热，心烦心慌，厌食欲吐，二便通调。

【检查】 体温37.6℃（腋探），舌质淡、苔白，脉轻取微浮重按弦。

血常规：白细胞计数$8.4\times10^9/L$，中性0.75，淋巴0.25；尿常规：正常。

【辨证】 邪犯少阳，热入血室。

【治法】 调和营卫，和解表里，养血安神。

【处方】 柴胡12克 黄芩9克 党参12克 当归9克 法半夏10克 荆芥穗9克 酸枣仁12克 大枣6枚 龙齿24克（先煎） 合欢皮12克 生姜3片 丹参12克 水煎服，入夜复渣再煎。

复诊：1987年7月6日。服药3剂，当服第1剂的当夜烦燥、谵语消失，头痛、寒热、胸胁痛均减，能进食，舌苔渐退，脉和缓。按前方减荆芥穗，再服2剂。

服药后诸证悉解。嘱患者健身及饮食调养。

【按语】

西医学中没有挟色伤寒之记载，但在民间流传甚广，常有所闻。笔者在临床上遇到数例患者在来诊时，均精神紧张，心理负担甚大，以为患了难治之症。实际上这种病证在临床上也比较多见。

伤寒夹色一病，中医学文献中早有记载，认为多由房事后感邪而发病，或劳累后房事而伤肾。如《伤寒论》云：“伤寒刚愈房事，致病复发。”又云：“伤寒阴阳易之为病，其人身重，少气，少腹里急，或引阴中拘挛，热上冲胸、头重不欲举，眼中生花，膝胫拘急者，烧裈散主之。”《伤寒蕴要》云：“治夹阴伤寒，失因欲事后感邪，阳衰阴尽，六脉沉伏，小腹绞痛……四肢逆冷，呕吐清水……”。清代《医宗金鉴》中有“阴阳易病”，即男子病后刚好转但未完全康复，同妇人行房得病的叫做“阳易”。相反，女子同男子行房而得病叫做“阴易”。

笔者认为，挟色伤寒患者多是体虚，正气不足，房事后外邪入侵而发病。如《黄帝内经》云：“邪之所奏，其气必虚。”病例 1，因久病体虚，阳气不足，房事而更伤精血。精血亏损，外邪乘虚而入，阳虚血亏受邪，寒滞经络，血液运行不畅，乃正虚寒盛而成厥逆之症，故出现恶寒、手足厥寒、脉微欲绝、肢体痹痛、少腹里急、阴中拘挛等症。自拟防桂温经汤，以温经散寒，养血通脉。方中防风、细辛、生姜祛风散寒；桂枝、附子、木通温经通脉；白芍配当归甘温，养血和营；大枣、炙甘草补脾而调和诸药；吴茱萸温胃有散寒；小茴香暖肝肾行气。诸药同用，共奏温通血脉、内充脏腑、外达经络之功。病例 2，因邪犯少阳，热入血室，属少阳枢机不畅，以小柴胡汤加减，调和营卫表里为主，佐以养血安神。少阳位于半表半里，邪犯少阳，邪正相争而往来寒热；少阳胆火上炎而头晕目弦、心烦欲呕；少阳经循行胸胁，经气郁遏而胸胁痛、伸屈不利等。方用柴胡为主，清解少阳之邪，疏畅气机；黄芩为辅，协助柴胡清少阳之邪热；配荆芥穗祛血中之风，有治热入血室之功；党参、大枣、法半夏补中扶正；当归、酸枣仁养血宁心安神；龙齿配合欢皮镇怯安神，具有解郁安神和血之功；炙甘草调和诸药。

笔者认为，为了预防本病发生，病后体虚者宜节欲养身；酒后或劳累后，要避免房事；外感新愈及疾病未愈或忧虑受惊后，亦应避免房事；并且房事时应避免当风着凉。

儿　科

婴儿臌胀

病例　刘颖瑜，男，2个月。初诊：1981年11月11日。

【病史】　患儿右腹部高隆胀大月余，即往某医院诊治，未作明确诊断，腹大待查，后转我科治疗。

初诊症见：患儿腹部臌胀，青筋外露，午后潮热，食减，常呕吐，肌肤甲错，夜啼不安，烦躁不宁，小便短而黄，大便难行。

【检查】　发育不良，形体消瘦，面色萎黄，舌边尖红、苔灰黄腻，脉滑数，指纹青紫；肝脾质稍硬，但未扪及结节或包块；右腹臌胀突出6×8×5cm大，按之软。

【辨证】　湿热蕴结，浊水停聚，肝脾不和，正虚邪实。

【治法】　疏肝理脾，行气消胀。

【处方】　川朴3克　枳壳3克　大山楂6克　佛手3克砂仁3克　法夏3克　僵蚕3克　小蜈蚣1条　大腹皮3克，水煎服。

复诊：1981年11月14日。服药3剂后腹胀稍减，昨因感受风寒，发热（体温39.8℃），咳嗽，痰鸣气喘鼻扇，腹胀如前，大便未解，小便短黄，舌边尖红、苔白腻，脉滑数。为风邪乘肺，水湿泛滥三焦为患，拟以疏肝行气，上下分消之法。

【处方】　蝉蜕3克　钩藤6克　防风3克　苏叶3克　杏仁6克　川朴3克　佛手3克　大腹皮3克　僵蚕3克，水煎服，4剂。

三诊：1981年11月18日。药后，感冒已减，喘咳较轻，腹胀明显消退，但仍午后发热，目眶凹陷。谨守病机，疏肝理脾，行气消胀。

【处方】 枳壳3克 川朴3克 素馨针1克 佛手3克 砂仁3克 法夏3克 僵蚕3克 大腹皮3克 小蜈蚣1条，水煎服。

四诊：1981年11月25日。上方连服7剂，腹胀渐减，但大便不畅，全身皮肤湿疹泛发，有部分溃烂，小便短黄，舌苔黄腻，脉滑数。此属湿热内蕴，毒邪溢于肌肤，拟行气燥湿，清热解毒之剂。

【处方】 黄连1克 蝉蜕3克 地肤子3克 茵陈6克金银花6克 大腹皮3克 僵蚕3克 川朴3克 小蜈蚣1条，水煎服，7剂。

五诊：1981年12月3日。全身湿疹已减，臌胀渐小，精神较好，大便通畅，小便清，舌苔薄腻，脉略数。效不更方，守方续服。

六诊：1982年1月5日。上方连服30多剂，臌胀完全消失，形体略胖，唯面色淡白，食欲不振，大便稀溏。此为邪去正虚之故，拟以益气健脾，疏肝理气以巩固疗效。

【处方】 党参3克 白术6克 茯苓6克 炙甘草2克砂仁3克 北芪6克 象牙丝2克 郁金3克 麦芽6克，水煎服，5剂。

于1982年10月2日随防，患孩身体健康，较前明显增胖，余无不适。

【按语】

臌胀一类疾病，病理错综复杂，临床症状常虚实混淆，为临床难治病之一。《婴童百问》痞结条说：热气蕴于胸膈之间，留饮聚于腹胁之内，于是荣卫不能流行，脏腑不能宣通，内胀满而致痞结，势使然耳，此实热之症也。笔者根据患儿脏腑娇嫩，形气未充，脾运不健，湿热内蕴，疏泄失常。以致浊水聚于腹内，即发为臌胀；湿热郁于肝胆，透发于外即现面黄；肝气犯胃则呕吐；“胃不和则睡不安”，故患孩夜啼不安，烦躁不宁；湿与热交蒸，阳明热盛，膀胱为邪热所扰，故又兼见便秘溺黄之症；苔灰黄腻，脉滑数亦为湿热之象；所以诊为湿热臌胀。在治疗过程中，初诊根据肝脾两脏受病的机理，以疏肝理脾，行气消胀法；继因正虚邪盛，水湿泛滥，三焦壅遏，外寒乘袭，病势增剧，若不祛邪，则邪愈炽而正愈衰，故用疏肝行气，上下分消之法；后因水湿热毒内外作祟，而出现弥漫性湿疹，又集中兵力行气燥湿，清热解毒，大量地驱逐病邪，有效地保存正气，促进了健康的恢复。

小儿睾丸鞘膜积液

病例 1 黎俊，男，2.9岁。初诊：1981年7月10日。

【病史】 家长诉：于1个月前发现患儿右侧阴囊逐渐肿大，无疼痛、发热，阴囊大小与体位、咳嗽、挤压无关，经某医院诊断为“睾丸鞘膜积液”，需手术治疗。因患儿父母不同意手术，来我科治疗。

【检查】 舌苔薄白，脉滑数；阴囊右侧肿如鸡蛋大，质软，触之有囊性感，微有波动，局部无热痛，卧位时肿胀亦不见减轻，按压肿物不能还纳，透光试验阳性。

【辨证】 冷风外袭，气滞湿停，阻遏经络。

【治法】 理气除湿，通络散结。

【处方】 台乌3克 桂枝3克 川楝子6克 小茴香3克 猪苓9克 木通6克 白术9克 泽泻6克 桔络6克，水煎服，每天1剂。

复诊：1981年7月14日。上方进4剂后，阴肿渐消，饮食睡眠和大小便均正常。再守前方，服4剂。

三诊：1981年7月18日。阴肿症状虽有好转，但尚未尽消，以上方加用灯笼草6克、山楂4克，进6剂后，积液完全消失，两侧阴囊等大，透光试验阴性。经追踪半年未见复发。

病例 2 谭永进，男，5岁。初诊：1981年9月5日。

【病史】 家长诉，于5个月前发现患儿左侧阴囊肿大，胃纳欠佳，大便时溏，小便微黄。曾到某医院检查，诊为“睾丸鞘膜积液”。

【检查】 舌苔白微黄，脉滑略数；阴囊肿大呈椭圆形，约3×3cm，皮肤光滑，皮色正常，触之有囊性感，透光试验阳性。

【辨证】 伤食积滞，气郁湿停。

【治法】 宽中导滞，行气除湿。

【处方】 神曲9克 山楂12克 灯笼草9克 泽泻9克 枳壳6克 青皮6克 川楝子9克 小茴香3克 木通9克 白术9克，水煎服，每天1剂。

复诊：1981年9月8日。服药3天，鞘膜积液稍有减轻，食欲增进，大小便正常。继守前法治疗至1981年9月16日，鞘膜积液已明显消减。治疗至1981年9月28日，鞘膜积液已基本消失，共治疗23天而痊愈。

【按语】

睾丸鞘膜积液相当于中医“水疝”的范围。张子和《儒门事亲》中认为：此证多由肾虚复感风寒，湿流囊中所致。《医宗金鉴》云：诸疝厥阴任脉病。笔者认为，此病的发生，是由于小儿“脏腑娇嫩形气未充”，气血容易逆乱，卫外功能未固，若因调护不宜，饮食不慎，或是湿热之气与风冷之气客于少阴、厥阴两经，致使经络之气不得流通，就会引起脏腑功能障碍，导致水湿不化，流蓄囊中而成此证。由于本病涉及肝、脾、肾三脏，主要病机在于气滞湿停，故一般多属实证，治宜温肾化气，疏肝散结，健脾利湿。

基于上述理法，在治疗本病的经验方中，运用台乌辛温走下以温肾化气；川楝子入肝经而散郁结，能解疝气之凝滞；小茴香辛温，入肝化气，芳香化浊，醒脾以通阳助运；桂枝有通行血脉（具有扩张血管）的作用，并能刺激粘膜吸收，排除积气、积液；桔络能活血利气，通经络之湿滞，又能驱皮里膜外之积液；白术健脾；泽泻、木通、猪苓利水渗湿；灯笼草为排积液，利水道要药，如病例1，加灯笼草进服6剂，阴肿尽消，由此可见，该药对湿蓄囊中有良效；对伤食积滞患者，宜配神曲，能健脾消食行气；山楂味酸消解积滞，亦有较强收敛作用，能制止鞘膜分泌，促进积液吸收；青皮有舒气破积散结之功。上述诸药灵活运用，可达到使鞘膜积液排除的功效。

婴儿湿疹

病例1 李沛贤，男，7个月。初诊：1982年3月2日。

【病史】 家长代诉：患儿出生后2个月，头顶即有数颗红色丘疹作痒，其母用“驱风油”搽后，症状反而加重，逐渐发展到面部、环颈及胸前部，糜烂流水，遇热痒甚，烦躁不宁。母乳喂养，胃纳尚好，大便结，小便黄。曾在某医院治疗半月，效果不显。

【检查】 患儿面色红润，左颧部及颈下、胸前有两处分别如铜币和巴掌大小的皮疹区，水疱密集成片、色鲜红，部分皮损溃破，有黄色腥臭分泌液渗出，边缘有脓点。

【辨证】 湿毒蕴热，积于胃肠。

【治法】 清热解毒，利湿。

【处方】 黄莲 1.5 克　金银花 4 克　大青叶 4 克　春砂仁 2 克　白头翁 4 克　土茯苓 4 克　淡竹叶 4 克，水煎服。

外治：用 201 消炎水（见淋巴结核 276 页）湿敷，再用水牛角散（见乳头皲裂 411 页）撒于患处，每天 1 次。

复诊：3 月 5 日。服 3 剂及外治后，胸前及面部渗出液停止，脓点消退，皮损大部消退，痒感减轻，患面趋于干燥。唯大便时带有少许奶瓣。前方去白头翁、大青叶，加山楂 4 克、麦芽 12 克，服 2 剂而愈。

病例 2　邵丽贞，女，1 岁。初诊：19777 年 8 月 8 日。

【病史】 家长代诉：患儿 2 个月前脐周起数颗红疹作痒，日渐扩大，蔓延到双下肢亦有数处湿疹痕痒区。未经任何治疗。胃纳尚可，大小便通调。

【检查】 患儿营养中等，面色较黄，舌淡；脐周有 3×2cm 湿疹区，双下肢内侧亦有 2×2cm 的湿疹区 4 处，患面有暗红疹子及水疱，抓破而流出较多淡黄色液体，有皮痂。

【辨证】 湿热困脾，外发肌腠。

【治法】 清热利湿，佐以健脾。

【处方】 云苓皮 6 克　川萆薢 4 克　土茯苓 4 克　白术 3 克　枳壳 2 克　地肤子 3 克　春砂仁 2 克，水煎服。

外治：用湿疹散（见脐痈289页）撒敷患处，每天1次。

上方连服7剂及外治后，腹部及下肢皮损渗液停止，皮肤渐干燥，但仍有少许新皮疹出现。前方再进3剂及外敷湿疹散后，痒痕消失，皮肤光滑，临床治愈。

【按语】

婴儿湿疹，在中医古代文献上称为胎癥、奶癣、胎风、胎赤等，名目繁多。《医宗金鉴·外科心法要诀》中描述得较为确切：癥疮始发头眉间，胎中血热受风缠，干痒白屑湿淫水，热极红晕类火丹。又说：此证生婴儿头顶，或生眉端，又名奶癣。痒起白屑，形如癣疥，由胎中血热，落草受风缠绵，此系干癥。有误用烫洗，皮肤起粟，瘙痒无度，黄水浸淫，延及遍身，即成湿癥。

婴儿湿疹是小儿科常见病多发病之一。以局部红斑、丘疹、水疱，有分泌液渗出、糜烂、瘙痒和反复发作为其主要特点。

本病的成因多由乳母过食辛燥热物，通过母乳的传送，致使婴儿脾为湿热所困，运化失职。更兼婴儿为稚阳之体，元气未充，湿热之邪袭于腠理，则内外之湿热相搏结，即成本病。若湿热与风邪相兼，则善行数变，瘙痒明显，彼伏此起；若湿热化火，蒸腾津液，则又表现为溃烂流水，患处皮肉鲜红。根据临床特点可分为热毒型和湿热型。

1. 热毒型：局部皮肤潮红，抚之灼热，瘙痒不堪，抓破后流出黄稠分泌物，味多腥臭，或皮疹边缘可见黄色脓点；一般起病急骤，啼哭烦躁，大便干结或稀而臭秽。

治法：清热解毒，佐以利湿。

方药：黄连2克　金银花4克　大青叶4克　春砂仁2克　白头翁4克　土茯苓4克　淡竹叶4克，水煎服。

方中以金银花、大青叶清热解毒为主；辅以黄连、白头翁清脾胃之积热；春砂仁性微温健脾且能燥湿，以防上药苦寒伤正；土茯苓、淡竹叶清热利湿。若瘙痒较剧者加防风、白鲜皮；若毒热较重，出现高热、便结、小便黄、性情急躁、啼哭不止者，可加羚羊骨3克、水牛角6克，另煎加入药汤中。

外治：用201消炎水湿敷，或用水牛角散撒于患处。

2. 湿热型：局部皮疹淡红，痒感较轻，多有浅黄色分泌物渗出，无异味，有结痂和脱屑；大便次数增多。

治法：利湿清热为主，助以健脾。

方药：云苓皮4克　川萆薢4克　土茯苓4克　白术2克　枳壳2克　地肤子2克　春砂仁2克，水煎服。

方中白术、春砂仁健脾燥湿；云苓皮、川萆薢、土茯苓清热利湿；地肤子祛风止痒；枳壳理气和中。

外治：用湿疹散调敷，每天1次。

病例1，患儿因饮食失调，胃肠积滞，湿蕴化热，发于皮肤乃成湿疹，投以清热解毒利湿之剂而告愈。病例2，患儿虽亦湿热所致，然兼有面色黄，疹子色暗，患面所流淡黄色分泌液，皆属脾为湿困之象。治疗上运用清热利湿，佐以健脾的方法而收功。若病情较轻，单用外敷药疗效亦颇佳，可免婴儿服用汤药不便之难处。

小儿紫癜

病例1 陈全仁，男，10岁。初诊：1981年9月19日。

【病史】 患者发热、全身不适，伴腹痛4天。经当地医院诊断“蛔虫症”，给服驱虫剂及退热药，症状未见改善，只排出蛔虫数条。但腹痛未得缓解，皮肤出现瘀斑，而来治疗。

来诊时症见：高热、肌肤灼热，口臭腹胀，解出酱油色大便，小便黄短。

【检查】 面色苍黄，体温39.6℃，臂部及两下肢紫色瘀点稠密、压之不褪色，脐周压痛，舌红、苔黄腻而厚，脉滑数。

血常规：血小板计数156×10^9/L；大便隐血阳性，蛔虫卵阳性。

【辨证】 肠胃积热，损伤络脉。

【治法】 清热导滞，凉血化斑。

【处方】 使君子18克　生石膏24克　槐花12克
川厚朴10克　木香12克　地榆炭10克　佛手18克
水牛角30克　火炭母30克　大黄10克（后下），水煎服。

复诊：1981年9月22日。服药3剂后，日解酱油样大便3次，量多奇臭，夹有小蛔虫数条；身热已退，腹软痛缓。但瘀斑仍未见退，齿龈溢血，舌红、苔黄腻转薄，脉仍滑数。此仍热入营血，迫血妄行。拟以清热凉血，化斑解毒。

【处方】 羚羊骨18（先煎） 水牛角30克（先煎） 紫草12克 丹皮12克 仙鹤草18克 生石膏30克 玄参12克 赤芍12克 地榆炭10克 山楂炭10克，水煎服。

三诊：1981年9月29日。服药1周后，诸症已减，腹痛消失，齿衄已除，紫癜隐退，大便潜血（—）。效不更方。

四诊：1981年10月14日。继用上方2周，诸症消失而康复。

病例2 沈玉珍，女，7岁。初诊：1986年7月2日。

【病史】 患者反复全身皮下出血4个月，曾在广州某医院骨穿确诊为“原发性血小板减少性紫癜”。经用激素、免疫抑制剂、维生素等治疗，症状未见改善，而来诊治。

来诊时症见：五心烦热，睡眠多梦，夜间盗汗，午后低热，咽干燥，食欲不振，大便干结，小便赤短。

【检查】 面色暗黄；皮肤散在性针尖样出血点，以下肢较多，色鲜红、压之不褪；舌边尖红绛、苔薄黄而干，脉弦细数。

血常规：红细胞计数 2.5×10^{12}/L，白细胞计数 6.1×10^{9}/L；血小板计数 41×10^{9}/L。

【辨证】 阴虚内热。

【治疗】 滋阴清热，凉血化瘀。

【处方】 女贞子12克 五味子10克 丹皮10克 知母10克 生地12克 玄参12克 紫草12克 仙鹤草12克 赤芍12克 水牛角30克（先煎），水煎服。

复诊：1986年7月6日。服上药4剂后，诸症减轻，皮下瘀点色泽转淡；仍有低热，盗汗较多，烦躁，胃纳欠佳，便秘溲少。继予上方减女贞子，加玳瑁18克（先煎）、地骨皮10克。

三诊：1986年7月16日。继服上方10剂后，查血小板计数 90×10^{9}/L，皮下瘀点紫斑继续消退，睡眠转佳，低热盗汗已好转，二便畅通；尚见两下肢散在瘀斑如红豆大小，舌红苔薄黄，脉细数。效不更方，继用上法。

四诊：1986年7月30日。再服上药2周，查血小板计数176×10^9/L，全身瘀斑消失，诸症基本获愈。唯胃纳不佳，口干不欲饮。此仍胃阴不足，难以消化所致。拟以益气养阴、健胃行气之剂。

【处方】 太子参12克　白术10克　佛手12克　郁金12克　知母10克　白芍10克　麦芽30克　丹皮10克　生地12克　旱莲草18克，水煎服。

五诊：1986年8月13日。服上方2周后，食欲大振，体重增加，面色红润，诸症消失而获痊愈。

病例3　郭华，男，10岁。初诊：1984年5月12日。

【病史】 患者面部、背部及口腔上腭有散在性出血点4天，即在本市某医院住院治疗。检查血红蛋白95g/L，白细胞计数8.1×10^9/L，淋巴0.6，中性0.39，大单核0.1；血小板计数20×10^9/L，出血时间2分，凝血时间4分10秒；骨穿有核细胞增生较活跃，各系增生显著低下；肝肋下1.5cm，脾未扪及。诊为“原发性血小板减少性紫癜”。给予输血、激素、抗炎等治疗10天，症状未见好转而来治疗。

来诊时症见：自汗较多，语声低微，胃纳欠佳，大便溏薄、日2～3次，小便正常。

【检查】 面色苍白，精神较差，面部及背部有散在性出血点，舌淡红，脉沉弱。

【病史】 脾虚不摄。

【病史】 益气健脾，调营摄血。

【病史】 补中益气汤加减：

党参12克　北芪15克　白术12克　升麻6克　柴胡6克　炙甘草10克　当归6克　广木香6克　地榆炭10克　山楂炭10克，水煎服。

复诊：1984年5月19日。服上方1周，皮下出血得以控制，未见新出血点，自汗减轻，食欲增进，大便溏、日1次，舌淡白，脉沉弱。查血小板计数80×10^9/L。继服上方。

三诊：1984年6月3日。服上方2周后，诸症大有好转，皮肤紫癜渐见隐退，精神好转，面色略转红润，情绪活泼，二便正常。继用上方10剂，以巩固疗效。嘱2个月后回院复查，皮肤无出血点，血小板计数$160\times10^9/L$，已获全愈。

【按语】

小儿紫癜是儿科常见出血性疾病之一。以皮肤出现紫点或瘀斑，压之不褪色为特征，常伴有鼻、齿龈、关节、内脏等出血。本病属中医学肌衄、斑毒、血证范畴。《诸病源候论·斑毒候》中说："斑毒之病，是热气入胃，而胃主肌肉，其热气夹毒，蕴积于胃，毒气熏入于肌肉，状如坟虱所啮，赤斑起，周匝遍休。"《外科正宗·葡萄疫》说："其患多生小儿感受四时不正之气，郁于皮肤不散，结成大小青紫斑点，色若葡萄，发在遍体头面。"这些记载与紫癜临床特征颇相类似。

中医学认为，本病的病因病机不同，或因小儿体质柔弱脏腑娇嫩，气血未充，经脉未盛，卫外不固，肠胃脆薄；或外感风热邪毒，灼伤脉络；或内蕴湿化火，损及胃络；或肾阴不足，虚火内炽；或脾胃虚弱，统摄无权。上述因素，皆能导致血不循经，溢于脉外，渗入肌肤则为瘀点、瘀斑。血随火升，上窜肺窍，则为鼻衄；热伤胃络，可见吐血、齿衄；下注肠道，则为便血；热伤膀胱和肾则为尿血。

笔者依据本病的临床表现、起病新久和表里虚实，分为以下3型，进行辨证施治。

1. 胃肠积热型：症见面色萎黄，食欲不振，脘腹膨胀，恶心呕吐，脐周作痛拒按，大便褐色，小便短赤，紫癜稠密（以下肢为主）；舌红苔黄腻，脉弦滑数。治宜清热导滞，凉血化斑。方用大黄、生石膏、槐花、地榆炭、佛手、水牛角、川厚朴、木香等。其中生石膏直清胃热，川厚朴、佛手、木香行气导滞，大黄清热泻下，槐花、地榆炭清肠凉血，水牛角凉血化斑。病例1，为肠胃积热型，经用清肠导滞、凉血化斑治疗，使肠胃热清，衄随积下而获愈。

2. 阴虚内热型：症见形体消瘦，面色暗黄，五心烦热，烦躁口干，全身散在性瘀点或瘀斑，常伴有鼻衄，齿衄，便血，尿血、血色鲜红，舌边尖红、苔薄黄，脉细数。治宜滋阴清热，凉血化瘀。方用五味子、丹皮、女贞子、知母、生地、玄参、紫草、仙鹤草、赤芍、水牛角。其中水牛角凉血解毒，为消斑主药；生地、玄参、丹皮、知母滋阴清热，使阴滋火降则血自止；五味子、女贞子滋养肝肾；紫草、仙鹤草凉血止血。病例2，为阴虚内热型，乃因先天肝肾不足，阴虚火动，逼血妄行，外溢皮肤所致。故拟滋阴清热，凉血散瘀法，经月余治疗，瘀斑消失，身体康复。

3. 脾虚不摄型：症见面色萎黄，神疲懒言，自汗较多，胃纳差，全身散在细小出血点，或伴有鼻衄，便衄，舌淡苔白，脉细软。治宜益气健脾、补气摄血，方用补中益气汤加减。方中党参、北芪、白术、炙甘草甘温益脾气，气足以摄血；当归、白芍补血调营；山楂炭、地榆炭清肠止血；佐以升麻升提中气，木香理气助运，使补而不滞。病例 3，为脾虚不摄型，患孩素体脾气虚弱，统摄无权而致血渗皮下，形成紫斑。运用益气健脾，调营摄血法，使脾气旺盛，化源充裕，而血自宁谧。

骨 科

颈 椎 病

病例1 潘志华，男，52岁。初诊：1980年3月4日。

【病史】 患者颈部疼痛，不敢活动，右臂及手指麻木疼痛已1年余。经检查，诊断为“颈椎综合征”。曾在4间医院用中西药及针灸治疗，均未见效，且病情日渐加重，痛致寝食不安，夜不能寐，以至卧床不起2个多月。经介绍来我科治疗。

【检查】 慢性病容，精神萎靡；舌质淡红、苔薄白；颈旋转及俯仰均受限，颈椎5～6棘突间压痛并放散至右臂，右前臂外侧感觉迟钝。

X线摄片显示：颈椎5～6椎间孔均变窄，呈增生改变。

【辨证】 肾气不足，卫阳不固，邪气入侵，血行不畅，经络阻滞。

【治法】 补肾气，强筋骨，活气血，止痹痛。

【处方】 熟地30克　肉苁蓉30克　熟枣仁18克　珍珠母30克　淫羊藿12克　玳瑁30克　豨莶草30克　威灵仙18克　鸡血藤30克，水煎服，8剂。

外治：在颈椎压痛处作丹火透热法的丹座、丹药片疗法（见丹火透热疗法34页），每天1次。

复诊：1980年3月12日。患者自述右臂麻痛略减，颈部可轻度旋动，唯右手麻胀未减。嘱其继服上方及进行丹火透热疗法。

经3个月治疗，颈部活动灵活，右臂疼痛消失，唯右手指间有麻胀，已能恢复工作。于1982年7月24日随访，病情未见复发，身体健康，能坚持工作。

病例2 冯群，女，48岁。初诊：1979年8月6日。

【病史】 患者颈部、左肩臂痛，手麻胀已2年，某医院诊断为“颈椎病”。曾经中西药治疗未效，伴有烦躁不安，痛不能寐，口苦咽干，易于发怒，大便数天1解，而来我科就诊。

【检查】 舌红、边有瘀点、苔薄白，脉弦细滑；颈项僵，活动受限，颈椎6～7有明显压痛并向左臂放射，拔颈试验（＋），压颈试验（＋）。

X线所见；颈5～6、颈6～7椎间隙狭窄，椎间孔明显狭窄，椎体后缘骨质增生，小关节半脱位。

【辨证】 肾气不足，络脉空虚，热与血结，痹阻经络。

【处方】 熟地30克　肉苁蓉30克　骨碎补12克　豨莶草30克　威灵仙18克　鸡血藤30克　羚羊骨18克　老桑枝30克　熟枣仁18克，水煎服，每天1剂。

外治：同病例1。

1979年8月17日来诊，经用上述中药及丹火透热法治疗10多天，自述症状明显好转，颈部旋转运动疼痛大减，唯晨起时仍觉颈部不适、不耐劳累，再经上述方法治疗2个月，诸症消失。X线摄片复查，颈椎病变较前有明显好转，椎间孔恢复正常，椎体间隙较前扩大。于1982年5月随访，已无任何症状，恢复工作。

【按语】

颈椎病又称颈脊椎病，或颈椎综合征。这是因颈椎间盘退行性变及骨质增生，压迫颈部脊髓或颈神经根所致。椎间盘退行性变化多发生在颈椎5～6、其次为6～7和4～5之间的椎间盘。

本病特点是起病缓慢，年龄多在40岁以上。主要临床症状是头、颈、肩、背以及上肢等部位的顽固性定位疼痛和麻木，当睡眠或低头、抬头过久，或颈部转动度大时症状加重或反复出现。疼痛有的表现在头的某侧或下颌部，有的表现一侧或双侧上肢。其范围有的为肩、肘至前臂，有的为肩背，前臂至手。部分病人头颈活动受限或出现斜颈症状，病情较重者，伴发肌萎缩。

本病属于中医学“痹证”的范围，中医学认为本病多因肾气不足，外受风寒湿邪而致。如《济生方》中说：痹证的发生，皆因体虚，腠理空虚，受风寒湿气而成痹也。本病发生于督脉，而督脉主一身之阳，又肾主骨。若肾气不足，卫阳不固，则风寒湿邪乘虚而入，以致气血运行不畅，经络阻滞，故现颈椎强直，掣引肢臂，麻木痛着。特别是肾气虚不能生髓充骨，是骨质退行性变化的主要内在因素，因此治疗本病应以使肾气充盈，骨得坚实为原则。笔者运用现代医学骨骼运动系统的知识，结合X线拍片确诊，运用中医学“肾主骨”、“肾之合骨也”、“肾生骨髓”和“治肾亦即治骨”的理论为指导，在医疗实践中，认真地探索，筛选了以入肾充髓治骨为主的数种中草药治疗本病，疗效颇感满意。

药物组成：熟地30克　肉苁蓉30克　鸡血藤30克　淫羊藿12克　玳瑁30克　豨莶草30克　威灵仙18克　骨碎补18克

本文按补肾气，强筋骨，活气血，止痹痛之意而组方。方中以熟地补肾中之阴；淫羊藿兴肾中之阳；合肉苁蓉入肾充髓；骨碎补补骨镇痛；玳瑁养阴镇痛；再加入鸡血藤、豨莶草配合骨碎补等诸药在补肾益精填髓的基础上，进一步通畅经络，行气活血，不仅能增强健骨舒筋的作用，而且可以收到“通则不痛”的功能；更以威灵仙走窜通络，引药上行。

以上为基本方，临床上如属虚寒者，需加制川乌、桂枝等药；兼有热者可稍加羚羊骨、水牛角、老桑枝之类；兼脾虚气弱者宜加党参、白术；兼失眠梦多者加熟枣仁、珍珠母等药。

肩周炎

病例1　左达萍，男，52岁。初诊：1978年6月28日。

【病史】　患者于2年前微觉右肩关异疼痛，穿衣服困难，自以为风湿痛未加以重视，病情逐渐加重，致上举、旋后、外展等活动障碍，经某医院封闭治疗而痛止。时隔2个月因淋雨后痛又发作，又用封闭治疗，但效果不显，后用针灸，中西药治疗，时有减轻。近半月来疼痛不止，日轻夜重，肩内灼热疼痛，患部微肿，肩背若负重物般，沉困不堪，举动困难，伴失眠，口苦而干，大小便正常。

【检查】　精神尚可，可舌偏红，脉滑；右肩关节周围有明显压痛，右上肢上举、旋转、后伸、外展均受限。

【辨证】　正气不足，外邪入侵，湿热阻络。

【治法】　清热除湿，养血通络。

【处方】 枫香寄生汤加减：

枫香寄生30克 鸡血藤30克 羚羊骨18克 老桑枝30克 白茅根30克 薏苡仁30克 炒山甲30克 威灵仙18克 两头尖12克，水煎服。

外治：在患部压痛点处作丹火透热疗法的丹座、丹药片疗法（见34页），每天1次。

复诊：1978年7月1日。按上法治疗1个疗程（7天为1个疗程）后，疼痛减轻，活动稍灵，诸症好转。效不更方，守方续服。外用药同前。

三诊：1978年7月23日。又治疗3个疗程，疼痛已止，手能高举过头，旋后、外展活动较灵活，无疼痛感，临床症状全部消失，肩关节功能完全恢复正常。嘱其加强锻炼，再服前方2剂以巩固疗效，第2年夏追访未见复发。

病例2 江源，男，48岁。初诊：1979年5月29日。

【病史】 患者素体虚弱，经常手足麻痹、头晕、腰酸；近2月来左肩关节疼痛，致日常生活穿衣、梳头等活动均受限制，伴精神不足、乏力体倦、口淡、手足不温、畏寒恶风、食欲不振、大便溏薄。

【检查】 精神憔悴，面色㿠白，气短乏力，语音低微，质淡、苔薄白，脉沉细；左肩关节压痛，左上肢上举、旋后、外展受限，四肢欠温。

【辨证】 气血不足，寒凝经络。

【治法】 益气养血，散寒通络。

【处方】 枫香寄生汤加减：

枫香寄生30克 桑寄生18克 制川乌12克 桂枝12克 鸡血藤30克 北芪30克 老桑枝30克 威灵仙18克 两头尖12克，水煎服。

外治：同病例1。

用上述方法治疗2个疗程后，疼痛大减，手能上举、旋后，但仍微觉疼痛。连续治疗 4 个疗程后，临床症状消失，左肩关节功能完全恢复正常。

【按语】

肩关节周围炎是关节囊和关节周围软组织的一种退行性、炎症性疾病。患者以 50 左右为我见，故有称“五十肩”。属于中医学“痹证”的范围，一般称为“漏肩风”或“肩凝症”。其发病多由积累性损伤或感受风寒所引起，常呈慢性发展，亦有急性发作者。主要临床表现为肩部疼痛，多呈广泛性钝痛，或如刀割样痛，日轻夜重，急性期不敢按压患部，肩关节主动、被动运动均障碍，如上举、外旋、外展、后伸等受阻，影响穿衣、梳头等日常生活及生产劳动。不及时治疗，日久可引起肩关节周围软组织粘连，导致功能障碍，肌肉萎缩。本病病程可达数周、数月至数年。

中医学认为本病多因年高正虚、血亏，筋骨失养，外受风寒、湿热之邪或劳损，痹阻经络而致。笔者采用养血荣筋，祛风通络的枫香寄生汤为主配合丹火透热疗法治疗本病，基本上能迅速控制临床症状，取得较好疗效。

枫香寄生汤组成：

枫香寄生 30 克　桑寄生 18 克　鸡血藤 30 克　老桑枝 30 克　土地骨 30 克　威灵仙 18 克　两头尖 12 克　羚羊骨 18 克　炒山甲 30 克。以此为基本方，酌情加减，水煎服，每天 1 剂。

丹火透热疗法：

将丹座放置在患部，一般取 2 个压痛点，然后用丹片放入丹座凹陷内，点燃进行透热疗法。以上治疗以 7 天为 1 疗程。

药物功用：枫香寄生汤中，重用枫香寄生、桑寄生、鸡血藤养血荣筋，活血通络；以炒山甲、威灵仙、两头尖走窜通络止痛；老桑枝、土地骨舒筋活络；羚羊骨虽是寒凉之品，但据笔者临床观察，此药并非苦寒，其性较平淡，镇痛效果良好，尤其治疗风湿热痹更佳，亦可治疗寒痹疼痛，但须配合温经散寒之品，如乌头、桂枝。丹火透热疗法能加强局部血液循环，通经活络，散寒除湿，内外合治，药症相投，故能收效。

笔者用上述方法治疗本病 13 例，其中男性 8 例，女性 5 例；年龄在 40～50 岁 7 例，50 岁以上 6 例；病程最短 3 个月，最长达 6 年，治疗时间最短 7 天，最长 45 天。临床治愈（临床症状全部消失，肩关节功能完全恢复正常者）11 例；好转（临床症状缓解而尚未完全消失，肩关节功能部分改善而仍未完全恢复正常者）2 例。

腰椎肥大

病例1 谭尧辉，男，52岁。初诊：1981年8月22日。

【病史】 患者经常腰痛，转侧不利已2年。经某医院X线摄片证实为“腰椎肥大症”。曾用中西药及针灸、理疗，皆不见效，病情日见加重，近几个月来腰椎酸痛，足软，不能久立，最近几乎不能步履，伴头痛眩晕、耳鸣、夜睡不熟、梦多烦躁，

【检查】 舌淡红、苔薄，脉沉细；腰强不能俯仰，第2～4腰椎略呈肿大并压痛。

某医院X光照片检查，第2、3、4腰椎肥大，及第5腰椎骶化。

【辨证】 肾精亏损，筋骨失养。

【治法】 补肾填精，宣痹通络。

【处方】 肉苁蓉30克 熟地30克 杞子15克 菟丝子18克 破故纸12克 杜仲18克 威灵仙18克 五味子12克 淮牛膝18克，水煎服，10剂。

外治：取肾俞（双）及压痛点，行丹火透热疗法的丹座、丹药片疗法（见34页），每天1次。

复诊：1981年9月2日。药后腰痛稍减，无不良反应，其余诸症同前。继守原法，内服药、外治同前。

三～六诊：1981年9月11日～9月30日。连服上方及配合丹火透热法，诸症明显减轻，精神转佳，腰痛缓解，头晕耳鸣诸症好转，唯稍累则腰痛，间有膝关节疼痛。

【处方】 肉苁蓉30克 熟地30克 杞子12克 五味子12克 威灵仙18克 杜仲18克 狗脊18克 两头尖12克 炙甘草6克，水煎服，15剂。

外治如前。

七诊：1981年10月15日。经上治疗后腰痛消失，俯仰自如，体力与行动一始平时，诸症消失，饮食睡眠皆正常，并再经某医

院X光复查，第2～4腰椎肥大和第5腰椎骶化的病灶完全消失。嘱其服壮腰健肾丸，每天早晚1个，以资巩固。

于1982年5月14日随访，病无复发，能干较重体力劳动。

病例2 彭惠坚，女，36岁。初诊：1980年12月2日。

【病史】 患者腰部疼痛，俯仰艰难，不能坚持工作已2年余。经某医院X线照片检查，诊断为“第3～4腰椎肥大”。服中西药及针灸治疗，效果不著，腰部仍强直、酸痛不能俯仰，腰部及下肢常觉冷感，精神不振，不耐劳累，神疲乏力，睡眠不佳，食欲不振，口淡，泛涎沫。

【检查】 慢性病容，形体消瘦，面色不华，语音低微，舌质淡、苔薄白，脉沉细；腰强痛不能俯仰，第3～4腰椎略肿大。

X光照片检查：第3～4腰椎肥大。

【辨证】 肾阳虚弱，精血亏损，阴寒乘袭，气滞血瘀。

【治法】 强壮肾阳，补精填髓，舒筋活络。

【处方】 云茴汤加减：

制川乌12克　小茴香12克　桂枝12克　熟附子12克　威灵仙18克　云苓18克　熟地30克　黄精30克　炙甘草12克，水煎服，8剂。

外治：取肾俞（双）、命门及第3～4腰椎处，交替用穴，行丹火透热疗法，同病例1。

复诊：1980年12月10日。经上治疗腰痛稍减，精神好转，余症如前，续前法治疗。

三诊：1981年1月2日。服药20剂，配合丹火透热法，腰痛缓解，已无冷感，只有疲乏感觉，微觉口干，舌淡红、苔薄微干，脉较前有力。按前法药量加减。

【处方】 制川乌10克　小茴香6克　桂枝10克　威灵仙18克　熟地30克　黄精30克　炙甘草12克　云苓18克　生地12克，水煎服。

外治同前。

四诊：1981 年 1 月 22 日。连服上方 10 余剂及外治后，腰痛体倦完全消失，俯仰如常，第 3～4 腰椎亦无肿大的现象。嘱其续服上方 7 剂以资巩固疗效。

【按语】

患“腰椎肥大症”的病人，常感腰部酸痛强直，或不能俯仰，行动艰难，甚至夜睡不宁，不能自转侧，亦有压迫下肢麻痹疼痛者，往往缠绵数年，屡医无效，精神憔碎，食欲减退。患部椎体或棘突、横突有一些肿突现象，脉象多沉微或沉细。

根据中医经络学说，脊椎属督脉，为诸阳之会，腰两侧属足太阳膀胱经，其与足少阴肾经相表里。此病之成因，主要是督脉之阳气不振，足太阳经内寒凝郁，肾精亏损，命门火衰，而外界之风寒湿邪，乘虚内袭，“至虚之处便是客邪之所”，因而凝着于腰部，凝阻经气，不通则痛，邪结瘀凝，腰椎从而肥大。《素问·脉要精微论》云：“腰者肾之府，转摇不能，肾将惫矣。”盖肾主骨而腰乃肾之府，由此可见，“腰椎肥大”与肾精不足，肾阳虚衰的关系至为密切。

笔者采用温补元阳，填精补髓，肾骨舒筋，宣通经络之中药，配合丹火透热法以祛寒除湿，消肿散结，相辅施治，收到了满意的疗效。

病例 1，患者年逾半百，不唯阴气自半，阳气亦衰，无能生髓养骨，五脏六腑之精气藏之亦少，其腰膝酸软、不能久立，头晕眼花，心烦失眠，皆为肾精不足，心神失养所致。故用熟地、肉苁蓉、杞子、菟丝子、破故纸、五味子填精补肾；杜仲、狗脊、淮牛膝补肝肾，强筋骨，活气血，止痹痛；并用威灵仙、两头尖走窜通络，祛痹止痛，引药下行；诸药相配，使肾中真元渐复，水火相济，五脏之气得充，腰部活动自如。

病例 2，根据患者临床症状和体征，认为病本为肾阳虚弱，精血亏损，其标是阴寒乘袭，气滞血瘀。故方中以制川乌、熟附子、小茴香强壮肾阳；熟地、黄精补精填髓；桂枝、威灵仙舒筋活络；炙甘草补虚和药，制药之燥性；后觉口干舌燥，再以生地佐炙甘草滋润制燥。本例宗“虚者补之”之旨，收到良效。

滑 膜 炎

病例 1　张文标，男，46 岁。初诊：1982 年 5 月 21 日。

【病史】 患者于1个月前膝关节扭伤，伴发热、全身关节痛、心悸等症，曾在某医院诊断为“滑膜炎、活动性风湿”。服西药治疗后，发热已退，心悸已减，唯双膝关节肿胀、运动障碍。

【检查】 舌红、苔薄黄，脉弦数；双膝关节肿胀，有明显波动感，抚之灼热，膝关节屈伸时疼痛明显。

X线摄片示：双膝关节腔间隙增大，周围软组织肿胀，显示关节腔积液。

血常规：血沉118mm/h，抗链球菌溶血素“O”800单位。

【辨证】 风热袭于肌腠，湿热阻滞经络。

【治法】 清热消肿，祛风除湿通络。

【处方】 羚羊骨18克 水牛角30克 老桑枝30克 白茅根30克 生石膏30克 地骨皮18克 薏苡仁30克 川萆薢30克 蜈蚣3条，水煎服，6剂。

处治：患部敷宣痹膏(见类风湿性关节炎132页)，每天1次。

复诊：1982年5月27日。经上治疗，膝关节肿胀略减，仍有关节痛、汗出、喜冷饮、尿黄、大便干，舌质红、苔黄，脉弦数。守上方加减。

【处方】 羚羊骨18克 水牛角30克 地骨皮30克 忍冬藤30克 路路通30克 老桑枝30克 炒山甲12克 云苓皮30克 蜈蚣3条，水煎服，10剂。

外治同前。

三诊：1982年6月7日。经上治疗，双膝关节肿痛、屈伸不利已好转，时有口干溺黄，舌质红。血常规：血沉69mm/h；抗“O”533单位。按前方加减。

【处方】 威灵仙18克 路路通30克 羚羊骨12克 水牛角30克 云苓皮30克 老桑枝30克 过江龙18克 地骨皮30克 白茅根30克 川萆薢30克，水煎服。

外治同前。

四诊：1982年7月6日。坚持服上方及外治1个月，膝关节恢复正常，双膝关节弯曲及行走自如。检查：浮髌试验阴性，血沉率及抗“O”均降至正常值。临床治愈，停服中药。

病例 2 陈济祥，男，42 岁。初诊：1978 年 9 月 12 日。

【病史】 患者于 5 年前，因右膝部撞伤，当时疼痛较重，曾服中药及红外线理疗，疼痛缓解。同年 7 月份始右膝肿胀，某医院诊断为“滑膜炎”。服西药保泰松，并先后进行 3 次右膝关节腔穿刺抽液，每次抽出液体 70ml 左右，以后肿胀复如故，活动后则疼痛、夜间尤著，双腿乏力，天气寒冷则症状加重，膝关节屈伸不利。

【检查】 舌淡胖，脉沉弦；右侧膝关节较对侧明显肿胀，扪之有囊样波动，抚之不热，按之有明显压痛，活动轻度受限。

血常规：血沉、抗链球菌溶血素“O”均正常。

【辨证】 风寒湿邪阻滞经络关节。

【治法】 祛风散寒，除湿消肿。

【处方】 黄芪 30 克　制川乌 15 克　熟地 30 克　防风 18 克　桂枝 12 克　炒山甲 15 克　松节 30 克　地胆头 30 克　炙甘草 6 克，水煮服，7 剂。

外治：在右犊鼻穴行丹火透热疗法的五虎丹座、丹药片疗法(见 34 页)，每天 1 次。

复诊：1978 年 9 月 20 日。经上治疗后，局部肿胀消退，右膝活动较前灵活，酸痛乏力诸症减轻。

【处方】 制川乌 15 克　炙甘草 6 克　桂枝 12 克　牛膝 18 克　防风 15 克　熟地 30 克　蜈蚣 2 条　地胆头 18 克，水煎服，10 剂。

外治同前。

三诊：1978 年 9 月 30 日。右膝关节肿痛已完全消失，屈伸活动正常。随访半年均未复发，已恢复正常工作。

病例 3 伍秀羚，女，66 岁。初诊：1982 年 5 月 11 日。

【病史】　患者左膝部肿痛，屈伸不利已6年，每逢天气变化则痛甚，伴腰痛头晕，夜尿频数，口淡。近日左膝肿痛加剧，3天前在某卫生院诊断为“滑膜炎”。经服西药（药物不详）略见效果，但膝部仍肿痛不减，遂来我科门诊。

【检查】　舌质淡胖、边有齿印、苔滑腻，脉沉细无力，尺脉尤甚；左膝关节肿胀，有波动感，皮色不变，抚之有冷感，活动轻度受限。

【辨证】　肾阳不足，阴寒凝滞。

【治法】　温补肾阳，散寒通滞。

【处方】　制川乌15克　熟附子15克　乌梢蛇15克　杜仲18克　桂枝12克　小茴香9克　熟地黄30克　黄精30克　云苓18克　炙甘草6克　白术15克　威灵仙18克，水煎服，5剂。

外治：左犊鼻、鹤顶穴行丹火透热疗法，同病例2。

复诊：1982年5月18日。经上治疗，左膝关节肿痛减去大半，腰痛、夜尿及头晕、口淡诸症亦大有改善。药已对症，效不更方，按上方续服7剂。

外治同上。

三诊：1982年5月25日。左膝肿退痛消，屈伸活动正常。继服鹿尾巴补肾丸调理，临床痊愈。

【按语】

膝关节是全身关节中滑膜最多的关节，故滑膜炎以膝为多见。除髌上滑膜囊外，尚有髌前滑囊和髌腱下滑囊等。滑膜细胞分泌液体，可以润滑和滋养关节，机体运动时膝关节所产生的热能全赖滑膜液及其丰富的血液循环而得以散发。膝关节的滑膜和滑膜囊常常因跌扑扭伤、剧烈运动，或骨折而大量渗出滑膜液，甚或出血。

病例1，患者病程较短，并有外伤史，膝关节表面灼热，功能障碍，且抗“O”及血沉率增高，证属风湿热邪阻滞经络所致。方中羚羊骨、蜈蚣、水牛角达邪清热；薏苡仁、川萆薢、白茅根行水消肿；老桑枝、生石膏、地骨皮清热消肿止痛。外敷宣痹膏能清热消肿。

病例2，膝关节肿痛5年，为慢性滑膜炎。局部不灼热、遇冷则症状加重等，证属风寒湿邪阻滞经络，故用祛风散寒，除湿消肿之法以治之。方中川乌、桂枝温经散寒；防风祛风；炒山甲、松节祛风湿而利关节；黄芪、熟地补益气血；地胆头除湿水肿；炙甘草调和诸药且抑制乌头之毒性。配合五虎膏外敷并用丹火透热疗法，更增强散寒消肿之功。

病例3，患病纯属素体肾阳不足，阴寒凝滞经脉所致。治宜补肾散寒为主，用笔者验方“云蛇汤”主之。方中以乌梢蛇、川乌柔风散寒为主；佐以附子、桂枝、杜仲温补肾中阳气；加入熟地、黄精有“阴中求阳”以柔制刚之妙，使之补而不燥；小茴香行气散寒；白术、云苓健脾燥湿；威灵仙除痹止痛；使以炙甘草调和诸药而制川乌、附子之烈性。并配合散寒消肿之外治法而收效。

以上3例虽属同一病名，然因其病因、体质及症状不同而采用“同病异治”之法，获得疗效。

滑膜肉瘤

病例　陈某，女，13岁。初诊：1983年4月25日。

【病史】　患者自1983年2月初，左下肢内踝上方约2cm处出现一肿物，不痛不痒，至4月份肿物逐渐增大破溃，有少量分泌物，恶臭，自觉局部麻木胀感，无明显疼痛。于4月初到广州肿瘤医院门诊就诊，经取活体检查，病理报告为“左下肢滑膜肉瘤（纤维型）”，该院建议手术治疗，患者家长不愿手术，遂来就诊。

【检查】　患者一般情况尚好。表浅淋巴结不大，心肺（—），腹平软，肝脾未扪及；左下肢内踝上方有3×3cm肿物高出皮肤，基底部发硬，表面有清稀血性分泌物，有恶臭味；腹股沟淋巴结未扪及，舌淡红、苔白微腻，脉细滑。

【辨证】　痰聚毒蓄。

【治法】　解毒化痰散结。

【处方】　痰毒化解汤加减：

山慈菇20克　炒山甲15克（先煎）　白芥子15克　浙贝10克　皂角刺15克　川足2条　宽筋藤30克　路

路通20克　红条紫草20克　白鲜皮20克　昆布20克，水煎服。

外治法：拔毒膏（流注284页）外敷，每天换1次。

复诊：1983年5月2日。服药7剂和外治后，肿物已缩小至2×2cm，仍未收口，血性分泌物减少，已无臭味；唯时有眩晕，舌苔薄白，脉细滑。拟扶正化痰解毒并举。

【处方】　生黄芪30克　红条紫草20克　白鲜皮20克　浙贝10克　白芥子15克　川足2条　昆布20克　宽筋藤20克　山慈姑20克　炒山甲15克（先煎），水煎服。

外治：同上。

经上二法治疗至6月20日，肿物已平，并已收口；唯时感头晕，夜寐不安，舌苔微黄，脉细弱。脉症相参为邪毒渐去而正气未复。再拟调理脾胃，扶正祛邪。

【处方】　神曲18克　陈皮6克　珍珠母30克（先煎）　党参18克　黄芪18克　浙贝10克　炒山甲10克（先煎）　昆布12克　麦芽30克　夜交藤20克，水煎服。

患者服上方调理数月，已获临床治愈。经1年的随访观察，病未复发。

【按语】

中医学中虽无滑膜肉瘤记载，但从临床表现和见症中属于中医痈疽范围。《灵枢·痈疽篇》载有："热气淳盛，下陷肌肤，筋髓枯，内连五脏，血气竭，当其痈下，筋骨良肉皆无余，故命曰疽。疽者，上之皮夭以坚，上如牛领之皮……。"《医学入门》谓："疽者沮也，为阴属五脏毒攻于内，其发缓而所患深沉伤筋蚀骨。"中医学认为本病是由毒邪和邪气侵入，积聚经络、筋骨之间而致。如《灵枢》谈及瘤之病因是："虚邪之入于身也，深寒与热相博，久瘤之内者。"是指虚邪侵入到人体深部，寒热相互博结久留下去，停留于内而得瘤疾。华佗《中藏经》曾说："夫痈疽；疮肿之作皆五脏六腑蓄毒不流则皆有矣，非独因荣卫壅寒而发也。"《诸病源候论》在论积聚时说："诸脏受邪，初未能为积聚，留滞不去，乃成积聚。"因此，在治疗本病时以扶正化痰散毒为正。本例患者初诊之时，肿物有血性分泌物，久不愈合，说明有痰毒阻络之象，方中以山慈姑、昆布、红条紫草、白鲜皮、炒山甲、川足解毒攻坚散结为主；配以白芥子、浙贝母以化痰毒；路路通、宽筋藤为通络引经之药。用药后肿物渐减少，唯病者头眩、脉沉细，即示其正气已虚，配以生黄芪托毒扶正。后期则以调和脾胃、清解余毒为主。治疗过程中均以拔毒膏外敷贯穿其中。通过本例也看到体表肿瘤整体治疗与局部治疗相结合，补与攻相结合，可取得较好的疗效。

骨　髓　炎

病例 1　吴碧君，女，56 岁。初诊：1980 年 8 月 23 日。

【病史】　患者于 1980 年 4 月间，因被桌子角将右腿股部上 1/3 处擦破一小伤口，未加注意，数天后右腿股部疼痛，继则跛行。到附近卫生所就诊，经治疗后，疼痛减轻，伤口基本愈合。至 5 月份，右腿阵发性疼痛而较前加剧，在股部内后侧股上 1/3 处，有拳头大之肿块，漫肿无头，皮色不变。半月后，肿块处皮色逐渐发红，自行溃破。经某医院治疗半月多，疮口不愈合，经 X 线照片确诊为“慢性股骨骨髓炎”，动员手术治疗，本人不同意。回家后右腿疼痛日甚，腰膝酸软，渐而不能行走，经注射青霉素、庆大霉素等仍不止痛，疮口久不愈合，流脓水不止，由家人背来我院杂科就诊。

【检查】　体温 37.5℃，血压 17.3/10.6kPa；精神一般，面黄，舌淡、苔薄白，脉沉细无力；右腿比左腿粗，在右腿股部内后侧上 1/3 处，有一瘘管深 15cm，流稀脓水，瘘管周围白肿痛甚，用探针试疮口内可直达骨髓腔。

【辨证】　肾虚血亏，寒湿凝滞，伤筋蚀骨。

【治法】　内治以补肾健脾，益气养血，温经散寒；外治以拔毒去腐。

【处方】　云茴汤：

制川乌 15 克（先煎）　威灵仙 18 克　小茴香 9 克　桂枝 9 克　黄精 30 克　熟地 30 克　干姜 6 克　熟附子

15克(先煎) 白术15克 云苓30克 炙甘草6克,水煎服,每天1剂。

外治:先用201消炎水(见淋巴结核276页)冲洗疮口,清毒棉球轻擦干,再用红蓝药捻(注1)插入瘘管,然后用拔毒膏(见流注284页)盖贴,隔天换药1次,以腐蚀瘘管,拔毒去腐。

1周后,经6次插管,拔毒去腐,瘘管渐愈合,乃改敷收敛膏(注2),以使肉芽向外长平而敛口。患者在门诊治疗的时间为67天,疮口愈合良好,行走正常,精神饱满,饮食如常。随访2年未有复发。

病例2 石宝山,男,42岁。初诊:1980年6月8日。

【病史】 患者左眉棱骨近"攒竹"穴处生1疮,流脓流水,已经2个多月,久不愈合。于1979年10月始持续性头痛约有4个月,至1980年2月疼痛加剧,阴天尤甚。同时3月份,左眉棱骨偏鼻梁处开始漫肿无头,疼痛加剧,约半个月皮色逐渐发红,自行溃破后,长期流清稀脓水,疮口经久不愈合。经某医院X线照片确诊为"额颅骨髓炎",患者不同意手术治疗,而来我科诊治。

【检查】 体温37℃,精神尚可,舌质淡红、苔薄微黄,脉细无力;左眉棱骨靠鼻梁侧有1瘘管,深1.5cm,漏管周围暗红略肿,抚之无灼热感,流清稀脓水不止,用探针试疮口内可直达骨髓腔,拨之有碎骨存在。

血常规:白细胞总数$9.1\times10^9/L$。

【辨证】 气血亏虚,邪毒内陷。

【治法】 培补气血,托里解毒,排脓生肌。

【处方】 黄芪24克 甘草12克 党参15克 全归9克 川芎9克 云苓12克 炒山甲18克 露蜂房12克 白术12克 金银花12克,水煎服,共加减服30多剂。

外治:先用201消炎水冲洗疮口,消毒棉球擦干,再用红蓝药捻插入瘘管,回春散(见背痈287页)盖贴,隔天换药1次。因有死骨存在，后改用麝香散（注3）捻入瘘管，经用9次，取出一块1×0.5×0.2cm死骨，边缘不规则，两端呈锯齿形。后又改用收敛膏盖贴，以使肉芽生长而敛口。

经上治疗月余而愈，随访2年未有复发。

病例3 李小玲，女，21岁。初诊：1980年9月30日。

【病史】 患者于1980年9月16日，被机器砸伤右手食指，皮肤破损，未加注意。数天患指红肿疼痛，曾在工厂保健室治疗，不见好转而来诊。

【检查】 体温37.8℃，舌苔薄黄，脉浮数；右手食指指端明显肿大，色红光亮，不能触碰，活动失灵。

X线摄片结果为“右手食指骨髓炎”。

血常规：白细胞总数15×10^9/L，中性0.8。

【辨证】 因伤成毒，热毒蕴积，腐筋蚀骨。

【治法】 清骨降火，凉血解毒。

【处方】 羚玳汤加味：

羚羊骨18克（先煎） 玳瑁24克（先煎） 石膏30克 丹皮18克 玄参24克 炒山甲20克（先煎） 了哥王18克 毛冬青30克，水煎服，10剂。

外治：用201消炎水浸患指15分钟，回春散外敷包扎，每天2次。

复诊：1980年10月10日。经上治疗，体温37℃，患指肿未消，仍有疼痛，创面有稀脓渗出，查白细胞总数9.3×10^9/L。改用活血解毒，益气托里法。

【处方】 生黄芪30克 丹皮18克 羚羊骨18克（先煎） 归尾12克 皂角刺15克 炒山甲20克（先煎） 了哥王18克 金银花18克 青皮6克，水煎服，10剂。

外治同上。

三诊：1980年10月20日。患指肿胀渐消，疼痛见轻，脓亦减少。前方加党参18克，10剂，外治同上。

四诊：1980年10月30日。右手食指关节已稍能活动，肉芽组织新鲜，有少量新生上皮。治以调养气血，服人参养荣丸，每天2丸。

外治法：201消炎水湿敷患指，每天1次。

1981年1月2日复查，患指伤面痊愈，屈伸活动基本恢复正常。X线摄片复查：食指骨髓炎症吸收。

【按语】

化脓性骨髓炎是化脓性细菌引起的骨组织感染的疾病，属于中医学“附骨疽”的范围。其附骨而生，毒气深沉，初期无头不红，溃后迁延难愈。由于发病部位和临床特点不同，而命名各异：生于腕关节处、兑骨里侧者称“兑疽”；生于踝关节者称“踝疽”；生于大腿内侧者称“咬骨疽”；生于足趾或手指，溃后露出朽骨者称“脱疽”；或有形成漏管，脓水淋漓，迁延不愈者称“附骨流毒”。病名虽异，其证治之理则一。

附骨疽之病因，以肾经亏虚为本，邪毒内侵、跌打损伤和风寒湿邪外袭为标。肾藏精而主骨生髓，为“作强之官，伎巧出焉”。髓能养胃，肾强则骨坚，病邪不易入侵。《内经》云：“正气存内，邪不可干。”肾虚则髓不充，病邪乃乘虚而入。又云“邪之所凑，其气必虚”，故肾虚亏损、正气不固为本病内因。发病外因多是疮或疖、疔毒脓肿之后，邪毒循经入里，深入筋骨伏而为脓，脓腐浸淫而骨腐；或因外伤跌打，瘀热内结，阻滞经络而气血不行，酿而为脓；或因风寒湿邪乘虚而入，蕴毒深窜，稽留不行，化热后腐筋蚀骨而为病。脓毒流注，可溃破而出朽骨，或形成漏管，迁延不愈。

病例1，为股骨骨髓炎，虽经西医抗菌消炎处理，仍未控制病情。然“炎症”不等于热证，患者临床表现呈一派虚象，漏管周围白肿而痛，发展缓慢，时流清稀脓水，伴腰酸肢冷，舌淡脉沉细无力，皆为肾虚骨寒，气血不足，寒湿凝滞，伤筋蚀骨之象。治宜补肾健脾，益气养血，温经散寒，故在治疗中以“云茴汤”为主。方中以制川乌大辛大温，能温经驱散骨寒，熟附子温肾助阳以散脏寒，熟地与黄精同用，功在养血旺血。威灵仙、桂枝、干姜、小茴香俱能散阴弥而止痛，白术、云苓健运脾胃以理生化之源；炙甘草调和诸药。此症实为阴疽流注，得“云茴汤”犹如阳光普照，阴霾四散，病症日渐康复。同时外治亦是必不可少的手段，及时用药线封漏管，及外敷拔毒膏、收敛膏，以托毒生肌，这也是治愈本例病症的关键所在。

病例2，患骨髓炎，按《医宗金鉴·外科心法要决》辨证为“凤眉疽”。为邪毒内陷，气血亏虚，聚留于骨隙之间，蕴毒成脓。除了外治法之外，用托里流气饮以培补气血，托里解毒，排脓生肌而取效。方中以党参、全当归、川芎、白术、云苓健脾补益气血；黄芪、炒山甲托毒外出，以绝邪恋；露蜂房、金银花解毒清热；甘草和药解毒为使。

病例3，骨髓炎为外伤直接所致，筋骨受伤，热毒蕴积，腐筋蚀骨，而发为附骨疽，故治疗时首以清骨降火，凉血解毒为先。方选羚玳汤。方中羚羊骨、玳瑁善能入骨清热，止痛力强；炒山甲亦入骨解毒；生石膏、丹皮、玄参皆为凉血清热之品；毛冬青扩张血管；了哥王解毒清热。诸药相配，共奏清骨解毒，凉血止痛之功，以控制热毒证候。其次用益气托里排脓法，促使腐肉烂筋脱落，然后以补益气血法，加速上皮新生以封闭伤口。在内服药物的同时，根据具体的情况，配合外治，亦是治疗本病的重要手段。

注1 红蓝药捻组成：白砒30克 明矾30克 雄黄10克 乳香6克 朱砂10克 冰片6克。

制作法：将砒矾二物研成细末，入小罐内煅至青烟尽白烟起时，停火放地一宿，取出研末，加朱砂、雄黄、乳香、冰片共研细末，米糊为条。

注2 收敛膏组成：白蜡30克 白蔹12克 白及12克 老松香18克 黄丹18克 血竭12克 乳香12克 没药12克 梅片6克 黄柏12克 白芷12克 川连9克 麻油300克

制作法：先将白蔹、白及、黄柏、白芷、川连五味入油内浸3天，大杓内慢火微枯，细绢滤清，复入杓内煎滚，入老松香、血竭、乳香、没药化尽，次入白蜡，微火花开，再将梅片、黄丹徐徐调入，和匀成膏。

注3 麝香散组成：麝香6克 牛黄6克 僵蚕30克 蜈蚣3条 血竭6克 冰片6克 朱砂6克

制作法：上药研极细末和匀。

股骨头缺血性坏死

病例 越××，男，12岁。初诊：1990年9月1日。

【病史】 患者左侧髋部疼痛，活动受限，间歇性跛行，肌肉萎缩，神疲体倦，劳累后加重已1个月。在某医院X线检查：“左股骨头骨骺扁平，密度不等，表面不整齐，有时分段断裂改变”，诊断为“左骰骨头缺血性坏死”。并建议手术治疗，因家人惧怕手术而来诊治。

【检查】　患者面色青白，左髋关节周围压痛，内旋与外展活动显著受限，臀部及大腿肌肉轻度萎缩，左下肢略短缩。舌淡、苔薄白，脉沉细。

【辨证】　肝肾亏虚，经络阻隔。

【治法】　滋补肝肾，活血通络。

【处方】　左归饮加减：

黄芪30克　鹿角胶10克　熟地15克　当归12克　龟板胶10克　山萸肉10克　牛膝10克　鸡血藤30克　骨碎补12克　丹参15克　夜交藤30克　土鳖虫6克，水煎服。

外治：在患肢髀关穴行丹火透热疗法的丹座、丹药片疗法(见34页)，每天2次。

复诊：1990年11月2日。经上述方药及外治调治2个疗程(2个月)，跛行明显改善，臀部、大腿肌肉渐胀，肌萎缩明显改善。唯左大腿仍久站无力，膝部有冷感，患腿内旋与外展轻微受限。此为肾虚筋骨失荣。用下方以温补肾阳、强筋健骨。

【处方】　豹骨10克　威灵仙18克　熟地18克　鸡血藤30克　鹿角胶10克　桂枝6克　熟附子10克　龟板胶10克　黄芪30克　夜交藤30克　土鳖虫6克　牛膝10克，水煎服。

外治同上。

三诊：1992年1月5日，再经上方调治2个疗程，患孩已能跑能走，患肢与健肢对称，临床治愈，经X线复检股骨头未见异常。

【按语】

股骨头缺血性坏死，又名股骨头无菌性坏死，或股骨头骨软骨炎、或股骨头扁平症。多见于5～14岁的男性儿童，成人则多见于30～50岁女性。西医学认为引起本病的原因有：(1) 外伤后供血障碍所致；(2) 轻度感染致供血障碍或骨骺后长过速引起；(3) 过敏反应或缺乏维生素所致。主要病变是股骨头骨骺坏死，死骨吸收后为肉芽组织所代替，最后股骨头失去其原有的密度而塌陷成扁平畸形，韧带中心之血管多呈闭锁不通的病理变化。

中医学认为：本病外因为跌仆损伤，气滞血瘀，内因为肝肾亏虚而致。由于肾主骨、生髓、肝主筋、藏血，肝肾亏虚，则筋骨失养，故见骨质坏疽，筋骨枯萎，屈伸不利，经络阻隔，不通则痛。本病例经西医X线诊断为“股骨头缺血性坏死”，因其肌肉萎缩，神疲体倦，劳累后加重，兼髋部疼痛，活动受限，间歇跛行，休息则减轻；舌淡苔白，脉沉细。按中医辨证为肝肾亏损，经络阻隔，治以滋补肝肾、活血通络。方以左归丸为主，方中鹿角胶、龟板胶、山萸肉、熟地、牛膝、骨碎补滋补肝肾，强筋壮骨；黄芪、当归益气养血；丹参、鸡血藤、土鳖虫活血通络，祛瘀生新。配以在患处丹火透热疗法以温阳通络，故2个疗程后病情有喜色。唯患者形寒膝冷、久站无力呈现一派肾阳虚弱，筋骨失荣之症，故加以豹骨、熟附子、桂枝、威灵仙温补肾阳、强筋壮骨，治疗2个月后乃愈。在中药治疗期间，禁忌患肢负重，病情稳定后方可作一些慢运动，并可选养血荣筋丸、金匮肾气丸以巩固疗效。

红斑性肢痛症

病例1 施仲琼，女，45岁。初诊：1981年4月12日。

【病史】 患者左脚内踝及跖趾灼热刺痛5个多月。5个月前因穿着不合适的鞋远行探亲，路崎岖不平，脚受磨擦，回来后便觉左脚内踝及跖趾阵发性灼热刺痛，呈进行性加剧，日夜痛楚，尤以夜睡被褥盖足时痛甚难忍，每呻吟不止，需置于冷水中方能暂时缓解，白天发作常影响工作。经某医院按末梢神经炎治疗未取效，而转我科治疗。

【检查】 痛苦表情，舌红、苔黄腻，脉弦数；血压、心肺正常，肝脾未扪及，膝反射正常，左足内踝及足跖皮肤紧张、灼热、潮红、稍肿张。

血常规：正常。

【辨证】 肝经气郁，湿热下注。

【治法】 清肝泻火，利水化湿，通络止痛。

【处方】 羚羊骨汤加减：

羚羊骨 18 克（先煎） 水牛角 30 克（先煎） 土地骨 30 克 桑枝 30 克 绵茵陈 30 克 土茯苓 30 克 薏苡仁 30 克 银花藤 18 克 威灵仙 18 克，水煎服，7 剂。

外治：患部敷通气膏（见丹火透热疗法 34 页），每天 1 次。

复诊：1981 年 4 月 19 日。药后疼痛明显减轻，但睡前用温水洗脚又诱发疼痛，较前为轻。药合病机，守方再服。

外治同前。

经服上方 4 剂及外治，症状消失。随访 1 年未再复发。

病例 2 曲传荣，女，47 岁。初诊：1979 年 6 月 2 日。

【病史】 患者两足疼痛 6 周。于 1 个多月前因站立过久，感到两足麻木不适，然后逐渐火灼样阵发性疼痛，特别是夜间疼痛明显，用热水洗脚疼痛立即加剧，用冷水冲则足疼痛迅速缓解，但过一段时间后又痛。痛时两足背灼热发红或发紫，以左侧为甚，经服解热镇痛片未能取效而来诊。

【检查】 痛苦病容，舌红、苔黄厚腻，脉弦滑数；心肺（—），肝脾未扪及，膝反射正常，两足背皮肤灼热红肿。

血常规：正常。

【辨证】 肝经湿热，郁阻脉络。

【治法】 泻火除湿，通络止痛。

【处方】 羚羊骨汤加减：

羚羊骨 18 克（先煎） 水牛角 30 克（先煎） 银花藤 30 克 土茯苓 30 克 绵茵陈 30 克 薏苡仁 30 克 蜈蚣 3 条 威灵仙 18 克 两头尖 12 克，水煎服，7 剂。

外治：患部敷通气膏，每天 1 次。

按上法治疗 7 天，疼痛已控制，再服上方 3 剂以巩固疗效，至今几年未再复发。

【按语】

红斑性肢痛症，是一种少见的血管运动障碍病。可发生于任何年龄和性别。本病好发于足部，其次为手部，重者可累及整个肢体。多为双侧性发作，也可为单侧性。多表现为阵发性患部血管扩张充血，皮肤发红发热，温度比正常增高2～3℃，出汗明显，自觉灼热剧痛，每次发作可持续数分钟至数小时不等。由于多发作于夜间，常影响病者睡眠休息。环境温暖、穿鞋袜、睡眠时用被褥盖足、站立、行走、足下垂等均可引起发作或使灼痛加剧。反之，如休息将患肢抬高或置于冷水中，疼痛可减轻。

中医学认为本病是由肝失疏泄，气机郁阻，湿热下注所致。笔者采用羚羊骨汤加减治疗本病，意在泻肝经实火，利水湿通络。并认为羚羊骨有相当于现代医学的解热止痛药的作用，止痛效果极佳；桑枝、土地骨、银花藤清热通络止痛；土茯苓、绵茵陈、薏苡仁除肝经湿热；威灵仙、蜈蚣、两头尖走窜通经活络。全方达泻火除湿，通络止痛之功。

皮肤科

淋病

病例1 李××，男，23岁。初诊：1991年4月2日。

【病史】 患者自诉3个月前有不洁性交史，3天后出现排尿不畅，尿道灼热疼痛，尿道流黄白色粘稠分泌物不断，尿道口红肿、糜烂，并有血尿，夜间阴茎勃起疼痛，经某医院涂片检查后诊为“淋病”，曾用青霉素及淋必治等治疗，症状一度缓解。因治疗不彻底，1周前再度复发加重，排尿不畅、尿线分叉，尿道灼热疼痛，阴茎及睾丸疼痛，肛门重坠感，夜间常阴茎勃起疼痛，不能入睡，尿道口不断有脓液流出，乏力消瘦，口干口苦，大便干而来诊。

【检查】 面色晦滞，痛苦面容；外尿道口红肿如鱼口状，轻度糜烂，附睾微肿、压痛；舌红苔黄，脉弦数。

【辨证】 邪毒下注，湿热内蕴。

【治法】 清热利湿，凉血解毒。

【处方】 1. 败酱草30克　金银花15克　白花蛇舌草30克　野菊花30克　生地18克　露蜂房18克　青天葵15克　蒲公英18克　生薏苡仁30克　牡丹皮15克，水煎服。

2. 白浊露：生扁柏叶60克　银杏肉45克　蜜糖60克。前二味捣烂，加入蜜糖和冲入适量开水如糊状，每天服1次。

3. 201消炎水（见淋巴结核276页）用温开水稀释后，外洗生殖器，每天2～3次。

复诊：1991年4月9日。服药7剂和外治后，尿痛及流白浊减，夜间仍阴茎勃起疼痛。经我院尿道分泌物涂片查有淋病双球菌，细菌培养50%。上方加玄参30克、黄柏15克。余治疗不变。

三诊：1991年4月17日。服药7剂和外治后，排尿通畅，无尿痛，夜间阴茎勃起疼痛等症消失，尿道分泌物减少，红肿糜烂已基本好转，大便正常，舌尖红苔白，脉弦。上方不变，余治疗不变。

四诊：1991年4月25日。服药7剂和外治后，自觉症状消失，精神、胃纳好，二便调，涂片检查未见淋病双球菌。

改服六味地黄丸每天2次，每次9克，白浊露每天服1次，1个月后停药。1年来随访未再复发。

病例2 高××，女，29岁。初诊：1991年4月18日。

【病史】 今年1月上旬开始白带增多、色黄味臭，外阴瘙痒，尿道灼热疼痛。经某医院检查"宫颈糜烂，阴道多量黄色分泌物，尿道口充血水肿"；阴道分泌物涂片，细菌培养发现淋病双球菌，以青霉素肌注，并口服强力霉素等，症状缓解。停药2周后再次加重，继肌注青霉素及口服磺胺类药（具体不详），未见明显好转。并感头晕、胸闷、恶心、睡眠差、身热，白带多，色黄秽臭，外阴痒，尿道灼痛；时下腹胀痛，大便正常，小便色黄混浊。

【检查】 痛苦面容，面色晦暗，舌红、边有瘀点、苔黄腻，脉细数，外阴红肿、糜烂。

血常规：白细胞计数$8\times10^9/L$，中性0.75、淋巴0.25；尿常规：白细胞（+++），红细胞（++）；白带涂片：淋病双球菌。

【辨证】 湿热瘀毒聚结。

【治法】 清热利湿，化瘀解毒。

【处方】 1.败酱草30克　蒲公英30克　小蓟15克　生地18克　青天葵15克　金银花18克　白花蛇舌草30克　土茯苓30克　川红花12克　土狗干12克，水煎服。

2.白浊露如病例1服法。

3.201消炎水2瓶，加热水至1000ml熏洗外阴，每天 1～2 次。

复诊：1991 年 4 月 26 日。服药 7 剂和外治后，症状明显缓解，睡眠可；阴痒及阴道分泌物均减少，外阴红肿、糜烂已基本好转；无头晕、身热，舌红、边有瘀点、苔薄黄，脉细数。守上方加薏苡仁 30 克。7 剂，水煎服。余治疗同上。

三诊：1991 年 5 月 3 日。阴道少量黄色分泌物，时有瘙痒，余无不适，二便正常，舌红、苔黄，脉细。

【处方】 生地 30 克　白花蛇舌草 30 克　土茯苓 30 克　蒲公英 30 克　云苓 18 克　生薏苡仁 30 克　蝉蜕 10 克　土狗干 12 克　甘草 10 克　露蜂房 18 克，水煎服。

余治疗同上。

四诊：1991 年 5 月 11 日。服药 7 剂和外治，症状已基本好转，舌红、苔白，脉细。

继服上方 7 剂，并服白浊露，1 个月后停药。嘱平常注意卫生，节制房事，随访至今未再复发。

【按语】

解放前，淋病在我国颇多见，解放后曾一度消灭。然而近年又重新抬头，发病率有逐年上升的趋势。笔者曾诊治过多例，疗效满意的有 42 例。本文仅介绍较典型的 2 例供参考。

淋病是由 Ncissvid 淋病双球菌带菌者通过性接触，引起的一种生殖系统的炎症性疾病。在男性首先侵犯下尿道，随后侵犯睾丸、附睾、前列腺、精囊等，易继发不育症；女性则先有尿道炎、阴道炎，上传致子宫内膜炎、输卵管炎、卵巢及输卵管脓肿及盆腔炎等，易继发不孕症。该病细菌经血行扩散，可引起关节炎、心内膜炎等。由于性习惯的改变，也有侵犯咽部，同性恋者可侵犯肛门、直肠，新生儿因受母体感染可发生急性结膜炎、角膜炎，甚至失明，亦可发生阴道炎。本病患者以青年为多，其发病与酗酒、疲劳、频繁性活动等有关。有上述症状出现时，应高度警惕有无淋病双球菌的感染。

西医治疗本病多用青霉素、秦利必妥、淋必治等，疗效亦可靠。但药物副作用较大，易出现过敏或药物反应如眩晕、胃肠道症状等，且容易反复。因此，不少患者愿意接受中医药治疗。

中医学认为：本病系因男女交媾不洁，肝肾胞宫受毒，窜流经络关节(历节毒)，邪毒上逆入心经而致。若为婴儿则因胎毒内注肝肾二经，上攻则为目疾，下注则为阴疡、白浊。男性尿道口肿胀如鱼嘴者，临床称之为“道口便毒”；女性阴唇红肿、糜烂者，称之为“阴疡毒节”。本文介绍的两例，以西医辨病，中医辨证施治，疗效甚佳。

病例1，患者有不洁性交史，相隔3天后尿道口灼热不适，红肿糜烂，流白色分泌物，即“道口便毒”。此乃邪毒下注，湿热内蕴，因此以自拟便毒方清热利湿、凉血解毒。方中的败酱草、金银花、白花蛇舌草、野菊花、青天葵、蒲公英、露蜂房等均有清热解毒的作用，露蜂房尚有攻毒杀虫之功；生地、牡丹皮凉血清热解毒；薏苡仁清热利湿，配合白浊露内服，其中生扁柏叶有祛瘀清热解毒作用，银杏(即白果)有除湿与收敛两方面的作用，对白浊有特效；201消炎水外洗，亦是配合中药清热消炎解毒。患者半夜出现阴茎勃起胀痛，此为白浊长流，肾虚受损，湿毒蕴结所致。故加玄参配合生地滋阴清热，凉血解毒；加黄柏清热燥湿。如睾丸痛甚，也可加黄皮核、桃仁、橘核等行气散结，泻火解毒。

病例2，患者为湿热瘀毒聚结，治以清热利湿、化瘀解毒。方中除败酱草、蒲公英等大量清热解毒药外，尚以川红花、土狗干活血化瘀；土狗干同时又有很好的利湿作用，配合薏苡仁利湿清热。外阴痒甚，也可加用露蜂房、蝉蜕等驱风攻毒杀虫。久病肝肾之阴受损，故治疗后期可用六味地黄丸滋养肝肾，扶正祛邪。本病在治疗期间，一定嘱患者清心寡欲，避免性接触，以免病情反复、缠绵，给治疗带来困难。

软下疳

病例1　袁××，男，25岁。初诊：1991年4月15日。

【病史】　患者1个月前不洁性接触后，自感小便灼热刺痛，尿频急，阴茎焮红肿痛，龟头部出现丘疹样红点；继而红肿化脓溃破，阵发性剧痛，流出黄白液体、质粘稠、秽臭；2周后发现左侧腹股沟淋巴结肿大、疼痛，继而化脓破溃。经某医院细菌培养发现“称克霉嗜血杆菌”，诊断为“软下疳”。内服外用多种抗生素效果不佳，口干苦、纳差、心烦、眠差、大便干、溲赤，阴茎肿胀痛甚。

【检查】　患者痛苦面容，面色晦暗；龟头部冠状沟左侧可见

2×1cm 溃疡，四周红肿，有少许脓性分泌物，左腹股沟肿块成串珠样，一处 2×2cm 溃疡流脓；舌暗红苔黄，脉弦数。

【辨证】 湿毒下注，火郁结肿。

【治法】 清热祛湿，泻火消肿。

【处方】 大黄 15 克（后下） 黄芩 15 克 龙胆叶 15 克 扁蓄 10 克 土茯苓 30 克 赤芍 15 克 车前子 15 克 枝花头 18 克 生地 30 克 知母 15 克，水煎服。

嘱如每天大便 3 次以上，大黄可不后下而与药同煎。

外治：用解毒 I 号（注 1）中药浓缩液浸泡患处，每天 2～3 次。浸泡后撒上琥珀珍珠散（注 2）于患处。

复诊：1991 年 4 月 23 日。服药 7 剂和外治后，生殖器及左腹股沟淋巴结肿痛减轻，流水减少；心烦、口干苦等症亦有所减轻，纳佳，眠尚可，大便日 2～3 次，小便黄，舌脉如上。

上方去大黄，加八月扎 30 克 蒲公英 18 克 金银花 15 克。再服 14 剂，外治法同上。

三诊：1991 年 5 月 6 日。肿痛好转，溃疡未敛，已无脓水渗出；饮食、睡眠可，觉乏力、口干，二便调，舌淡红苔白，脉弦细。

【处方】 黄芪 30 克 薏苡仁 30 克 蒲公英 30 克 土茯苓 30 克 牡丹皮 12 克 云苓 30 克 生地 18 克 木通 15 克 扁蓄 10 克，水煎服。

外治：用解毒 I 号清洗患处。洗后用拔毒生肌膏（注 3）调敷患处，助溃疡生肌敛口。

经上法内外治疗 15 天后，症状完全消失，惟在阴茎留有瘢痕。

病例 2 吴××，女，29 岁。初诊：1991 年 5 月 4 日。

【病史】 1 个月前因不洁性交后，小便灼热刺痛，阴部皮肤刺痛感；继而发现外阴出现一个小的红色丘疹，2 天后变为脓疱，破溃后有灰白色粘稠液体渗出，时有渗血、剧痛，溃疡面逐渐扩大；右腹股沟淋巴结肿大疼痛、破溃、流脓。经某医院检查诊断为“软下疳”。曾用多种抗生素治疗，仍外阴瘙痒疼痛，右腹股沟淋巴结肿痛，右脚跛行，口燥唇干，面色晦暗，口干苦，溲赤，大便干。患者因对磺胺过敏起药疹，而来要求治疗。

【检查】　痛苦面容，舌红绛、苔黄粗，脉弦紧；阴唇系带、阴蒂、会阴破滞损烂，形成表浅溃疡，边缘不齐，周围皮肤粘膜充血肿胀，有少量黄白分泌物，味臭；右侧腹股沟淋巴结肿大成串，可见 2×3cm 溃疡，有脓液渗出。

血常规：白细胞计数 13×10^9/L，中性 0.8，淋巴 0.18，单核 0.02。

【辨证】　湿热下注，厥阴瘀毒内结。

【治法】　清热除湿，解毒散结。

【处方】　龙胆草 12 克　栀子 12 克　土茯苓 30 克　大黄 15 克（后下）　归尾 12 克　黄柏 12 克　石上柏 30 克　半枝莲 30 克　川红花 12 克　红条紫草 15 克，水煎服。

外治法：用解毒 I 号浓缩液每次 1 瓶加热水 500ml 熏洗患处。熏洗后用琥珀珍珠散轻撒患处后，再用拔毒生肌膏外敷于琥珀珍珠散上。

复诊：1991 年 5 月 12 日。服药 7 剂和外治后，大便日 1～2 次，症状明显减轻，溃疡面见干燥，饮食、睡眠可，舌暗红苔黄，脉弦。

按上方去大黄，加丹参 30 克。余治疗同上。

三诊：1991 年 5 月 26 日。服药 14 剂和外治后，症状基本好转，觉乏力，溃疡面无脓水渗出、无痛无痒，舌红苔白，脉弦细数。

【处方】　黄芪 30 克　当归 12 克　土茯苓 30 克　丹参 30 克　生地 18 克　川红花 12 克　沙参 30 克　薏苡仁 30 克，水煎服。

外治：用解毒 I 号清洗患处；外敷拔毒生肌膏，每天换药 1 次。

四诊：1991 年 6 月 4 日。服药 14 剂与外治后溃疡已愈，无明显不适，复查一切均正常。

吸取病例1经验，继服上方7剂以减轻疤痕形成。

【按语】

软下疳（Chancroid）又称第三性病，是一种自传接种性疾病。通常侵犯外生殖器，表现为剧痛、溃疡、腹股沟淋巴结肿大化脓等。病原为杜克莱嗜血杆菌，通过性交传染的疾患。

中医学对性交传染疾病很早已有丰富临床验证记载。如明·《霉疮秘录》揭示梅毒和梅毒预防，并采用砷剂（雄黄、金鼎砒等）和汞剂（轻粉、朱砂等）来防治梅毒。在清代有许多类似软下疳的文献记载，如《疡科心得》、《外科大成》对男女性交感染所致的阴部或阴茎生疮，统称为疳疮。又分出下疳、蛀疳、袖口疳、蜡烛疳、杨梅疳等9种，是据部位不同病名的异称。

中医学又称软下疳为钻精疮。《外科心法》云："一由娼家妇人阴器瘀精浊气未净，男女交媾，以致淫精传染"所致。笔者近年来治疗软下疳25例，兹介绍2例供大家参考。

本文介绍的2例，都是感染湿毒而成软下疳，生于前阴。《黄帝内经》云："前阴者宗筋之所，主督经脉络，循阴器篡间。"又云："肾开窍于二阴，是疮生于此，毒犯肝督肾三经也。"湿毒内蕴，白浊滞留而为肿；火毒内攻，初起必先溲溺淋漓涩痛，次流黄浊败酱；日久阳物（阴器）渐损而成溃疡、疼痛。这2例由于未能及时控制，火毒循经而入，故并发一侧急性淋巴结周围炎（中医亦称横痃），化脓破溃形成溃疡。由于患者下肢行路时溃疡面一开一合，故又称鱼口。本病由湿火毒邪引起，治当泄火解毒、清利湿热，可选用大黄、黄柏、黄芩、土茯苓、红条紫草、石上柏、半枝莲、龙胆叶、山栀等药，并可选用牡丹皮、赤芍、生地、知母等凉血清热养阴。同时局部处理也必不可少，解毒Ⅰ号、下疳散具有杀菌解毒消肿的功能，配合拔毒生肌膏以提脓生肌，对感染软下疳溃疡尤为灵验。因火毒内结、血行不畅，致火毒挟瘀，更加重了肿痛。因此，口服药中可适当加用活血药同用以散瘀消肿解凝，尤其对于女性患者，更应注意养血活血。不论男女，软下疳愈后必留瘢痕，因此，治疗后期除益气养阴、生肌敛疮外，均应注意运用活血祛瘀药如丹参、红花、桃仁、泽兰、五灵脂等，以减轻疤痕形成，帮助康复。

注1 解毒Ⅰ号组成：蒲公英30克 川足4条 金银花30克 水牛角60克 猫爪草30克 甘草18克 紫花地丁60克 赤芍18克 田基黄60克 大黄30克 穿山甲30克

制作法：用500ml清水将上药煎至200ml，然后用尼泊金3克溶于药液中，装瓶，每瓶 30ml。

功效：清热解毒，化瘀散结。

用法：外用涂洗患处，亦可用消毒棉花湿敷患处。

注 2 琥珀珍珠散（又名下疳散）组成：琥珀末　珍珠末　青黛末

制作法：上三味药拌匀装瓶。

功能：清热收敛解毒。

用法：撒于患处，每天 2 次。

注 3 拔毒生肌膏组成：地龙　黄柏　白蜡　防风各30克　白蔹15克　白及12克　老松香20克　白芷12克　黄丹18克　血竭12克　乳香12克　没药12克　黄连10克　梅片6克　麻油300克

制作法：先将白蔹、白及、白芷、黄柏、川连、地龙、防风七味药入麻油内浸3天，置铜勺内文火煎微枯，细绢滤净去渣，复入铜勺内煎滚，入老松香、血竭、乳香、没药化尽，次入白蜡，微火化开，再将梅片、黄丹徐徐调入，和匀成膏。

功效：托毒生肌，去腐收敛。用治痈疽、溃疡创口经久未愈。

用法：每天涂2～3次于患处。

尖锐湿疣

病例1　伍××，男，32岁。初诊：1989年10月1日。

【病史】　患者有不洁性交史。近2周来阴茎冠状沟及包皮外起芝麻大之小肉粒10多个，瘙痒，时痛，逐渐加重，情绪比平时明显暴躁。曾在某医院诊断为“尖锐湿疣”，建议用激光烧灼疗法，患者因惧怕而来求治。

【检查】　阴茎冠状沟及包皮有15粒淡红色湿润小丘疹，呈疣状增殖，不均匀分布，大小不等，大如米粒，小如芝麻或针尖大小；舌红，脉弦数。

【辨证】　肝胆郁滞，湿热毒结。

【治法】　疏肝利胆，解毒散结。

【处方】　羚羊骨的18克（先煎）　炒山甲18克（先煎）　大青叶30克　水牛角30克（先煎）　皂角刺18克　板蓝根30克　昆布30克　川足3条　牛膝18克　柴胡18克

甘草10克　白花蛇舌草30克，水煎服。

外治：用蟾酥散（注1）水调为糊状外点涂疣目，每天2次。

经上述内外合治半个月，而愈。

病例2　李某，男，40岁。初诊：1990年2月23日。

【病史】　患者近1年来有同性生活史，近2月来肛门周围瘙痒、灼热疼痛，有异物突出感，求治某医院诊断为“肛门型尖锐湿疣”，而主张电灼疗法为主，病者惧怕而来求治。

【检查】　肛门周围遍布污灰色湿润小丘疹，成疣状增殖，凹凸不平，大小不等，形如菜花；患部有恶臭味，舌红、苔黄腻，脉濡数。

【辨证】　大肠湿热，毒结成疣。

【治法】　清热祛湿，解毒散结。

【处方】　槐花18克　威灵仙18克　川足3条　白头翁30克　皂角刺18克　地榆30克　山慈菇18克　全虫10克　三棱18克　炒山甲18克（先煎），水煎服。

外治：先用除湿下虫熏剂（注2）2包冲开水半盆，趁热先熏后洗，再涂以2.5%氟脲嘧啶软膏于疣体表面，每天2次。

经上述中西药配合内外合治30天，疣体消失，临床痊愈。

【按语】

疣是突出于皮肤表面的一种乳突状小瘤。中医称为疣疮、千日疮、疣赘，西医多认为疣是一种病毒性皮肤病，近年来注意到尖锐湿疣是可以通过性生活传染的。尖锐湿疣损害主要发生于生殖器部位，男性见于阴茎的冠状沟、包皮、系带和肛门周围，女性见于阴蒂、阴唇、阴道口、会阴和肛门周围，偶见于腋窝、脐部和足趾间等处。损害开始为淡红色、污灰色湿润小丘疹，逐渐成疣状增殖，凹凸不平，大小不等，甚者可至栗子大或更大，形如菜花状，常由于脓性物质堆积于皮损的裂缝间（尤其是肛周部位的损害），致患部有恶臭味。

中医学对疣早有认识，如隋·巢元方《诸病源候论·疣目候》云：“疣目者手足边忽生如豆或如结筋，或五个或十个相连，肌粗强于肉，谓之疣目。此风邪搏于肌肉而变生也。”《薛己医案·外科枢要》云：“疣目属肝胆少阳经，风热血燥，或怒动肝火，或肝客淫气所致”。

本文2例均由不洁性生活而感染。病例1，患者为阴茎尖锐湿疣，属肝胆火郁，积热毒结成疣毒。治疗上以清解肝胆之热为主，兼化毒散结。方中的羚羊骨、水牛角、柴胡疏肝利胆、清热；大青叶、板蓝根、昆布清热解毒散结。由于尖锐湿疣为一种锐毒，非常之病则以非常之药攻之，故重用炒山甲、皂角刺、川足、白花蛇舌草以攻坚散结，牛膝引药下行，甘草和药而能解毒散毒，以调和诸药之峻猛。外治用蟾酥散。蟾酥散解毒散结，有轻度腐蚀作用，故中病即止可也。

病例2，患者为肛门周围尖锐湿疣，属大肠湿热、久蕴成毒，外发肛门皮肤而成。治疗与病例1明显不同，是以清解大肠湿毒，兼以解毒散结为法。方中用槐花、地榆、白头翁专清大肠经湿热，配以威灵仙走十二经而通络，配合山慈菇、三棱、炒山甲攻坚化瘀散结，全虫有毒，取其以毒攻毒之意。本例外治法亦与病例1不同，系用除湿下虫熏剂先熏后坐浴，直接浸淫疣目，外涂西药氟脲嘧啶软膏，效果很好。

注1 蟾酥散组成：蟾酥3克　蜈蚣4条　枯矾18克　轻粉6克

制作法：先将蟾酥、蜈蚣研末，后加枯矾、轻粉共研成细末。

注2 除湿下虫熏剂组成：白鲜皮　防风　荆芥　九里明　苦参　地肤子　蛇床子　龙胆草　威灵仙　大青叶　大黄　土槿皮各等份。

制作法：上药研末，装包，每包15克。

功效：清热解毒，祛风杀虫、止痒。

用法：每包用500ml开水浸泡，先熏后洗，每天1～2次。

适应证：足癣、丹毒、湿疹感染、坏疽等。

丹　毒

病例1　余祥，男，16岁。初诊：1983年6月21日。

【病史】　患者于3天前左侧鼻翼处起红斑，微肿、疼痛如灼。今天早晨发热、恶寒、头痛、烦躁。平时有挖鼻的不良习惯。

【检查】　体温39℃，面红目赤；左侧鼻翼处有指甲大之光亮红斑，鲜红如玫瑰色，形状不规则，压之退色，放手后即复原状，面部灼热；舌红、苔腻，脉浮数。

血常规：白细胞计数18×10^9/L，中性0.84，淋巴0.16。

【辨证】 丹毒血瘀蕴毒，风热上攻。

【治法】 清热凉血，疏风解毒。

【处方】 普济清毒饮加减：

羚羊骨 18 克 银花 15 克 黄芩 10 克 水牛角 30 克
野菊花 18 克 地丁 18 克 牵牛子 12 克 赤芍 12 克
柴胡 18 克 连翘 12 克 板蓝根 18 克，水煎服。

外治：用 201 消炎水（见淋巴结核 276 页）加土霉素片 2 片研末调涂患处，每天 2 次。

复诊：1983 年 6 月 24 日。服药 3 剂和外治后，发热恶寒已退，头痛、目赤痛亦减；左侧鼻翼部红斑颜色稍淡，范围缩小。

继守上方去羚羊骨、水牛角。水煎服。

外治同上。

三诊：1983 年 6 月 28 日。服药 3 剂和外治后，左侧鼻翼部红斑已大部分消失，尚存淡红色沉着，体温、脉搏、食欲均正常。停口服药。

外用 201 消炎水湿敷患处，直至红斑完全消失后停敷。1 个月后随访已痊愈。

病例 2 梁香，女，53 岁。初诊：1982 年 4 月 12 日。

【病史】 患者患足癣已 3 年多，1 周前左小腿近踝关节起巴掌大红斑稍高出皮肤，灼热痛，发热，小便黄，而来诊治。

【检查】 左踝关节处有一巴掌大红斑区，红赤如丹，有小水疱，形状不规则如地图状，但界限分明；舌苔黄腻，脉滑数。

【辨证】 血瘀蕴毒，湿热下注。

【治法】 清热解毒，凉血利湿。

【处方】 清热利湿汤：

金银花 18 克 板蓝根 30 克 牛膝 18 克 连翘 18 克
车前草 30 克 泽泻 18 克 地龙 15 克 赤芍 18 克 白茅根 30 克，水煎服。

外治：用外洗Ⅱ号（见直肠脱垂 297 页）薰洗患处，然后用

201 消炎水湿敷患处，每天 2 次。

复诊：1982 年 4 月 15 日。经外敷内服药 3 剂和外治后，丹毒红肿减半，水疱渗液消失，小便清。药虽已对症，仍需加强通络散结之药。

守上方加炒山甲 10 克　路路通 30 克　忍冬藤 30 克。

外治同前。

三诊：1982 年 4 月 21 日。服药 6 剂和外治后，丹毒已完全消退，唯原来患处皮肤瘙痒。

以止痒霜（注）外搽患处而愈。

【按语】

丹毒因其色赤如丹漆状而得名。因其病位不同，命名也不同。如生于头面的称"抱头火丹"，生于下肢的称"流火"或"下肢丹毒"。现代医学认为丹毒是由溶血性链球菌（丹毒链球菌）侵入皮肤或粘膜内的网状淋巴管所引起的急性感染。病变蔓延迅速，由于淋巴管回流受阻，故局部可出现水泡，当细菌毒素侵入血液时，即可引起全身反应。中医学则认为本病的发生是由于血分伏热，外受火毒、风热、湿邪而致。邪毒（通过皮肤的破口）乘隙而入，毒热与血热相搏，郁于皮肤，邪毒壅聚，气血凝滞，经络阻塞，蒸腾于外，发为丹毒。若风热较重，上攻头面为"抱头火丹"；若湿热下注见有水泡、渗液者为"流火"；若毒热较重，可见有直入营血症候；若湿热毒邪缠绵留恋则迁延日久，或反复发作。丹毒易与其它皮肤病相混淆。其特点为发病急骤，有皮肤擦伤、挖鼻或脚癣史，有寒战、高热等全身症状。其患处肤色鲜红如玫瑰，压之退色，形状不规则，但界限分明，呈"地图状红斑"。治疗丹毒因发病部位不同，方药也同中有异；因其皆为血分蕴热，故清热为其共性。病例 1，丹毒发于头面，故以银花、连翘、地丁清热解毒；因有发热恶寒，配羚羊骨、水牛角、柴胡以加强清热凉血解表功效；牵牛子、大青叶轻清上扬，而解上焦之毒热。病例 2，为下肢丹毒，除以银花、地丁、连翘、板蓝根清热解毒外，加入牛膝、地龙、车前草，白茅根以清热利湿解下焦之湿毒。丹毒有反复发作之倾向，故后期加入炒山甲、路路通、忍冬藤活血通络散结，预防复发。外用药配合必不可少，有排毒、化瘀、通络，加强血液循环之功效。

注　止痒霜组成：羊毛脂 100 克　苯海拉明粉 15 克

制作法：上二药调匀，装盒备用。

功效：祛风止痒，抗过敏。

用法：薄涂于患处，每天2～3次。

白 癜 风

病例1 曾彩玲，女，27岁。初诊：1981年4月4日。

【病史】 患者自1980年初右面部起一白斑，数月后逐渐发展到颈后及头额，并蔓延扩大，自觉无任何不适。

【检查】 右面部白斑约为3×4cm大，额部白斑约为2×2cm大，颈部白斑约为2×3cm大。舌淡红、苔薄白，脉平。

【辨证】 风湿相搏，气血失和。

【治法】 活血祛风，理气化湿。

【处方】 白花蛇15克 蝉蜕12克 僵蚕18克 露蜂房12克 当归12克 赤芍15克 川芎12克 白花蛇舌草30克 三棱18克，水煎服，10剂。

外治：用蟾酥水（见猫咬伤肿毒症334页）擦皮肤，每天3～4次。

复诊：1981年4月15日。经上治疗后，病情稳定，无继续蔓延，白斑稍退色。药已对症，守方续服，外用药同前。

三诊：1981年6月2日。又进40余剂及外治后，白斑中间已有色素岛出现，并有80%色素沉着，尤其额部白斑色较淡。唯近日觉皮肤痕痒，口干，舌偏红、苔白，脉平。为血热生风之故，前方加重养血祛风之品。

【处方】 当归12克 川芎12克 赤芍12克 生地18克 白鲜皮18克 白花蛇15克 露蜂房12克 白花蛇舌草30克 僵蚕18克，水煎服，9剂。

外治同前。

经上治疗而痊愈。于今年初觉面部白斑微有复发，后经服药10余剂，白斑消退。

病例 2 刘肖英，女，22 岁。初诊：1981 年 2 月 16 日。

【病史】 患者右额及背部起白斑已 6 年。近 1 年来，发展较快，尤其额部白斑，已向两面颊蔓延扩大，且渐头发变白，并伴有头晕、失眠多梦、腰酸、月经不调等症状，经多间医院治疗无效而来我科就诊。

【检查】 形体消瘦，面色不华，鬓角头发变白，无光泽，额部白斑有手掌大一片，背部有 4×5cm 大的白斑，舌淡红、苔薄白，脉细弦。

【辨证】 阴血亏损，复感风邪，搏于肌肤，气血失和。

【治法】 养血祛风，滋阴补肾。

【处方】 熟地 30 克　淮山 18 克　女贞子 18 克　丹皮 15 克　云苓 18 克　首乌 30 克　僵蚕 18 克　白蒺藜 18 克　蝉蜕 12 克，水煎服，14 剂。

外治：用蟾酥水擦皮肤患部，每天 2～3 次。

复诊：1981 年 3 月 2 日。药后，症状如前，白斑未见减退，经后头晕，心悸心慌，视物模糊，腰酸脚软，脉细无力。为肝肾不足之见症，考虑其自幼多病，素体血虚阴亏，在原方基础上加重补肾之品。

【处方】 熟地 30 克　女贞子 18 克　菟丝子 18 克　破故纸 12 克　丹参 18 克　杞子 15 克　首乌 30 克　僵蚕 18 克　白蒺藜 18 克，水煎服，每天 1 剂。

外治同前。

三诊：1981 年 4 月 5 日。治疗 1 个月后，白斑明显减退，已有色素岛出现，自觉头晕眼朦、心悸腰酸等症减轻，精神较振。效不更方，守方续服。

外治同前。

四诊：1981 年 5 月 7 日。按上法治疗月余，精神大有好转，头发变黑，并有光泽，已无不适感，白斑基本消退。嘱其继服上方 15 剂，及外用药涂擦，以巩固疗效。至 1982 年 10 月 20 日门诊随访，病无复发，身体较前健康。

【按语】

白癜风是一种后天性、局限性、色素代谢失调的皮肤病。中医学称“白癜”或“白驳风”。《诸病源候论》说：白癜者，面及颈项身体皮肉色变白，与肉色不同，亦不痒痛，谓之白癜。《医宗金鉴》云：白驳风自面及颈项，肉色突然变白，状类斑点，并不痒痛。中医学认为本病是由湿郁于皮腠，血不荣肤而致。

本病的症候特点为：可见于任何年龄和性别，约半数患者于 20～30 岁之间发病。皮损好发于面颈部、躯干、四肢等处，呈大小不等的圆形或不规则型白斑，边界清楚，边缘的色素较深，斑内毛发常变白。白斑除色素脱失外，其它知觉、分泌和排泄等功能均正常，对日光较敏感，日晒后易潮红。皮损数目可单发或多发，分布可对称或不规则。一般无自觉症状，病程缓慢，不易治愈，但可有部分消退，偶可自愈。

对于本病的治疗，笔者采用祛风活血，理气化湿之法配合外用药合治，取得一定疗效。但是在临证时，还应掌握辨证论治，这是治疗本病的关键，不能执方守法，应根据不同的病因病机及身体素质的差异来随症加减。如病例 1 患者，起白斑一年余，而无其它症状伴随，舌脉平和，则采用常规的活血祛风，理气化湿法。方中以当归、川芎、赤芍养血活血，取“治风先治血，血行风自灭”之理；并用白花蛇、蝉蜕、僵蚕、露峰房祛风邪，止痕痒；白花蛇舌草化湿解毒；三棱活血通络。病例 2 患者则因自幼多病，体质素弱，主要表现为肝肾阴亏及营血不足之症，故治法上又采用养血祛风、滋阴补肾的原则。方中重用熟地、首乌养血滋阴；菟丝子、女贞子、杞子、破故纸养肝滋肾；白蒺藜、蝉蜕、僵蚕祛风通络；丹参养血活血。此外，外用之蟾酥水能祛风止痒，杀菌解毒。由于辨证准确，故能取得显著的疗效。

荨麻疹

荨麻疹中医称瘖瘤、风疹块、风瘾疹，俗称鬼饭疙瘩。《医宗金鉴》说：此证俗名鬼饭疙瘩，由汗出受风，或露卧乘凉，风邪多中表虚之人，初起皮肤作痒，次发扁疙瘩形如豆瓣，堆累成片。指出了“瘙痒”是本病的主要症状。荨麻疹属于过敏性疾病范围，诱发因素较多，因而不易治愈。笔者在临床上运用中医药辨证施治本病，收到了一定的疗效，现将自 1981 年来坚持治疗、病史资料记录较完整的35例病例进行分析总结。

（一）诊断依据

1．根据病史，如常有风疹发作史、哮喘发作史或其它过敏病史、消化不良和月经失调史等。

2．为典型皮疹，速发速限。

3．发作时有奇痒感。

4．划痕皮肤过敏试验为阳性。

5．疹退后不留疤痕。

（二）发病情况

35例中男性21例，女性14例。年龄最小者5岁，最大者56岁。20岁以下8例，20～40岁24例，40岁以上3例，以青壮年发病率最高占68%。病程最长者为20年，最短者为21天，如表所示。

病程与发病的关系

病　程	半年以内	半年～1年	1～2年	2～3年	3～5年	10年以上
例　数	9	7	9	5	3	2
百分比	25.7	20	25.7	14.3	8.6	5.7

（三）分型

根据临床体会，本病可分急性型和慢性型。

1．急性型

起病后在很短时间内全身即产生团状损害，新疹分批出现，但消退也速。此由于脾失健运，蕴湿内伏，或兼饮食失调，热郁肠胃，再感风邪，搏于腠理，使营卫之气受阻滞而发。临床上表现为全身或暴露部位出现风团样扁平皮疹，稍高于皮面，呈红色或粉红色，作痒或剧痒。起病常伴低热，恶风或恶寒，舌苔白，脉浮。属本型者有18人。

2. 慢性型

发病较缓，皮疹初为局限性，在2～3天内逐渐加剧，可以全身发生。其病因为急性型失治传来，或脾阳不足，运化失司，蕴湿内伏，脾为湿困，不能为胃行其津液，阻滞气机而发。临床表现全身泛发粉红色之扁平皮疹，此类型比较顽固，常常反复发作，消失也慢，有时数月不愈，常伴有消化不良等症状。属本型者有17人。

（四）疗效分析

1. 治愈标准

（1）近期痊愈：全身皮疹及瘙痒消退，未见新生者。

（2）显效：全身皮疹及瘙痒明显消退，偶有新生。

（3）好转：全身皮疹和瘙痒明显消退，但仍有时反复发作。

以上均经观察15～30天。

（4）无效：用药后皮疹及瘙痒程度不减，仍反复发作。

2. 疗效

经治疗，35例中获得痊愈者22人，其中急性型疗效较为满意，痊愈者14例，慢性型一般病程较长，且会反复发作，治愈率略低。如表所示：

类型	急性型				慢性型			
疗效	痊愈	显效	好转	无效	痊愈	显效	好转	无效
	14	2	2	0	8	4	4	1

典型病例

病例1 姚韶珍，女，36岁。初诊：1981年7月1日。

【病史】 患者全身皮肤出风团疙瘩已4天，疹子随抓随出，时起时消，早晚较剧，颇痒，自觉与食物无关，饮食尚可，大小便通和，唯恶风，风吹即起，蔓延全身。

【检查】 面色红润，舌红、苔薄白，脉弦细略数。躯干四肢散发大小不等、形状不一之红粉色风团样扁平皮疹，周围有红晕，触之稍硬，部分皮疹融合成大片，可见搔痕血痂。

【辨证】 伏热夹湿，外感风邪，滞于腠理（急性型）。

【治法】 清热利湿，祛风止痒。

【处方】 白花蛇12克　菊花15克　蝉蜕6克　绵茵陈18克　板蓝根12克　土茯苓18克　防风8克　薄荷3克，水煎服。

复诊：1981年7月3日。经服前药2剂，皮疹已全部消退，未见新疹，基本痊愈，再拟下方以巩固。

【处方】 北杏仁9克　薄荷3克　蝉蜕6克　大青叶12克　桑叶6克，水煎服。

病例2 王玉莲，女，13岁。初诊：1981年8月1日。

【病史】 患者于4年前无明显原因而突然全身皮肤发生红色疹块，初呈点状，逐渐增大，终融成片。疹块伴有灼热、瘙痒，约历2～3小时后，疹块自行消失，不留痕迹。如是每年有10余次发作，症状和前相同。最近10多天，疹子又发作，每次发作增多且增大，每天发作2～3次，疹子色红融成一片，痒甚，时有腹痛。

【检查】 面黄、舌质淡红，脉象滑略数；躯干四肢散发大小不等、形态不一的红色皮疹，稍隆起，部分皮疹融合成片，以腹部明显，可见搔痕血痂。

大便常规：蛔虫（＋＋）。

【辨证】 湿浊内蕴，蛔动不安，发于肌表（慢性型）。

【治法】 化湿驱蛔。

【处方】 大黄9克　川楝子皮9克　使君子6克　川朴6克　雷丸6克　榧子6克　槟榔6克　葫芦茶9克　绵茵陈12克，水煎服，2剂。

复诊：1981年8月3日。服第1剂后略有腹痛，随后自大便排出蛔虫3条。服第2剂后亦有一阵腹痛，随后自大便排出蛔虫

9条，有5条已死。躯体皮疹由多渐少，逐渐消失，痒感亦除，似健脾和胃法调理身体，以巩固疗效。

【处方】 白术6克　云苓12克　神曲15克　春砂仁6克　佛手6克　鸡内金3克　麦芽30克，水煎服。

【按语】

通过上述病例分析，中医治疗荨麻疹的疗效较为满意。笔者的体会是主要依靠辨证论治的原则来进行治疗，这是一个关键。由于本病为过敏性疾病，因其过敏源比较复杂，故病情错综复杂，症状表现亦不同，必须查清荨麻疹的过敏源以后，才使对症投药的把握性大，且成功率高。如病例2患者为慢性荨麻疹，查明过敏源是蛔虫作祟，即可用驱蛔化湿之法而获效。

在临床上对虽经治愈，已无皮疹新生的患者，为了防止复发，巩固疗效，还应连服数剂以资巩固是很有必要的。其次在治疗期间对饮食方面的禁忌，也是非常重要的一环，临床上常见某些患者服用特殊食物即易发作，因此，在治疗期间一般嘱患者忌食虾、蟹、笋、鹅、鸭、辣椒等刺激性食物。

带状疱疹

病例1　黄复强，男，17岁。初诊：1982年7月5日。

【病史】 患者于3天前感觉左下胸部皮肤火辣刺痛，第2天局部皮肤出现红斑和水疱，不久即向后胸蔓延，疼痛剧烈，夜不成眠，伴发热（体温39.2℃），口干渴，大便秘结、4天未解，小便黄赤。经某医院检查，诊断为“带状疱疹”，服西药未能控制病情，转我科中医治疗。

【检查】 舌红苔黄，脉滑数；左侧下胸部前后面有散在密集成簇的大小不等的水疱，基底为紫红斑、充血，周围轻度红色浸润，未见破溃及糜烂面。

血常规：白细胞总数$11\times10^9/L$，中性0.84，淋巴0.16。

【辨证】 湿热毒结，热蕴血分（缠腰火丹）。

【治法】 清热利湿，凉血解毒。

【处方】 水牛角30克（先煎）　丹皮12克　赤芍15克　玄参15克　连翘12克　生石膏30克　板蓝根30

克　黄芩12克　大黄12克（后下），水煎服，4剂。

外治：用201消炎水（见淋巴结核276页）清洗患处，每天1次。

复诊：1982年7月10日。经上治疗，大便已通，体温37.8℃，局部水疱逐渐消退，疼痛减轻，依前法继服4剂。

三诊：1982年7月14日。发热已退，局部疱疹干燥结痂、脱屑，疼痛基本消失，但觉神疲倦怠，食欲不振，口腻，口渴，舌红苔黄腻。湿热仍未清，拟以健脾清热利湿之法。

【处方】　土茵陈18克　槐花15克　白头翁15克　车前草18克　云苓皮18克　薏苡仁30克　白术12克　布渣叶18克，水煎服。

服上方3剂，诸症消失，未再复发。

病例2　梁煊，男，47岁。初诊：1980年6月7日。

【病史】　患者胸部及背部右侧起疱疹，疼痛较剧，已20多天。发病前，胸部右侧起颗粒状水疱，刺痛瘙痒，逐渐增多，排成条状，形成水疱，且向背部右侧蔓延，周围皮肤肿胀，灼热，部分疱疹糜烂浸淫。经西医诊断为“带状疱疹”，服用维生素及抗生素等药后，效果不显，又服清热解毒之中药，亦未能控制而继续发展。

【检查】　舌质红、苔黄微腻，脉弦数；胸部及背部右侧有大片潮红肿胀，上有黄豆大红色丘疱疹，集簇成群，呈带状排列，部分疱疹糜烂浸淫。

血常规：白细胞总数$8.9\times10^{9}/L$，中性0.8，淋巴0.2。

【辨证】　湿热内蕴，湿盛于热（缠腰火丹）。

【治法】　利湿清热解毒。

【处方】　苦参30克　土茯苓18克　黄柏12克　土茵陈30克　紫花地丁18克　金银花15克　野菊18克　板蓝根30克，水煎服。

外治：用青黛粉水调外敷患处，每天1次。

复诊：1980年6月12日。服上方4剂及外治后，皮肤肿胀明显消退，疼痛已减，部分皮疹形成脓疱或显露出糜烂面，有淡黄色渗出液，有些皮疹已结痂。药已对症，按前法加车前草 30 克，水煎服。继续用 201 消炎水外洗，每天 1 次。

三诊：1980 年 6 月 16 日。服药 4 剂及外治后，湿热之邪已去八九，皮肤红晕、浮肿已全部消退，糜烂面停止渗液，出现新生上皮，患处微有痛痒。再拟上方 2 剂巩固疗效。

1 周后来院检查，患部皮疹全部消退，仅遗有少量色素沉着。

病例 3　叶汉强，男，28 岁。初诊：1981 年 11 月 5 日。

【病史】　患者于 2 周前额部出现红色小颗粒，又痒又痛，逐渐增多，形成小疱，继之面部肿胀，灼热，坐卧不安，夜不能眠。疱疹且向右眼睑蔓延，右眼睑亦红肿疼痛，流泪，视物不清，大便干结，小便黄赤，口苦。

【检查】　舌质红、苔薄白，脉弦数；额部和右眼睑部有集簇状暗红色疱疹，周围有暗红色浸润，眼睑红肿，右眼球结膜充血。

【辨证】　湿热内蕴，气滞血瘀（蛇丹）。

【治法】　清利湿热，活血祛瘀。

【处方】　蒲公英 18 克　紫花地丁 18 克　金银花 15 克　野菊 18 克　板蓝根 30 克　白头翁 18 克　赤芍 15 克　生地 18 克，水煎服，2 剂。

外治：用 201 消炎水洗患处，每天 1 次。

复诊：1981 年 11 月 7 日。服上方及外用药后，疱疹已退，局部仅遗淡褐色色素沉着，无痛痒。已能安睡，并能上班工作，嘱其继服 2 剂作巩固。

【按语】

带状疱疹是病毒性感染所致的一种常见的急性疱疹性皮肤病，常发于胸胁部，其次是颜面、下肢等部位。中医学对此证早有认识，论述颇为详细，称为“火丹”。生于胸胁称“缠腰火丹”、“串腰龙”，生于其它部位者称“蜘蛛丹”、“蛇串疮”等。如《外科启玄》说：蜘蛛疱，此疱生于皮肤间，与水窝相似，淡红且痛，五七个成攒，亦能荫开。本病多因心肝二经风火所生，或脾经湿邪郁久化热内蕴，复受外邪侵袭，二邪相搏，阻隔经络，致气血失常而发。热毒蕴于血分而发红斑，肿胀疼痛异常；湿热盛则起水泡。

“火丹”是形容本病毒盛火炽，常骤然发生，初起皮肤发红，继则出现密集成簇的、绿豆大小的丘疱疹，迅即变成小水泡，水泡三五成群，集聚一处或数处，排列成带状；疱群之间，间隔正常皮肤，有剧烈的疼痛；局部淋巴结肿大；皮疹常沿周围神经分布排列，以肋间神经、三叉神经分布区较多。本病病程 2～3 周，愈后一般不再复发。

对于本病的辨证施治，笔者将其分成热毒型和湿毒型两大类，但是这两种类型不是截然分开的，而是相互关联和相互转化的。

1. 热毒型：发病急，病程短，火丹初起，皮肤赤色，呈小粟粒状疱疹，灼热难受，剧烈疼痛，伴发热，心烦，坐卧不安，纳呆，大便秘结，小溲短赤，舌质红、苔黄，脉洪数。

治法：清热除湿，凉血解毒。

处方：清瘟败毒饮加减：水牛角 30 克（先煎） 丹皮 12 克 玄参 15 克 连翘 12 克 生地 15 克 生石膏 30 克 黄芩 12 克 板蓝根 30 克，水煎服。

大便秘结加大黄、枳实；热毒盛加黄连、黄柏；疼痛明显加延胡索、丹参；后期瘙痒明显者加地肤子、白鲜皮。

2. 湿毒型：多由前型迁延而来，病程较长，缠绵难愈，皮损面较宽，上有高粱粒至黄豆大红色血疱疹，集簇成群，有部分皮疹形成脓疱或显露出鲜红色糜烂面，上覆淡黄色渗出液，稍觉疼痛，微有痒感，舌红、苔黄腻，脉数。

治法：清热利湿，解毒。

方药：苦参 12 克 土茯苓 18 克 黄柏 12 克 土茵陈 30 克 紫花地丁 30 克 板蓝根 30 克 金银花 15 克 野菊 18 克。

湿重加苍术；局部痕痒加白鲜皮。

外治法：用青黛粉水调和外敷。

对于本病的治疗，应谨守病机，辨证准确，根据病人的具体病症，辨其湿与热的偏胜如何，这是辨证的中心。如病例 1 患者，病程短且发高热，发病以热重于湿，故以黄芩、水牛角、板蓝根清肝胆之火热；因其大便 4 天未解，阳明热盛，重用大黄清热通下，以釜底抽薪；因其疱疹基底紫红色，症属血热，故配合连翘、玄参、赤芍、丹皮以凉血活血解毒；生石膏清泄胃火；药后热退便通，疱疹退，最后以健脾清热利湿之剂以收效。病例 2 患者为右胸部疱疹，糜烂浸淫，肿胀渗液，为湿重于热，故以利湿解毒为主，佐以清热之剂。方用苦参、土茯苓、黄柏、土茵陈清利湿热；以金银花、野菊、板蓝根、紫花地丁泻火解毒。用青黛粉外敷，去湿清热，解毒泻火。内外合治，使疾病迅速康复。病例3患者为颜面部带状疱疹，病程虽然较长，但湿热之象仍盛，而且热灼血分，瘀阻脉络，故清热与利湿并举，佐以活血祛瘀之剂，外用201消炎水洗患处，以清凉泄热，解毒止痛，内外并举，从而收到了预期的效果。

玫瑰糠疹

病例1 梁华建，女，30岁。初诊：1979年12月5日。

【病史】 患者于本年11月发现两胁部起2块环形皮疹，色红有薄鳞屑，瘙痒感明显，几天后相继发现前胸、后背、四肢密布同样皮损，经某医院皮肤科确诊为“玫瑰糠疹”。用“葡萄糖酸钙”静脉注射，及“普鲁卡因”、“醋酸可的松”等药穴位注射，效果不明显，遂来我科诊治。

【检查】 舌苔薄白而腻，脉弦滑；躯干和四肢皮损呈环形、椭圆形皮疹，色红浸润，表面有微薄鳞屑，胸背部皮损范围较大。

【辨证】 外感湿邪，血热蕴毒，发于腠理。

【治法】 清热除湿，凉血解毒。

【处方】 生地黄18克　玄参18克　苦参18克　苍耳子12克　荆芥10克　连翘12克　蝉蜕6克　黄柏9克　鸭脚木皮18克　半边莲18克，水煎服，4剂。

复诊：1979年12月10日。服上方后，皮损红色明显消退，痒感减轻。于上方中加入地肤子18克、白鲜皮12克，继服7剂。

三诊：1979年12月17日。大部分皮损消退，呈现淡红色半环状皮损，中心消退，边缘有浸润，痒感已不明显，苔白，脉缓。改用清热凉血，除湿止痒为法。

【处方】 丹皮12克　生地18克　玄参12克　连翘12克　苦参18克　白鲜皮12克　地肤子18克　苍耳子15克　土茯苓30克，水煎服。

四诊：1980年1月2日。上方连续服半个月，皮损全部消退，呈现色素沉着，临床治愈。

病例2 陈世泉，男，35岁。初诊：1972年3月2日。

【病史】 患者于1周前发现胸背部、上肢起红疹，痒甚，开始如指甲大，表面有脱皮现象，未加注意。数天后，胸背及上肢又起类似红色皮疹，大小不等，痒感更加明显，曾在当地医院检查，诊断为“玫瑰糠疹”，经治疗未效，遂来我科就诊。

【检查】 舌苔微黄，脉滑数；躯干四肢近端散发红色米粒至高粱大的皮疹，呈椭圆形或不规则圆形，颜色不一，或鲜红或褐色，皮疹边缘不整齐，表面附有较多的糠秕状鳞屑。

【辨证】 外感风邪，血热蕴毒。

【治法】 凉血祛风，清热解毒。

【处方】 蝉蜕10克　荆芥12克　防风12克　苍术12克　乌梢蛇18克（先煎）　生地18克　丹皮12克　连翘10克　知母10克，水煎服，4剂。

外洗方：白芷15克　蛇床子30克　大菖蒲12克　地肤子30克　苦参60克　白鲜皮18克　野菊30克，水煎洗患处，每天1次。

复诊：1972年3月6日。经上治疗后，自觉痒感减轻，皮损表面鳞屑减少，未再起新的皮疹。仍按上方继续服6剂，外洗方如前。

三诊：1972年3月12日。痒感已基本消失，皮疹逐渐消退，颜色转暗。按前方加减。

同年3月26日来诊，皮疹已退尽，症状消失，临床治愈。

【按语】

玫瑰糠疹是一种原因不明的红斑鳞屑性皮肤病。初起往往于躯干、颈部或四肢等处出现皮疹，约2周后相继成批出现较小皮疹，并有不同程度的瘙痒。本病多发生于春、秋季节，以中年和青年人较多。多因内有血热，外感风毒，内外合邪而致。根据其症状，临床上可分血燥型和湿毒型两大类。

1. 血燥型：以发病迅速，发展快，皮肤干燥，剧痒，伴有烦躁不宁、口燥咽干、舌红，脉数为特点。

治法：凉血解毒，祛风止痒。

方药：乌蛇汤加减：生地18克　玄参15克　苦参18克　乌梢蛇12克（先煎）　苍耳子12克　荆芥9克　连翘12克　蝉蜕10克　黄连9克，水煎服。

生地、玄参、连翘清热凉血；苦参、黄连利湿解毒；乌梢蛇、苍耳子、荆芥、蝉蜕祛风止痒。热盛者可加大黄，以泻热凉血；瘙痒明显者可加白鲜皮。

2. 湿毒型：以病程较长，缠绵难愈，病程一般超过4周以上，皮损色红浸润，多伴有精神疲倦、食纳差，舌苔白腻，脉弦滑为特点。

治法：解毒除湿，清热凉血。

方药：健肤渗湿汤。乌蝇翼（即丁癸草）15克　浮萍9克　鸭脚木皮15克　苍耳子12克　黄柏12克　萆薢18克　半边莲18克　生地18克　玄参15克，水煎服。

方中乌蝇翼、鸭脚木皮清热利湿解毒；浮萍、苍耳子祛风止痒；黄柏、半边莲解毒清热；生地、玄参清热凉血；萆薢清利湿热。

外洗方：蛇床子30克　地肤子30克　野菊25克　金银花30克　苦参60克　白芷15克　大菖蒲10克　白鲜皮15克，可用于以上两型。

上举2例患者均以血热为特点，治疗大法大致相同，即以凉血为主，但也要区别风、湿、热毒的轻重而加减运用，这样，才能收效快捷。

湿疹

病例1　梁艳卿，女，42岁。初诊：1981年6月8日。

【病史】　患者于本年5月初旬，进食“咸水鱼”后，面部及双大腿内侧出现许多丘疹，瘙痒不休，继则溃烂，流出黄色粘液，渐蔓延至整个面部及双大腿部内侧，病情日见严重。即到某医院治疗，效果不显，病情持续演变，患部形成溃疡，瘙痒尤甚。

【辨证】　湿热蕴毒，侵淫皮肤。

【治法】　清热解毒除湿。

【处方】　乌梢蛇15克　苍耳子18克　连翘12克　苦参18克　黄连9克　蝉蜕3克　生地18克，水煎服，2剂。

外治：用湿疹散(见脐痈 289 页)撒敷患部,每天 1 次。

复诊：1981 年 6 月 10 日。患部分泌物明显减少，瘙痒减轻。仍照上方内服，外治同前。

三诊：1981 年 6 月 12 日。再内服 2 剂及外治后，患部已无分泌物，无瘙痒，各种症状基本好转。停内服药，转用 201 消炎水（见淋巴结核 276 页）湿敷患部，每天 1 次。

四诊：1981 年 6 月 18 日。患者 1 个月来因痕痒不能入睡，现已能安睡。溃疡面全部结痂，并开始脱痂，基本痊愈。

病例 2　简令荷，女，46 岁。初诊：1981 年 7 月 14 日。

【病史】　患者于当年 5 月中旬开始，两前臂发痒，起粟粒样丘疹，继之左侧小腿腓肠肌侧亦起粟粒样丘疹，瘙痒难忍，下午尤甚，渐之患部的丘疹皆溃烂，渗出黄色液体，以后项下及胸前部亦发生红斑性丘疹，瘙痒不休。到某医院治疗，各溃疡面不但未愈，而且全身出现了散在性的丘疹，彼起此伏，到 6 月中旬，患部愈见扩大，溃疡面不断流出液体，有时点滴而下。

【检查】　血常规：白细胞总数 6.5×10^{9}/L，中性 0.60，酸性 0.13，淋巴 0.27；红细胞 4.5×10^{12}/L。

【辨证】　脾胃湿热，风邪相搏。

【治法】　清热利湿，祛风止痒。

【处方】　健肤渗湿汤主之。

丁癸草 15 克　浮萍 9 克　鸭脚木树皮 15 克　苍耳子 12 克　黄柏 12 克　萆薢 18 克　半边莲 18 克　薏苡仁 15 克，水煎服，3 剂。

外治：以 201 消炎水洗患部，每天 1 次。

复诊：1981 年 7 月 17 日。瘙痒大减，分泌物减少，全身患部溃疡面已呈干样疮面，有少数已结痂，其它散在性丘疹，亦呈渐次收没趋势。照上方服 2 剂，外洗药如上。

三诊：1981 年 7 月 19 日。上半身及两臂均无新生之丘疹，亦无瘙痒，但左下肢则新起少量粟粒样丘疹。患者心情已较 5 天前愉快。内服、外洗法同上，且为了加速溃疡面的收口生肌，再以拔毒膏（见流注 284 页）外敷。

先后共治疗 2 周，各种症状痊愈，随访半年未见复发。

【按语】

湿疹是一种常见的皮肤病。现代医学认为其病因与发病机理较复杂。概括起来内因与素质遗传、代谢障碍、营养异常（以哺乳儿童多见）、神经官能症等有关；外因与植物性或化学性的刺激、瘙痒病诱发、下肢静脉曲张或瘢痕等有关。

临床上一般分为急性、亚急性、慢性三种。

急性湿疹的特征是斑疹迅速出现，皮肤发红，严重浮肿和强度湿润。在皮肤的表皮上，由于干涸的液体而形成了痂皮。

亚急性湿疹的特征也和急性湿疹大致相似，但其表现为轻微，皮肤不大发红，通常少见浮肿，轻度或完全没有湿润。但瘙痒触摸时皮肤呈紧张感，皮肤的皮层，被小鳞片遮盖并且落屑。

慢性湿疹多由急性、亚急性转变而来，大多为持续不定型，时而为丘疹，时而为水疱，多为散在性，彼起此伏，变化无常。有些患者常年累月不愈，成为一种长期的、慢性的皮肤病。

笔者在临床上根据湿疹的特点，大致分为下列几种类型。

1. 丘疹性湿诊：多发于躯干和四肢，很少全身发生，每为局限性散发。其形状如针尖，顶端易成小水疱，呈淡红色或红色之丘疹。破溃后或表皮剥离时，容易出血。

2. 红斑性湿疹：好发于面部、颈项和胸前部。以不连续的突然泛发为特征，皮肤表面干燥，表皮淡红或为红色，有界限不明之红斑，逐渐形成一大片，伴瘙痒与灼热感，在皮下松弛部分如目眶及阴囊部等，容易形成轻度浮肿。红斑可扩大而融合，中医典著中所谓“浸淫成片”，就是这种症状的描写。本型容易扩大患部面积，有时呈粗糙或干燥，有时又可发生浸润而成落屑湿疹。其病程甚短，易愈亦易复发。

3. 水疱性湿疹：亦为常见之湿疹，患部多为小丘疹，顶端复以水疱，迅速融合。炎症加重时，渗出液较多，自发破溃，或因瘙痒而抓破，渗出物由创面溢出，重者可以滴滴而下。以后逐渐变成慢性时，则渗出物减少，并因较长时间之刺激，发生慢性充血，患部呈深红色，为红色慢性湿疹。

4. 疱疹样湿疹：多发生于手背与四肢和其它部位，历时短而易愈，但常发生于同一部位。患部多为丘疹样水疱，互相不融合。

5. 脓疱性湿疹：本型的发生和症状，颇似传染性湿疹样皮炎，多为水疱性湿疹变化而来，化脓后即行溃烂，渗出黄色粘液，有时脓液流到的其它部位，亦会发生同样的疱疹。7岁以下的儿童头、面、胸等部位容易发生。

6. 糜烂性湿疹：本型多由急性、亚急性转变而来，患部粗红而湿润，分泌物经常渗出，所谓“浸淫成片”，亦为本病之特征。瘙痒不休，每使患者夜寐不安。

7. 皲裂性湿疹：患处多在手指及足趾。患部皮肤肥厚，干燥无弹性，因而发生裂纹。

总括上面所说各类型湿疹的症状，不外皮红起疹，瘙痒不休，或成脓泡，或成溃疡，或为局限性，或为全身性……等。

在中医学，从《内经》、《金匮要略》而至以后的医学经典文献，对湿疹都有明确的记载。清·《医宗金鉴》中有很多类似湿疹症状的论治，如“浸淫疮”条下云：此证初生如疥，瘙痒无时，蔓延不止，抓津黄水，浸淫成片，由心火脾湿受风而成；又在“黄水疮”条下云：此证初如粟粒（丘疹）而痒兼痛，破流黄水，浸淫成片，随处可生，由脾胃湿热，风邪相搏而成……；又在“血风疮”条下云：此证由肝脾二经湿热，外受风邪袭于皮肤，郁于肺经，致遍身生疮，形如粟米，瘙痒无度，抓破时津脂水，浸淫成片，令人烦躁，口渴，瘙痒……。这些描写与上述的红斑性湿疹、水疱性湿疹、糜烂性湿疹等很相似。

中医学认为，湿疹的发生，大都责之于心火炽盛，脾胃炽热，与风邪相搏而成。就笔者临床体会，不论属哪型湿疹，凡皮红起疹，多属火盛；瘙痒灼热，多挟风邪；渗出分泌物过多，必是脾胃湿热；溃疡日久，定会导致血虚。如果日轻夜重，烦躁不安者，多由阴血耗损，肝火上扰所致。治疗上，应以清热除湿，养血祛风为根本疗法。如火炽盛者用黄连解毒汤（黄连、黄柏、黄芩、栀子）加散风药，如防风、僵蚕、薄荷等；单由风邪侵袭而引起者，可用乌蛇汤（生地、玄参、苦参、乌梢蛇、苍耳子、荆芥、连翘、蝉蜕、黄连）；如瘙痒烦躁，日轻夜重，则用健肤渗湿汤（首乌、石菖蒲、苦参、薄荷、丹皮、土茯苓、石膏），痒甚加地肤子、乌梢蛇，继发感染化脓加黄连、板蓝根；如果风邪日久，郁在肌肤，阴血消耗，夜不安寐者，则用乌蛇四物汤（乌梢蛇、当归、川芎、熟地、白芍、防风、蒲公英、蝉蜕、金银花）。同时要配合外治法。对于湿性湿疹可用湿疹散在患部薄薄均匀地扑1层，以期达到收湿止痒之目的；对于干性的湿疹，一般可配合洗剂，如201消炎水。

笔者在1981年6～8月份，曾以上述清热除湿，养血散风的治疗原则，辨证治疗各类型湿疹25名,痊愈者21人,其余4人的病情也大为改善,效果满意。

笔者在治疗湿疹病中有几点体会:

1. 在处理一个病例时必须从整体出发，根据不同的体质和证候辨明是湿，是热，是风邪，是血虚，还是血燥，然后才拟定治疗方案，或散风润燥，或清热除湿，或活血止痒……。治疗时，要灵活应用方药，而不要拘泥于一方一药，同时所处的方剂，必须丝丝入叩，这样治疗的效果才显著。

2. 在诊断上，中医学凭四诊细心鉴别病情。湿疹出现在表皮外，虽与许多皮肤病如疥疮、小儿荨麻样苔癣、梅毒性丘疹……等，都有相同的症状，但如细心辨别，是可以鉴别清楚的。例如疥疮多生于股内侧，手指隙缝等部位，瘙痒常在夜间；小儿荨麻样苔癣，为散在性，一经抓破而肿大，俄复原形；梅毒性丘疹，表面扁平，浸润显著，呈紫铜色，加压时红色消退等。对这些类似的疾病，都必须掌握鉴别的足够常识，诊断才能确切。

3. 在用药方面，要内治与外治配合，双管齐下，收效更速。

阴囊湿疹

病例1　夏××，男，38岁。初诊：1989年4月2日。

【病史】　患者自诉经常进食“咸水鱼”，且常在水中作业，日晒雨淋，久沾水湿，致阴囊表皮红点甚多，奇痒不止，用手搓擦，痒痛难堪，病情日见严重，即到某医院治疗，效果不显。病情持续演变，瘙痒尤甚，致彻夜难眠，后经友人介绍前来诊治。

来诊时症见：除上述症状外，伴有烦躁，口干苦，小便短黄，大便数天1次。

【检查】　阴囊遍布如粟粒状的丘疹，尚未破损；皮肤潮红灼热，舌红苔黄腻，脉弦数。

【辨证】　肝胆湿风，侵淫皮肤（丘疹期）。

【治法】　疏肝利胆，清热除湿，驱风止痒。

【处方】　柴胡12克　防风12克　荆芥12克　乌梢蛇12克（先煎）　连翘12克　泽泻15克　萆薢30克　九里明130克　苦参18克，水煎服。

外治：用湿疹散(见脐痈 289 页)冲开水湿敷患部，每天 2 次。

复诊：1989 年 4 月 12 日。服药 10 剂和外治后，阴囊痒痛已止，其它症状亦大减。

继用上述的内、外治法治疗 1 周，病获痊愈。

病例 2 劳××，男，42 岁。初诊：1990 年 6 月 8 日。

【病史】 患者平时嗜好饮酒、食辛燥之物，于当年 5 月上旬开始，阴囊疼痒不止，继而起粟粒样丘疹，瘙痒难忍，下午尤甚，渐之患部的丘疹皆溃烂，渗出黄色液体。曾经两间医院中西药治疗，效果不显，而来诊治。

来诊时除上述症状外，伴有口渴，胃纳差，烦躁，睡不安宁，小便黄浊。

【检查】 阴囊满布脓疱，糜烂，脓水浸淫成片；舌红绛、苔白腻微黄，脉滑数。

【辨证】 肝经湿热，湿毒下注（溃烂期）。

【治法】 清热利湿解毒，祛风止痒。

【处方】 半边莲 18 克 连翘 12 克 苦参 18 克 绵茵陈 30 克 萆薢 30 克 土茯苓 30 克 薏苡仁 30 克 金银花 18 克 柴胡 12 克 乌梢蛇 12 克(先煎) 防风 12 克，水煎服。

外治：用湿疹散撒敷患部每天 1 次。

复诊：1990 年 4 月 21 日。服上药 14 剂及外治后，瘙痒大减，分泌物减少，患部溃疡面已呈干样疮面，有少数已结痂；其它散在性丘疹，亦呈渐次收没趋势。按上法治疗 2 周。

三诊：1990 年 7 月 5 日。病情得到控制，瘙痒止，无新生之丘疹。心情较前愉快，饮食及睡眠已正常。

嘱患者继按上法治疗 1 周以巩固疗效。随访 1 年未复发。

【按语】

阴囊湿疹，属于中医学绣球风或肾囊风范围。认为本病是由于湿热下注，风邪外袭皮里，或坐卧湿地、久穿汗湿衣裤，加之阴囊皮肤不洁，湿热蕴结而引起。《医宗金鉴》云："此证名绣球风，系肾囊作痒，由肝经湿热，风邪外袭皮里而成。初起干燥痒极，喜浴热汤，甚起疙瘩，形如粟粒，麻痒，搔破浸淫脂水，皮热痛如火燎者。"笔者根据此理论，结合病程发展过程，在临床上将本病分为丘疹期和溃烂期。丘疹期是发病的初期，阴囊皮肤出现丘疹如粟粒状，焮红灼热，皮肤增厚，搔后痒痛加剧，伴有烦躁不安、口干口苦、大便干结、小便黄赤，有时伴有发热、头痛等症。治以疏肝利胆、清热除湿、祛风止痒为主。溃烂期是病变发展的后期，为初期得不到控制而致。表现为阴囊皮肤脓泡糜烂，脂水溢出浸淫成片，痒痛难堪，痛苦难言，可伴有心烦不眠、纳差、口干、疲倦、小便黄浊等症，治法上重于清热除湿解毒，助以祛风止痒。并在治疗中配合外用药湿疹散。在丘疹期用湿疹散冲水浸泡患部，能祛风止痒痛；在溃烂期用湿疹散外撒患部，能收敛止痒，促使患部结痂。本病通过内治与外治结合，双管齐下，收效更速。

黄 褐 斑

病例1 梁佩贞，女，28岁，已婚。初诊：1988年10月21日。

【病史】 患者于1年前因家庭纠纷，致思想负担过重，精神紧张，不能入睡，或时发恶梦、惊醒，食欲减退，渐于眼眶附近、额颊、鼻、口周围起黄褐色斑片，由少转多，连成一片，形如蝴蝶。经某医院皮肤科用多种药物治疗，收效甚微。

来诊时症见：面部有多处褐色斑块，呈蝴蝶状，咽干口苦，头晕眼花，腰膝酸软，精神恍惚，失眠多梦。

【检查】 精神疲乏，面部有多处黄褐色斑块、边缘清楚、光滑无鳞屑，舌淡红、苔薄微黄，脉细弱无力。

【辨证】 肝肾不足，阴虚火旺。

【治法】 滋补肝肾，养阴泻火。

【处方】 熟地15克　山药18克　泽泻12克　山萸肉15克　夜交藤30克　牡丹皮12克　茯苓18克　杞子12克　菊花12克，水煎服。

外治：中药面膜。

操作，患者平卧，用纱布包扎好头发后用营养洗面奶清洁皮肤，再用纱布将眉、眼、口遮盖，取白及、白芷、白附子、滑石粉等份研成细末，用蜂蜜或蛋白调成糊状，涂于面部，再用300克特级熟石膏粉用冷开水搅拌成糊状，均匀地覆盖在整个面部，20分钟后转冷即可慢慢揭去，用温水洗净面部。每周2次，4次为1疗程。

复诊：1988年11月5日。服上药14剂和中药面膜4次，面部色素沉着消失，余症悉除。再投六味地黄丸、杞菊地黄丸交替服用1个月。嘱患者忌辛辣刺激之品。随访2年，未见复发。

病例2 何彬，男，26岁。初诊：1989年2月18日。

【病史】 患者1年前因故退职待业在家，起居无常，烟酒不节，于面颊、口鼻周围渐起淡褐色斑块，色素由浅转深，遂形成蝴蝶状。经本市某医院皮肤科诊治，内服中西药及外用多种药物，不效，而来诊治。

来诊时症见：形瘦面黑，口苦咽干，心烦易怒，频频遗精，小便短黄，大便干结。

【检查】 面色黑暗，面部有多处深褐色斑块、边缘清楚、光滑无鳞屑，舌红苔少，脉弱细数。

【辨证】 肝肾不足，阴虚火旺。

【治法】 滋养肝肾，养阴泻火。

【处方】 熟地12克　泽泻12克　山萸肉12克　牡丹皮12克　茯苓18克　淮山18克　杞子12克　菊花18克　白芍12克　龙胆草10克，水煎服。

外治：中药面膜（方法同病例1）。

复诊：1989年2月7日。服上药20剂和中药面膜5次，面部色素沉着消失，余症大减。再投以知柏地黄丸、杞菊地黄丸交替服用1个月，治愈。继嘱禁用烟酒，忌辛辣刺激食物。随访1年未复发。

【按语】

黄褐斑是一种面部色素沉着，在眼眶附近或额、颊、鼻、口周围发生淡褐色斑块，状如蝴蝶。本病应与阿狄森氏病以及其它面部黑变病相鉴别。

中医学认为本病与肝肾有关，又名“肝斑”。《格致余论》云：“主闭藏者，肾也；司疏泄者，肝也。二脏皆有相火。……相火妄动……煎熬真阴，阴虚则病。”笔者临床体会本病患者多为肝肾阴虚、阴虚偏火旺，故以滋补肝肾、养阴泻火之杞菊地黄汤治之。本方为补阴的主要方剂。此方补中有泻，寓泻于补，为通补开合之剂。如熟地滋补肾水，泽泻宣泄肾浊以济之；山萸肉温涩肝经，丹皮清泻肝火以佐之；山药之收摄脾经，茯苓之淡渗脾湿以和之；杞子补益肝肾，菊花平肝泻火以降之。药用八味，有开有合，实为滋补平泻的良方。笔者还结合中药面膜，加强局部血液循环，以达到漂白、营养肌肤作用。

红斑性狼疮

病例 1 陈玉芳，女，29 岁。初诊：1983 年 6 月 14 日。

【病史】 患者两颧部红斑溃疡有 2 年之久。于 1981 年春天开始出现不明原因的两颧红斑，渐渐糜烂溃破，畏阳光，日晒后加重。经韶关市某医院检查，确诊为“盘状红斑性狼疮“，要求中医治疗而来诊治。

来诊时症见：两颧红斑，关节疼痛，口渴喜冷饮，目赤咽痛，牙龈肿痛，大便秘结，小便短赤。

【检查】 形体消瘦，精神欠佳，两颧部有红斑溃疡面，舌红、苔黄燥，脉弦细数。

【辨证】 热毒炽盛，邪入血分（热盛型）。

【治法】 清热泻火，凉血解毒。

【处方】 羚羊地黄汤：

生石膏 30 克　水牛角 30 克（先煎）　生地 18 克　丹皮 24 克　羚羊骨 24 克（先煎）　蜈蚣 3 条　土茯苓 30 克　玄参 18 克　板蓝根 30 克，水煎服。

复诊：1983 年 6 月 29 日。服药 14 剂，畏光减轻，精神渐好，排出大量酱油样大便。仍关节痛，颧部红斑无明显变化，舌质淡红、苔薄黄，脉弦微数。治则同前上方，生地易为30克，加沙参24克。

外治：用201消炎水（见淋巴结核276页）加氯霉素粉适量，调成糊状敷患处，每天3次。

三诊：1983年7月13日。服药12剂和外治后颧部红斑好转，诸症悉减，体温复正常，不再烦躁，大小便已正常，饮食渐增，精神好转，脉舌同前。治则同前，上方去生石膏、沙参，生地减为12克，加蒲公英18克。药同前。

外治同前。

四诊：1983年10月20日。每周服药6剂，连服3个月。诸症悉愈，自动停药，经广州市某医院复查，病已基本痊愈，病者仍要求服药巩固。

【处方】 沙参24克　丹皮15克　生地15克　玄参12克　水牛角30克（先煎）　石斛12克　菊花12克，水煎服，1周2剂。

1985年笔者偶有机会遇见患者，已恢复健康，回单位工作2年。

病例2 张燕霞，女，21岁。初诊：1985年3月24日。

【病史】 患者畏光怕晒，两颧潮红呈蝴蝶形已半年。香港某医院诊断为“系统性红斑性狼疮”，用激素强的松治疗无效，故来就诊。

来诊时症见：畏光，经阳光照射后病情转剧骤发，眩晕耳鸣，腰腿酸痛，关节剧痛，肌肉掣动，全身疼痛无力，颧部潮红，午后发热，烦躁不宁。胸闷乳胀，咽干口苦，脱发，月经紊乱、量少。

【检查】 形体瘦弱，两颧部蝶形红斑，声音低微，头发稀疏，舌红、苔薄白，脉细数。

血常规：白细胞计数$10\times10^9/L$；尿常规：蛋白（＋＋），红细胞（＋＋），白细胞（＋＋＋）。

【辨证】 肝肾亏损，阴虚内热。

【治法】 滋养肝肾，清热解毒。

【处方】 补阴八味汤加减：

菟丝子12克 五味子12克 山萸肉15克 女贞子18克 蒲公英18克 黄精30克 熟地18克 丹参12克 生地15克 蜈蚣3条 野菊15克，水煎服。

并嘱逐渐减激素用量。

复诊：1985年4月8日。连续服药14剂，诸症悉减，心情平和，精神转佳，腰腿痛、关节痛减轻，肌肉掣动消失，潮热已退，月经量增多，舌淡红、苔薄白；查血白细胞计数$7\times10^9/L$。治法同前，上方去菊花加山楂12克。水煎服。

三诊：1985年6月10日。服药2个月，且患者自停用激素，自觉病情大好，已不畏光，诸症悉解。到香港原诊病医院复查，血中已找不到红斑狼疮细胞。但仍有下肢浮肿，齿龈出血，经期尤甚；带下清稀量多，舌淡红、苔薄白，脉沉弦。查尿蛋白（+）、红细胞（+）。此仍脾虚湿困，气不摄血。在前法基础上佐以益气健脾，补血敛血之品。

【处方】 肉苁蓉12克 山萸肉12克 熟地18克 杞子12克 阿胶12克（烊服） 党参15克 白术15克 茯苓18克 仙鹤草60克，水煎服。

四诊：1985年8月12日。连服药2个月，再经香港某医院复查，血中找不到红斑狼疮细胞；尿蛋白（-）、红细胞（-）；下肢浮肿消失，牙龈出血止，体力健壮，眠食均好；月经正常，但经期伴轻微腹痛，脉舌正常。治法同前，上方去阿胶、仙鹤草，加益母草30克、香附12克。

五诊：1985年10月14日。连续服药2个月后精力日增，因服强的松引起的脸部浮肿亦消失。由广州市某医院复查，证实病已痊愈。病者自动停药，回单位工作。

1987年底随访，患者精神饱满，面色红润，身体无不适，坚持上班已2年了。

病例3 李伟权，男，42岁。初诊：1988年2月22日。

【病史】 患者畏光怕晒、低热、关节痛、全身不适3年，经广西某医院检查，血中查出红斑性狼疮细胞，确诊为“系统性红斑性狼疮。”曾服用过大量激素，经长期治疗无效，遂来诊治。

来诊时症见：畏光怕晒，经日晒后病情转剧，全身乏力，低热，心慌气促，腰痛耳鸣，关节痛，脚跟痛，下肢浮肿，睡醒后觉呼吸不畅，阳萎，自汗，脱发，腹胀纳差，喜热饮，小便少。

【检查】 身体虚弱，面色瘀暗，精神不足，头发稀疏，舌淡红、苔薄白，脉沉迟。

【辨证】 脾肾阳虚，邪毒入脏。

【治法】 温运脾阳，活络解毒。

【处方】 云茴汤加减：

制川乌12克　熟附子12克　熟地18克　黄精18克

炙甘草12克　蒲黄12克　丹参18克　蒲公英18克

蜈蚣3条　土茯苓30克　白术18克，水煎服。

并嘱减服强的松的用量（每天服60mg，改为每周递减5mg）。

复诊：1988年3月8日。连服药14剂，体温37℃，精神增进，能步行活动，气促减轻，睡眠后呼吸不畅症状消失，自汗减少，关节痛减。但仍胸脘痞满，食欲不振，下肢微肿，舌淡红、苔微白腻，脉沉紧。治法同前，上方去黄精，加佛手18克、麦芽30克，法夏12克。

三诊：1988年5月10日。连续服药2个月，且强的松已减量至每天20mg，畏光感消失，心神安宁，精神渐复，能料理一些家务，食欲增强，体重渐增，头发新生，耳鸣排除，胸痞、胸满症消失。仍感腰酸阳萎，舌脉同前。治以温肾助阳，补阴生精，清除余毒。

【处方】 熟附子15克　蒲公英30克　熟地30克

黄精18克　白术18克　炙甘草12克　云苓18克　杞子12克　淫羊藿12克　蜈蚣3条　制川乌12克（先

煎)，水煎服。

四诊：1988 年 7 月 14 日。连续服药 2 个月，病情显著好转，曾在当地医院复查，血中已找不到红斑狼疮细胞；血红细胞 4×10^{12}/L，白细胞计数 7×10^{9}/L，血小板计数 120×10^{9}/L。但稍事劳累仍觉气紧胸痛。患者因服用汤剂困难，要求改为膏剂。治法同前。

【处方】 制川乌 100 克　熟附子 120 克　熟地 240 克　黄精 200 克　鸡血藤 380 克　白术 120 克　炙甘草 100 克　云苓 180 克　杞子 120 克　淫羊藿 100 克　蜈蚣 12 条　蒲公英 180 克。

上药熬 4 次，合取浓汁，加蜜糖 1000 克搅匀缓缓收膏，每天早、午、晚各服 1 大汤匙，1 个月内服完。感冒停服。

五诊：1988 年 8 月 20 日。患者经广西某医院再次复查，血中找不到红斑狼疮细胞，病基本痊愈。笔者嘱其继续服膏方巩固疗效。直到 1989 年冬季，笔者与患者信件往返共 20 多次，患者病愈上班。至今健康如常人。

【按语】

红斑性狼疮是一种结缔组织疾病，因其有自身免疫现象，故亦属于自身免疫性疾病。临床表现为发热（严重时高热），关节酸痛，血沉增高，白细胞降低，心、肺、肝、脾、肾等重要器官受累。皮肤的暴露部分多有病变，红斑往往在面部两颧及鼻梁部之间出现蝴蝶状红斑。若红斑发生于四肢，则呈对称性分布。同时红斑多伴有丘疹、水泡鳞屑和结节，有瘙痒和烧灼感。本病分为局限性的盘状红斑性狼疮和系统性红斑狼疮。前者以皮疹为主，一般不累及内脏，预后较好。后者以内脏病变为主、皮损为次，有时甚至无皮损症状出现，症情严重，常可导致死亡。

在中医文献中，尚未发现类似红斑性狼疮的明确记载。笔者根据临床实践经验认为，本病的病因可分为外因、内因。外因是由于毒邪侵入，蕴聚于脏腑经络；内因是正气不足，情志抑郁，长期阴阳失调，气血运行失常，而又毒邪内蕴，气滞血瘀，郁结壅塞，经络阻滞，发于外则皮肤起红斑，袭于内则脏腑致病。

笔者在临床上将本病辨证分为热盛型、肝肾阴虚型和脾肾阳虚型。分别采用清热、柔肝养肝、温补脾肾等法治疗。如病例 1，属盘状红斑狼疮热盛型，症见发热烦躁，乃为病邪热入血分之故，采用清热泻火、凉血解毒的羚羊地黄汤加减治疗。以羚羊骨、水牛角凉血解毒，大剂量的生地、丹皮养阴清热，清营凉血，再辅以板蓝根、石膏清气分热邪，遏制热邪深入；玄参、蜈蚣主攻红斑性狼疮的病邪；土茯苓清热除湿解毒。此外，用 201 消炎水加氯霉素粉外敷溃疡处。病例 2，属盘状红斑性狼疮肝肾阴虚型，症见眩晕耳鸣，腰腿酸痛，胁肋痛，咽干口苦，午后潮热等肝肾阴亏症状，采用滋养肝肾、清热解毒的治则，运用补阴八味汤加减，以生地滋阴增液，杞子、熟地、黄精补血养肝，女贞子、五味子、山萸肉、菟丝子滋养肝肾，蜈蚣、蒲公英、菊花清热解毒。病例 3，属系统性红斑性狼疮脾肾阳虚型，为毒邪侵入内脏，心、脾、肾三脏皆虚，膀胱气化失职，出现心悸、气紧、尿少、纳差、浮肿腹胀、腰痛等症状，采用温运脾肾、活络解毒之法，以附子、制川乌温阳散寒，熟地、黄精补血以制药的燥烈，蒲黄、丹参活血散瘀，蒲公英、蜈蚣、土茯苓利水解毒，白术燥湿健脾，炙甘草调和诸药。本方攻补兼施，照顾整体。

在临床上，红斑性狼疮的治疗常常很棘手，但只要辨证得准，施治有方，疗效显著。

天　疱　疮

病例 1　秦德成，男，8 岁。初诊：1981 年 8 月 6 日。

【病史】　家长代诉，10 天前发现患儿面部左侧有铜钱大小皮损，发痒、有渗出液、结痂。因天气炎热，皮损迅速发展，布满面部并蔓延到上肢、肩部，水疱渗液较多，陆续破裂、结痂，伴发热、烦躁、口干引饮、大便秘结。经西医诊断为“天疱疮”。服西药、维生素 B_6 及注射胶性钙 1 周多，未能控制病情的发展，后转我科中医治疗。

【检查】　体温 38℃，血压 15.9/9.3kPa，舌边尖红、苔黄腻，脉滑数。面部、上肢、肩部布满水疱，溃烂渗液，有脓点、结痂，双耳廓亦有脓点溃烂，口腔粘膜溃疡。心肺（—），肝脾（—）。

血常规：白细胞总数 7×10^9/L，中性 0.82，淋巴 0.18。血沉 7mm/h。

【辨证】 心脾热盛，湿毒内蕴。

【治法】 清心泻火，解毒化湿。

【处方】 板蓝根 18 克　玄参 12 克　紫花地丁 12 克　蒲公英 12 克　黄连 3 克　金银花 12 克　绵茵陈 15 克　白头翁 15 克，水煎服。

外治：用 201 消炎水（见淋巴结核 276 页）清洗患处，后用湿疹散（见脐痈 289 页）扑撒患部，每天 2 次。

复诊：1981 年 8 月 12 日。服药 6 剂及外治后，体温复常，皮肤水疱大部分已退，结痂、渗液减少，自觉病情大有好转。效不更方，守方续服，外用药同前。

三诊：1981 年 8 月 20 日。前方再进 7 剂及外治后，皮损基本消退，唯觉口干咽燥，口腔溃疡，大便仍干结。此为湿毒虽去，阴津已亏，治宜清除余热，养阴生津。

【处方】 玄参 12 克　沙参 18 克　麦冬 12 克　生地 12 克　金银花 12 克　菊花 12 克　绵茵陈 12 克　丹皮 12 克，水煎服。

服上方 3 剂，症状消失，达临床治愈。

病例 2 林慧恒，女，1.5 岁。初诊：1981 年 9 月 14 日。

【病史】 家长代诉，患儿于 20 多天前，躯干、四肢突然出现红斑，随之即出现水疱，界限清楚，疱壁薄易破，内有透明液体，皮损红而潮润、流黄水。经某医院诊断为“小儿天疱疮”。用激素治疗未能控制病情发展，大便 4 天未解，小便黄短，食纳不振，烦躁不宁，夜睡啼哭，遂转我科门诊治疗。

【检查】 体温正常，口腔粘膜糜烂，舌红、苔黄腻，指纹紫，躯干及四肢有红斑水疱、糜烂、结痂。

血常规：白细胞总数 $7.8\times10^9/L$，中性 0.80，淋巴 0.20。

【辨证】 心脾湿热，外感毒邪，郁结成疱。

【治法】 泄热通便，解毒化湿。

【处方】 大黄 2 克（后下）　白头翁 6 克　绵茵陈 6 克

连翘 3 克　金银花 3 克　野菊 6 克　紫花地丁 6 克　大青叶 6 克　僵蚕 3 克，水煎服。

外治：用 201 消炎水清洗患处，每天 1 次。

服上方 7 剂及外治后，大便通下，睡眠安宁，原皮损红斑渐退，水疱糜烂处亦见结痂萎缩，无新生疱疹出现，症状稳定，继用上方去大黄服 7 剂，皮损消退，症状消失。

【按语】

中医学文献中亦有天疱疮之称，但是泛指一切大疱性皮肤病而言。《外科大成》记述：天疱疮者，初起白色燎浆水疱，小如茨实，大如棋子，延及遍身，疼痛难忍。此外，《医宗金鉴》所记的“火赤疮”，《诸病源候论》中所记的“王灼疮”、“洪烛疮”等，与本病亦颇有相似之处。

产生本病之机理，主要是心脾湿热蕴结，外受暑热秽气毒邪，交织于肌肤而发病。病久者可因热毒伤阴，而致血燥津耗。

本病初期以心脾湿热盛为主，表现为皮损以大疱出现，有糜烂渗液，可伴有发热、心烦、口苦咽干、口舌糜烂、胃呆纳滞、全身乏力、小便短赤、大便干结、舌苔黄腻、脉濡数等症；治宜清心泻火，化湿解毒为主。病至后期，余热未清，热伤津液，往往表现为皮损干燥结痂、口干咽燥、大便秘结、舌红苔少、脉细数，治宜清除余热，养阴润燥为法。

颜面部疔疮

病例 1　谢某，女，30 岁。初诊：1982 年 6 月 21 日。

【病史】　患者左侧鼻翼“迎香”穴处起粟粒样脓头 7 天，周围红肿疼痛，挤压后，红肿蔓延扩散，伴高热寒战、头痛、烦躁不安、目赤、口干苦，大便 4 天未解。

【检查】　体温 38.8℃，神志清醒；颜面疔疮，如粟米大小，疮顶有脓头、周围皮色紫黯，肿势波及头面、鼻部，左侧颌部、颈旁浅淋巴结均轻度肿大；舌红、苔黄厚，脉数。

血常规：白细胞计数 22×10^9/L，中性 0.9，淋巴 0.1。

血培养有金黄色葡萄球菌生长。

【诊断】　颜面疔疮。

【辨证】 腑热内结，火毒上攻。

【治法】 通腑泄热，清火解毒。

【处方】 大承气汤合五味消毒饮加减：

大黄18克(后下) 枳壳12克 金银花18克 地丁30克 蒲公英30克 板蓝根30克 野菊花18克 石膏30克 水牛角30克（先煎），水煎服。

外治：疮面周围先以201消炎水（见淋巴结核276页）冲洗，再以如意金黄散（药店有售）外敷，每天1次。

复诊：1982年6月24日。服药3剂和外治后，大便已通畅，身热已退，疮面脓出，肿势局限，舌红苔黄，脉数。仍治以清热解余毒为主。

【处方】 野菊花18克 柴胡18克 蒲公英30克 板蓝根30克 金银花18克 赤芍15克 地丁30克 川足2条 甘草6克，水煎服。

外治：用201消炎水清洗疮口周围，回春膏（见背痈287页）外敷疔疮，每天1次。

三诊：1982年6月27日。服药3剂和外治后，精神爽利，面部肿胀消退，脉已平缓，惟大便每天数次。予以健脾益气之剂调复。

【处方】 太子参18克 白术12克 云苓18克 柴胡15克 春砂仁10克 淮山18克 厚朴10克 法夏12克 甘草6克，水煎服。

四诊：1982年6月30日。服药2剂，已痊愈，停药。

病例2 蔡某，男，10岁。初诊：1985年8月2日。

【病史】 患者自夏季以来面部有7～8个黄豆大小疖疮已月余，红肿疼痛，兼低热、口渴不思饮、食纳减少。曾往某西医院治疗，诊断为“颜面部疔疮”，注射青霉素1周未效而来诊。

【检查】 体温37.8℃；头额及两面颊生8个椎状疖疮，有黄豆般大小，每个疔疮均红肿，无脓头；舌苔白腻，脉濡数。

【辨证】 暑热蕴结，兼挟湿毒。

【治法】 清热凉血，解毒利湿。

【处方】 清暑汤加减：

藿香10克 赤芍10克 六一散10克 佩兰10克 连翘12克 天花粉12克 皂角刺10克 紫花地丁12克 水牛角18克（先煎）

外治：用外洗Ⅱ号（见直肠脱垂297页）1包冲开水500ml，隔渣薰洗，然后用如意金黄散外涂疮面。

复诊：1985年8月4日。按上法服药2剂及外治疗后，身热退，疔疮平伏呈淡红色，精神及胃纳均有明显改善；惟面白气短，舌淡白，脉细。此为气虚不能托毒解出之象，即以清暑益气汤调之。

【处方】 黄芪12克 西洋参10克 藿香10克 佩兰10克 皂角刺10克 浙贝10克 金银花10克 甘草3克 紫花地丁12克，水煎服。

外治同前。

三诊：1985年8月8日。服药3剂后家长携患孩复诊，已痊愈。

【按语】

颜面部疔疮，是指面部毛囊及其所属皮脂腺的急性化脓性感染。究其病因病理，现代医学认为致病菌绝大多数为金黄色葡萄球菌。因面部有丰富的淋巴管及血管，且与颅内血管相通，特别是唇、鼻周围和耳周围的疔疮，危险性更大，容易引起下述并发症：(1)上唇和鼻周围疔疮可以经眼内角的眼眦静脉、眼静脉、或翼丛传入颅内海绵窦，或经颜面静脉传入脑膜脉，分别发生海绵窦栓塞或脑膜炎；(2)耳疖也能传至颅内；(3)下唇疔疮向下蔓延可引起纵膈炎或脓血症。因此对颜面部疔疮不可忽视，治疗更应及时。

中医学认为，本病系因外感火毒，内蕴毒热而发。患者多因过食膏粱厚味、辛辣炙煿，以致脏腑蕴热蓄毒，外受火毒，或昆虫叮咬染毒，蓄毒与火毒相搏，蕴结肌肤，蒸腾于上，发为面疔。若火毒炽盛，邪热深窜，内攻脏腑，即可引起“疔毒走黄”，出现热毒入于营血等证候危象。《外科正宗》中说“夫疔疮者，乃外科迅速之病也，有朝发夕死，随发随死，有三五日而不死，一月半月而终死”。

病例1，患者因疔毒发于“迎香”穴位，故亦可称之为“迎香疔”。迎香属手阳明大肠经。疔疮虽然发于肌肤，而内连脏腑，已4天大便闭结，证属阳明燥热也。治则既要清腑泻热，清热解毒，又要调理整体。方用大承气汤重用大黄，配以枳壳行气通腑泄热；水牛角、石膏清热泻火；金银花、紫花地丁、野菊花、蒲公英、板蓝根取古方五味消毒饮之意加重清热解毒之力。服2剂后，身热即退，疔毒受遏止。三诊后疔疮平复，以健脾益气之剂调之告愈。

病例2，患者的疔疮发于夏季，又称“暑疔疮”。暑疖亦称痱毒。暑为阳邪，故发病部位以头面居多。“暑必夹湿”，因此治疗时不要单纯着眼于清热解毒，应与祛湿并用。患者诊前注射1周青霉素单纯消炎无效，即可说明之。药用藿香、佩兰、六一散、连翘、天花粉等清暑利湿之品，合水牛角、紫花地丁、皂角刺解毒凉血散结，故收效快。对于疔疮等外科病的治疗，笔者一贯采用内外合治法。2例患者均配合不同的外用药，而使疗效更为满意。

本病以预防为主，平时应注意皮肤清洁。特别是夏季，要勤洗澡，勤换衣。如有糖尿病，应积极进行治疗。

硬皮病

病例1 欧玉珍，女，35岁。初诊：1981年9月10日。

【病史】 患者于1971年冬，发现四肢关节肿大、疼痛，伴有全身不适，继而面部和上肢呈实质性水肿，按之无凹陷，皮肤呈淡褐色，以后渐硬化而干燥，面部皮肤紧贴如木板样硬化，毛发脱落，出汗障碍。经某医院检查，诊断为“硬皮病”及“类风湿”。中西药治疗无效，1年前转院治疗1个多月（药物不详），均未见效，后转我科治疗。

来诊时症见：四肢关节肿大变形，持续性疼痛，上肢及面部皮肤硬化，手指不能屈伸，口及眼睛张闭受限，咀嚼困难；时头晕心跳，腰酸脚软，精神疲乏，气短胸闷，口淡，四肢不温，恶寒畏风，食欲不振；大便溏泄，每天2～3次，夹有完谷不化。

【检查】 血压19.7/10.9kPa，呼吸76次/min；形体消瘦，慢

性病容，面部皮肤僵硬，皱纹消失，呆板无表情；上肢皮肤发硬，以前臂到手腕部显著，变硬的皮肤呈褐色；面部及上肢无汗，四肢关节肿大，活动不利，指关节、腕关节呈轻度强直僵硬；舌质淡、苔白，脉细。

血常规：血沉 60mm/h。

【辨证】 脾肾阳虚，卫外不固，风寒外袭，经血痹塞不通。

【治法】 补肾健脾，温经散寒，活血通络。

【处方】 黄芪 30 克　白术 18 克　淫羊藿 12 克　仙茅 12 克　丹参 18 克　全蝎 6 克　土鳖虫 12 克　蜈蚣 3 条　三棱 18 克　莪术 18 克　制川乌 12 克，水煎服。药渣用白醋半碗同煎，敷患处。

复诊：1981 年 9 月 17 日。服药 7 剂，病情稳定，四肢关节疼痛减轻，患部皮肤转淡褐色，饮食稍增，全身乏力已好转，但仍头晕心跳。守原方去全蝎，加川芎 18 克，水煎服，并继续用药渣外敷，方法同前。

三诊：1981 年 10 月 3 日。再进上方 15 剂后，患部皮肤褐色再减，渐松弛，活动时局部微微汗出，指、腕关节活动较前灵活，但月经期后头晕眼花、心跳、腰酸脚软。拟以补肾固精，活血通络之剂。

【处方】 黄芪 30 克　白术 18 克　熟地 30 克　淫羊藿 12 克　仙茅 12 克　丹参 18 克　制川乌 12 克　炙甘草 15 克　土鳖虫 12 克，水煎服。

上方服 20 多剂后，精神转佳，患部皮肤较前松弛，面部及上肢皮肤有皱纹可捻起，皮肤由褐色渐渐变为接近正常肤色，四肢关节活动较灵活，但手指的末节关节活动尚未恢复正常，头晕心跳、腰酸等症均已好转，大小便自调。嘱其继续服上方 10 余剂，并作门诊随访，病情稳定。

病例 2　蔡伟雄，男，9 岁。初诊：1982 年 6 月 3 日。

【病史】 患者在 6 年前（3 岁时），面部及两上肢浮肿，继而又延及两下肢。1年后，皮肤失去弹性，逐渐变硬，随之患处肌肉萎缩，眼睛闭合障碍，因上下唇萎缩致口不能闭合，手指及腕关节活动不灵。经某医院治疗2年未效。转院进行中药治疗，病情仍未控制，皮肤变硬范围继续扩大，且食欲不振，大便烂，夜尿多，手足麻痹，遂来我科就诊。

【检查】 形体消瘦，精神疲乏，面部及四肢皮肤硬如皮革，呈蜡样光泽，一部分呈深褐色，面部呆板，缺乏表情，眼睛闭合困难，上下唇萎缩，口不能闭，舌萎缩，伸舌不能达齿，歪向右侧，舌质淡嫩、苔薄，脉细弱。

实验室检查无特殊。

【辨证】 禀赋不足，脾肾阳虚，复感寒邪，寒凝气滞致肌腠僵硬。

【治法】 补肾健脾，温经通阳，益气活血。

【处方】 全蝎3克　土鳖虫3克　蜈蚣2条　僵蚕9克　威灵仙12克　黄芪18克　仙茅9克　淫羊藿9克　桂枝3克，水煎服。

复诊：1982年7月4日。服药1个月后，精神稍有好转，饮食增加，皮肤颜色转淡，硬皮变软。药已对证，守方续服。

三诊：1982年8月6日。又进上方30多剂后，面部及手背皮肤较柔软，皮肤局部可见汗出，指、腕活动较前灵活，唯仍觉手足麻痹，时有头晕。此为血虚风动，血脉失养，仿“治风先治血，血行风自灭”之意。

【处方】 北芪18克　白术6克　川芎4克　熟地12克　炙甘草6克　仙茅9克　土鳖虫3克　僵蚕9克　守宫3条　桂枝3克，水煎服。

四诊：1982年9月9日。服上方1个月后，精神大有好转，面部及四肢紧束感已除，眼睛及口张闭自如，患部皮肤除大腿一部分及手指外，其它均松弛，并可捻起。原皮肤褐色部分已转淡，接近正常皮肤颜色。舌可外伸，舌质淡红、苔薄白，脉细。嘱其继续调治，并作阶段门诊随访。

【按语】

硬皮病是一种皮肤失去弹性而硬化的胶原性疾病。多发于中年妇女。临床上可分局限性硬皮病和全身性硬皮病两种类型。侵犯皮肤而无内脏病变者，为局限性硬皮病；若合并内脏病变者，则为系统性硬皮病。

中医学认为本病的发病机制主要是由于脾肾阳虚，卫外不固，腠理不密，风寒之邪乘虚外侵，阻于皮肤肌肉，以致经络阻隔，气血凝滞，营卫不和，而痹阻不通。脾主肌肉、主运化水谷之精微，以营养肌肉、四肢，营卫之气生于脾胃，若脾虚运化功能失职，营卫不足，卫外不固，腠理不密，则易感受外邪而得病；肌肉和四肢得不到水谷精微的濡养，而见肌肉消瘦，日渐萎缩，四肢活动不利。肾藏精，主骨生髓，病久及肾，损及肾之精髓，致精神衰败，骨质病变。因此本病与脾肾关系至为密切，故治疗上以补肾健脾，温经通阳，活血通络为主。

经验方：黄芪 30 克　白术 18 克　仙茅 12 克　淫羊藿 12 克　桂枝 12 克　土鳖虫 12 克　丹参 18 克　蜈蚣 3 条　僵蚕 18 克　威灵仙 18 克，水煎服。

临症加减：如寒痹骨痛为主，加制川乌以散寒镇痛；如精血亏虚为主，加熟地、黄精补益精血；如气血凝滞于肌肤为主，则加重活血通络之品，如守宫、全蝎、皂角刺、炒山甲等。

硬皮病是一种比较顽固的病证，治疗颇为棘手。笔者最近治疗以上 2 例，临床疗效尚属满意，虽未能彻底治愈，但说明运用中医辨证论治来治疗本病，能够缓解病情，值得今后进一步深入研究和探讨。

剥脱性皮炎

病例　何焕，男，62 岁。初诊：1972 年 6 月 16 日。

【病史】　患者平素体健，只劳动后嗜饮酒。以前曾因搬运硫磺之后，多次发生四肢、面、耳部皮肤痕痒，湿烂流水，某医院诊为“湿疹性皮炎”，经治疗而愈。于同年 5 月骤然全身皮肤起红疹，有灼热感，干燥，微有肿胀，部分皮疹糜烂，全身疲乏，骨节酸痛，夜间睡眠时如疟疾样寒战发热。在某诊疗所检查，诊断为“急性过敏性皮炎”。曾用退热药、维生素 C、苯海拉明，静脉注射葡萄糖酸钙等。10 天后皮肤剧痒，背部、手掌和足底剥皮，即转院治疗，诊为“剥脱性皮炎”，经补液，注射维生素、强的松等药后，病情明显好转，2周后出院。但出院10天后，皮肤病又复发，继续治疗未能控制，且伴发热、烦躁不宁、睡眠差、疲倦、口干、四肢酸痛、小便黄赤、大便燥结，而来我科就诊。

【检查】 体温38.5℃，慢性病容，表情痛苦，面色苍黄，唇裂，舌红、苔薄黄少津，脉弦细而数；头面、颈、四肢屈侧皮疹鳞屑脱落、轻度渗液，耳部肿胀，手掌背及足底皮疹脱皮、灼热、痕痒、皲裂，步行困难。

血常规：白细胞总数13×10^{9}/L，中性0.77。淋巴0.18，酸性0.05；红细胞4.2×10^{12}/L，血红蛋白100g/L，血沉28mm/h，小便常规：蛋白（+），白细胞（+），红细胞（+）。

【辨证】 风热郁表，血虚风燥。

【治法】 养血消风，佐以祛瘀清热。

【处方】 1. 生地黄30克　赤芍12克　川芎9克　当归9克　牡丹皮12克　桃仁12克　川红花9克　红条紫草12克　蝉蜕9克　白花蛇15克（先煎）　金银花15克　红藤12克　蒲公英15克，水煎服，每天1剂。

2. 木棉树根90克　了哥王60克　枝花头60克加上内服药渣，水煎乘热熏洗患部，每天2次。

服药及外洗治疗2周后，皮肤痕痒肿胀显著减轻，但脱皮和鳞屑仍未能控制。考虑其痼疾已成，非一般养血祛风，化瘀清热之药所能奏效，此乃久病入络，风邪化燥以致血热瘀毒炽盛，故采用以毒攻毒，祛风透络法，改拟换肌散。

【处方】 蜈蚣10条　全蝎30克　露蜂房60克　守宫10条　土鳖虫30克，上药共研末，每次3克冲服，每天2次。

服药4天后，皮肤脱屑、脱皮、皲裂基本控制。继服2周之后，肤色恢复，食欲转佳。服换肌散期间，曾一度出现胸闷、恶心、头晕等症，经停药3天后，改用六君子汤调理，前症即消失。由于久病正虚，后期出现眩晕、耳鸣、腰膝酸软、口干等症，拟滋肝肾，益精血之剂，服左归饮1周后，逐渐痊愈。1年后随访，未见复发。

【按语】

剥脱性皮炎，起病骤然或逐渐发展，主要症状为全身皮肤泛发持续性红斑，灼热、肤燥、肿胀、轻度渗液，红斑发生数天后，继而发生持续性脱屑，手掌和足底可有较厚的脱皮和皲裂，严重者大片脱落，病久皮肤色素呈暗棕色，毛发稀疏脱落，且有全身症状，如寒战发热等。笔者运用中药治疗，取得满意疗效。

中医学无剥脱性皮炎名称，但历代的医学文献中有类似剥脱性皮炎症状的描述。许多医家认为本病之病因，为风邪所致。由于本例患者平素嗜酒，肌肤热郁，劳则出汗，毛孔开张，风邪乘虚侵袭，郁久化燥伤血，致血燥凝滞，血不荣肌，肌肤失养而致脱屑、脱皮之症。故治以养血消风为主，佐以祛瘀清热。循“治风先治血，血行风自灭”之理，取四物汤养血调血之功，其中地黄用生地取其凉血，芍药易赤芍，取其活血作用，配丹皮清其血热；红条紫草、桃仁、红花有祛瘀生新之功；金银花、红藤、蒲公英等清热解毒；白花蛇、蝉蜕祛血中之风；另配合外洗剂增强清热活血，润燥止痒作用。2周后症状虽有缓解，但仍未能控制脱皮、屑之症状，考虑此久病入络，风燥邪毒客于经脉肌肉之间，因而果断地采用以虫类药为主的换肌散以攻毒透络。蜈蚣、全蝎、土鳖虫、守宫等虽有小毒，但功擅解毒，可疗诸疮肿毒，因其善于走窜，故有消瘀解毒、祛风解痉和镇痛作用，使用得当，恒奏捷效。事实证明，这些虫类药在本例治疗中的作用是很大的。

夏季皮炎

病例1 陈时好，女，28岁。初诊：1981年7月15日。

【病史】 患者2年来每逢夏季四肢外侧遍发红疹子，瘙痒，有时抓至出血也不解痒。今年夏季皮疹又发，较前严重，疹子除四肢外侧遍发外，左侧臀部成片状疹子剧痒难忍，并有红肿疼痛，闷热时痛痒加重，夜间难以安眠，伴有头胀、身体困倦、胸满腹胀、胃纳差、小便短黄。先后经两间医院治疗均未取效，转我科治疗。

【检查】 体温37.9℃，舌尖红、苔薄黄腻，脉滑数；四肢伸侧密集红色小血疹，多数融合成片，左侧臀部因搔抓而感染，局部红肿，并在左腹股沟处触及桃核大淋巴结，压痛。

血常规：白细胞总数 $9.6\times10^9/L$，中性 0.86，淋巴 0.14。

【辨证】 暑热夹湿，蕴蒸肌肤。

【治法】 清热化湿，解毒消炎。

【处方】 紫花地丁 30 克 金银花 18 克 地肤子 15 克 白鲜皮 15 克 冬瓜仁 30 克 扁豆花 15 克 土茯苓 30 克 白头翁 30 克 蝉蜕 12 克，水煎服，2 剂。

外治：用 201 消炎水（见淋巴结核 276 页）洗患处，每天 2～3 次。

复诊：1981 年 7 月 17 日。药后皮肤瘙痒未减，影响睡眠，脉症如前，仍守原意加减。

【处方】 紫花地丁 30 克 金银花 18 克 白鲜皮 15 克 蛇床子 12 克 冬瓜仁 30 克 土茯苓 30 克 白头翁 18 克 僵蚕 18 克 蝉蜕 12 克，水煎服，3 剂。

外治：先用 201 消炎水洗患处，后用麝香散（见骨髓炎 450 页）扑撒患部，每天 2 次。

三诊：1981 年 7 月 20 日。经上治疗后，诸症皆轻，瘙痒完全消失，左侧臀部皮肤轻度肥厚，有脱屑，唯觉部分皮肤干燥，口干，舌苔干少津。拟清热养阴生津，巩固疗效。

【处方】 沙参 30 克 玉竹 30 克 丹皮 15 克 生地 18 克 僵蚕 15 克 土茯苓 30 克 蝉蜕 12 克 淮山 18 克，水煎服，3 剂。

1982 年 10 月 6 日门诊随访。药后痊愈，无复发。

病例 2 袁佩娣，女，50 岁。初诊：1981 年 6 月 21 日。

【病史】 患者 10 多年来每逢夏季炎热季节，四肢及躯干皮肤即瘙痒发疹，至秋天或气候凉爽时减轻或自愈。今年因气候炎热，6 月初皮肤即发生瘙痒，现泛发全身，伴有心中烦热、痒不能眠、口苦舌干、大便燥结。

【检查】 体温正常，舌红、苔黄腻，脉滑数。四肢及躯干有多数红色密集之皮疹、结痂，搔抓后有少数风团样损害。

【辨证】 暑湿热毒蕴结肌肤。

【治法】 清热祛暑，化湿止痒。

【处方】 青蒿12克 冬瓜仁30克 土茯苓30克 白头翁30克 绵茵陈30克 玄参18克 全蝎6克 蝉蜕12克 僵蚕18克，水煎服，6剂。

外治：用201消炎水外洗患处后，再扑撒湿疹散（见脐痈289页），每天2～3次。

复诊：1981年6月27日。药后，大便通畅，瘙痒稍减，药已对症，守方续服，外治法同前。

三诊：1981年7月20日。上方连服20多剂及外治后，诸症消失，嘱其服原方7剂以作巩固。

【按语】

夏季皮炎是夏季较常见的一种皮肤病。主要与夏季炎热，气温高和湿度大有关。中医学认为是由于暑湿热邪，熏蒸肌肤，不得疏泄所致。如《疡科心得集》说：夏令暑蒸炎热，肌体易疏，遇凉饮冷，逼热最易内入，……客于肌表者，则为痦为瘰，为暑热疮。

本病的临床特点是多发于夏季，多见于成年男女，皮疹好发于四肢伸侧，尤以下肢腿胫部多见，分布对称；皮疹表现为在大片红斑的基础上，有密集的细小血疹或血疱疹，剧痒，常因搔抓而伴有抓痕、血痂，甚至继发感染成脓皮病。一般气温增高时病情加重，气温下降时，病情减轻以至消退。可同时伴有胸闷脘胀、头重、肢软，舌质偏红、苔黄腻，脉滑数。治宜清暑化湿为法，可选用青蒿、冬瓜仁、扁豆花清化暑湿；白头翁、绵茵陈、土茯苓清除肠胃湿热，泄热通畅大便；地肤子、白鲜皮、全蝎、僵蚕、蝉蜕祛湿止痒。另外用201消炎水、湿疹散以清热消炎解毒，收湿止痒，用麝香散解毒止痒，内外合治，可收速效。

药物性皮炎

病例1 刘某，男，32岁。初诊：1982年6月12日。

【病史】 患者平素健康。近3年来每饮酒或吃虾蟹后，全身皮肤瘙痒，出皮疹。经某医院诊为“过敏性寻麻疹”，每次治疗3～7天而愈。去年5月下旬，因左臀部红肿热痛、恶寒、发热10天，到某医院诊治，诊为“臀痈”，即作切开排脓术，术后用药线（煅石膏、升丹）引流，5小时后觉创口周围瘙痒，局部潮红。翌日全身皮肤出现红疹，瘙痒、有灼热感、干燥、微有肿胀，部分皮疹糜烂，全身疲乏，骨节酸痛，夜间发热伴恶寒，体温39.3℃以上。在某医院住院治疗，诊断为“药物性皮炎”。西医对症治疗，病情明显好转，2周后出院。出院1周后，上述皮肤病复发，继续治疗未能控制，且伴发热、烦躁不宁、疲乏、口干、四肢酸痛、小便黄赤、大便燥结，而来我科就诊。

【检查】 体温39℃，神志清楚，表情痛苦，面色红，唇红干，舌红、苔薄黄，脉弱浮数；臀部及腰背、下肢麻疹样红斑，轻度渗液，灼热。

血常规：白细胞计数9.8×10^9/L，中性0.8，淋巴0.16，酸性0.4；红细胞计数4.5×10^{12}/L，血红蛋白110g/L；血沉25mm/h。尿常规：蛋白（+），白细胞（+）。

【辨证】 热毒内盛。

【治法】 清热泻火，凉血解毒。

【处方】 生地24克　赤芍12克　红条紫草18克
蝉蜕10克　金银花15克　蒲公英18克　生石膏30克
大黄12克（后下）　白花蛇12克（先煎），水煎服。

外治：用木棉树根90克　了哥王60克　枝花头60克，加入上方煎后的药渣中同煎。乘药汤热熏洗患部，每天2次。

复诊：1982年6月14日，服药2剂及外洗治疗后，大便日行2～3次、稀烂，发热已退，骨痛大减，皮肤症状仍无明显的改变。考虑其痼疾已成，非一般清热泻火，凉血解毒之药所能奏效，此乃风邪之毒已入络，以致血热瘀毒留滞，故加用祛风透络之药。

【处方】 生地24克　生石膏30克　红条紫草18克
蝉蜕10克　金银花15克　蒲公英18克　地丁15克
川足3条　露蜂房10克，水煎服。

外治同上。

三诊：1982年6月19日。服药5剂和外洗治疗后，皮疹基本控制。继续用上两法治疗1周以巩固疗效。

四诊：1982年6月26日。复查血、尿常规及血沉均正常，皮疹逐渐消失，停药。随访1年，未复发。

病例2 何小英，女，13岁。初诊：1982年7月15日。

【病史】 患者既往有哮喘、过敏性鼻炎史，近1年来经常失眠、头痛、心悸、耳鸣，某医院诊断为“神经衰弱”。1个月来由于心悸较前加剧，到某医院中医就诊，用中药宁心安神之辰砂1.5克冲服，服药数小时后，微有恶寒发热；颈部、四肢即出现红色皮疹，很快蔓延至全身，皮疹瘙痒，有灼热感，微有肿胀；全身疲乏。某医院诊断为“药物性皮炎”，静注葡萄糖酸钙，并予强的松、扑尔敏等抗过敏治疗，3天后症状好转。5天后皮肤病反复如前，且伴发热、疲乏、小便黄赤、大便干结，而来诊治。

【检查】 体温38℃，神志清楚，表情痛苦，面色苍黄，唇干，舌红、苔薄黄少津，脉弱而数；头面、颈、四肢、躯干皮肤均有麻疹样红斑，呈对称性；部分斑片上发生水疱，轻度渗液，灼热。

血常规：白细胞计数9×10^9/L，中性0.78，淋巴0.17，酸性0.5；红细胞计数5×10^{12}/L；血红蛋白120g/L；血沉24mm/h。尿常规：白细胞（+）。

【辨证】 热毒内盛。

【治法】 清热泻火，凉血解毒，祛风通络。

【处方】 生地20克　红条紫草12克　蝉蜕10克
金银花15克　蒲公英12克　地丁15克　赤芍12克
川足2条　露蜂房10克　大黄8克（后下），水煎服。

外治同病例1。

复诊：1982年7月19日。服药3剂和外洗后，大便每天1次、质软，热退，全身皮疹及其它症状较前减轻。继续用上两法治疗10天。

三诊：1982年7月29日。皮疹消退，复查血常规、尿常规未见异常。停药，后随访1年未见复发。

【按语】

药物性皮炎，是药物反应的一个类型。它是药物通过多种途径进入人体，引起皮肤和粘膜的急性炎症反应。药疹的形态多种多样，全身症性轻重不一，一般可伴有发热、疲倦、瘙痒，严重者可损及心、肝、肾脏等。笔者运用中药内服及熏洗治疗，不少病例取得满意疗效。

本病属中医学中药毒范围。临床根据症状不同分为风热型、湿热型、热毒型。本文2例患者均为禀赋不足。病例1，经常发生荨麻疹；病例2，有哮喘及过敏性鼻炎史。禀赋不足，风邪乘虚侵袭，郁久化燥，以致血热瘀毒留滞成痼疾。对其治疗，非一般清热泻火、凉血解毒之药所能奏效，而需佐以祛风透络攻毒药。方用生地取其凉血；红条紫草有凉血解毒之功；金银花、蒲公英、地丁等清热解毒；生石膏清热泻火；蝉蜕祛血中之风；川足、露峰房攻毒祛风，功擅解毒，可疗诸疮肿毒。外用祛风清热解毒药熏洗，配合内服药，收效甚捷。

皮　肌　炎

病例1　叶洛轩，男，2个月。初诊：1982年6月1日。

【病史】　家长代诉：患儿10天前两面颊部起红色皮疹，继而发高热，全身肌肉灼热，按之则哭闹，某医院检查，诊断为“皮肌炎”。曾用抗生素及补液等处理，发热稍退，余症未见减轻，且口干饮水多，溲黄便结，而转我科治疗。

【检查】　体温39℃，神志清，面红如醉，面部皮损呈黯紫红斑水肿，伴毛细血管扩张，双手背亦散在钱币大小紫红色斑疹，全身皮肤灼热，肌肉压痛明显，尤以双前臂及颈部为甚，微微汗出，舌红、苔腻黄白相兼，脉滑数。

【辨证】　湿热内蕴，熏灼肌肤。

【治法】　清热解毒，利湿消肿。

【处方】　羚羊骨6克　水牛角6克　生石膏10克　板蓝根6克　金银花6克　绵茵陈10克　萆薢6克　蜈蚣1条　全蝎1克，水煎服，3剂。

复诊：1982年6月4日。药后高热退，皮疹渐退，但仍口干欲饮，四肢肌肉压痛不减，舌红、苔黄腻。这是湿毒未清，留阻经络所致，治宜加重清热通络之品。

【处方】 羚羊骨6克　水牛角6克　板蓝根6克　银花藤6克　丝瓜络6克　绵茵陈10克　萆薢6克　威灵仙6克　蜈蚣1条，水煎服。

三诊：1982年6月14日。上方连服10剂，症状明显减轻，体温正常，肌肉压痛部位减轻五分之四。效不更方，嘱再予其服3剂。

四诊：1982年6月17日。药后，按压肌肉疼痛消失，但出汗多，精神疲乏，口唇干燥，大便干结，舌淡红、苔少，脉细弱。此为湿热虽去，气阴已亏，治拟益气养阴之品。

【处方】 太子参6克　沙参6克　党参6克　白术6克　北芪6克　石斛6克　云苓10克，淮山10克，水煎服。

五诊：1982年6月30日。上方连服10余剂，精神转佳，已无其它不适，红斑全退。嘱其家长注意营养饮食，按上方改为每周2剂，连服2周，以巩固疗效。

病例2　谭三妹，女，44岁。初诊：1979年9月9日。

【病史】 患者7天前自觉发热怕冷，全身不适，继则面部、四肢皮肤起红色斑疹，到某医院诊治，检查体温39.8℃；血白细胞总数4.8×10^9/L，中性0.6，淋巴0.39，酸性0.01；小便常规：白细胞（0～2），红细胞（0～3）；血沉加快。诊断为“皮肌炎”。经服西药，发热稍退，但皮疹同前，且肌肉疼痛，尤以肩臂及股部为甚，微汗出，腹痛，大便不畅，里急后重，食欲不振，来我科要求服中药治疗。

【检查】 体温38.6℃，血压13/9.3kPa，神志清楚，面色通红，两上眼睑红斑水肿，咽充血，全身散在淡红色充血性斑疹、压之退色，两肩臂及大腿肌肉压痛明显，浅表淋巴结不肿大，舌质红、苔黄厚腻，脉滑数。

【辨证】 湿毒蕴结，熏灼肌肤。

【治法】 清热解毒，利湿通络。

【处方】 羚羊骨18克　水牛角30克　板蓝根30克　生石膏30克　绵茵陈30克　白头翁18克　银花藤30克　蜈蚣3条，水煎服。

连服上方14剂，面部及躯体皮疹消失，肌肉疼痛、发热汗出、腹痛便溏等症亦减大半。再进7剂，上述诸症消失，但觉头晕气短，神疲乏力，便溏，不欲食。此为中气不足，嘱服补中益气丸，每天早晚各10克，连服1个月，身体康复，坚持上班。

【按语】

皮肌炎是少见的胶原性疾病之一，现代医学对本病病因尚不明了。

本病特点为皮肤损害的初起时常于面部，尤其是眼睑部出现水肿性紫红斑，水肿为实质性，压之不凹陷。红肿可陆续泛发于颈、胸、肩和四肢等处，随着病情发展，水肿减退，皮损可发生硬皮病样或皮肤异色病样或红斑性狼疮样改变。肌肉损害一般以四肢近端肌肉最易受累，其次为肩胛部、颈部、面部、咽部、肌肉等。初起时肌肉浮肿，软弱无力，疼痛和压痛，随后肌肉发生进行性萎缩。若食道肌肉、膈肌和心肌受累，则可出现吞咽困难，呼吸减弱以及心力衰竭等症状。除上述主症外，还可伴有不规则发热、大量出汗、食欲不振、体重减轻、肝脾肿大等症。疾病呈慢性经过，病情时轻时重。

中医学认为由于胃热脾湿，交蒸蕴结，阻于皮肤肌肉之间，致皮红肌肿而发为本病。

笔者运用中医辨证论治的原则，治疗本病，收到了较满意的疗效。本病初期多属湿热羁留于阳明胃经，熏灼肌肉，发病多急骤，治宜清热解毒为主，兼以利湿消肿为辅。若邪热久羁不除，壮火散气，或过服寒凉攻伐之品，或久病耗伤正气等，往往为气阴不足之证，其表现为肌肉酸痛无力，晚期肌肉消瘦无力或萎缩，甚者关节继发性挛缩畸型，伴有腹痛便溏、短气乏力、头晕心悸、腰酸脚软，舌淡脉弱。治宜益气养阴，断不可妄投寒凉之品。

皮肤黑变病

病例1　黄妙卿，女，15岁。初诊：1981年10月15日。

【病史】 患者于半年前无意中发现面部起黑斑，开始在两颧部，范围逐渐增大，颜色加深，近来更为加重，以至面颊部布满黑斑，如蒙灰尘，暗晦不泽，不痛不痒；平素体质虚弱，常感手足冰冷，畏寒恶风，时觉头晕，腰酸脚软，经期错后，量少色淡，食欲不佳，大便溏薄。

【检查】 精神不振，面颊部布满黑斑，色暗晦，气短声低，舌质淡胖、苔滑，脉细弱。

【辨证】 命门火衰，阳虚不运，肾色外泛。

【治法】 温壮肾阳，佐以祛风通络。

【处方】 制川乌15克　小茴香12克　桂枝15克　干姜12克　淫羊藿12克　云苓18克　熟地30克　威灵仙18克　乌梢蛇15克，水煎服。

复诊：1981年11月25日。上方连服30多剂，面部黑色已减，由整齐一色一片，变为边缘模糊的零星小块，颜色有深有浅。药中病机，治守原意，续服上方10剂。

三诊：1981年12月13日。面部黑斑逐渐消退约70%，颧部仅遗留浅褐色斑块，其它部位均显露正常皮色。适逢月经来潮3天，量少、色淡、质稀，间有瘀块，小腹胀痛，腰酸脚软，头晕眼花。治拟养血活血，调经止痛之剂。

【处方】 当归18克　熟地30克　白芍18克　川芎15克　泽兰叶12克　香附15克　干姜12克　吴茱萸12克，水煎服。

四诊：1981年12月20日。上药服5剂后，月经已净，精神好转，饮食增进，面部黑色均减，边缘不清。再守原意，治拟温壮命门，兼以祛风活血。

【处方】 制川乌15克　小茴香12克　桂枝12克　干姜12克　乌梢蛇15克　土鳖虫10克　熟地18克　淫羊藿12克　炙甘草12克，水煎服。

五诊：1981年12月30日。上方连服10剂，患部肤色基本正常。嘱停药观察1年，未见复发。

病例2 黄秀英，女，24岁。初诊：1980年7月11日。

【病史】 患者自1979年初开始，月经周期错后20～40天不等，始终未按月而至，经血量多、色淡，同时面部起黑斑，初以两颧部最为明显，黑色逐渐加深，范围渐渐扩大，近2个月来黑斑已蔓延整个面部，患部不痛不痒，不高出正常皮肤，除色黑枯暗外，触之稍觉皮肤粗糙，似有皮屑。

【检查】 舌瘦嫩、质淡，苔薄，脉沉细无力。

【辨证】 肾阳不足，冲任失调。

【治法】 温补肾阳，调理冲任。

【处方】 制川乌12克 熟附子15克 桂枝12克 小茴香12克 淫羊藿12克 当归18克 川芎15克 熟地30克 炙甘草18克，水煎服。

复诊：1980年8月2日。上方连服20剂，月经按期（1980年7月24日）来潮，但仍量多、色淡，头晕腰酸较前好转，面部黑色稍减。治守原意，按方续服。

三诊：1980年9月14日。又进上方40多剂，月经已复正常，精神大振，患部由灰黑色转淡褐色，范围亦有缩小，小部分已显露正常皮肤颜色，舌质转淡红，脉细。治守原意，稍有增加。

【处方】 熟附子15克 制川乌10克 桂枝12克 威灵仙18克 乌梢蛇12克 熟地30克 淫羊藿12克 破故纸12克 炙甘草15克，水煎服。

上方连服10余剂后，面部黑色尽退，颜面已显正常皮肤色泽，月经恢复正常，诸症痊愈。于1982年9月6日随访，病未见复发。

【按语】

中医学认为黑变病可由多种病因而致。《古今医鉴》概括地记载：手足六阳之经，虽皆上至头，而足阳明胃之脉，起于鼻之交頞中，入齿，挟口环唇，循颊车，上耳前，过客主人，维络于面上，故面病专属于胃。又说：足厥阴肝经脉……循喉咙之后，上入颃颡，连目系，上出额，与督脉会于巅，其支者从目系，下颊里，环唇内。这就是说明“面病属胃”，与肝亦有密切关系。多由于忧思过度，或抑郁不遂，影响情志，为时日久，渐伤肝脾，气耗血虚，继则化火，血弱不华，终致火燥精滞而发本病。治宜疏肝解郁，养血健脾，理气通络为法。亦有因瘀热内结，薰蒸皮肤而成，治又宜清热凉血，活血通络。笔者认为本病多因命门火衰，阳虚不运，肾色外泛而致，从临床上所遇到的病例十之八九属此型。手足六阳之经，俱会于面，正如《灵枢·本输篇》说："诸阳之会，皆在于面。而肾阳为人体生命的原动力，诸阳非此不能生。当肾阳充足，则诸阳旺盛，如肾阳虚衰，诸阳亦随之而皆虚。血脉的运行，依靠阳气的推动，阳虚推动无力，血脉运行缓慢而逐渐阻滞，终成本病。故治当温壮命门，振奋阳气，促进血液运行。用制川乌、桂枝运行阳气，以促血运行；熟附子、干姜、小茴香温壮肾阳；熟地、炙甘草补精益气，共同制约上药之燥性；炙甘草且能制附子及川乌之毒性；淫羊藿温肾壮阳，调节内分泌；上药为基本方。适当加入土鳖虫活血通络；"头为诸阳之会，唯风可到"，若患者的色素沉着在面部的，可加乌梢蛇、威灵仙搜风通络，亦作引经药之意。

皮肤瘙痒症

病例1 冯瑞莲，女，58岁。初诊：1978年6月12日。

【病史】 患者于1968年食虾蟹引起皮肤过敏，经抗过敏治疗后，稍有好转，但1周后皮肤又瘙痒，夜间更甚，抓至出血方能解苦，得热痒剧，最怕盖被。曾经多间医院治疗均未奏效，来我科治疗。

来诊时症见：患者皮肤瘙痒如前，伴有烦躁不宁、失眠梦多易醒，情绪急躁，容易波动，瘙痒更剧，大便干结，数天1解。

【检查】 形体消瘦，烦躁不安，舌红苔少，脉细数。全身遍布抓痕、血痂，胸背、两大腿及前臂有色素沉着，皮肤肥厚，呈苔藓样变，部分脱屑。

【辨证】 阴血亏虚，生风内燥，肌肤失养。

【治法】 养阴清热，祛风润燥。

【处方】 乌蛇四物汤加减：

当归12克　川芎12克　生地30克　赤芍15克　玄参18克　沙参30克　乌梢蛇15克　全蝎6克　蜈蚣3条，水煎服，7剂。

嘱其忌食鱼、虾、蟹等热毒之品及禁饮酒，洗澡时不用碱性强的肥皂。

复诊：1978年6月19日。药后情绪稍安，睡眠好转，瘙痒有所减轻，皮肤也较前润滑。效不更方，守方续服。

三诊：1978年6月30日。又进上方10剂，皮肤瘙痒减轻三分之二，但仍觉皮肤干燥，咽干作渴，口唇焦裂，大便干结，数天1解，舌红苔少。此为阴津亏损之故，治宜滋阴生津，养血润燥。

【处方】 首乌30克　沙参30克　玉竹30克　赤芍15克　生地30克　全蝎6克　蜈蚣3条　乌梢蛇15克　蝉蜕12克，水煎服。

四诊：1978年7月10日。服药10剂，大便已通，瘙痒绝大部分减轻，尚有部分皮肤肥厚。又服10剂，基本痊愈。观察数年，未见复发。

病例2 张三，女，48岁。初诊：1980年4月6日。

【病史】 患者3年来全身皮肤瘙痒，搔抓后皮肤发红，不起风团，影响睡眠；搔抓甚时，皮肤破损，糜烂流水，结痂。曾服用抗过敏及镇静药，又服过清热凉血、祛风止痒中药数十剂，均未见效而来诊。

【检查】 全身皮肤粗糙，皮肤增厚，部分呈苔藓样变，有些皮损渗液，有明显抓痕、血痂，舌红、苔白腻，脉濡数。

【辨证】 湿热内蕴，外感风邪，郁于肌肤。

【治法】 除湿解毒，祛风止痒。

【处方】 地肤子15克　白鲜皮15克　苦参15克　土茯苓30克　蜈蚣3条　全蝎6克　荆芥15克　乌梢蛇12克　防风15克，水煎服。

复诊：1980年4月13日，服上方7剂，瘙痒减轻，全身皮肤逐渐光滑。又服上药20多剂后，诸症治愈。

【按语】

皮肤瘙痒症，是一种症状，而不是一种皮肤病。现代医学认为，全身性皮肤瘙痒症与慢性肝肾疾病、糖尿病、血液病、恶性肿瘤、内分泌失调、神经官能症等全身性疾病有关。白色念珠菌感染、滴虫、蛲虫、痔瘘、白带过多等，常为局限性皮肤瘙痒症发病之因。此外，气候干燥、炎热、寒冷，老年人皮肤萎缩枯燥，以及外界物质刺激均可诱发本病。

本病发病的特点是皮肤有阵发性瘙痒，可因受热及辛辣烟酒等刺激后加重。但皮肤检查，常不见原发疹，仅有因搔抓而继发抓痕、结痂、色素沉着改变。病久后亦可出现苔藓样变或湿疹样改变，以及失眠、精神萎靡、食欲不振等。

中医学称本症为“痒风”、“风瘙痒”，因部位不同又有“阴痒”，“肛门作痒”等名。《外科证治全生集》中描述“痒风”为遍身瘙痒，并无疮疥，搔之不止。

中医学认为本症是由于风热、风寒或湿热之邪蕴于肌肤，不得疏泄而致；或因风邪久留体内，化火生燥，以致津血枯涩，不得润养肌肤而发。如《诸病源候论》说：风瘙痒者，是体虚受风，风入腠理，与血气相搏，而俱往来于皮肤之间，邪气微，不能冲击为痛，故但瘙痒也。

临床上由于致病的因素不同，症状表现各有特点。因风盛所致者，皮肤干而作痒，流窜不定，遍发全身；因湿盛者，其痒浸淫流窜，脂水淋漓，糜烂结痂；因热重者，皮疹色红，每多血痂；因寒盛者，皮肤干燥多屑，入冬易发；属血虚者，则皮肤干涩、变厚，剧痒不止，入夜尤甚。故治则、方药上亦有所不同。本文病例1患者，为年高血亏，生风生燥，肌肤失养所致，故治宜养阴清热，祛风润燥。方中取当归、川芎、生地、赤芍、玄参滋阴清热、养血祛风，取其“治风先治血，血行风自灭”之理；沙参养阴润燥；蜈蚣、全蝎、乌梢蛇搜风通络，解毒止痒。病例2患者为素体湿热，感受风邪，日久结成湿毒，郁于肌肤而发病，治宜除湿解毒，祛风止痒。方中取地肤子、白鲜皮、苦参清热祛湿解毒；蜈蚣、全蝎以毒攻毒，收湿止痒；乌梢蛇、荆芥、防风祛风止痒；土茯苓利湿。辨证准确，药合病机，故能取效。

球菌性皮肤病

病例 余××，女，60岁。初诊：1986年6月10日。

【病史】 患者于1984年初肺部感染愈后1个月，腰部及臀部出现粟粒大之小疱、顶白中黑，密集分布，继而左腿亦出现10

多处，无痛、瘙痒；小疱迅速溃烂扩散，渗液、味臭，在当地医院用多种抗生素及激素治疗未能控制，转广州某医院住院，经皮肤科检查诊断为“脓皮病”，经西药治疗3个月后，溃疡基本愈合，留有白色瘢痕。出院后停药，再次复发，1年多来反复用抗生素等治疗，并服中药清热凉血解毒，病情反复，疱易破裂，表皮剥脱，今来求治。

【检查】 面色㿠白，肢体倦怠，双下肢浮肿、按之凹陷，无热感；腰及臀部多水疱，密集成簇，个别已溃，腐烂呈豆渣样，边缘瘀暗，脓水清稀，味臭，周围皮肤角化剥落；舌淡、苔薄白，脉细弱。

【辨证】 气血亏损，阴寒毒结，血络阻滞。

【治法】 补正托毒，散寒解凝，解毒通络。

【处方】 黄芪20克 党参15克 当归15克 川芎10克 白术18克 石上柏15克 生蒲黄12克 川红花12克 桃仁12克 薏苡仁30克 蒲公英18克 白花蛇舌草18克，水煎服。

外治：先以201消炎水（见淋巴结核276页）清洗患处，再以化毒丹（注）花生油调敷患处，每天1次。

复诊：1986年6月17日。服药7剂和外治后，仍下肢浮肿，溃疡处仍有脓水渗出、质清稀、腐肉减少。应加强活血化瘀、散结通络之药。

守上方去薏苡仁，加炒山甲15克 皂角刺12克。7剂，水煎服。

外治同上。

三诊：1986年6月25日。服药7剂和外治后，双下肢浮肿基本已消，溃疡处腐肉已去、无臭味；仍有少量清稀脓液渗出，水疱如前，舌淡，脉细弱。治以温阳补血、散寒通络。

【处方】 黄芪30克 党参15克 当归10克 川芎9克 熟地18克 干姜10克 甘草9克 白术12克 熟附子12克 肉桂6克（后下） 鹿角胶10克（烊

化）　川足3条，水煎服。

外治同上。

四诊：1986年7月3日。服药7剂和外治后，精神好，纳佳，二便调，双下肢无肿，溃疡处见新鲜肉芽，无脓液渗出，水疱亦明显减轻，舌淡红，脉细。

上方去川足，加云苓15克。

外治：201消炎水清洗后，以生肌膏（见淋巴结核277页）外敷，每天1次。

五诊：1986年7月11日。水疱消失，皮肤剥脱，溃疡已基本愈合，皮色鲜活。

继服上方共25剂，治愈。随访2年未再复发。

【按语】

球菌性皮肤病是由化脓性细菌感染引起的一组皮肤病，简称脓皮病。包括脓疱疮、毛囊炎、疖、痈等，多见于老人及儿童。

本病属中医阴疽流注范畴，《医宗金鉴·外科心法》曰："稽留于肌肉之中致令气血不行，发无定处，随处可发。"又云："漫肿不红，连接多处，名曰流注。"笔者认为，本病可分为暑湿、余毒、瘀血三种类型。本文病例属毒瘀流注，初起时外邪内束于营卫之间，阻于肌肤之内，毒瘀内结，迅速形成小溃疡；气血凝滞，络脉不通，肌肤失养，故溃疡周边瘀暗、脓水清稀，经久不愈。《医宗金鉴·外科心法》云："其举应知非肿痕，疱旁形状若红筋，脏腑蕴受锐毒发，三举以愈五伤身。"可见此病是外邪引动内邪恶毒而发，亦说明此会演变成"毒散攻心"的"走黄"（败血症）。本病例反复发作，病程长久，面色㿠白，肢体倦怠，双下肢浮肿，溃疡处腐肉呈豆渣样、脓水清稀，舌淡苔白，脉细弱。脉证合参，此乃气血亏损，阴寒毒结，血络不通。笔者用阳长阴消的托法，以补托为主，整个治疗过程中用外科托法之圣药——黄芪为主药，配合四君子汤加减，及当归、川芎养血和营，增强机体免疫功能，旺盛血液循环；配穿山甲、皂角刺通络透脓；蒲公英、白花蛇舌草、石上柏解毒消肿；生蒲黄、桃仁、红花活血养血、通络。外用化毒丹，去腐软坚散结。第一阶段治疗后腐肉已去，周围皮色转红润；第二阶段治疗后溃口仍有脓水渗出、质清稀，溃疡口不敛。此乃寒凝阳遏，阴气布散乏力，营血运行不畅，肌肤失养所致。故第三阶段以温阳补血、散寒通络为法，以黄芪、党参、白术补益气血，熟地、当归温补营血，川芎、川足活血通络，附子、干姜、肉桂温经通脉，鹿角胶为血肉有情之品，有养血生精之功，甘草调和诸药而解毒。全方温阳补血，散寒通络，用药得当，疗效满意。

注 化毒丹组成：火硝 60 克　水银 10 克　雄黄 60 克　白矾 15 克　硫黄 30 克　硼砂 24 克　金砂牛末 15 克。拌匀，瓶装备用。

功用：活血止痛、去腐化脓。

用法：外撒患处，注意不要碰到正常皮肤。

皮肤淀粉样变

病例 1　黎燕霞，女，53 岁。初诊：1980 年 4 月 6 日。

【病史】　患者两小腿皮肤瘙痒半年多，伴咽干口苦、烦躁不眠、易怒、小便黄。曾历更数医，治之无效，来求治。

【检查】　两小腿胫前皮肤潮红肥厚，且密布高粱米大的坚实丘疹，互不融合，部分丘疹呈串珠状排列，舌红苔黄腻，脉滑数。

【辨证】　风热湿盛，侵袭皮肤。

【治法】　清热凉血，祛风利湿。

【处方】　凉血止痒汤加减：

水牛角 30 克（先煎）　丹皮 18 克　生地 18 克　白鲜皮 12 克　炒山甲 12 克　蝉蜕 6 克　防风 12 克　荆芥 12 克　土茯苓 30 克　茵陈 18 克，水煎服。

外治：液氮冷冻疗法。

方法：采用本院自制的喷壶，对皮损处喷雾至见霜，待回温后，再重复 1 次即可。每 3 天喷雾 1 次。

复诊：1980 年 4 月 20 日。服上药 14 剂及液氮冷冻喷疗 4 次后，部分皮疹转为淡红，部分皮疹消退，瘙痒减半，未见新发皮疹。药合病机，效不更方，续用原方治疗。

三诊：1980 年 5 月 22 日。经续上法治疗 30 天后，诸症消失。

1983 年及 1986 年 2 次随访，肤色如常，未见复发。

病例2　邱国强，男，48岁。初诊：1989年7月16日。

【病史】　患者两小腿伸面瘙痒已10余年，夜痒不寐，伴口干不欲饮，脘腹痞满，食欲不振，大便溏。本市多间医院诊断为"原发性皮肤淀粉样变"，经用激素内服、局部封闭、外用药敷，治疗半年未见效。近2个月来，诸症加剧，多方屡治罔效，经友人介绍来求治。

【检查】　两小腿伸面皮肤暗红色、肥厚粗糙、密布绿豆大坚实丘疹，部分丘疹顶端可见凹窝、附少许鳞屑，搔抓屑脱，舌暗红苔腻微黄，脉弦数。

【辨证】　痰凝血瘀，气滞络阻。

【治法】　活血化瘀，宣通经络，祛风止痒。

【处方】　凉血止痒汤加减：

水牛角30克（先煎）　生地18克　丹参18克　益母草30克　赤芍18克　丹皮12克　炒山甲12克　荆芥12克　乌梢蛇12克　鸡血藤30克　茯苓30克，水煎服。

外治：液氮冷冻疗法（方法同病例1）。

复诊：1989年7月30日。服药14剂和液氮冷冻喷雾4次后，眠食俱安，大小便正常，局部皮肤转红、薄软，瘙痒减轻。

继用原法治疗1个月，诸症消失。1990年9月随访，两腿肤色如常，未见复发。

【按语】

原发性皮肤淀粉样变的病因，现代医学论述颇多，迄今尚无定论。本病与中医学的松皮癣相类似。临床表现为局部潮红湿润，多感奇痒难忍；皮损以两下肢伸面居多，久则干燥粗糙，色暗棕褐；常伴口干口苦、小便黄、大便结、舌红、脉数等症。《医宗金鉴·外科心法要诀》指出"此证总由风热湿邪，侵袭皮肤，郁久风盛"所致。

现临床上，多采用液氮冷冻喷雾法治疗本病，起效快、疗程短，但其缺点是停止治疗后易于复发。笔者通过多年的临床经验，认为本病应按中医的整体观念，进行辨证施治。究其因，治其本，用凉血止痒汤为基本方最适宜。方中水牛角清热凉血解毒；荆芥、防风祛风止痒；生地、丹皮凉血止痒；丹参活血祛瘀，安神止痒；炒山甲行气散瘀，软坚散结；土茯苓清热祛湿解毒。

且随证加减，多有良效。加用液氮冷冻喷雾法外治，可以明显提高疗效。

多形红斑

病例1 李剑峰，男，20岁。初诊：1982年9月24日。

【病史】 患者于10天前发热，关节疼痛，咽痛；2天后双上肢皮肤起圆形红斑，大小不等，小如豆，大如钱，瘙痒，水疱溃烂流水，有灼热，微痛；4天后已蔓延全身。经某医院皮肤科诊为"多形性红斑"。用磺胺剂、青霉素、消炎痛、强的松、维生素C等治疗，均未效，且咽痛、口干而来我院杂科治疗。

【检查】 唇红，舌质红、苔白微黄，脉微数；四肢躯干有对称红斑，水疱溃破，渗液，形如猫眼；红斑稍隆起，其边缘呈堤状突起，色红，压迫时退色，上肢高举或两腿抬高时，红斑颜色减轻，灼热痕痒、刺痛。

【辨证】 血分有热，内蕴湿毒。

【治法】 清热凉血，解毒利湿。

【处方】 大叶蛇总管30克　岗念根30克　蒲公英30克　生地18克　苦参15克　玄参18克　荆芥9克　地肤子18克　蝉蜕9克　白鲜皮15克　薏苡仁30克，水煎服，每天1剂，复渣煎水洗浴。

外治：用水牛角散（注）与201消炎水（见淋巴结核276页）调成糊状搽患处，每天1次。

复诊：1982年9月28日。服药4剂及外治后，咽痛、骨痛、口干消失，手足躯干部红斑渐消，水疱渗液明显减少，多数已结薄痂。继守前方服8剂，红斑、水疱全部消退。2个月后随访未见复发。

病例2 陈咏霞，女，29岁。初诊：1981年10月12日。

【病史】 患者于1年前上下肢及足起红斑、痒疹，时起水疱、甚则溃烂，颜色暗红，皮肤发凉，每因气候寒冷时发作加重，气候转暖时症状减轻。曾在某医院诊为“多形性红斑”，经服中西药治疗，时轻时重不愈而来我院杂科治疗。

【检查】 舌淡红无苔，脉虚细；手腕及下肢足背部皮肤红斑呈圆形、大小不等，周边微隆起、呈环形，相互融合，斑多呈暗红色，少数中心部重迭水疱，溃烂渗液。

【辨证】 气虚腠理不固，风寒湿邪侵袭，致营卫不和，营血凝滞。

【治法】 温经散寒，健脾除湿。

【处方】 当归12克　白芍12克　桂枝9克　细辛6克　黄芪18克　防风12克　白术15克　云苓18克，水煎服，每天1剂。复渣煎水浴患处。

复诊：1981年10月19日。服药1周后，红斑渐消退，瘙痒、渗液略减，手足稍转温暖，下肢紫斑仍较多，水疱溃烂渗液。此乃湿浊下注，气血瘀滞，按上方加薏苡仁30克、僵蚕15克、牛膝12克，服4剂，效果明显，趋向痊愈，继用原方5剂而愈。

【按语】

多形红斑，是一种急性炎症皮肤病，皮损为多形性，有红斑、丘疹、水疱等。本病多发生于春、秋两季，青年、妇女发病者较多，发病急骤，容易复发。其病因尚未完全明确，可能是对感染性病灶、某些食物发生过敏所致。

从本病的临床表现来看，与中医学文献记载的“猫眼疮”颇相吻合。清·吴谦《医宗金鉴·外科心法要诀》说：“猫眼疮名取象形，痛痒不常无血脓，光芒闪烁如猫眼，脾经湿热外寒凝”。认为本病主要由血热或内有蕴湿，复感风热或风寒之邪，以致营卫不和，气血凝滞，郁于肌肤，或饮食失节，食入禁忌，导致胃肠湿热，脾失健运而诱发。

根据临床不同症候辨证，一般分为血热型及寒湿型。如病例1患者为血热型，辨证要点：咽痛、口干唇红、斑色鲜红、灼热、手足皮肤不凉。选用苦参、生地、玄参等清热凉血；蛇总管、岗稔根、蒲公英清解热毒；荆芥、蝉蜕、白鲜皮祛风除湿；地肤子、薏苡仁清利湿热。病例2患者为寒湿型，辨证要点：每于气候寒冷时发作或加重，患肢皮肤发凉，斑多呈暗红色，类似冻疮，气候转暖时症状减轻或消失。故选用当归、白芍活血养血；桂枝、细辛温经散寒；由于本例气虚导致皮肤腠理不固，营卫不调，易感风寒而发病，加黄芪以补气益卫固表，防风遍行全身，为风药中之润剂，两者合用，其功益彰；白术健脾胃、温肌肉，配合云苓、薏苡仁健脾除湿之功更强。如此外有所卫，内有所据，风邪欲袭而不能复入矣。

根据笔者临床经验，治下肢红斑、皮损渗液，加僵蚕、牛膝引药，获效更捷。另外，据现代医学的初步研究，认为黄芪、白术、桂枝、细辛可增加机体的免疫机能，提高机体对疾病的防御能力。生地、蝉蜕、白鲜皮、苦参、地肤子、薏苡仁有抗过敏、止痒、减小皮肤渗液的功能，但其机理如何，尚需进一步研究探讨。

注 水牛角散组成：水牛角粉 30 克　青黛末 30 克。

制作法：用牛胆汁浸泡牛角粉 1 天，烘干，与青黛末和匀。

结节性红斑

病例 凌妍，女，33 岁。初诊：1981 年 10 月 11 日。

【病史】 患者于 1 个多月前全身发热恶寒，以后发现两小腿前部有大片红肿、疼痛，某医院诊断为“丹毒”，经用抗生素及清热解毒之中药治疗，收效不显。近几天来两小腿前部出现小硬结节、色红疼痛，口干咽燥，大便干结，饮食正常。

【检查】 舌质红、苔薄白而干，脉滑数；两小腿伸侧皮肤潮红、肿胀，有散在大小不等之结节 7～8 处，呈圆形或椭圆形结节，小者如黄豆，大者如核桃，稍隆起，色鲜红，部分为暗红色，境界清楚，有灼热感，触痛明显。

【辨证】 湿热下注，络脉受阻，气血凝滞。

【治法】 活血通络，清热化湿。

【处方】 当归 12 克　川芎 12 克　生地 18 克　赤芍 15 克　丹参 18 克　皂角刺 12 克　蜈蚣 3 条　绵茵陈 30 克　苍术 12 克，水煎服。

复诊：1981 年 10 月 14 日。服上方 3 剂，双下肢结节渐退，颜色转暗，疼痛减轻，未见新生结节。药已对症，病情稳定，守方续服。

三诊：1981 年 10 月 18 日。又进上方 3 剂，小腿胫前皮肤红肿已消，硬节缩小如黄豆大，有轻度压痛，小便黄浊、短赤，舌苔黄腻。再拟原方加减，加强化湿通络。

【处方】 当归 12 克 赤芍 15 克 丹参 18 克 皂角刺 15 克 蜈蚣 3 条 苍术 12 克 防己 15 克 萆薢 30 克 绵茵陈 30 克，水煎服，8 剂。

四诊：1981 年 10 月 26 日。药后疼痛基本消失，结节已消退，局部遗有色素沉着，舌苔薄白，脉弦细。拟养血通络之剂以巩固疗效。

【处方】 当归 18 克 川芎 12 克 生地 18 克 赤芍 12 克 威灵仙 18 克 蜈蚣 3 条 丹参 18 克 皂角刺 12 克，水煎服。

病例 2 潘文辉，女，42 岁。初诊：1981 年 6 月 8 日。

【病史】 患者于半年前，开始发热头痛，咽痛口渴，以后发现左下肢胫前有数个散在小疙瘩，色红，硬而痛。某医院检查，诊断为“结节性红斑”，经西药治疗效果不显。以往经常双下肢膝关节痛，平素阴亏火旺，近月来常午后发热，精神疲倦，手足心热，烦躁失眠，食量日减。

【检查】 体温 37.6℃，舌质偏红，脉细滑数；左下肢伸侧有数个散在大小不等之圆形或椭圆形结节，大者约 1×1cm，小者如豌豆，稍隆起，色鲜红，部分为暗红色，境界清楚，双膝周围肿胀、疼痛，行走不便。

血沉 46mm/h。

【辨证】 瘀热凝滞，脉络受阻。

【治法】 活血通络，清热化湿，佐以养阴。

【处方】 当归 12 克 生地 30 克 玄参 12 克 赤芍 15 克 丹参 18 克 防己 15 克 炒山甲 30 克 皂角刺 15 克 蜈蚣 3 条，水煎服。

复诊：1981 年 6 月 23 日。上方连服 14 剂，左小腿结节渐消退，个别未退者已化软，疼痛大减，但仍觉午后低热，手足心热，精神疲乏，食欲不振，舌红、苔薄，脉弦细。拟养阴清热，活血通络之法。

【处方】 当归12克 赤芍15克 石斛15克 玄参18克 麦冬15克 生地30克 白术15克 炒山甲30克 皂角刺15克，水煎服。

三诊：1981年7月28日。上方连服30余剂，左小腿结节全退，关节疼痛消失。其它诸症亦消失，复查血沉16mm/h。达临床治愈。

【按语】

结节性红斑是一种急性炎症性结节性皮肤病。诱发本病病因较为复杂，可能为细菌、病毒感染等发生过敏反应所致。

本病多发于春秋季节，女性多见。初起有低热，关节和肌肉酸痛，在小腿伸侧、股部或前臂伸侧等处，出现数个或数十个圆形或椭圆形鲜红色结节，约豌豆至核桃大小，稍高出皮面，对称分布，自觉疼痛及明显压痛，数天后结节呈紫红或暗红色，不化脓，不破溃，不留疤痕，一般4～6周结节消退，但易复发。

中医学认为本病是由于湿热炽盛，阻滞筋脉，致气滞血瘀，不通则痛；而瘀乃有形之物，瘀阻日久，结节成块。本病以女性为多，因妇女以血为本，不论月经、胎、产都以血为用，动易耗血，冲任受损，气血不调，血病则气不能独化，气病则血不能畅行，气滞则血瘀，营卫失和，易受外邪而成此症。笔者采用活血通络，清热化湿之法治疗本病，取得了一定疗效。但临床还须详细辨证，湿盛则除湿为主，阴虚火旺则兼清热养阴，血分热毒则配合凉血解毒。总之，辨证灵活，才能从速收效。

过敏性紫癜

病例1 卫佩娴，女，27岁。初诊：1979年12月24日。

【病史】 患者于1979年11月间，因患十二指肠球部溃疡在某医院留医，治疗过程中臀部及双下肢出现紫色斑点，诊断为“过敏性紫癜”。经治疗1个多月（用药不详），紫癜仍反复出现，出院后转我科门诊治疗。

来诊时症见：两膝、踝、腕关节酸痛，胃纳一般，大小便尚调，头晕，午后潮热。

【检查】 舌质干红、无苔，脉细数；双下肢及双上肢肘部见散在紫斑，大小不一，压之不褪色，高出皮面，对称分布。

血常规：嗜酸性粒细胞 0.05；血小板 210×10^{9}/L；血红蛋白 100g/L，红细胞 3.9×10^{12}/L；白细胞总数 4.5×10^{9}/L；出凝血时间正常。小便常规：正常。大便潜血试验：（—）。

【辨证】 阴虚内热，血热妄行。

【治法】 养阴清热，凉血化瘀。

【处方】 花蛇四物汤加味：

白花蛇 15 克（先煎） 川芎 12 克 当归 12 克 生地 15 克 蝉蜕 3 克 僵蚕 6 克 丹参 15 克 沙参 15 克 旱莲草 30 克 丹皮 12 克，水煎服，4 剂。

复诊：1979 年 12 月 28 日。由于配不到白花蛇改配乌梢蛇代用，服药 4 剂后，下肢紫癜渐隐，踝、腕、关节疼痛消失，但双膝关节仍酸楚，再服上药 4 剂。

三诊：1980 年 1 月 3 日。前天因过食海虾而紫癜再现，按原方服 4 剂。

四诊：1980 年 3 月 11 日。服药后紫癜全部消退，再以四君子汤加味，服 4 剂，善后调治而愈。

1982 年 2 月信访，未见复发。

病例 2 毕淑勤，女，40 岁。初诊：1982 年 5 月 20 日。

【病史】 患者自 1970 年起患“过敏性紫癜”，虽经中西药治疗，但常反复出现，即愈后 1～2 个月出现 1 次。今年 3 月因用 701 药膏作局部敷贴后，全身出现紫癜，在某医院用强的松、苯海拉明、维生素等药治疗未效，而来我科诊治。

来诊时症见：患者心跳，倦怠，畏热烦躁，四肢关节酸楚，口渴引饮，大便干结。

【检查】 舌质红、苔薄黄稍腻，脉弦数；双上肢下肢、臀部可见对称性分布紫癜，大小不一，小如铜钱状，大如片状，压之不褪色。

血常规：嗜酸性粒细胞 0.04；血小板 230×10^9/L；血红蛋白 118g/L，红细胞 3.7×10^{12}/L，白细胞总数 5.3×10^9/L，出血时间 2 分钟，凝血时间 6 分钟。小便常规：红细胞（+），蛋白（±）。

【辨证】 实火发斑。

【治法】 清热解毒，凉血消斑。

【处方】 白花蛇 15 克（先煎） 生地 30 克 当归 12 克 川芎 12 克 赤芍 9 克 蝉蜕 3 克 僵蚕 6 克 丹参 15 克 金银花 12 克 连翘 9 克 防风 9 克 白茅根 15 克，水煎服，5 剂。

复诊：1982 年 5 月 25 日。服药后关节疼痛明显减轻，精神好转，小便清长，紫癜已开始减少，但仍口干、便秘，原方再服 4 剂。

三诊：1982 年 5 月 29 日。关节疼痛消失，大便黄软，小块紫癜已全消退，大块紫癜明显缩小。尿常规（—）。再服原方 2 剂，全身各部紫癜已退净。另与归脾汤 4 剂善后调理。

半年后随访，紫癜未见复发。

【按语】

过敏性紫癜是一种变态反应性疾病，主要累及毛细血管壁而发生出血症状。临床上表现为皮肤紫癜，不同程度的关节肿痛及胃肠道、肾脏方面的症状，实验室检查可无异常发现。现代医学认为，本病可能由各种不同的致敏因素作用于人体，通过变态反应而诱发。与本病发生有关的因素有：药物或食物过敏、细菌毒素、寄生虫病等，这些因素可能具有致敏原作用，直接或间接地作用于毛细血管，使毛细血管壁产生炎性变化，管壁的渗透性增加所致，也可能与自身免疫机制有关。本病病程长短不一，西药治疗疗程较长，且尚缺乏防止复发的方法。

中医学认为，本病是因情志内伤或因过食辛辣燥热、膏粱厚味、荤腥动风之物，外感风邪而引发；或因平素阴血不足，阴虚内热，血虚生风而发。其病机为邪热迫血妄行，气血搏结，灼伤脉络，以致出现发斑、便血等表现。临床上常有实火、虚热、脾虚、血瘀之分。其治疗原则为实火者，宜清热解毒，凉血消斑；虚热者，宜清热养阴，凉血化瘀；脾虚者，宜补脾摄血，养血益气；血瘀为主者，则用活血化瘀，养血止血的方法。

笔者于临床实践中，创立“花蛇四物汤”加味治疗过敏性紫癜，取得良好效果。

方药组成：白花蛇15克（先煎）　川芎12克　当归12克　白芍15克　熟地30克　蝉蜕3克　僵蚕6克　丹参15克，水煎服。

上述诸药中，白花蛇为方中之主药，其性温，善搜风通络，有外达皮肤，内通经络之功效。据本人经验：花蛇四物汤能促进垂体前叶促肾上腺皮质激素的合成与释放，使血中肾上腺皮质激素的浓度升高，从而具有激素样的抗炎、抗毒、抗过敏等作用（尤以毒蛇的效果更为显著），同时还可以增强机体的免疫能力。在临床中，我们常遇到这样的情况，如用乌梢蛇代花蛇，不但疗效不及原方显著，且愈后可复发；而按原方治疗者，则尚未见有复发病例，从而佐证了白花蛇的药用功效。方中熟地、川芎、白芍、当归为四物汤，是补血养血良方，擅长活血祛风，行血化瘀，疏通瘀塞；配用丹参取其祛瘀之功，以增加四物汤的行血养血、活血祛瘀的作用。有人研究发现，活血化瘀药具有扩张毛细血管、增加血循环、降低血管壁的通透性，并使聚集的红细胞发生解聚的作用，从而改善微循环，加快血流速度。临床疗效证实，当归、川芎、白芍、丹参都不同程度地发挥了上述效应。方中蝉蜕味咸性寒，能散风，不仅能祛外风，也能熄内风，可透托疹瘾，祛肌腠之邪；僵蚕散风泄热，活络通经；以上2药有抗过敏的作用，在临床上常用于治疗过敏性疾病。

以上诸药配伍，使邪除瘀去，血归经脉，紫癜消退，成为治疗过敏性紫癜的有效方剂。

本方须根据临床症候的不同类型加减用药，如实火者，改用生四物，用赤芍及生地，取其凉血清热，活血消肿，行瘀之效，还可加入金银花、连翘、防风，清热疏风；阴血不足者，可加入旱莲草、沙参、丹皮，清热养阴；脾虚者，可加党参、黄芪、白术、大枣，养血益气；而以血瘀为主者，则可加入桃仁、红花成“花蛇桃红四物汤”，加强方中活血化瘀之力；若见血尿，可加入白茅根、大蓟、小蓟等药；胃肠道出血或大便潜血阳性者，酌加白及、地榆炭、甘草止血制痛。用药适当，血自然循经而行，通行无阻。

本病可见复发，原因是标证虽去而机体正气尚未恢复之故，因此，紫癜退后，理应调补以巩固善后，否则邪气再度乘虚而进入机体，可致病情迁延，反复发作。

疔疮走黄

病例 谢丽文，女，60岁。初诊：1982年5月21日。

【病史】 患者鼻梁左上部“睛明”穴下二分起粟米样脓头10天，周围红肿疼痛，经挤压后，红肿蔓延扩散，伴高热寒战、头痛、烦躁不安、恶心呕吐、咳嗽、胸痛。

【检查】 体温39.8℃，血压18.7/10.9kPa，呈嗜睡状态，呼之能醒；鼻梁根部疮面如蜂窝状，疮顶平塌，干枯无脓，皮色紫黯，肿势波及头面、耳、项，舌红苔黄，脉数实；颈部有肿大淋巴结数枚，肝脏可触及、无压痛，脾脏肿大与脐平、质中等、无压痛。

血常规：白细胞总数$24.4\times10^9/L$，中性0.9，淋巴0.1。血培养：金黄色葡萄球菌生长。

【辨证】 热毒攻心。

【治法】 清营凉血解毒。

【处方】 犀角地黄汤合蒲蛇汤：

羚羊角骨15克（先煎） 水牛角30克（先煎） 生地18克 丹皮18克 半边莲24克 白花蛇舌草18克 石上柏18克 了哥王18克，水煎服，2剂。

外治：疮面周围先以201消炎水（淋巴结核276页）冲洗，疮面处撒牛黄散（见炭疽329页），再用回春膏（见背痈287页）外敷，每天1次。

复诊：1982年5月24日。神志较为清楚，疮面脓出，肿势局限，舌红苔黄，脉仍数。仍治以清热解毒。

【处方】 白头翁18克 蒲公英30克 了哥王18克 紫花地丁30克 板蓝根18克 金银花15克 蜈蚣2条，水煎服，3剂。

外治：用201消炎水清洗疮口周围，回春膏外敷，每天1次。

三诊：1982年5月27日。体温降至正常，面部肿胀消退，疔疮已平复，脉已平缓，唯大便每天数次。予以腱脾益气之剂调服。

【处方】 白术15克 云苓18克 春砂仁12克 太子参12克 玉竹12克 法夏6克 甘草6克，水煎服，2剂。

1982年5月30日患者前来本科复查，已痊愈。

【按语】

疔疮走黄，是疔毒走散造成全身毒热炽盛，热入营血的证候。与现代医学所说的败血症、脓毒血症相类似。此证是因风火毒炽盛，邪毒不能外泄而走散入里所致；或由于局部病灶因治疗延误，或受挤压、碰撞造成疔毒扩散，窜入营血，流注经络，内犯脏腑而成。尤其是颜面部的疔疮，来势凶猛，蕴毒深沉，稍有不慎可造成走黄。现代医学认为：由鼻根至两嘴角之间的连线称为“危险三角区”。此三角区之静脉没有静脉瓣，故面部疔毒感染后，细菌易循眼静脉注入海绵窦，由此蔓延到颅内，而危及生命。

疔疮走黄，临床表现以憎寒壮热、烦躁不安、恶心呕吐、头痛等为主症，伴有四肢乏力、胸闷、大汗出等，舌质红绛、舌苔多黄腻或黄糙，脉多见洪数或弦数。化验血白细胞总数明显升高，血培养可有细菌生长。

由于邪毒走散，可旁及内脏，故在疔疮走黄的同时出现不同脏腑病变的见症：如火毒攻心则神昏谵语；火毒入肝则痉厥发狂，甚则抽搐；火毒入脾则见腹痛、便秘或下泻臭屎；火毒入肺则气粗喘急、胸痛、咳嗽、痰血；火毒入肾则水火并劫，生命危矣。

《医宗金鉴》云：“疮痈原是火毒生”。疮痈如是，疔毒更是如此。因此在治疗上皆以火毒论治，清热解毒为治疗原则。笔者常以犀角地黄汤和蒲蛇汤为主方治疗本证，疗效较好。临床上犀角已禁用，故常以羚羊角骨和水牛角两味合而代之，疗效相差不远。火为热之渐，毒更盛于火，火毒相煽，嚣张至极，非大苦大寒之剂恐难熄灭。方中石上柏、半边莲、白花蛇舌草、白头翁、了哥王均大苦大寒，以其苦寒泻亢盛之火，救欲绝之水，这是治火的一面。但疔疮走黄不只是火，而是火毒，所以重用解毒药物如金银花、蒲公英、紫花地丁、板蓝根，也是必不可少的一环。除上述之外，笔者常在处方中加蜈蚣2～3条，取蜈蚣走窜之性，以追堵四散之火邪，以毒攻毒。

治疗疔疮走黄之证，要时时注意腑气的通畅，使邪有出路，一见腑闭便结，即可投以大黄、枳实以荡涤实邪，急下存阴，取釜底抽薪之意。有五脏见症则随症施治。火毒入肺，则加清肺涤痰药，如鱼腥草、川贝；火毒入心，重用清心安神药，如莲子心、黄连；火毒入脾，可在清热的基础上选用麦冬、石斛；火毒入肝时，可选用钩藤、龙骨以平肝熄风。即使在热势已退之恢复期，亦不宜用参、芪、归、芎之温剂，以免余火留恋，死灰复燃。

在外用药方面，均用本科自制的药物，随疮形部位而定。在面颊上部用回春膏，在近环唇部用通气膏。切忌切开、挤压、碰撞。

本例患者的治疗过程分如下几个步骤：首先用清营凉血解毒之法以控制热毒的深入，使心包免受毒邪困扰之虞。方中羚羊角骨、水牛角、丹皮、蜈蚣皆有凉血解毒，镇静安神的作用，配以强力的清热解毒之品如了哥王、半边莲、石上柏、白花蛇舌草，使毒去神清。其次，用清热解毒的五味消毒饮加白头翁等，使火毒尽去而康复。五味消毒饮治疗疔疮疗效显著，为众人所知；唯白头翁不但能治热痢，其泻内脏之火热的功效颇佳，在治疗疔疮中常用之。最后由于病后脾胃之气不足，故出现大便每天数次之象，用健脾益气之法而告愈。

红 丝 疔

病例 陈惠卿，女，37岁。初诊：1982年5月13日。

【病史】 患者于1周前右中指背部近掌指关节处起1小疱。次日恶寒发热、头痛，自以为“感冒”，服“感冒清”3片，恶寒发热略减。第2天中午，局部红肿明显，并起红线向上臂蔓延过肘关节以上，同时伴有纳差、烦热、口渴、小便黄赤，大便尚可。

【检查】 体温38℃，舌质红、舌苔薄黄，脉滑数；右中指背侧红肿隆起，中央有绿豆大小白色脓头，中心破溃，疮口有脓样分泌物渗出，周围红肿发亮，范围约2.5×3cm大小，抚之灼热，有明显的压痛，境界尚清楚，沿前臂内侧有1暗红色线状条索延至肘关节的上方，腋下淋巴结未扪及。

血常规：白细胞总数$15.4\times10^9/L$。

【辨证】 火毒蕴结，毒势上窜。

【治法】 清热解毒，消肿止痛。

【处方】 了哥王30克　蒲公英30克　金银花18克

野菊花 18 克　白头翁 30 克　板蓝根 30 克　蜈蚣 2 条，水煎服，3 剂。

外治：疮口撒牛黄散（见炭疽 329 页），再用回春膏（见背痈 287 页）外敷，每天 1 次。

复诊：1982 年 5 月 16 日。经上治疗，手背红肿减轻，红线已消失，体温恢复正常，唯疮面红晕未退。按前方稍加通络消肿之药。

【处方】　白头翁 18 克　金银花 15 克　紫花地丁 18 克　野菊花 15 克　蜈蚣 2 条　老桑枝 18 克　青皮 3 克　了哥王 18 克，水煎服，3 剂。

外治：用回春膏外敷，每天 1 次。

三诊：1982 年 5 月 20 日。手背红肿消失，皮色正常；复查血白细胞总数 $5.1\times10^9/L$，临床治愈。

【按语】

本例是手背疔毒，因其根深而热毒重，起病暴作，初起有发热恶寒，继而毒势蔓延，顺淋巴管上窜而呈红丝状，故名“红丝疔”。由于疔毒亢盛，热势严重，故须苦寒直折。方用了哥王、蒲公英、野菊花、板蓝根清热解毒；白头翁解毒散结；蜈蚣善能走窜，消肿止痛功效最捷。外用牛黄散撒疮面起局部消炎作用；外敷回春膏既可消肿止痛，又能防止疔毒之蔓延，诚为不可缺少之治疗手段。初诊后疔肿渐退，然其色仍暗红，遵上方药量酌减，少佐青皮行气血壅滞；老桑枝有清热通络之妙。药合病机，而获良效。

烂　疔

病例 1　罗淑云，女，32 岁。初诊：1982 年 8 月 24 日。

【病史】　患者于 14 天前，右手掌内侧处生 1 疔疖，3 天后小疔疖顶起脓点，用缝衣针挑破后，肿势迅速蔓及全掌指，并向周围扩散，下至五手指端，上至腕上。原疔疖处溃烂变紫黑，高肿疼痛，伴有高热寒战。曾注射青霉素、庆大霉素，口服四环素和中药 10 天，未能控制病势发展。患者痛苦难堪，彻夜难眠，且食欲不振，口干渴，胸闷恶心，大便燥结，小便黄赤。

【检查】 体温39.8℃，痛苦面容，舌苔黄腻，脉洪数；右手掌及五手指至腕关节上3寸整个高起红肿，手指强直、不能屈伸，手不能下垂，掌心溃烂瘀黑，表皮部分有4×5cm坏死、剥离，原发病灶处渗出大量稠液。

血常规：白细胞总数22×10^9/L，中性0.87，淋巴0.13。

【辨证】 毒气外袭，毒滞血凝，聚于肌肤，内腐而成烂疔。

【治法】 清火解毒，通里泻热。

【处方】 蒲蛇汤加减：

蒲公英30克　了哥王18克（先煎）　白花蛇舌草30克　玄参18克　石上柏30克　地龙15克　大黄18克（后下）　老桑枝30克，水煎服。

外治：用蟾酥水（见猫咬伤肿毒症334页）与201消炎水（见淋巴结核276页）混合湿敷患处，每天2次。

复诊：1982年8月27日。服药3剂及外治后，每天泻大便2次，发热38℃。患部四周红肿疼痛逐渐减少，渗出稠液明显减少，腐瘀坏死组织与健康肌肤分界略见，胸闷恶心消失，舌苔黄腻减少，脉转弦数。继以前方减大黄，外治药同上。

三诊：1982年8月31日。服药4剂及外治后，溃口渗液及患部四周红肿疼痛大部消失，体温37.3℃，病灶瘀黑减少，掌面部大片表皮剥脱，手指仍僵硬不能屈。仍有瘀毒凝滞，气血不通，治以解毒活血通络。

【处方】 了哥王18克（先煎）　白花蛇舌草30克　当归尾12克　蜈蚣3条　地龙12克　伸筋草30克　生地18克　老桑枝30克，水煎服，3剂。

外治：消毒后用剪刀剪去4×4cm坏死表皮，并刮去溃口的脓栓及坏死腐肉，外敷蟾酥水，四周用201消炎水调回春散（见背痈287页）成糊状敷之。每天换药1次。

四诊：1982年9月4日。溃口黑腐全部消失，四周红润，手指已能屈伸。仍按前方继服四剂，外敷生肌膏（见淋巴结核277页），每天1次，全部愈合。

病例2 余庆祥，男，16岁。初诊：1982年6月21日。

【病史】 患者于10天前，左手腕关节跌伤。经正骨医生手术后，次指尖起红色小疔疖，3天后穿溃，红肿刺痛，迅速蔓及五手指。患处流水、流脓，恶寒发热并作，头痛，口干引饮，烦躁，小便黄赤，大便燥结。曾注射青霉素，及口服四环素、止痛片等，肿烂继续发展，而来杂科门诊治疗。

【检查】 体温39℃，痛苦面容，舌质红，脉滑数；左手五指红肿疼痛，各指端溃烂黑腐，流腥秽脓水，红丝1条向上蔓延至手腕关节上1寸。

血常规：白细胞总数18×10^9/L，中性0.84，淋巴0.16。

【辨证】 火毒炽盛，蕴蒸肌肤而成烂疔。

【治法】 清热解毒，泻火凉血。

【处方】 蒲蛇汤加减：

了哥王15克（先煎） 白花蛇舌草18克 蒲公英18克 大黄15克（后下） 野菊根18克 玄参15克 老桑枝18克 石上柏15克，4剂，水煎服。

外治：用201消炎水加蟾酥水30%，外敷患处，每天2次。

复诊：1982年6月25日。药后，每天泻大便2次，已无恶寒发热，头痛、口渴，腕上红丝消失，手指疮面黑腐明显减少，红肿范围缩少。继守前方减大黄，4剂，外治同上。

三诊：1982年6月29日。五指红肿疼痛及黄白瘀黑腐肉已大部消失，尚有小量脓液附着。脉搏、体温、食欲均正常。停服煎剂，外用201消炎水湿敷患处，嘱其候疮面完全消洁后，才可停敷。1个月后随访未见复发。

【按语】

烂疗又叫破皮疔，是发生于皮肉间容易腐烂的一种急性疾病。唐·孙思邈在《千金方·疔肿门》指出：烂疔其状色稍黑有白瘢，疮溃则有脓水流出，大小如匙面。本病属阳实之证，与一般疔不同，好发于手、足背和臂，大多由于皮肤破损，接触潮湿泥土，感染毒气，或将疔疖挑破，挤压后迅速腐烂蔓延成片。疔疖部呈瘀黑色，周围呈红色，状如丹毒，周围皮肤很快坏死，疮面很大，难以收口愈合，并有高热寒战，神昏谵语，烦渴引饮，便秘溲黄等全身症状。若未及时控制其毒势，造成毒邪扩散，而致火毒嚣张，疔毒走散，入于血分，内攻脏腑，每易引起脓毒败血症（内陷走黄）。

从上述烂疔病例看来，疮面不论何色，以有光泽为顺，黯晦剥皮为逆。治疗当以攻毒祛邪为主。抓住火毒这一主要矛盾，力争转机。笔者运用蒲蛇汤内服，蟾酥水外治为主，治疗本证，疗效满意。方中了哥王、白花蛇舌草是泻火解疔毒要药，屡获效验。本病多有大便秘结，腑气不通，为此，用大黄可宣通腑气而泄热，使邪有出路；用蒲公英、野菊根、石上柏等解毒攻毒；生地、玄参清热凉血，使邪结消散；用老桑枝、伸筋草、地龙、蜈蚣引经通络而达病所。外用蟾酥水、201 消炎水，能够迅速控制溃势的进展和扩大。坏死的肌皮与正常肌肤分界明显时，应及时全部剪去，即所谓“腐肉不除，新肉不生”。内外结合，对提高治愈率，有很大意义。

扁平疣

病例 郭莲香，女，25 岁。初诊：1979 年 8 月 17 日。

【病史】 患者两手起米粒大小之小点，不痛不痒，近几个月来逐渐增多，曾多次用过水杨酸铋油剂、维生素 B_{12}以及激光治疗，效果不著。来诊时，询之除局部表现如上述外，全身无不适，唯平素性情急躁。

【检查】 舌边尖稍红、苔薄黄，脉弦；两手掌、背满布扁平褐色丘疹 10 多颗，稍隆起。

【辨证】 肝气郁滞，热毒阻于肌肤而发。

【治法】 清热解毒，疏肝散结，并配合暗示疗法。

【处方】 板蓝根 30 克　紫花地丁 18 克　石上柏 18 克　皂角刺 15 克　白头翁 15 克　青皮 6 克　柴胡 9 克　白芍 12 克　磁石 30 克　代赭石 30 克，水煎服，每天 1 剂，3 剂。

外治：用蟾酥散（见尖锐湿疣 464 页）水调为糊，外涂患处，每天 1 次。

服药及外搽蟾酥散后，局部痕痒，余无不适。原方再进 3 剂，疣开始从暗示疗法中笔尖点处脱落，继而渐次脱落。前后服药12剂并作暗示疗法4次而痊愈。

【按语】

扁平疣是一种较常见的病毒性皮肤病，青年人发病较多，尤以青春期前后的少女为多。常呈对称性发生在手背及颜面等处。

中医学对疣早有认识，如《灵枢·经脉篇》云：手太阴之别，名曰支正，上腕五寸……虚则生疣……。其后，很多医著中亦有关于疣的记述，如隋·巢元方《诸病源候论·疣目候》云：疣目者手足边忽生如豆或如结筋，或五个或十个相连，肌粗强于肉，谓之疣目，此亦风邪搏于肌肉而变生也。明·陈实功《外科正宗·枯筋箭条》云：困忧郁伤肝，肝无荣养，以致筋气外发，初如赤豆大，枯点微高，日久破裂，攒出筋头，蓬松枯槁，多生于胸间。《薛己医案·外科枢要》云：疣属肝胆少阳经，风热血燥，或怒动肝火，或肝客淫气所致。这些记载有的对疣病的病因提出了看法，有的对症状进行了描述，虽然这些描述比较笼统，有的类似于现代医学的寻常疣或指状疣等，但是对疣的病因提出的看法，却对临床实践有重要的指导意义。

目前对本病的治疗虽有不少方法，但均不够理想。笔者近年来用内服中药、外擦蟾酥散和暗示疗法治疗扁平疣，取得一定的疗效。

治疗方法：

1. 基本方：板蓝根30克　紫花地丁18克　皂角刺12克　石上柏18克　白头翁15克　青皮6克　代赭石30克（先煎）　磁石30克（先煎），水煎服。

加减法：皮损多发于上部者加桑叶、升麻；皮损多发于下部者加黄柏、金银花；忧郁者加枣仁、柴胡、白芍。

2. 蟾酥散水调为糊搽于患处。

3. 暗示疗法：每次诊病时以笔尖轻点疣之表面，将“散”字写纸上裹而弃之。

临床上扁平疣患者，以个性急躁者居多，足以支持古人的上述论点。本人在治疗扁平疣的基本方中除用解毒清热之法外，兼以疏肝平肝，酌加青皮、柴胡、白芍之类。

此外，还值得提出，暗示疗法治疣也是很好的治疗手段。唐·王焘著《外台秘要》二十九卷中，即有这一疗法的记录，其法是“先布纸一张于床上，即以笔点疣一下，再点纸一下，无问多少，皆一一点，每点即咒曰：‘纸亦烂，疣亦散’，点一遍讫，乃深埋点纸于屋溜下，久当疣散。”虽王焘介绍此暗示疗法有一些神秘的色彩，但在临床治疗中有效。我认为暗示疗法的机理如下：由于患者对施术者的信赖，以笔尖点疣而曰散，患者想到自己的病情可能由此而待缓解，便由忧郁而转为喜乐。《内径》曰：喜则气和志达，荣卫通利……。由于荣卫通利，解毒散结之药力能达皮肤肌腠，故能散疣。但施用此法与患者的信心和施术者的威信有关系，并非普遍都能掌握而奏满意效果的。

外搽蟾酥散亦为治疣的一个重要环节，但蟾酥散解毒散结，有轻度腐蚀作用，对于面部扁平疣宜慎用。

牛　皮　癣

病例1　文小菊，女，28岁。初诊：1981年4月12日。

【病史】　患者全身起丘疹及白屑已2年多。2年前发现四肢出现红色点状皮疹并起白色鳞屑，继而皮疹泛发全身。某医院诊断为“牛皮癣”，经服西药及外搽药水均未见效，头部、四肢及躯干均泛发红色点状皮疹，脱屑、瘙痒较严重。

【检查】　舌质红、苔微黄，脉滑数；头项部、躯干、四肢泛发皮疹，如铜钱大之红色斑，表面附着较薄之银白色鳞屑，日光下发光，鳞屑周围有明显红晕，基底呈红色浸润，强行剥离鳞屑后，底面可见筛状出血点。

【辨证】　血热内蕴，生风生燥。

【治法】　清热解毒，凉血散风。

【处方】　水牛角30克（先煎）　赤芍18克　丹皮12克　玄参18克　生地18克　全蝎6克　蜈蚣3条　威灵仙18克，水煎服。

外治：用开水调水牛角散（见多形红斑521页）涂搽患处，每天2次。

复诊：1981年4月20日。进上方7剂，配合外用药，皮损变薄，色由潮红转淡红，未见新生皮疹，痒感减轻。守前方续服，外用药同前。

三诊：1981年4月28日。服7剂及外治后，头部及躯干皮疹大部分消退，呈现色素脱失，四肢皮疹仍色红作痒，守前方增减。

【处方】 水牛角30克(先煎) 白鲜皮15克 乌梢蛇10克 玄参18克 赤芍18克 威灵仙18克 生地18克 全蝎6克，水煎服，7剂。

外治同前。

四诊：1981年5月5日。药后，全身皮疹消退，呈现色素脱失，唯觉皮肤干燥瘙痒。改用养血润肤法，停外用药。

【处方】 当归12克 生地18克 川芎12克 白芍12克 沙参30克 麦冬12克 白鲜皮15克 地肤子12克，水煎服。

五诊：1981年5月12日。进上方7剂后，瘙痒已全部消失，临床痊愈，患者要求续服上方10剂，以巩固疗效。

1982年7月10日随访，皮疹未见复发。

病例2 陈映红，女，24岁。初诊：1982年6月9日。

【病史】 患者自10岁开始，双下肢内侧出现小的皮损，瘙痒，逐渐发展。曾经多间医院治疗，时轻时重，10多年来反复不断。于去年7月因工作紧张，精神疲劳，皮损发展更为严重，瘙痒甚为明显，表面脱屑，影响睡眠及饮食。

【检查】 舌质红、苔黄微腻，脉弦数；双下肢内侧部有散在蚕豆大的红色斑、丘疹，表面覆盖灰白色鳞屑，搔之呈银白色多层性鳞屑，用力剥离鳞屑后，底面有出血点，皮疹周围有散在抓痕血痂，皮损基底呈红色浸润。

【辨证】 湿热内蕴，郁久化火。

【治法】 清热利湿，凉血解毒。

【处方】 水牛角30克(先煎) 土茯苓30克 白鲜皮15克 地肤子12克 全蝎6克 僵蚕10克 生地30克 威灵仙18克，水煎服。

外治：用开水调水牛角散涂搽患处，每天2次。

复诊：1982年6月16日。服上方7剂，结合外用药，皮疹变淡红，鳞屑减少，瘙痒减轻。原方又续服7剂，外用药同前。

三诊：1982 年 6 月 23 日。经上治疗后，原有皮疹消退近三分之一，未见新发皮疹，唯仍觉瘙痒，影响睡眠。守原方加减。

【处方】 水牛角 30 克（先煎） 生地 30 克 土茯苓 30 克 蝉蜕 12 克 僵蚕 12 克 乌梢蛇 10 克（先煎） 全蝎 6 克 白鲜皮 18 克 威灵仙 18 克，水煎服，7 剂。

外治同前。

四诊：1982 年 6 月 30 日。经上治疗后，下肢皮损绝大部分消退，瘙痒明显减轻。守原方续服，外用药同前。

五诊：1982 年 7 月 15 日。又进上方 10 余剂配合外用药，皮损已基本消退，未见新疹，基本痊愈。嘱其注意饮食，避免过度劳累，并按上方服 10 余剂以作巩固。

病例 3 谭玉珍，女，56 岁。初诊：1982 年 2 月 4 日。

【病史】 患者于 1970 年发现双上肢出现红斑、脓疱，有鳞屑，时轻时重，经某医院治疗后曾一度好转。2 年后皮损又发作，并泛发躯干和四肢，经某医院诊为“脓疱型牛皮癣”。用西药连续治疗半年多，开始病情有所缓解，但停药 10 多天后又复发，以后继续治疗，时好时坏，12 年来反复发作。近日病情加重，影响睡眠及饮食，而转我科中药治疗。

【检查】 舌质红、苔黄腻，脉滑数；四肢和躯干密布红斑鳞屑，有部分皮疹上有脓疱，双下肢外侧、上肢、胁部皮疹融合成片，银白色鳞屑较厚，基底潮红，浸润明显。

【辨证】 血热内伏，湿毒内结，气血失和。

【治法】 清热祛湿，凉血解毒。

【处方】 水牛角 30 克（先煎） 土茯苓 30 克 威灵仙 18 克 玄参 18 克 苦参 12 克 白鲜皮 15 克 地肤子 12 克 全蝎 6 克 僵蚕 12 克，水煎服。

外治：先用 201 消炎水（见淋巴结核 276 页）外洗患处，然后用开水调水牛角散涂搽患处，每天 2 次。

复诊：1982年2月11日。服药7剂，结合外治后，病情稳定，未见新疹出现，原有皮疹鳞屑减少，基底呈暗红色，部分较大片皮损中心已有消退趋势。近日来睡眠仍很差，睡觉时患处最畏盖被，患部皮肤灼热疼痛，并觉口苦口干，喜冷饮，舌质红、苔黄厚，脉滑数。守原意加减。

【处方】 羚羊骨18克（先煎） 水牛角30克（先煎） 生石膏30克 白头翁30克 土茯苓30克 全蝎6克 玄参18克 苦参12克，水煎服。

外治同前。

三诊：1982年3月2日。共服上药20多剂，配合外治，皮疹明显消退，部分皮疹消退后，呈现色素脱失斑，灼热疼痛减轻，入睡转佳，但少数皮疹仍有脓疱，且瘙痒。

【处方】 水牛角30克（先煎） 白鲜皮18克 威灵仙18克 地肤子15克 苦参12克 白头翁30克 全蝎6克 白花蛇10克（先煎） 玄参18克，水煎服。

外治同前。

四诊：1982年3月18日。服上方10剂及外治后，大部分皮损消退，臂部、下肢、胁部皮损变薄，色淡红，未出现脓疱，痒感减轻。按上方加露蜂房18克，10剂，外用药同上。

五诊：1982年3月29日。近日原发皮损处潮红而痒，个别皮疹有脓疱，有复发之势，用2月11日处方及外用药。

六诊：1982年4月20日。前方连服20余剂及外治，原皮损处潮红退，色素脱失，继服上方，停外用药。

同年9月10日门诊复查，病情稳定未见复发。

【按语】

牛皮癣又称银屑病，是一种非传染性、慢性、并具有复发倾向的红斑鳞屑性皮肤病。中医学认为本病因风邪客于皮肤，血燥不能荣养皮肤所致。血热、血燥是机体发病的主要内在因素。血热的形成，是与多种因素有关的：因七情内伤，气机壅滞，郁久化火，以致心火亢盛，或热伏营血；或因饮食失节，过食易于过敏动风的食物，致脾胃失和，气机不畅，郁久化热。外因方面主要是由于外受风热或风燥之邪，客于皮肤，内外合邪而发病。热壅血络则发红斑；风热燥盛，肌肤失养则皮肤发疹，搔之屑起，色白而痒。若风邪、燥热之邪久羁，阴血内耗，夺津灼液则血枯燥而难荣于外。笔者根据其病理特点，在治疗上采用清热解毒，凉血祛风等法。

经验方：

水牛角30克(先煎)　玄参18克　全蝎6克　僵蚕12克　蜈蚣3条　白花蛇10克（先煎）　白鲜皮15克　威灵仙18克，水煎服。

方中取水牛角、玄参以清热凉血解毒；全蝎、蜈蚣、僵蚕、白花蛇等虫类之品祛风通络，解毒止痒；白鲜皮清热化湿解毒，为治疗皮肤病的良药；威灵仙搜十二经之风邪，为引经药。

若风盛者可加露蜂房、蒺藜；若夹湿者加白头翁、土茯苓、地肤子；若热盛可加丹皮、生石膏、羚羊骨。

外用水牛角散，有祛风除湿，清热解毒，润肤止痒的功效。

由于本病具有极易复发的特点，故在治愈后应再服一个时期中药，以巩固疗效。

足癣严重感染

病例　卓向明，男，27岁。初诊：1981年6月22日。

【病史】　患者间歇性双足底糜烂10余年，每至春、夏季节双脚底起水疱，肿胀、糜烂、作痒、流水不止，灼热、疼痛难忍，并伴有发热、双侧大腿根部淋巴结肿大疼痛。平素时有腹痛，大便溏泄，肛门有灼热感，嗜食煎炒燥热之物。今年发作更为严重，自2月初至现在持续4个多月未愈，而来我科就医。

初诊症见：患者双足底灼热、疼痛，流水不止，烦躁不宁，不能入睡，时有低热，伴有腹痛、纳呆、大便不畅、里急后重、肛门灼热、小便黄少而赤。

【检查】　体温37.8℃，痛苦病容，舌红苔黄腻，脉滑数；双足跗灼热红肿，两足趾间及脚底部糜烂，流水不止，双侧腹股沟淋巴结肿大，表面有1条红线自足部向上延伸。

血常规：白细胞总数28×10^9/L，中性0.88，淋巴0.12。

【辨证】 湿热内蕴，热毒下注。

【治法】 清热利湿，泻火解毒。

【处方】 水牛角30克（先煎） 野菊花24克 金银花18克 蒲公英30克 紫花地丁30克 玄参18克 萆薢30克 绵茵陈30克 全蝎6克，水煎服。

外治：用开水调水牛角散（见多形红斑521页）外敷患处，每天1次。

复诊：1981年6月30日。进药7剂及外治，足部渗水减少，原糜烂之皮损已结痂、干燥、脱皮、疼痛亦减，但仍作痒，腹股沟肿大、淋巴结已消失，大便通畅，诸症减轻。血常规：白细胞总数16×10^9/L，中性0.8，淋巴0.2。按上方加减。

【处方】 水牛角30克（先煎） 全蝎6克 地肤子12克 蒲公英30克 野菊花30克 金银花15克 苦参12克 玄参18克 绵茵陈30克，水煎服。

外治：用皮肤水（注）搽敷患处，每天2次。

三诊：1981年7月7日。上方又进7剂及外治，病情显著好转，双足糜烂面消失，附以大部分新生皮肤，痒已止。再守原方续服7剂，外用药同上。

四诊：1981年7月14日。诸症基本消失，但于2天前，走过污泥浊水后，当晚即发热，双足底又糜烂渗液，灼热红肿，难以入睡，舌红、苔黄厚腻。再拟原法加减。

【处方】 全蝎6克 野菊花30克 水牛角30克（先煎） 白鲜皮15克 地肤子12克 金银花19克 绵茵陈30克 蒲公英30克，水煎服，7剂。

外治：先用开水调水牛角散外敷患处。敷2小时后取下，再搽敷皮肤水，每天1剂。

五诊：1981年7月21日。双足底红肿渐退，渗出液停止，糜烂面部分已被粉红色之新生上皮所覆盖，脉略数，黄腻苔渐退。守上方续服，外用药同前。

六诊：1981年7月24日。经内外用药3天后，饮食正常，大便通畅，双足底皮损基本消退，大部分呈脱屑状。再按原法续服七剂以巩固疗效。

【按语】

足癣是常见的皮肤病之一，俗称为“脚气”、“臭田螺”，有感染时称为“田螺疱”。本病的发生与体内湿热停滞，兼感外邪有关。因脾主运化，脾运失职则水湿内停，内湿蕴久而化热，湿热下注，兼感外邪而诱发；多发生于春夏季节，因此时湿热薰蒸，素有脚湿气的患者，常常发生感染，足趾糜烂，瘙痒渗水，甚则足趾红肿，同侧腹股沟淋巴结肿大，并发寒热。本例患者间歇性双足底癣糜烂10余年，今年初因搔破后严重感染而泛发，症属脾蕴湿热，热毒下注。热为阳邪故双足底红肿灼热如焚，足表面并有红丝向上延伸，兼有发热，白细胞总数升高；湿毒下注，故足底流水不止，瘙痒疼痛不能入睡；湿热中阻胃肠，故腹痛纳呆，大便不畅，肛门灼热；湿热下注膀胱，故小便短赤而黄。治宜清热利湿，泻火解毒。方中取水牛角泻火凉血解毒；野菊花、金银花、蒲公英、紫花地丁、玄参清解热毒；萆薢、绵茵陈利湿清热；地肤子、白鲜皮收敛止痒；全蝎以毒攻毒，熄风止痒。

外用皮肤水主要功能在于清热解毒，除湿止痒。根据笔者临床经验，搽敷水牛角散对于泛发瘙痒渗出液较多的皮损有较好的疗效。

注 皮肤水组成：

土槿皮30克　地肤子12克　蛇床子12克　硫黄30克　百部12克　枯矾30克　苦参30克　冰片6克　轻粉6克。

制作法：用75%酒精2000ml将上药浸1个月滤渣入瓶。

脂溢性脱发

病例　唐雄烈，男，27岁。初诊：1980年3月20日。

【病史】　患者4年前头发日渐脱落，几乎达一半，今年来脱发更为严重，每因梳头即脱落很多，而不敢梳头。头皮痕痒、油腻。伴有胸闷、心烦、头昏、口苦、纳差、大便秘结、小便黄。曾内服维生素类药物，并外搽白兰地，也求治于中医2年多，中医均作肝肾不足论治，均未取效，转来我科就诊。

【检查】　头发脱落大半，稀疏、细软、萎黄，头皮表面覆盖有油腻性干燥鳞屑，残存之毛发稍触动即容易脱落；头皮覆盖细粒状油脂性鳞屑，并有因搔抓而出现湿疹状苔癣样变，头发脂性闪亮。舌质偏红，苔薄黄腻，脉细数而滑。

【辨证】 素有蕴湿，湿久化热，湿热郁积肌肤，久则耗伤阴血，致发失血养而脱落。

【治法】 以清热利湿为主，兼以凉血养血。

【处方】 地肤子 18 克　白鲜皮 18 克　绵茵陈 30 克　槐花 18 克　当归 15 克　生地 18 克　丹皮 15 克　全蝎 6 克　僵蚕 18 克　蜈蚣 3 条，水煎服。

外治：用 201 消炎水（见淋巴结核 276 页），每隔 3 天洗头 1 次。

复诊：1980 年 5 月 3 日。上方共服 40 剂及外治后，脱发逐渐停止，胸闷、头昏、纳差、便秘诸症悉平，自述用 201 消炎水外洗后，头发松爽，洗出满盆油污物，感觉非常舒服。现仍觉毛发干燥、痕痒、轻度落屑，脉细，舌淡红。此为湿浊渐去，血燥生风之象，继以养血祛风，兼除湿热之剂。

【处方】 当归 15 克　川芎 15 克　生地 18 克　赤芍 15 克　乌梢蛇 15 克　地肤子 18 克　白鲜皮 18 克　蜈蚣 3 条　全蝎 6 克，水煎服。

外治同前。

上方共服 30 剂及外治后，所脱之发皆重新长出，乌黑见亮。

【按语】

脂溢性脱发，是一种慢性皮肤炎症。中医学称之为“白屑风”。《医宗金鉴》云：白屑风初生发内，延及面目，耳项燥痒，日久飞起白屑，脱去又生。本病的特征是：头皮上的皮脂腺分泌过旺，头皮表面经常覆盖有油腻性干燥鳞屑，发痒，头发变细软，容易脱落。残存的头发也萎黄，细小而稀少。

中医学认为本病因肌热当风，风邪入侵毛孔，郁久血燥，致肌肤失养而成；或因过食辛辣油腻，湿热内蕴，外受风邪侵袭所致。

笔者经临床观察，认为本病多因饮食不节，湿毒内蕴，湿久化热，热灼阴血，发失血养而致。故治疗当以清热利湿，兼以凉血养血为法。如本例患者发病已 4 年，反复缠绵不断，患部以油腻、瘙痒、落屑诸症掺杂存在，表明是湿蕴化热之象。但究其病史已久，目脉细数而滑，乃属久病耗伤阴血而致阴虚血热，血虚肌肤失养而发落。故前期清热利湿为主，兼以凉血养血，收到较好的效果。后期病邪已衰，正气亦虚，复以养血安神为主，兼除湿热之余邪而获痊愈。

斑　秃

病例1　欧逊，男，21岁。初诊：1981年1月13日。

【病史】　患者由1975年初开始，发现头部有1小撮头发脱落，由铜钱大渐渐发展成为大片，最后全部脱光。头皮光亮，微觉痕痒，曾自用白兰地酒外擦及服用维生素B_6、胱氨酸和中药，效果不显。以后眉毛亦开始脱落，烦躁不宁，夜睡不安，恶梦多，食欲不振，大小便正常。

【检查】　形体瘦弱，精神憔悴，面色不华，头发基本脱落，头皮光亮，其中有散在少许毳毛，眉毛脱落约2/3左右；舌质淡红、苔薄白，脉细弱无力。

【辨证】　肝肾阴亏，血虚脱发。

【治法】　滋补肝肾，养血生发。

【处方】　养发汤加减：

首乌12克　熟地12克　女贞子10克　丹参10克　云苓10克　龙骨18克　熟枣仁10克　羚羊骨10克　代赭石15克，水煎服。

外治：用生发通络酒（见本文按语）擦涂患部，每天3～4次。

复诊：1981年2月15日。经2个疗程治疗（每个疗程15天）后，精神好转，饮食日增，睡眠亦转佳，头皮部分可见新生之毳毛，药已中病，守方续服。

三诊：1981年4月18日。又治疗4个疗程，精神愉快，睡眠、饮食皆正常，头发大部分已出，新发茁盛，由较软的头发逐渐变粗、变硬，但发色稍淡不泽，时有头晕。发为肾之外候，精血不足，发失濡养至色淡而不泽，精亏而脑海空虚，故时有头晕。治拟滋养肝肾，补血益精。

【处方】 熟地12克 首乌12克 女贞子12克 菟丝子12克 五味子6克 天麻6克 丹参10克 龙骨18克 熟枣仁12克，水煎服。

外治同前。

再治2个疗程后，头发基本长齐，满头黑发，达临床治愈。

病例2 陈国良，男，22岁。初诊：1981年10月28日。

【病史】 患者因事不从心，紧张过度，今年6月份突然头发脱落，至今已4个月。开始只有头顶脱落如2分币大，2个月后头部左右侧已有2处大面积脱落，伴有精神兴奋，难以入睡，心烦，胸胁不舒，饮食不思，大小便正常。

【检查】 精神抑郁，面色苍白无华，头发稀疏、枯燥，头部有3处脱发面积，头顶2×2cm，右侧约6×4cm，左侧约3×2cm。脱发后的头皮光亮，残存之毛发稍动即容易脱落；舌质红、苔薄，脉弦细。

【辨证】 思虑伤脾，精血亏虚致头发脱落。

【治法】 疏肝解郁，养血安神，益精生发。

【处方】 养发汤加减：

龙骨30克 熟枣仁18克 云苓18克 合欢皮15克 郁金15克 首乌30克 熟地30克 女贞子18克 羚羊骨18克，水煎服。

外治：用生发通络酒擦患处，每天3～4次。

经治疗1个疗程后，睡眠稍有安定，容易入睡，但仍梦多易醒，患部已有少许新生之毳毛，未再继续脱发。继用上法治疗2个疗程，患部已有新发生长，其余头发亦变硬、色黑光泽，饮食调，睡眠安，精神愉快，舌淡红，脉细。前方去郁金，加桑椹子18克。服药20天后，头发全部出齐，且黑而光泽，余无不适。于1982年6月18日随访，病未见复发，身体健康。

【按语】

“斑秃”在中医学中称为“油风”，国外一些学者称之为“圆形秃发”，为脱发的一种类型，表现为毛发成片脱落，头皮色白而光亮，有时有痒感或无任何自觉症状。中医学认为：毛发的营养源自于血，故云“发为血之余”，血液的盛衰直接影响头发的生长和代谢，《巢氏病源》说：是少阴肾之经也，其华在发，冲任之脉，为十二经之海，谓之血海，其别络上唇口，若血盛则荣于头发，故须发美；若血气衰弱，经脉虚竭不能荣润，故须发脱落。又说：若血气盛则肾气强，肾气强则骨髓充满，故发润而黑；若血气虚则肾气弱，肾气弱则骨髓枯竭，故发变白而脱落。古人认为脱发与血虚有密切关系。然而，发的营养来源于血，但其生机则根源于肾。所谓肾主骨，生髓，“其华在发”。《素问·上古天真论》说：“女子七岁，肾气盛齿更发长”，“男子八岁肾气实，发长齿更”。这说明发为肾之外候，青壮年肾气充沛，肾精盈满，则毛发光泽；老年人肾气虚衰，肾精亏损，则毛发变白而脱落，且肝肾同源，肝藏血，精与血又是互生互依，精足则血旺，血旺则精盈。由此观之，毛发之生长与脱落，润泽与枯槁，与精、血及肾有密切的联系。

现代医学认为本病是一种皮肤神经官能性疾病，与中枢神经活动障碍有关。根据笔者的临床观察，某些斑秃病人往往伴有神经衰弱、失眠、多梦，特别是与精神因素更为密切。思虑过度，情绪波动，突然的精神刺激、惊恐等，可能是发生斑秃的直接原因。精神因素直接影响着血管运动中枢，反射性地引起血管舒缩功能失调，致头部毛发血液供应发生障碍而发病。

笔者根据古人的经验及现代医学的理论依据，结合个人的临床体会，采用养发汤配合通络酒外擦治疗斑秃症，取得了一定疗效。

养发汤组成：

首乌 30 克　熟地 30 克　女贞子 18 克　丹参 18 克　黄精 30 克　羚羊骨 18 克　代赭石 30 克　龙骨 30 克　熟枣仁 18 克。

上方水煎服，每天 1 剂，15 天为 1 疗程。随症加减，如阴虚内热者加丹皮、生地；气虚者加党参、北芪；血瘀阻滞加当归、赤芍、侧柏叶。

生发通络酒组成：

生地 150 克　细辛 50 克　蜈蚣 20 条　补骨脂 150 克　桂枝 50 克　干姜 25 克　丹参 150 克

将上药切碎或打碎置坛中，再将 45 度白酒 4000ml 加温后倒入坛中，加盖封固浸泡 2 周，滤取药液备用。

用法：用脱脂棉球蘸取药液涂擦毛发脱落处，每天 3～4 次，初次涂擦时，应反复重擦多次，擦至皮肤发红为止，以促进毛发再生。

药物功用：养发汤中用熟地、女贞子、首乌补肝肾养阴血；丹参养血活血祛瘀，改善血循环；羚羊骨、龙骨、代赭石、熟枣仁镇静潜阳；黄精补肝肾，养阴血，有活血通络之效，使肾气充，阴血足，血络通而毛发生。外用生发通络酒涂擦患部，通过对毛囊机械性刺激，促进局部皮肤血管扩张，改善患处血液循环，从而使毛囊营养充盛，毛发新生，且能燥湿止痒，有减轻痕痒之功用。

笔者从1979～1981年，采用上法治疗斑秃23例，其中大多是曾用胱氨酸、泛酸钙、维生素 B_6、“920”生发水等治疗无效而来求治的。23例中男性16例，女性7例；年龄最小7岁，最大58岁，大半数以上为20～45岁，占19例。病程最短2个月，最长9年，大多在半年至2年之间，共18例。疗程最短者45天，最长者9个月。23例中，痊愈者（即有头发生长且逐渐变粗，变硬，变黑，与健康头发一致者）12例；好转者（有头发生长，但较稀疏或新发细软者）8例；无效者（药后无头发生长）3例；其中在全秃的7例中，痊愈4例，好转1例，无效2例。本法对于病程短、病变部位少者效果较佳，疗程较短。对于复发病例也有较好疗效，但对全秃疗效不够满意，有待今后进一步探讨。

五官科

暴　盲

病例　陈海，男，43岁。初诊：1981年10月20日。

【病史】　患者1981年9月29日中午感觉双眼发胀，视物模糊，伴头昏头重、胸闷不舒，3天后视力急降，到广州某医院就诊。视力检查右0.1、左0.06，诊断为“双眼急性视神经乳头炎”，用青霉素、红霉素、维生素等药物治疗9天，病情继续恶化，光感消失，故来诊治。

来诊时症见：头昏重痛，四肢沉重，胸脘满闷，口粘腻，喉中痰鸣，不易咯出，大便溏，小便短黄。

【检查】　面色暗黄，舌苔微黄腻，脉濡缓；双眼无光感，瞳孔扩大，直径约6～7cm，等圆，对光反射消失；眼底视乳头充血，边界模糊，但不隆起；视网膜静脉充盈，动脉反应增强，视乳头附近网膜有轻度水肿，其它无明显改变。

【辨证】　湿热阻滞，浊阴失降，清阳不升，精明失养。

【治法】　清热利湿，宣畅气机。

【处方】　茵陈18克　土茯苓30克　薏苡仁30克　车前草18克　板蓝根30克　木香6克　路路通18克　玄参18克　水牛角30克（先煎）　羚羊骨18克（先煎），水煎服。

复诊：1981年10月28日。服药7剂后诸症悉减。右眼瞳孔有对光反射，有光感；左眼稍好转。药已对症，按上方继服14剂。

三诊：1981年11月13日。检查视力右眼0.02，左眼0.01，两眼均已恢复光感；仅觉疲倦，纳呆，口干喜饮，舌质红、苔白腻，脉沉细。拟以益气生津，佐以清热利湿之剂。

【处方】 白术18克 茯苓18克 薏苡仁30克 太子参18克 玄参18克 羚羊骨18克（先煎） 甘草6克 大枣12克 白芍12克，水煎服。

四诊：1981年11月21日。服药7剂后，视力明显好转，但细审其症，口干喜饮，舌质红、脉沉细，乃过服利湿之剂及郁热耗伤阴液，阴液既伤，邪热又未尽，视力难以恢复。故再拟养阴生津，佐以清热法。

【处方】 女贞子18克 五味子12克 山萸肉12克 旱莲草18克 首乌18克 黄精18克 白芍12克 生地18克 羚羊骨18克（先煎） 郁金18克，水煎服。

五诊：1981年12月12日。服药20剂，双眼视力逐渐恢复，右眼0.3，左眼0.1。药已对症，效不更方，继服2个月。

六诊：1982年2月20日。复查视力，右眼1.0、左眼1.4，双眼视乳头边界恢复正常、色泽稍淡。继服上药30剂而愈。

随访2年未再复发，双眼视力保持1.2。

【按语】

急性视神经乳头炎属中医眼科暴盲范畴。中医认为目受五脏六腑之精而视。若情志郁结，肝失条达，气郁阻络，或急性热病耗损真阴，灼烁津液，或肝胆火旺上扰清窍，或肝肾阴虚，虚火上炎，或气血虚衰等均可致暴盲。患者伴有头重胸闷、舌苔白腻微黄、脉濡缓等，皆为湿热内阻，弥漫三焦，致清浊升降失常，精微之气不能上注于目所致。另外，湿热所致暴盲，眼底易出现水肿、渗出等病变。治疗以茵陈、土茯苓、薏苡仁、车前草、板蓝根、玄参清热除湿；水牛角、羚羊骨清热凉血，为治眼科良药；木香．路路通宣畅气机。由于用药得当，3周后两眼分别有光感，诸症好转，只觉疲倦、胃纳差，但兼有舌红、口干喜饮之津伤郁热之症。运用益气生津为主，以清热利湿，继以养阴生津，佐以清热治之，服药20剂，视力显著上升，逐渐恢复正常。眼病虽然病在局部，但治疗必须从整体病情，仔细审证求因，切不可拘泥于一证一方一药，而应随病情的变化，把握辨证施治，方能获得预期效果。

天行赤眼

病例1 高雪芳，女，30岁；工人。初诊：1980年11月8日。

【病史】 患者自诉1980年9月26日双眼开始红赤涩痒交作、流泪、灼热感、眵多胶结。经某医院诊断为"急性卡他性结膜炎"，先后内服疏风清热、养血祛风、滋阴降火等中药配合用眼药水外治，收效甚微。现症状时轻时重，伴喉鼻干燥，胃脘痛，睡眠烦躁不安。

【检查】 双眼胞结红肿，白睛红赤，流泪，怕热羞明，分泌物多，舌红无苔，脉细数。

【辨证】 肝肾阴虚，虚火上扰。

【治法】 滋补肝肾，养阴降火。

【处方】 羚羊杞菊地黄汤加减：

牛膝15克 生地20克 泽泻18克 淮山30克 山萸肉12克 白芍18克 杞子15克 菊花15克 牡丹皮15克 云苓18克 羚羊骨18克（先煎），水煎服。

复诊：1980年11月11日。服药3剂后双眼白睛红赤、流泪减轻，口鼻干燥、胃痛亦缓解，睡眠好转。唯双眼睑部仍涩痒，舌红，脉细。此乃阴复风盛之征，上方加驱风止痒药。

【处方】 丹皮15克 防风12克 木贼12克 生地18克 泽泻18克 淮山20克 山萸肉12克 杞子15克 菊花15克 牛膝15克 云苓18克 羚羊骨18克（先煎），水煎服。

三诊：1980年11月13日。服药2剂后双眼红赤涩痒、流泪、分泌物等症状逐日减轻，胃痛止，睡眠好。舌质红，脉细。按上法改服成药，予杞菊地黄丸2瓶，每天服3次，每次9克。

四诊：1980年11月16日。双眼恢复正常，病愈。但仍与杞菊地黄丸2瓶以巩固疗效。

病例2 蔡勇，男，30岁。初诊：1980年8月10日。

【病史】 患者1个月前因暴饮酒后，即双眼红赤疼痛，分泌物少。经某医院诊断为"急性卡他性结膜炎"，服多种西药及配合眼药水外治仍未好转，且伴有胁痛、面红口臭口干苦、便结等。

【检查】 双眼胞结红肿，白睛红赤，迎风流泪，有灼热感，有粘稠分泌物，舌红苔黄腻，脉弦有力。

【辨证】 酒毒内蕴，心肝之火上扰。

【治法】 清肝泻火，凉血解毒。

【处方】 清肝泻火汤加减：

板蓝根 30 克 金银花 15 克 柴胡 18 克 菊花 18 克
夏枯草 30 克 郁金 15 克 野菊花 18 克 黄莲 6 克
羚羊骨 18 克（先煎） 水牛角 30 克（先煎） 大黄 10 克，水煎服。

复诊：1980 年 8 月 12 日。服药 2 剂后双眼红赤减轻，疼痛消失，胁痛消失，薄腻苔全退。大便溏泄每天 3 次，舌红，脉弦有力。大便溏泄为心肝及内脏热邪外出之征。综合舌脉，内火仍未清，按上方去大黄，加龙胆草 12 克，3 剂。

三诊：1980 年 8 月 15 日。双眼恢复正常，饮食如常，便溏每天 1 次，舌红，脉细。按上方服 2 剂而告痊愈。

【按语】

天行赤眼，俗称红眼病、风火眼，相当于西医学的急性卡他性结膜炎、流行性出血性结膜炎，是一种常见的眼病。中医多认为本病是外感风热上扰，或脏腑火毒上攻所致。《审视瑶函》云“外障当除风散热”，“目不因火不病”。治疗上多用清热泻火解毒之法而奏效。但有一些患者患病后长期不愈，致肝肾阴虚、风火上升者则要明察辨证，审因而治。程钟龄说：“虚火实火之别，相隔霄壤。虚火可补，实火可泻，若误治之，祸如反掌。”本文所举 2 例，一为虚火，一为实火，在治疗上有所不同。病例 1，属肝肾阴虚、虚火上扰之证，治以滋补肝肾、养阴降火，投以羚羊杞菊地黄汤主之。方中杞菊地黄汤为滋补肝肾、养阴明目的著名方剂，加上羚羊骨配以牛膝引火下行，更使虚火顿消。其间病者服药 3 剂后目痒乃风邪外透之象，略施防风、木贼轻清之品而告愈。病例 2，是酒毒内蕴、心肝之火上炎，血火上扰清窍，乃属实火之证，治以清肝泻火、凉血解毒，投以清肝泻火汤加减。方中的羚羊骨、水牛角凉血化瘀解毒以为君，辅以柴胡、郁金、菊花、龙胆草泻肝经风火；黄莲、金银花泻心火；板蓝根、野菊花、夏枯草清热解毒而能明目。同时根据患者大便结、口臭、舌苔厚为阳明腑实，加大黄一味有清腑泄热、斧底抽薪之妙。

血灌瞳神

病例1 李腾，男，50岁。初诊1984年5月4日。

【病史】 患者患高血压10多年，长期服用降血压药物。3个月前因受刺激后，见头痛、失眠、血压升高至23.9/14.7kPa，继而出现左眼红赤出血，视物模糊。曾于某医院眼科诊治，经检查诊断为“前房出血”。治疗1个多月仍未见好转，院方多次要求患者入院手术治疗，但患者及家属拒绝，辗转多方求医仍然治疗无效而来诊治。

来诊时症见：病者因恐惧失眠而情绪焦虑不安，外观瞳神呈一块鲜红色，头胀头痛，失眠，口干口苦，胃纳差，大便燥结，小便黄赤。

【检查】 精神紧张，面微红赤，左眼视力0.05，前房出血及有瘀滞，抚按微痛；舌质红边紫斑、苔微黄，脉弦微数。

血常规：白细胞计数7×10^9/L，中性0.65，淋巴0.25；总胆固醇8.3mmol/L，β脂蛋白6800mg/L，甘油三脂4.07mmol/L；血小板150×10^9/L；尿常规：正常。

【辨证】 肝火上炎，迫血妄行。

【治法】 泻肝潜阳，凉血化瘀。

【处方】 羚犀泻肝汤加减：

羚羊骨18克（先煎） 水牛角30克（先煎） 龙胆草18克 柴胡12克 黄芩12克 栀子12克 甘草10克 生地18克，水煎服，复渣再服。

瘀血重选加桃仁12克、红花10克。

复诊：1984年5月8日。服药3剂后前房积血减轻、头痛消失、睡眠较佳、黄苔稍退、脉弦数略减，仍舌质红。守上方去黄芩，加珍珠母30克，7剂，服法同前。

三诊：1984年5月15日。前房积血全部吸收，左眼视力恢复至0.6，血压亦降至20/10.8kPa。嘱病者加服六味地黄丸，以滋水济火。观察2个月余，未复发。

病例2 陈林森，男，56岁。初诊：1986年9月12日。

【病史】 病者因神经衰弱，经常失眠，近半年来逐渐感觉眼前如有蚊飞之状，视物模糊。经某眼科医院检查，诊断为“早期白内障”，给予白内障眼药水滴眼。8月15日因嗜酒过量而大醉，隔天起床后家人发现其左眼色红，2天后整眼全红染，色鲜如血，即到某医院眼科检查，诊断为“左眼前房出血”，即嘱其入院手术治疗，患者不同意手术而来求医。

来诊时症见：左眼视物模糊，自感眼内胀滞不适，小便黄。

【检查】 眼内前方出血，微按之不痛，舌红苔黄，脉弦微数。

血常规：白细胞计数9.6×10^9/L，中性0.79；血小板计数180×10^9/L。

【辨证】 肝胆蕴热上炎，迫血妄行，积于前房所致。

【治法】 泻肝胆潜阳，凉血化瘀。

【方药】 羚犀泻肝汤加减：

羚羊骨18克（先煎） 水牛角30克（先煎） 龙胆草18克 白茅根18克 柴胡12克 黄芩12克 山栀子12克 甘草10克 生地黄18克 夏枯草18克 桃仁12克，水煎服，复渣再服。

复诊：1986年9月17日。服药14剂后左眼前房红斑稍淡，视物较前稍清，舌苔黄略退。但仍见眼前如飞蚊状，小便黄。

守上方去柴胡，加蝉蜕15克。4剂，煎服法同前。

三诊：1986年9月23日。视物逐渐转清，左眼视力基本接近发病前水平，出血基本吸收，舌脉如常。

守上方加减连服10剂，并嘱其戒烟酒，避辛辣油炸燥热之品，保持大便通畅。随访3个月，基本恢复，自觉无特殊不适。

【按语】

西医学的前房出血，可属中医学血灌瞳神的范畴。本症多见于成年人，易反复，可导致云雾移睛等而失明。其症状表现，早期出血量少者，自觉眼前有黑点飘动，视力无明显影响；若出血量多，眼前黑点密集，似大片黑影，视力则明显下降。中医学认为本病多因外伤损及血管，以致血液外溢；也有因内热过盛，损伤眼内血络所引起。血液进入风轮及瞳神部位，外观瞳神呈现一片红色，故称血灌瞳神。笔者根据本病的病因病机及临床经验，认为本病以肝胆蕴热、肝肾阴虚及外伤而致血灌瞳神三型较为多见。上述2例，均属肝胆蕴热，火热上炎，以致迫血妄行，溢于络外而致。治宜泻肝潜阳为主，佐以凉血化瘀。笔者自拟羚犀泻肝汤，经临床验证，对本病有较高疗效。方中以羚羊骨、犀角（用水牛角代）为主药，羚羊骨清肝经血络，水牛角清心而凉血降火，合以平潜肝阳，因肝火上炎，内透络脉，非羚犀之药难平肝清络脉之火；由于肝胆互为表里，肝气性善条达而主疏泄，不受郁遏，郁则经气逆，胆即生热，因此，肝热与胆火相挟上炎则证见目赤出血。所以说，一旦肝气被郁，即所谓“气有余便是火”，且肝为刚脏，发病较急，故以龙胆草、栀子、黄芩清肝胆实火；柴胡疏肝郁，甘草缓肝急而和中解毒；以上各药大多是泻肝清热之品，但火盛必劫阴液，故用生地、当归、丹参活血凉血，并能滋养肝血，使邪去而正不伤。此方妙在泻肝之剂佐以补肝之药，实有泻中寓补之义。诸药组合，可平亢奋之肝阳，清上窜之火热，又解内郁之结气，化出络之瘀阻。故对于肝胆蕴热型血灌瞳神者疗效较好。

视网膜中心静脉阻塞

病例1 叶桂妹，女，62岁。初诊：1979年7月20日。

【病史】 患者于1975年患高血压病，常头痛而胀，头晕眼花，心烦不宁，睡眠欠佳，恶梦纷纭，腰膝酸软。近半月来感觉视力日渐减退，即往某医院检查，诊断为“右眼视网膜中心静脉阻塞”，经西药治疗效果不显，后转我科中医治疗。

【检查】 形体消瘦，精神尚佳，面红；外院病历记录：“视力右眼0.04、左眼1.0，两眼外眼正常，右眼眼底可见视网膜大片火焰状出血，中心静脉怒张，颞侧下静脉阻塞，中心动脉稍变细，黄斑部中心凹反射不见”；舌质红少苔，脉细数。

【辨证】 肾阴不足，心火上炎，血不循经，致血溢脉外。

【治法】 滋肾降火，凉血化瘀。

【处方】 羚羊六味汤加减：

羚羊骨18克(先煎) 生地18克 山萸肉12克 淮山18克 云苓18克 泽泻12克 丹参15克 赤芍12克 磁石30克(先煎),水煎服。

复诊:1979年7月28日。服药7剂后,自觉诸症减轻,视力好转,但仍睡眠不熟,梦多,烦躁,血压23/12kPa。守原方加减。

【处方】 羚羊骨18克(先煎) 石决明30克 珍珠母30克 生地18克 山萸肉12克 淮山18克 云苓18克 麦冬15克 丹参18克,水煎服。

三诊:1979年8月5日。服7剂后,视力又增进,睡眠转佳,头痛诸症减轻,血压恢复正常。守原方续服。

按上方随症加减,连续服药4周,检查视力基本恢复,眼底出血大部分吸收,阻塞之静脉已通畅,余症皆愈。1980年12月4日门诊随访,病已痊愈,未见复发。

病例2 林根,男,48岁。初诊:1982年8月3日。

【病史】 病者患"高血压、动脉硬化"已4年,平时经常头痛头胀,烦躁易怒,面红目赤,口苦咽干,睡眠不佳。于1979年11月自觉左眼球胀痛,视力突然锐减,视物模糊,经某医院诊断为"视网膜中心静脉阻塞"。医院建议手术,病者不愿意,后经服中、西药治疗均未见效而转我科治疗。

【检查】 身体壮实,面色通红,语音高亢;外院病历记录:"左眼视力0.04、右眼1.0,两眼外眼正常,左眼眼底可见视网膜动脉变细,静脉怒张迂曲,视网膜有大量出血,呈火焰状分布,黄斑部中心凹反射消失";舌质红、苔微黄,脉弦数。

【辨证】 肝阳上亢,热迫血溢。

【治法】 清肝潜阳,散瘀通络。

【处方】 水牛角30克(先煎) 羚羊骨30克(先煎) 石决明30克 钩藤18克 全蝎6克 蜈蚣3条 丹参18克 田七4克 麦冬15克,水煎服。

复诊:1982年8月10日。服药7剂后,自觉诸症减轻,视物稍清。药已对症，再守原方续服。

三诊：1982年9月4日。上方连服26剂后，视力迅速恢复，诸症减轻。检查视力左眼0.7、右眼1.0，但仍觉心烦不宁，易于发怒，口苦咽干。仍属肝阳上亢。

【处方】 水牛角30克（先煎） 羚羊骨30克（先煎） 龙骨30克（先煎） 生地18克 麦冬15克 丹参18克 白芍18克 全蝎6克，水煎服，8剂。

四诊：1982年9月12日。自觉视力恢复，诸症已愈。检查视力左眼1.2、右眼1.5，眼底出血基本吸收，按上方再服4剂，继续巩固疗效。

【按语】

视网膜中心静脉阻塞属于中医学的“暴盲”、“眼衄”、“血灌瞳神”的范围。临床上常见有心火上炎、肝阳上亢两种类型。

1. 心火上炎：心主血脉，为君火，其经脉上系于目。如素有肾阴不足，水亏不能上制心火，则心火偏亢；或思虑过度，气机郁结而化火，使心火妄动，均可导致血随火升，上冲于目，损伤脉络，血渗于外，使视力下降，昏蒙如雾，并伴有烦热眠差、口燥咽干、潮热盗汗、舌质红、脉细数等症。治宜滋肾阴，降心火，凉血化瘀。

2. 肝阳上亢：肝藏血，内居相火，性刚燥，主疏泄，喜条达，开窍于目。如因情志伤肝，血随气逆，迫血妄行，上冲于目，则脉络破裂，涌出脉道，故出现突然视力急剧下降，自视网膜前有大块黑影遮挡（玻璃体积血），继而仅有光感（眼底出血已扩大到黄斑区），为眼内出血之重症。患者常伴有面红目赤、口苦咽干、头痛如裂、失眠多梦、烦躁易怒、血压持续升高等症。治宜清肝潜阳，散瘀通络。

病例1，为心火上炎型。用羚羊六味汤加减治疗。本方是笔者临床治疗阴虚火旺所致的眼内出血症的经验方，方中羚羊骨、珍珠母甘咸，清虚火上逆，镇心肝浮火，育阴潜阳；磁石咸平，坠炎上之火以定志，并能聪耳明目；选用生地，除能清热凉血外，兼能补肾益精血；泽泻渗利，疏通水道之滞，兼能降血压；山药、茯苓理脾和阴；山萸肉味酸微温，善滋肝肾之液；丹参、赤芍味苦寒，有清热凉血，去瘀生新之功，滞化瘀行，则气血通畅，而利于出血之吸收。本例患者血压偏高，故配用石决明镇潜浮阳，麦冬滋阴制火；诸药合用可达补阴抑阳，滋水制火等作用。

病例2，为肝阳上亢型。方中选用水牛角、羚羊骨、龙骨以平肝潜阳；石决明、钩藤以清肝降火；田七行瘀止血，能去瘀生新；丹参清热凉血，又可通络行血脉；再配以全蝎、蜈蚣等虫类药，加强窜通经络，顺气活血之力；并用生地、白芍、麦冬清热养阴凉血。诸药合用既能镇潜上逆之肝阳，又能化瘀通络以明目。

葡萄膜炎继发全盲

病例 李燕妮，女，6岁。初诊：1976年1月13日。

【病史】 患者于1975年11月中旬因患水痘病双眼红肿赤痛，随后突然右眼失明。先后在两间医院多次住院检查，均诊断为“右眼葡萄膜炎继发全盲”。经治疗，病情未好转，遂到本院杂科治疗。

【检查】 右眼失明无光感，眼球低陷，变软萎缩，角膜混浊，有点状小块存在，瞳仁干缺呈梅花状。舌质红、舌边有紫瘀斑，脉细数。

【辨证】 温毒时邪耗伤真阴，肝火上灼于目，脉络瘀滞，目失所养。

【治法】 滋阴清肝明目，佐以活血化瘀。

【处方】 生地黄15克 羚羊骨12克 麦门冬9克 珍珠母30克 牡丹皮15克 玄参12克 沙参9克，水煎服，每天1剂，3剂。

二诊：1976年1月16日。患眼红痛消失，瞳仁内侧仍有干缺，瞳仁缩小不圆。综观诸症，肝火虽减，络脉仍瘀滞不通。

【处方】 生地黄15克 牡丹皮9克 莪术6克 羚羊骨12克 珍珠母30克 炒山甲9克 红花6克 桃仁6克 丹参9克 玄参6克，3剂。

三诊：1976年1月19日。患眼角膜混浊块减少，微有光感，能略见手指影；舌质两边紫瘀点减少。

【处方】 生地黄12克 牡丹皮6克 灵磁石15克

红花3克　桃仁6克　丹参6克　云苓9克　羚羊骨9克　珍珠母30克，水煎服，3剂。

四诊：1976年1月22日。角膜混浊块基本消失，目已有神，瞳仁转大，恢复原形，已能视物。

【处方】　生地黄12克　山萸肉6克　淮山9克　牡丹皮6克　羚羊骨9克　云苓9克　灵磁石18克　丹参6克，水煎服，3剂。

五诊：1976年1月25日。视物清晰，基本恢复正常，嘱患者回乡再服前药4剂，以资巩固。

共内服16剂而告愈。随访2年半，视力良好。

【按语】

葡萄膜血管丰富，故血液中存在的致病因素，容易在此滞留，而导致炎症。若治疗不及时，往往损害视力，继发失明。

中医学认为本病常因时行温毒耗损真阴，肝火上灼于目，脉络瘀滞所致。也有外伤所致者。

笔者认为，本病与肝、肾两脏有较密切的关系。红、肿、热、痛，急性发作之目疾多归属肝火。慢性发作之眼花，视物不明等内眼病多属肾虚。经云：瞳神属肾，肾为先天之本。五脏六腑之精气藏于肾而汇于目，使眼能发挥精明视物之用，目得血而能视，而肝开窍于目，藏血主疏泄。肝血畅旺，肝气条达则脏腑之精气得以上输于目。

本例患者由于温毒时邪内蕴，耗损肾阴，肝火亢盛上攻于目，睛珠经脉瘀滞，气血输布受阻，致目失所养。故拟养阴平肝，活血化瘀为法。采用六味地黄汤为主，易熟地为生地，以补肾阴之不足，泻肝火之有余；取玄参、沙参、麦门冬滋阴增液降火之特长，羚羊骨、珍珠母平肝散火之效，清肝明目，除障退翳；红花、桃仁活血去瘀生新；炒山甲软坚散结；丹参养血活血；磁石摄肾纳气，上目交精。上述药物配伍相得益彰，故能奏效。

直　视　眼

病例　杨永顺，男，22岁。初诊：1978年7月12日。

【病史】　患者于1978年6月中旬因事不遂心，肝气郁结，突然感到双目视力模糊，伴有重视，因能坚持工作，饮食正常，未加以重视。几天后病情加重，精神不振，眼球活动不灵活，视物不清，常常碰到物体才知觉，双眼难以睁开，并觉目痛涉及到头部、眼眶和鼻颏，且有时伴头晕、恶心呕吐、纳呆等症。经某医院检查“双侧瞳孔等圆，对光反射消失，双眼球固定不能向各方转动”，诊断为“颅神经炎”。经用抗生素、强的松、地巴唑等药治疗20多天，头痛头晕、呕吐减轻，但眼球仍固定不能转动，上眼睑阵发性下垂，视物不清，眼痛连及头面部，间有头晕、恶心呕吐、耳鸣，并有咽干口苦，大便干结，小便黄赤等症，遂来我科诊治。

【检查】 精神尚好，面红，语音高亢，唇舌红、苔黄，脉滑弦数；眼球固定，对光反射消失。

【辨证】 肝郁化火，气滞血瘀。

【治法】 疏肝潜阳，通经活络。

【处方】 羚羊骨18克（先煎） 蜈蚣3条 全蝎6克 夏枯草30克 菊花18克 丹参15克 灵磁石30克（先煎） 白蒺藜18克 合欢皮15克，水煎服。

复诊：1978年7月20日。服药7剂，眼球稍能活动，视物较前清楚。药已对症，守方再服。

三诊：1978年7月28日。又进7剂，眼球略能向各方转动，眼睑时有下垂，但仍觉头痛，烦躁不寐。此仍为肝火上炎，拟清肝泻火，宁心安神之品。

【处方】 羚羊骨18克（先煎） 珍珠母30克 合欢皮12克 白芍12克 丹参18克 白蒺藜18克 菊花18克 蜈蚣3条 全蝎6克，水煎服，9剂。

四诊：1978年8月6日。药后诸症大有好转，眼球转动灵活，未发现眼睑下垂现象，头痛已渐减轻，睡眠好转。检查双眼裂等大，运动好，无眼睑下垂，双眼注视眼前50cm目标时，眼位正，看远方目标偶出现眼震。效不更方，再服7剂。

五诊：1978年8月13日。病者自称服药后眼球转动如常，基本恢复以前健康状态，再未出现眼睑下垂，视力基本恢复，诸症消失，已达痊愈。按上方续服3剂以巩固疗效。

1980年12月随访，未见复发。身体健康。

【按语】

《审视瑶函》说："直视者，视物目睛不动是也，若目动者非直视也"。本病例以双眼珠不能转动为主症，症属中医"睊目直视"范畴。肝为风木之脏，内居相火，开窍于目，本病由情志不舒，郁怒伤肝所致。"肝在志为怒"，怒甚则伤肝，肝伤则气滞血瘀，郁而化热，火热盛则肝木之风邪起。火性炎上，风性急暴，上冲头目，故发病急骤，出现直视。风火（风性疏散，火性主动）搏结于瞳神（瞳神属肾，"肝肾同源"），则瞳神散大，对光反射消失。肝脉络胆，上颃颡，注目出颈交颠，火热循经上炎，故目痛涉及头部，眼眶，鼻颈。热冲于耳则作鸣，犯于脾则呕恶。大便干结，乃肝气升发太过，影响脾之运化，导致津液不能下行浸润大肠所形成。脉弦滑数，舌红苔黄，口苦，小便黄赤等均为肝经郁热之症。

本例治疗着重疏肝，以治其因。用羚羊骨、磁石平肝潜阳；夏枯草清肝泻火；合欢皮、白芍开郁疏肝以治其本；丹参活血行瘀，通经活络；病标在上（头目）"其高者，因而越之"，用全蝎、蜈蚣载药上行巅顶，通经畅络。全方共奏疏肝潜阳，行气活血，通畅经络，再随证加减而取得疗效。

复　视　眼

病例　黄志群，女，46岁。初诊：1982年3月27日。

【病史】　患者1980年初因劳累过度，常头晕，目眩，视物带有相同的阴影，即往某医院治疗，经用西药及针灸治疗2个月余，一度好转，但停药10多天又复发，2年来经多间医院治疗均未取得疗效。

来诊时症见：头晕目眩，耳鸣如蝉，眼花而朦，视一物为三，常带相同阴影，睡眠极差，恶梦纷纭，神疲乏力，不耐劳累，食欲不振，形体日渐消瘦。

【检查】　消瘦，精神萎靡，两颧潮红，舌淡红、苔干，脉虚细数。

【辨证】　肝肾不足，精气衰弱，目失所养。

【治法】 滋养肝肾，平肝潜阳，佐以散瘀。

【处方】 羚羊六味汤加减：

羚羊骨18克（先煎） 山萸肉12克 淮山18克 丹参18克 熟枣仁15克 云苓18克 熟地30克 女贞子18克，水煎服，8剂。

复诊：1982年4月4日。药后眼前重影变淡，其余诸症如前。药合病机，继服原方，每天1剂，7剂。

三诊：1982年4月12日。自述精神好转，睡眠转佳，饮食日增，眼前重影现象基本消失，视物较前清晰，但仍觉头晕眼花，耳鸣，舌质淡红，脉细弱。拟以滋养肝肾，填精明目。

【处方】 女贞子18克 山萸肉12克 肉苁蓉18克 首乌18克 淮山18克 枸杞子12克 蕤仁肉12克 熟地18克 党参12克，水煎服。

四诊：1982年4月25日。上方服用10余剂，精神大振，面色红润，形体较前胖。饮食和大小便正常，睡眠大有好转。视物清晰，复视与头晕目眩、耳鸣诸症全部消除。病达痊愈，嘱其注意饮食营养，并守原方继服10余剂以巩固疗效。

1982年9月2日随访，病情稳定，未见复发。

【按语】

复视是指看物时，视一为二的眼疾病。本病刚开始时只表现夜间视一灯光为二或三，白天视一物带有相同的阴影，日久不愈则逐渐视一物为二为三，常兼有头晕、耳鸣、腰酸、精神萎靡等症。

中医学认为，本病是由于肝肾亏损，精髓不足，目失所养而成。脑为髓海，髓为肾所生，而目为肝之窍，在上系于脑，在下通于肝。肝肾精血旺盛，则髓海充盈；肝肾脑三者气机相互协调，则目视物正常，反之，则目中精气衰弱散乱，精散则视歧，故见两物，并伴见头晕、眼花、耳鸣、精神萎靡等症。如本例患者素体阴亏，由于过度劳累更伤阴精而诱发本病，故初用滋养肝肾，平肝潜阳，佐以散瘀之法，方中羚羊骨平肝潜阳以制虚阳上浮，兼能清肝明目，为疗目疾之良药；熟地、山萸肉、淮山、女贞子滋养肝肾；云苓、熟枣仁宁心安神；本病由于肝肾之阴血不足，血流便缓慢，容易形成脉络瘀滞，故适当配合活血散瘀之品，更利于加强血行，增进营养的吸收，根据现代药理研究，活血散瘀药具有扩张血管，增加血流，改善新陈代谢，软化结缔组织，利于营养吸收的作用，故方中加丹参即为此意。经治疗后，虚阳得以平熄，而更现阴精不足，故治疗上改用滋补肝肾，填精明目为主，取山萸肉、熟地、淮山、首乌、女贞子补益肝肾之阴；肉苁蓉填精益肾；杞子、蕤仁肉养肝益精明目；党参升发精血以补脑髓。脑髓充足，精血旺盛，目得所养，则视物清晰，其症自愈。

麻痹性斜视

病例 刘智鹏，男，5岁。初诊：1982年4月22日。

【病史】 家长代诉，患者于1980年初，自觉头晕作呕，眼花，继之视力模糊，并发现右眼斜向外侧，右眼睑下垂，视左侧物体时，右眼不能转向左侧，视物体有双重影象，模糊不清，头晕加剧，前额痛连及巅顶和脑后，并有麻木感，精神不振，不欲视物，心悸，口干咽燥，溲短而黄，大便干结，胃纳不佳，夜睡不宁。曾经三间医院检查，诊断为"重症肌无力"，经治疗效果不显而转我科治疗。

【检查】 精神萎靡，面色无华，右眼睑下垂，右眼球斜向外侧，舌红少苔，脉细而数。

【辨证】 肝肾阴虚，肝阳上亢。

【治法】 平肝潜阳，育阴清热。

【处方】 羚羊骨9在　全蝎1克　淮山12克　丹皮6克　云苓9克　山萸肉6克　生地12克　石斛6克　金蝉花3克，水煎服。

复诊：1982年4月30日。服药7剂，纳食稍增，头痛已减，余诸症如前。守原法稍增减。

【处方】 羚羊骨6克　全蝎1克　淮山12克　云苓9克　山萸肉6克　生地6克　石斛6克　女贞子6克　杞子6克，水煎服，8剂。

三诊：1982年5月8日。药后自觉视物稍清，眼睑上提稍有力，精神转佳，睡眠好转，诸症皆轻。药合病机，收效明显，守法续服。

四诊：1982年6月2日。服上方20多剂，觉精神大振，纳食日增，右眼睑上提有力，歪斜之眼球能开始转动，惟视物模糊，仍有复视，时觉头晕眼花。此属肝肾不足，精血亏损，不能上奉于目所致。拟益肝肾，补精血之品。

【处方】 山萸肉6克　熟地9克　淮山6克　女贞子6克　杞子6克　五味子6克　菟丝子6克　蕤仁肉6克，水煎服。

五诊：1982年6月19日。服药10余剂，病情稳定，诸症已缓解。后因在烈日下玩耍，感受暑邪，当晚发热39℃，头痛，汗出，咽痛，口干渴，小便短而黄，神疲乏力，曾服APC、感冒灵等，热退又复，投以清暑解表，利湿清热法。

【处方】 绵茵陈10克　豆卷6克　荷梗6克　莲叶6克　冬瓜仁10克　蝉蜕3克　钩藤6克　连翘6克　薏苡仁18克，水煎服，5剂。

六诊：1982年6月24日。服药后，暑邪已退，仍觉神疲乏力，眼睑无力升提，头晕，纳差。按原法稍加减。

【处方】 党参6克　淮山6克　云苓10克　山萸肉6克　杞子6克　蕤仁肉6克　女贞子6克　五味子6克　全蝎1克，水煎服，7剂。

七诊：1982年7月1日。头晕消失，食欲有增，眼睑上提有力，右眼球能活动，续服前方7剂。

八诊：1982年7月8日。进药后精神大有好转，面色转红润，诸症基本痊愈，右眼睑活动正常，眼球活动灵活，可旋转至内眦角，守原方续进4剂而愈。

【按语】

眼球的转动靠内、外、上、下直肌，上、下斜肌等6条眼肌的协调运动。当某一眼外肌或几条眼外肌麻痹后，引起眼球位置偏斜及眼球运动障碍，称为麻痹性斜视。

其发病原因为颅脑疾病（脑膜炎、颅脑外伤、肿瘤或出血等病变），影响支配眼外肌的颅神经；或眼眶局部病变（外伤、炎症），或因全身性疾病，如白喉、梅毒、铅中毒、多发性神经炎、重症肌无力等引起。

中医学对此病早有认识，《内经》中指出：精散则视歧，视歧见两物。并说明其病机是邪气乘虚侵袭于脑，牵引目系，使目眩眼斜，令两眼所视之物不一致，出现复视（即视一物为二物的现象）。上举病例为笔者临床治愈的1例麻痹性斜视。按中医辨证，本例患者素体肝肾阴虚，精血不足，虚热内生，邪乘虚入侵而患病，为本虚标实之证，故宜采用先治标后治本之法。在治标方面以清肝潜阳，育阴清热为主，用羚羊骨平肝清热疗目疾，此药对于治疗阴虚火旺所致的目疾效果显著，为笔者临床治疗目疾之良药；金蝉花清热明目退翳，并配合丹皮、生地、淮山药等滋阴清热。在治本方面着重滋养肝肾，益精明目，选用生地滋阴生津，清虚热；女贞子、石斛性味甘凉，滋而不腻，补中兼清，即益阴又清虚热，长于益肝肾之阴，以治肝肾不足之目疾；杞子、蕤仁肉有益精明目之功；五味子、山萸肉补肝肾，涩精气，诸药合用以加强补肾生精，益血明目的作用。根据李东垣“五脏六腑之精气，皆受于脾，上贯于目……故脾虚则五脏之精气皆失所司，不能归明于目矣”的理论，方中适当加入补脾之药，如淮山药补脾阴，调胃气，配合茯苓并能补益后天之本，更能佐上药益肾气以补精；此外取全蝎走窜之性，引肝之血、肾之精上贯于目而治目疾。诸药配合，辨证明确，标本缓急，药合病机，故能收效显著。

眼凸症

病例 张××，女，25岁，1982年4月9日初诊。

【病史】 患者于1981年婚后始觉左眼球日渐凸出，继而眼睛上视，目不能完全闭合，视物模糊，夜间熟睡时，眼睛仍如日常张大。经某医院诊断为“面神经（额支）麻痹症”。曾服中西药及针灸治疗数月，病情未见好转，且日渐加剧，遂来我院门诊治疗。

【检查】 脑电图、脑造影检查未发现颅内病变，基础代谢、同位素检查均正常。病者平素性情急躁易怒，眩晕，口干苦，头重如裹，舌质红、苔白腻，脉弦滑。

【辨证】 肝阳上亢，风痰阻络。

【治法】 平肝潜阳，化痰通络。

【处方】 羚羊角骨18克（先煎） 蜈蚣3条 全虫6克 守宫5条 地龙15克 僵蚕18克 钩藤18克 石决明30克（先煎），水煎服，7剂。

4月16日二诊。服药后眩晕、头重、口干苦等诸症状减轻，惟眼球仍凸出。病势略挫，药合病机，守上法原方续服7剂。

4月23日三诊。眩晕、头重、口苦症状消失，眼球仅见微微凸出，但夜睡仍有露睛。药已中病，但因久病入络，非一日汤药之功所能痊愈，仍守原法加减。

【处方】 羚羊角骨18克（先煎） 蜈蚣3条 全虫6克 明天麻12克 九节菖蒲15克 守宫5条 僵蚕18克 地龙15克 钩藤15克，水煎服。

6月3日四诊。上方连服40多剂，眼球凸出及夜睡露睛症状消失，诸症状亦好转。再服上方7剂以巩固疗效。

同年9月19日追访，病情未见复发。

【按语】

眼球凸出、夜睡露睛，欲称“张飞眼”（《三国演义》中的张飞，传说其豹眼圆睁，夜睡露睛，故名）。

现代医学认为：眼睑的开合和眼球的凸出与否，与眼睑肌层的眼轮匝肌和上睑提肌有关。眼轮匝肌受面神经支配，有闭睑作用；上睑提肌由动眼神经支配，有提起上睑的作用。故面神经受损及动眼神经麻痹恢复期可出现眼球凸出，夜睡露睛。此外，部分病例则与颈交感神经刺激有关。

《黄帝内经》云：“诸风掉眩，皆属于肝”、“肝气通于目”。本病的发生，是肝阳上亢和风痰阻络所致。盖肝为刚脏、赖肾阴滋养。若郁怒太过，耗损肝阴，则肝火偏亢，风阳升动，上扰清窍，故患者见有眩晕、口干苦、急躁易怒；“肝开窍于目”，肝气挟痰上逆凝聚目窠，阻滞经络，则使眼球凸出、夜睡露睛、视物模糊、头重如裹；舌质红、苔白腻、脉弦滑乃是肝阳上亢，风痰阻络之征。故治疗宜用平肝潜阳，化痰通络之法。方中的羚羊角骨、明天麻、钩藤、石决明平肝熄风潜阳；僵蚕、九节菖蒲熄风豁痰；守宫化痰通络；蜈蚣、全虫、地龙走窜通络。值得一谈的是，本病延医年余，久病入络，非一般植物药所能致愈，故方中重用虫类药物熄风豁痰通络，所以蜈蚣、全虫、僵蚕、地龙治疗全过程都用。正如叶天士所谓“久则邪正混处其间，草本不能见效，当以虫蚁疏通逐邪”。笔者谨守病机，遵从叶氏原意拟方遣药，故幸获良效。

顽固性口臭症

病例 宫××，女，22岁，1983年8月26日初诊。

【病史】 患者嗜食煎炸食物，平时口苦咽干灼热，大便干结，3天一解。4年前，口腔从不间断地出现臭味，并伴有口酸等症，数间医院诊断为“胃酸过多”、“消化不良”、“维生素C缺乏”等病，经中西医结合治疗，使用导赤散、抗生素、维生素B_2、含嗽剂等均不见效，遂来我院治疗。

【检查】 舌下粘膜及咽喉两侧颊粘膜溃疡，周围充血，压痛；口酸臭，舌淡红、苔少微黄，脉细数微弦。

【辨证】 阴液亏损，虚火上炎，腑气失通。

【治法】 滋阴增液，通便泄热。

【处方】 露蜂房9克 生地15克 山萸肉9克 玄参10克 麦门冬9克 大黄9克（后下） 淮山12克 牡丹皮10克 沙参15克，水煎服，3剂。

外治：用201消炎水（见淋巴结核276页）含15分钟，然后嗽口，每天3次。

8月29日二诊。服药后大便通利，口酸味减，但仍见口臭口干，舌红、少苔，脉细数。此乃腑气渐通而津液未复，余热未清所致。前方去大黄加玉竹18克，水煎服，7剂。外治同前。

9月6日三诊。服上药后，喉舌下粘膜及咽喉两侧颊粘膜溃疡愈合，灼热及压痛感消失，口酸臭仅见于晨起之时，大便正常，舌红少津、苔薄白。阴液渐复，余热得清。按上方去露蜂房加乌贼骨18克，续服7剂以善其后，并嘱多食蔬菜、果品类，少食煎炸燥热之品。

1984年1月随访，病未见复发。

【按语】

口臭症，相当于现代医学的口腔粘膜炎、牙龈炎、唾液腺炎。由于长期的炎症刺激，致口腔粘膜溃疡，大量的细菌繁殖滋生，遂成口臭。

中医学认为，口臭症多见于嗜食肥甘厚味或暴饮暴食者。《素问·痺论》说："饮食自倍，肠胃乃伤。"饮食过度，食积内停，损伤脾胃，胃失和降，气机不畅，郁而发热，热灼津伤，胃中熟腐水谷过久，浊气上逆，酿成口臭；或见于心火亢盛，邪热循经上炎，烁伤舌体；或素体阴虚，津液亏损，阴亏于下，火炎于上，遂成口臭。

本例患者为素体阴虚，更兼嗜食油炸之品，脾胃积滞，阴虚火旺，津液亏损，腑气失通。前医屡投清热利尿之剂，冀求热从小便排出，岂知适得其反，阴液耗损，虚火更甚，鼓锤难应，劳而无功。笔者根据证情用滋阴增液、通便泄热之法，用生地、玄参、麦冬清热养阴；大黄通腑气而清脾胃积滞，使邪有出路；沙参、玉竹养胃阴；牡丹皮清虚热；肾阴为一身阴液之根本，故用山萸肉、淮山滋养脾肾，壮水为主；乌贼骨性微温味咸，用以制酸；露蜂房有较强的消炎作用，用于口腔各种炎症最为相宜。由于药合病机，故使缠绵数年之顽疾，治疗旬余而霍然。

顽固性口腔粘膜溃疡

病例1 江源，男，41岁。初诊：1979年8月2日。

【病史】 患者口腔粘膜溃疡，反复发作已3年，曾用过抗生素，维生素B_2及含嗽剂等。愈而复发，缠绵不断。诊前因工作紧张，睡眠不足，翌日病情加重；又因口腔疼痛，咀嚼食物困难，口唇胀裂似有肿块感；便结，溺数。

【检查】 舌红无苔、舌边及口腔粘膜满布黄豆大小的溃疡面，周围微红，覆盖有黄色分泌物，脉细数微弦。

【辨证】 肾阴不足，虚火上炎。

【治法】 滋阴降火。

【处方】 六味地黄汤加减：

生地15克　山萸肉9克　茯苓12克　露蜂房9克　牡丹皮12克　泽泻12克　沙参15克　淮山12克，水煎服，每天1剂。

复诊：1979年8月6日。服4剂药后，口唇肿胀不适感消失，口腔溃烂、红肿疼痛大减，咀嚼食物时刺痛减少。效不更方，按上方服4剂。

三诊：1979年8月10日。来诊时，口腔溃烂基本痊愈，仍有口干，进饮食时只有轻微刺痛。按上方减露蜂房，加玉竹18克，4剂。并嘱服六味地黄丸2周善后。1年后，患者因患风湿痛来诊云：口腔溃疡未复发。

病例2 陈国新，男，29岁。初诊：1982年7月19日。

【病史】 患者由1981年12月开始口腔溃烂疼痛，经中西医药治疗，仍反复发作，至今不愈，每因吃煎炸燥热饮食而发病。平时口苦咽干，大便较干结，小便微黄。诊前因吃煎炸食物，口腔溃烂疼痛增剧。

【检查】 满口红赤，烂斑密布，溃疡灼痛，周围充血，咽稍红赤；舌质红、苔微黄，脉弦实。

【辨证】 脾胃积热，热盛伤阴。

【治法】 清热解毒为主，佐以滋阴清胃。

【处方】 生地黄30克　金银花15克　玄参18克

生石膏30克　天门冬15克　黄芩12克　天花粉12克

枳壳12克　露蜂房15克，每剂药煎2次，首次内服，第2次作漱口，4剂。

外用溃疡散（注）点搽口腔溃疡处。

复诊：1982年7月23日。药后，口腔红赤肿胀消失，疼痛显著减轻。守前方服6剂后，口腔溃疡愈合，疼痛消失。3个月后因其它病来诊，告本病未见复发。

【按语】

口腔粘膜溃疡，多见于青壮年，好发于唇舌和口腔部，表面为黄白色，周围有红晕，中心有凹陷之单个或数个溃疡，反复发作，每因吃煎、炒、熏、炙及多油的食物或睡眠不足等即发病，因此，又名“复发性口腔溃疡”。中医学称之为“口疳”。其复发率较高，由于病程缠绵，愈而复发，若不及时治疗，可拖延半载至1年，甚至更长时间，会给患者带来很大痛苦。

笔者认为本病多属脾胃。早在《灵枢·脉度篇》说：“脾气通于口，脾和则口能知五谷矣”。因此对口腔溃疡的辨证治疗，首先应从脾胃运化功能着眼，并联系全身情况对口腔病的影响，主要辨明属虚还是属实两个方面。如病例1，患者为肾阴不足，虚火上炎。症见满口白斑微点，溃疡周围显微红，夜多疼痛，舌红无苔，脉虚细数等症。采用六味地黄汤滋阴降火，佐以清热凉血之药，外用溃疡散点搽口腔溃疡，能起清热解毒，养阴生肌之功。病例2，患者乃脾胃积热，热盛伤阴，实火上炎而致口舌生疮。症见满口赤红，烂斑密布，溃疡灼痛，口舌干燥，咽喉不利，便结溺黄，苔黄脉实等。正如《麻科活人全书》说：心、脾、胃经毒未降，热壅上焦口生疮。满口唇舌俱赤心，独有牙龈不受伤。故用清热解毒为主，佐以滋阴清胃之剂，祛除脾胃积热而获效。

注 溃疡散组成：青黛6克　冰片3克　地珠虫3克

制作法：将地珠虫用瓦片烘焦，与青黛、冰片共研极细末。

走马牙疳

病例1　陈素琴，女，47岁。初诊：1974年8月6日。

【病史】　右上牙痛，右侧面颊肿3天。开始伴有发热（体温39.2℃），口干喜冷饮，大便干结，小便短赤，经某医院检查，诊断为“急性齿槽部感染”。经西药抗生素治疗，体温稍降，但仍局部肿痛、张口困难，而来就诊。

【检查】右面颊明显肿胀，右$\underline{7|}$深龋死髓、叩痛，移行部充血、水肿、压痛，脓肿尚未形成；舌质红、苔薄黄，脉洪数。

血常规：白细胞计数25.0×10^9/L，中性0.89，淋巴0.11。

【辨证】　肺胃实热，风火上炎。

【治法】　清泻胃火，祛风滋阴解毒。

【处方】　育阴败毒饮加减：

水牛角30克（先煎）　石膏60克　知母12克　麦冬12

克　丹皮18克　大黄12克　怀牛膝18克　玄参18克

赤芍12克　露蜂房18克　蒲公英30克　川足3条

生地18克，水煎服。

复诊：1974年8月9日。服药3剂热退，牙痛明显减轻，检查右面颊部肿胀明显减轻、无压痛，移行部肿胀消失；昨天大便3次，今天未解；舌苔微黄，脉弦缓。原方去大黄。

三诊：1974年8月12日。服药3剂后牙无胀痛，口张自如，压痛消失。复查血常规：白细胞总数11.0×10^9/L，中性0.75，淋巴0.25。炎症控制后拔除病牙而痊愈。

病例2　林铁汉，男，40岁。初诊：1974年10月7日。

【病史】　右下牙剧痛2天。

【检查】　痛苦面容，口干喜饮，大便干结，小便黄；右下颊6+深龋，死髓，牙周萎缩、叩痛压痛；舌质红、尖刺痛、苔薄黄，脉细数。

【辨证】　胃火上炎。

【治法】　清胃泻火，解毒止痛。

【处方】　育阴败毒饮加减：

石膏60克　知母15克　黄连6克　赤芍18克　牡丹皮18克　川足3条　露蜂房18克　水牛角30克（先煎）　怀牛膝18克　威灵仙18克　麦冬12克　蒲公英30克，水煎服。

复诊：1974年10月10日。服药3剂后，诸症基本消失。拔除病牙痊愈。

【按语】

走马牙疳见于《景岳全书》，包括西医学急性智齿冠周炎、冠周脓肿、急性根尖周炎（浆液性根尖周炎）、慢性牙周炎合并急性感染、多发性牙周脓肿等病。从西医病因学的观点来看，上述各疾病多起于龋病所致的牙髓坏死。牙周病所致的脓性渗出物、食物残渣、异物嵌塞等合并急性细菌性感染，治疗一般采用抗生素、磺胺类药物控制炎症，并加以局部处理。中医则认为，走马牙疳与肾虚、胃火盛有关。人体脏腑中，齿属肾，齿者骨之所终，精髓之所养。肾主齿，故肾虚则齿豁，精盛则齿坚，虚甚则齿动。又《医学正传》谓："足阳明胃之脉贯络于齿上龈，手阳明大肠之脉贯络于齿下龈。"《景岳全书》亦谓："齿牙之病有三证：一曰火，二曰风，三曰肾虚。凡属火病者，必病在牙床肌肉间，或为肿痛，或为糜烂，或为臭秽脱落，或为牙龈出血不止，是皆病在经络。而上牙所属足阳明，下牙所属手阳明……多为湿热蓄于阳明而壅于络，治疗宜清火为主。"

综上所述，可见齿龈、牙糟之生理、病理变化与足少阴肾经、足阳明胃经、手阳明大肠经之虚实寒热关系密切。笔者在临床上治疗走马牙疳时，除结合患者之性别、年龄、体质、局部症状外，特别注重辨证分析。口臭、口干、喜饮、小便短赤、大便干结、舌质红苔薄黄或腻、脉数或弦数者，属手足阳明经蓄热上壅于经络所致，属热证、实证。上述2例均属此型，服育阴败毒饮加减而告愈。方中石膏大寒，配知母同用直泻胃经实火，对口干喜饮、舌苔黄、脉数有力的阳明热证，疗效较好，是治走马牙疳必不可少之主药；生地、玄参、麦冬为甘寒滋润生津之品，三者合用名增液汤，对热病伤阴所致的大便秘结、口干津少，都可使用；丹皮、赤芍、水牛角清热凉血活血，有抗炎症作用，又可减低血管通透性，促使炎症渗出物吸收；露蜂房、川足、蒲公英清热解毒、祛风消肿；威灵仙通络走十二经；怀牛膝导热下行，又能活血。诸药配合，共奏清胃泻火，清热解毒，祛风消肿之功。

舌体糜烂型扁平苔癣

病例1 李××，女，30岁。初诊：1984年6月10日。

【病史】 患者因婚后流产2次，心情抑郁，经常失眠、多梦，在某医院拟诊为"神经衰弱"论治，治疗后上症好转。但今年2月份起发现舌根两侧呈灰白色片状斑块溃烂、疼痛，经某医院作舌体组织病理检查，结果示"扁平苔癣"，并肌注维生素B_{12}，口服强的松、卡古地钠等治疗，但效果不明显。最近1个月来因咀嚼或食酸辣及刺激食物时疼痛明显，甚则影响进食，有时言语亦感疼痛，口腔有灼热感，每当情绪紧张或睡眠不足时痛热加剧。

【检查】 舌根边缘散在圆形隆起的斑块，中心微呈萎缩、紫黯，表面糜烂，舌红苔黄，脉弦微数。

【辨证】 肝郁瘀滞，血燥毒结。

【治法】 疏肝化瘀，凉血解毒。

【处方】 羚犀解毒汤：

羚羊骨18克（先煎） 水牛角18克（先煎） 牡丹皮12克 生地黄15克 赤芍9克 川红花9克 玄参12克 红条紫草12克 蒲公英12克 酸枣仁12克 全虫9克 莲子心6克 白花蛇舌草15克

先用清水5碗煎羚羊骨、水牛角15～20分钟，再纳余药煎至1碗，复渣再煎，每天2次。

外治：用全虫末外涂粘膜溃烂部，每天3次。

复诊：1984年6月13日。服药3剂和外治后睡眠好转，吞咽咀嚼时舌体疼痛减轻，口腔灼热感基本消失，舌面糜烂部略为缩小。仍按上方减莲子心，加旱莲草30克，以加强清肝养肝的作用。

服药1个多月，舌痛大为减轻，舌面糜烂大部分消失，患部与舌色红润。但仍有萎缩之象，嘱再服上药1个月，并坚持用全虫末涂擦患部每天3次。

1984年8月15日病者自诉药后精神明显好转，睡眠良好，局部溃烂舌体完全恢复正常。嘱其注意休息，少食辛辣刺激食物，随访半年，未再复发。

病例2 张某，男，33岁。初诊：1988年7月11日。

【病史】 今年2月份因饮酒后感到舌涩不舒，舌双侧瘙痒感及刺痛，且舌面灼热感，当时未加注意，直至4月份发现舌根双侧起白斑及糜烂，说话时舌与牙齿磨擦疼痛。经某医院口腔科检查诊断为“舌叶状乳头炎”，并认为其牙齿太锐利，做了磨牙术，经抗菌消炎治疗1个月后未见好转。后又经某医院作病理检查，结果示“扁平苔癣”，用可的松及维生素B_2、B_{12}治疗1个月，用药初期稍见效果，但慢慢地又恢复原状。最近2个月来，舌患部疼痛难忍，精神紧张，常致失眠。

【检查】 舌粘膜呈白色斑片状，以舌心为甚，并有椭圆形溃疡，舌边病灶部蓝色微隆起、边缘角化，舌红、边紫、苔微黄，脉弦微数。

【辨证】 肝郁瘀滞，血燥火毒。

【治法】 疏郁化瘀，凉血清火解毒。

【处方】 羚犀解毒汤加减：

羚羊骨 12 克（先煎） 水牛角 18 克（先煎） 全虫 9 克
牡丹皮 12 克 川红花 9 克 连翘 15 克 莲子心 6 克
生地黄 15 克 玄参 15 克 蒲公英 15 克 红条紫草 15 克 煎服法同病例 1。

外治：以全虫末棉支涂抹患处，每天 3～4 次。

复诊：1988 年 7 月 18 日。服药 5 剂和外治后，舌体灼热感消失，刺痛亦稍减轻，舌苔黄微干。药已对症。守上方加白茅根 15 克。7 剂，煎服法同前。继续用全虫末外擦。

三诊：1988 年 7 月 25 日。舌面斑片状角化已基本消退，溃疡面明显缩小，舌质苔色基本如常。守上方去莲子心、蒲公英，加淡竹叶 12 克，连服 2 个月而愈。

【按语】

舌体糜烂型扁平苔癣，是一种原因不明的慢性非感染性炎症疾病，目前还没有较理想的治疗方法。本病有侵犯皮肤及粘膜的趋向性，造成局部或广泛的皮肤粘膜损害，而且病灶溃烂日久，并有癌变的可能，甚至有人视其为癌前期改变。扁平苔癣可分为疣状扁平苔癣和线状扁平苔癣。其表现特点是扁平丘融合成大小不等的肥厚斑块高起，圆形或椭圆形，呈暗红色，并可见 Wickham 氏纹，有时表面覆盖鳞屑。在中医学文献中早有记载类似本病的治疗经验，如舌疳、舌菌、瘰疬风等，如《医宗金鉴·外科心法》云：“舌疳心脾大毒盛，如豆如菌痛烂红，渐若泛莲难饮食，绵溃久变瘰疬风。”中医学认为，舌除可辅助饮食、发音之外，还可通过舌形舌色、苔形苔色及厚薄等的变化，观察内脏正气盛衰、受邪轻重及疾病的顺逆和预后。故明·张介宾《景岳全书·论胎色》中云：“舌上有胎必自润而燥，自滑而涩，自白而黄，由黄而黑，甚至焦干，或生芒刺，皆是邪热内传由浅入深之证也……。”舌的病变与脏腑关系密切。上述 2 例，皆因肝失疏泄，或酒后伤肝，致肝郁化火，久而瘀滞，导致血燥毒结而成。治疗以疏肝解毒、凉血化瘀为主。笔者自拟羚犀解毒汤，方中水牛角（代犀角）、羚羊骨、全虫咸寒透络，直达心肝二经之病位，有通络止痛、平肝散结之功；蒲公英、白花蛇舌草、连翘、莲子心均性味苦寒，有清热解毒之功，能去除热毒蕴积；生地、玄参、丹皮、红条紫草、川红花凉血、活血、祛瘀，以改善患部微循环。薛己医案中云："一男子不慎酒色……舌作痛，舌裂痰盛。此肾水枯涸、阴火无制。"故后期再加旱莲草、白茅根益肾养阴生津，有利病变部位的修复。外用全虫末涂抹患处，内外同治，提高局部药物浓度，更有利于炎症渗出物吸收，起抗炎解毒、促进病愈的作用。

木　舌

病例　潘琼芝，女，42岁。初诊：1979年6月4日。

【病史】　患者9天前，突觉舌下肿胀且疼痛，并日见肿大，即往医院治疗，诊断为"舌下腺炎"，经注射"青霉素"6天，效果不显。

来诊时症见：舌肿胀塞满全口，难以转动，语言滞涩，吞咽困难，妨碍饮食，并伴有发热微恶寒，头胀痛，烦躁不安，失眠，小便黄、短、涩痛。

【检查】　体温38.6℃，神志清楚，精神紧张，恐惧不安；舌体肿大满口，色紫略暗，舌下静脉怒张，脉滑数有力。

【辨证】　心火上炎，外感风邪。

【治法】　清心降火，疏解风邪。

【处方】　栀子12克　玄参15克　竹叶10克　丹皮12克　连翘12克　麦冬12克　生地18克　桑叶18克　菊花18克，水煎服，3剂。

复诊：1979年6月8日。药后寒热退，舌肿胀减少三分之二，言语清楚，吞咽顺利，睡眠稍安，精神基本安定，唯觉舌体疼痛，小便短涩、色黄，舌质红，脉滑数。此心火移热于小肠，治宜清心火利小便。

【处方】　栀子12克　竹叶12克　连翘12克　生地

15克　木通15克　车前草30克　萆薢30克　麦冬15克　丹皮15克，水煎服。

上方连服6剂后，肿消痛去，诸症消失，达临床痊愈。

【按语】

木舌即舌体肿大。舌下系带两侧，有金津、玉液两穴。《内经》云：廉泉玉英者，津液之道也，即指此处而言。

舌体肿大的病机，乃心经火热太盛。手少阴心经之气通于舌，如风邪外袭或心火上炎，热与血结，瘀热上壅阻于舌下，闭塞不通，遂生木舌。如清·景冬阳著《嵩崖尊生》云：木舌即舌肿，色如猪肝，不能转动，或满口胀塞，粥药不入，是心脾壅热，发于舌尖或舌的两旁，刺出紫血。故治宜泻心火，疏风热。方中以栀子、玄参、竹叶、丹皮、连翘、麦冬、生地清心凉血，泻火解毒；方中栀子一味尤不可缺，以其味苦通心，性寒能降，能使心火屈曲下行，从小肠、膀胱而出，所以《疡科心得集》在木舌门中，强调煎药内务须多加山栀，乃泻火之要品也；以桑叶、菊花疏风清热，透邪外出；车前草、木通、萆薢清热利湿。使热清经通瘀消，气行而血行，药到病除。

舌　癌

病例1　陈××，男，45岁。初诊：1988年2月12日

【病史】　患者既往体健，近2个月来因工作劳累及多食辛辣食物，1个月前发现舌底左侧生出硬结，自觉舌体麻木僵硬、刺痛，舌体活动受限，进食及发音困难（能进少量半流食、语言含糊不清），心烦，眠差，口苦，大便燥结，溲赤。经某医院活检诊为“鳞状上皮癌”，特来求治。

【检查】　痛苦面容，形体消瘦，面色晦暗；舌伸出受限，流涎有腥臭味，舌底可见一个溃疡1.0×0.5cm，呈菌状，边界不清，周围紫胀；舌紫红、边有瘀点、苔黄腻、少津，颈部、颌下淋巴肿大，脉弦数。

【辨证】　心脾火郁，毒热蕴结。

【治法】　泻火解毒，软坚散结。

【处方】　大黄18克（后下）　莲子心15克　板蓝根

18克　川足6条　麦冬18克　全虫12克　铁树根30克　牡丹皮15克　天然牛黄0.3克（冲服），水煎服，复渣再服。

外治：熊珠丹（注）每天3次，每次3粒。

201消炎水（见淋巴结核276页）含漱，每天4～6次，每次含漱时间越长越好。

复诊：1988年2月20日。服药7剂和外治后，舌痛、心烦、口苦等症状有所减轻，睡眠可，胃纳差，大便每天3次、略溏、秽臭，小便黄，舌红绛、苔黄腻，脉弦数。上方去大黄，加白花蛇舌草30克、半枝莲30克。水煎服，复渣再服。

熊珠丹、201消炎水用法同上。

三诊：1988年3月12日。服药20剂和外治后，舌体疼痛大减，舌伸缩较前自如；胃纳可，心烦、口苦消失；舌红、边有瘀点、苔黄腻，脉弦微数；舌下溃疡面较前缩小，周围紫胀消失。按上方去莲子心，加水牛角30克、石上柏30克。

【处方】　水牛角30克（先煎）　板蓝根18克　天然牛黄0.3克（冲服）　麦冬18克　川足6条　全虫12克　铁树根30克　牡丹皮15克　白花蛇舌草30克　半枝莲30克　石上柏30克，水煎服，复渣再服。

熊珠丹、201消炎水用法同上。

四诊：1988年4月13日。服药30剂和外治后，舌下溃疡收口，遗留一米粒大暗红色硬结，轻微触痛，舌体活动自如；胃纳佳，二便调，精神可；舌暗红、苔黄，脉弦。上方不变，继服3个月，仍配合口服熊珠丹及201消炎水含漱。

3个月后再复查，症状已消失，颈部、颌下等未触及肿大淋巴结。随访2年未复发。

病例2　张××，男，48岁。初诊：1992年3月6日。

【病史】　患者3个月前无明显诱因自觉舌体麻木、伸缩欠灵活，继而发现舌边左侧出现增厚斑块，并溃烂2处，分别为0.5

×1.0cm、0.3×0.4cm，刺痛。在当地某医院用中西药治疗1个月未见好转，且消瘦，神疲，口苦咽干，心烦，睡眠差，大便2～3天1行，溲赤。在某大医院活检诊为“舌癌”（低分化磷状上皮癌），拟行手术、化疗。患者因惧怕手术，而来求诊。

【检查】 面色晦暗，舌边左侧可见0.3×0.4cm、0.5×1.0cm两处溃疡，边界欠清，四周肿胀，色紫暗，口气秽臭；舌体活动受限，吞咽困难，舌紫暗、边有瘀点、苔黄腻；颈部、颌下淋巴结肿大，脉弦紧。

【辨证】 心脾火郁，毒热蕴结。

【治法】 清泻脏毒，通络散结。

【方药】 1. 大黄18克（后下） 莲子心15克 半枝莲30克 水牛角30克（先煎） 麦冬18克 牡丹皮15克 白花蛇舌草30克 石上柏30克 川足4条 全虫12克 天然牛黄0.3克（冲服），水煎服，复渣再服。

2. 熊珠丹，每天3次，每次3粒。

3. 201消炎水含漱，每天4～6次。

复诊：1992年3月13日。服药7剂和外治后，大便每天1～2次，口苦咽干、心烦等症略减，睡眠可，可进流食，余无变化。守上方继服20剂。继服熊珠丹及用201消炎水漱口。

三诊：1992年4月4日。疼痛明显减轻，舌体伸缩较前明显好转，精神可，舌边溃疡周围肿胀已消，饮食、睡眠尚可，二便调，舌暗红、苔黄，脉弦。上方去大黄、莲子心，加生地30克，继服30剂。继服熊珠丹及用201消炎水含漱。

四诊：1992年5月4日。舌体伸缩自如，溃疡已收口，左侧舌边有硬结、略痛，口干，肿大之淋巴结已消，舌暗红、苔薄黄，脉弦。

守上方不变继服3个月，症状完全消失，随访1年未再复发。

【按语】

舌癌是耳鼻喉科常见肿瘤之一，多发于30～50岁病人，治疗比较困难，且发现症状时就诊，多是中后期，给治疗带来不利。舌癌属中医学的舌岩、舌菌范畴。如《外科真诠》说：“舌岩舌根腐烂如岩，心火上炎所致……其症最恶，难以调治。”《龙氏喉科秘书·舌菌》说：“因气郁而生，生舌上，或如木耳，或如菌状。”这里描述的舌岩、舌菌，即我们今天所说的舌癌。舌为心之苗，脾之本。舌的病变多责之于心、脾，本病亦不例外。平素过食膏粱厚味及辛辣之品，或七情过极化火，或突然受重大精神打击等，均可使气血流通不畅，火毒内结，经络不通，心脾二经火毒循经积聚于舌，日久则溃烂，发而为舌岩。因本病的病程长久，后期因脏毒炽盛，又劫伤正气，形成恶性循环，终致难以医治。西医学治疗多采取手术及化疗等，因多发现较晚，治疗效果不甚满意。

笔者介绍的2例舌癌患者，均病已到中后期。笔者认为，既然舌为心之苗、脾之本，治疗亦当以清泻心脾火毒为本。临床症状亦见舌面或舌边溃疡糜烂，肿胀痛甚，伸缩困难，及口苦、咽干、心烦、眠差、大便干、小便赤、舌紫暗苔黄腻、脉弦紧等一派心脾二经火毒蕴结、气血凝滞之象，故治疗用药上先以大黄荡涤积热，莲子心清泻心火，并配以大量泻火解毒药，如石上柏、半枝莲、白花蛇舌草、铁树根等，水牛角、牡丹皮凉血解毒，川足、全虫解痉止痛，并加生地、麦冬等养阴清热，以防真阴被劫。这里的天然牛黄是名贵中药，具有清心化热、利痰定惊之功，与上药合用，药效快捷。同时配以熊珠丹解毒通络、解凝止痛，外用201消炎水清热解毒止痛。治疗至二便自调后，可减去大黄、莲心等，并可加用露蜂房、山慈菇加强止痛、散结之功。使心火得降，火毒渐散。必要时也可加用水蛭、猫爪草等活血散结。据现代药理研究，半枝莲、石上柏、露蜂房等有抗肿瘤的作用。本病的病势凶险，病程长久，治疗亦应耐心坚持，不可操之过急，既重视全身脏腑的整体治疗，又不可忽视局部外用药治疗，只有做到这点，才收到较满意的疗效。

注 熊珠丹组成：熊胆10克 珍珠末30克 田七末30克 枝花头60克

制法：先将田七、珍珠、枝花头三味研成细末；熊胆用40°米酒100ml溶化，然后和药末调匀，焙干，研粉装胶囊，每胶囊1克。

用法：口服，每天2～3次，每次3克。温水送服。

功效：活血化瘀，通络，理气止痛。

先天性耳前瘘

病例1 洪某某，男，5岁。初诊：1982年3月5日。

【病史】 患孩自出生后，双侧耳轮前上方有1粒芝麻样大小孔，1岁后小孔变成灰黑色，挤压时有分泌物排出。近2周来发热，耳前瘘孔红肿、热痛，由家长带小孩来我科诊治。

【检查】 体温38.2℃；双侧耳轮前上方有绿豆大之脓痂，瘘孔周边红肿光亮、按痛，耳壳及面部有些肿胀，舌苔薄黄，脉弦数。

血常规：白细胞计数15×10^9/L，中性0.89。

【辨证】 肝胆湿热，疮毒瘀滞。

【治法】 清肝利胆，活血化瘀，解毒透脓。

【处方】 水牛角泻肝汤加减：

水牛角12克（先煎） 柴胡10克 赤芍10克 大青叶10克 皂角刺10克 天花粉10克 野菊花10克 板蓝根12克 龙胆草6克 黄芩6克 生地10克 石膏12克，水煎服。

外治：局部用外洗Ⅱ号（见直肠脱垂297页）薰洗后，用201消炎水（见淋巴结核276页）外敷瘘疮。每天2次。

复诊：1982年3月8日，服药2剂和外治后身热退，瘘孔肿痛减少，脓痂脱落、渗黄色脓汁，舌红，脉弦数。热邪虽减，肝胆湿热未尽，续以清肝利胆，解毒透脓法。

【处方】 水牛角12克（先煎） 天花粉10克 龙胆草9克 皂角刺10克 板蓝根12克 栀子6克 柴胡10克 生甘草6克 生地10克 野菊花10克 川足1条 白芷10克，水煎服。

外治：同前。

三诊：1982年3月12日。服药3剂和外治后，精神好转；瘘孔红肿渐消，无渗脓汁，只有一些血水样分泌物；舌淡红，脉细弦。炎症渐除，正气未复，以托里扶正法调之。

【处方】 生黄芪12克 板蓝根12克 三棱6克 白芷10克 皂角刺10克 柴胡9克 威灵仙10克 淮山12克 太子参10克 生甘草6克，水煎服。

外治：采用挂药线封瘘法。先用201消炎水冲洗瘘道口，消毒棉签擦干，再用红蓝药捻（见骨髓炎450页）插入瘘管，回春散（见背痈287页）盖贴，隔天换药1次，共换药5次。

经上中药及挂线疗法治疗月余而愈，随访2年未有复发。

病例2 徐某，男，7岁。初诊：1984年8月6日。

【病史】 患儿自幼在左耳轮上方有针头大之瘘疮，自4岁时破溃渗出豆渣样分泌物已3年。平时除有少许分泌物外，无任何自觉症状。有4次自然埋口半月左右，后又复发而来诊。

【检查】 体质虚弱，面色白，头发黄、稀疏；左耳轮上方有芝麻大小之瘘疮，有清稀分泌物渗出疮口，瘘疮周围苍白色，无肿，无按痛；舌淡白，脉细。

【辨证】 气血亏损，疮毒瘀滞。

【治法】 补气养血，托腐生肌。

【处方】 托里透脓汤加减：

黄芪15克　炒山甲10克（先煎）　升麻10克　川足1条　党参12克　皂角刺10克　白芷10克　白术12克　柴胡10克　青皮3克，水煎服。

外治：201消炎水清洗，然后用拔毒膏（见流注284页）外敷，每天2次。

复诊：1984年8月10日，服药3剂及外治后，瘘疮渗液减少，患孩亦精神爽利，唯觉口淡。上方减少一些清热解毒之品。

【处方】 黄芪15克　太子参10克　青皮3克　党参12克　炒山甲10克　生甘草6克　当归9克　皂角刺10克　三棱6克，水煎服。

外治：亦利用挂线疗法，先以201消炎水冲洗瘘孔口，用消毒棉签擦干，再用红蓝药捻插入瘘管，回春散盖贴，隔天换药1次。

共换药8次、服药16剂、瘘管口平复，长出肉痂，随访2年均未复发。

【按语】

先天性耳前瘘是一种常见的先天性畸形，多数为盲管，途径迂迴，深浅不一。其外口常位于耳轮脚或耳屏之前上方，经常反复化脓、破溃。中医学称耳仓漏。西医学认为耳廓是由胚胎时期第一腮弓和第二腮弓上各3个小丘发育融合而成。如在发育过程中，小丘未能完合融合，即可形成先天性耳前瘘，瘘管内覆有上皮，并有分泌物经常在瘘管中积存。由于外口狭窄不易排出，常常继发感染，形成耳前脓肿，经切开或自行破溃后，瘘管并不能愈合。由于瘘管内分泌物继续积存，反复感染、破溃而形成慢性瘘管。

中医学认为：本病系因先天不足，邪毒瘀滞，气血凝聚，兼见湿热上蒸，积聚成脓，溃后余毒不尽，反复发作，缠绵不愈而成漏。

病例1，患儿乃肝胆湿热上蒸，邪毒瘀滞而成，故对症以清肝利胆解毒、活血化脓为法。方用水牛角、柴胡、龙胆草、大青叶、石膏、黄芩、板蓝根等解毒清肝，重剂投下即热退肿消。另以天花粉、皂角刺活血透脓。三诊后有气虚之象，即转以生黄芪、太子参、威灵仙、淮山、生甘草以扶正托里透脓。病例2，患儿素体虚弱，久漏而气血亏损，故治疗应权衡其标本虚实，内外兼治。采用补益气血、托里生肌法。方中的黄芪、党参、白术、当归气血双补，配以炒山甲、皂角刺、青皮、白芷以透托生肌。使托毒而不伤正气。以上2例均配合局部挂线疗法。挂线疗法可以使耳轮根部瘘孔及耳前瘘口的弯曲管道豁开，得以引流通畅；红蓝药捻能去腐生肌，使伤口由瘘管底愈合，不致于浅部桥型粘连，造成假性愈合而复发。此法简单便行，损伤小，出血小，无后遗症，一般不易复发为其优点。

美尼尔氏综合征

病例1　赖国雄，男，33岁。初诊：1982年7月1日。

【病史】　患者于2年前出现头晕、目眩，初发时只觉得头晕、呕吐，数10分钟后即可恢复正常。此后眩晕发作一次比一次重，次数亦渐频，曾经某医院检查，诊断为“美尼尔氏综合征”。服用中西药物及封闭治疗21天无效。近2月来发作频繁，1个月2～3次，发作时毫无预兆，如坐舟车，天旋地转，四周景物晃动，耳鸣，泛泛欲吐，不能转动，动则恶心呕吐、眩晕更甚，伴口苦舌燥，晨起痰多。

【检查】 血压13.3/9.3kPa，面色略显灰暗不泽，舌质红、苔黄、中心带腻苔，脉象沉弦细滑。眼球水平位震颤明显。

【辨证】 阴虚内热，痰郁上扰。

【治法】 育阴清热，除痰解郁。

【处方】 羚羊骨15克（先煎） 竹茹9克 龙骨30克（先煎） 守宫3条 僵蚕9克 黄芩12克 沙参18克 玄参15克 郁金9克 白芍15克 牡丹皮15克，水煎服。

复诊：1982年7月3日。服药2剂，眩晕即明显减轻，诸症皆有好转，但头、颈转动尚欠灵活，原方续服4剂。

三诊：1982年7月8日。眩晕继续减轻，已无恶心呕吐和口苦舌燥之象，晨起吐痰也明显减少，眼球水平位震颤消失，已可下床自由活动，嘱其再连续服原方3剂。

四诊：1982年7月12日。患者诸症已除，活动如常人，续服2剂而愈。

本例随访时间尚短，虽近期疗效显著，但远期疗效尚待追踪。

病例2 叶德余，女，58岁。初诊：1982年5月21日。

【病史】 患者于诊前数月突发头晕，头重，目眩，耳鸣，心悸，恶心欲吐，闭目静卧时眩晕略轻，稍加活动即觉天旋地转，眼前发黑。1982年2月间在某医院五官科检查，印象为“美尼尔氏综合征”。曾服镇静药物、静脉注射葡萄糖等药，症状改善不大，平均每周发作1次，持续时间由2～4小时延至8～10小时，近日上述症状发作日益增剧，且伴口苦咽干，腰酸。

【检查】 血压13.3/10.6kPa；面色略显苍白，舌质红、苔微黄，脉数，两尺稍弱，左关较弦。眼球水平位震颤明显。余无其它阳性体征。

【辨证】 肾水不足，肝阳偏亢。

【治法】 滋阴补肾，平肝潜阳。

【处方】 熟地黄30克 淮山15克 女贞子12克 云苓15克 泽泻15克 龙骨30克（先煎） 牡蛎30克（先煎） 珍珠母30克（先煎） 杜仲12克，水煎服，每天1剂，4剂。

复诊：1982年5月25日。服药后，眩晕、耳鸣、恶心呕吐、口苦咽干等症状基本消失，唯腰酸略存，将原方中杜仲量加至18克。

三诊：1982年5月29日。上方再服4剂，不仅眩晕之症未再出现，余症亦除，面色转红，再服上方2剂以巩固疗效。

病例3 魏碧君，女，40岁。初诊：1979年3月4日。

【病史】 患者眩晕反复发作已2年多，1977年曾在本市某医院检查，确诊为“美尼尔氏综合征”。同年先后在两间医院进行系统治疗，虽长时间的服西药、打针，但在治疗期间仍常有发作，故停服西药，1978年转中医治疗，服药月余效果仍不甚明显，每月均发作。今晨又再次发作，眩晕而觉房屋旋转，卧床不能起，稍加活动即呕吐，呕吐物为粘液，伴口泛清水心悸，耳鸣，不敢启目，启目则眩晕加重，闭目则眩晕稍缓，持续约数小时，症状稍有缓解，来我院诊治。

【检查】 面色苍白不华，舌质淡、苔薄，脉濡。双眼球水平位震颤明显。

【辨证】 肾阳不振，精血亏虚，肝风内动。

【治法】 滋肾壮阳，养血熄风。

【处方】 熟附子12克 肉桂3克（后下） 珍珠母30克（先煎） 桑椹子12克 党参12克 半夏9克 姜汁炒竹茹12克 石菖蒲9克 熟地18克 龙骨30克（先煎） 补骨脂9克，水煎服，5剂。

复诊：1979年3月9日。服药后，已无口泛清水，眩晕亦轻。尚有耳鸣，睡眠欠佳，舌淡苔薄。再于上方中加辰砂5分冲服，4剂。

三诊：1979年3月15日。眩晕全消，耳鸣显著减少，夜间睡眠好转，原方再服2剂，诸恙即平而停药。

【按语】

美尼尔氏病是一种神经系统疾病，以突发性眩晕，甚至昏倒，并伴有呕吐、耳鸣为主症。本病在临床中并非少见，属中医学眩晕范围。眩晕为眩和晕两个证候的合称，目黑为眩，旋转为晕，其病位虽在头，但病因涉及三焦，在上焦者多属风痰为患，在中焦者多为清阳不升，浊阴不降，在下焦者则多为肝肾虚证，而肝肾虚证又为临床所常见。临床务必根据四诊、八纲作具体分析，运用辨证施治原则，掌握病机进行治疗，这是取得疗效的关键，故甚为重要。

病例1，患者为阴虚内热，痰郁上扰所致。取羚羊骨平肝熄风；黄芩、牡丹皮、玄参清泄上焦窍络之热；竹茹去痰热；龙骨镇静祛痰；配守宫、僵蚕通络化痰（守宫、僵蚕对神经功能恢复有一定促进作用）；沙参、白芍、郁金养阴解郁。方药对症，眩晕自可平矣。

病例2，患者为肾水不足，肝阳偏亢，立法以平肝潜阳治其标，滋阴补肾理其本，标本兼顾，使水足以涵木，肝阳不上扰而诸症平。

病例3，患者为肾阳不振，用药时不能一概以平肝熄风，降火化痰为法施治，因其病机为肾阳不振，脾胃运化不健，肝肾阴血亦亏，肝风内动而致，故宜用滋肾壮阳，养血熄风之法。

鼻　息　肉

病例1　高××，男，32岁。初诊：1986年4月12日。

【病史】　患者自述2年来经常鼻塞流涕，严重时鼻出血，曾在广州某医院用肾上腺素、麻黄素等，治疗后好转。近半年来常鼻塞不通、睡眠张口，经某医院检查示：鼻腔中、下鼻道嗅裂处有脓涕，中鼻道有息肉，中鼻甲有臭肉样变，诊断为“慢性鼻窦炎、鼻息肉”，因阻碍鼻窦引流，建议手术摘除息肉。患者因惧怕手术，故来诊治。

【检查】　右侧鼻息肉大如蚕豆，呈暗红色、质中、轻压痛，舌质红、苔薄黄，脉弦。

【辨证】　肺胃郁热，气血凝滞。

【治法】 清肺泻火，凉血活血，解凝散结。

【处方】 自拟鼻痔汤加减：

白芷15克　川芎15克　败酱草30克　大青叶30克　炒山甲18克（先煎）　皂角刺18克　生地30克　川红花9克　川足2条，水煎服。

外用鼻痔散：雄黄3克　细辛3克　甜瓜蒂6克　法夏3克　枯矾4克。共研细末，水飞后，每次0.3克，吹入鼻内（注），每天2次。

复诊：1986年4月19日。经服药7剂和外治疗后，鼻腔内有轻微刺痛感，然鼻塞略通。

继服原方，并以鼻痔散吹鼻治疗。60天后，症状完全消失，复查鼻息肉已愈。

病例2 聂××，女，28岁。初诊：1986年2月10日。

【病史】 2年来鼻塞不通，时流腥臭浊涕，经某医院五官科检查诊为“慢性鼻窦炎、鼻息肉”。长期局部注射及服用西药，时好时坏。近日受凉后症状加重，头胀头晕，医嘱行鼻息肉切除术，患者不愿手术，遂来就诊。

【检查】 右侧鼻息肉大如黄豆，色暗红、质中、压痛（＋），鼻腔内可见少量脓性分泌物、味臭，舌质暗红、苔黄，脉弦滑。

【辨证】 肺胃郁热，气血凝滞。

【治法】 清肺泻火，凉气活血，解凝散结。

【处方】 自拟鼻痔汤加减：

白芷15克　川芎12克　丹参30克　败酱草30克　大青叶30克　炒山甲18克（先煎）　皂角刺18克　崩大碗30克　川红花9克　生地30克　川足2条　露蜂房18克，水煎服。

外治法：用鼻痔散，同病例1。

复诊：1986年2月24日。服上方14剂和外治后，鼻塞明显减轻，无流腥臭浊涕；鼻痔略小，压之不痛。

继用上内、外治疗两法。治疗至1986年3月20日，症状基本好转，鼻痔缩小。上方去崩大碗、败酱草及露蜂房，继服15剂后，检查鼻息肉消失，无不适。

【按语】

鼻息肉是临床常见病之一，成人多于儿童，南方发病率较高，以青壮年多见，多数患者由各种慢性鼻炎引起，亦有原因不明者。中医学称此病为鼻痔、鼻菌，即鼻内长出息肉，渐大下垂，堵塞鼻孔；或流黄浊涕，或流脓血，好发于中鼻甲游离缘、中鼻道外，多由鼻腔慢性炎症长期刺激鼻粘膜，而使其水肿下垂所致。中医学认为本病多由肺胃郁热，气血凝滞，日久而成，治当以清肺泻火、凉血活血、解凝散结。笔者在多年临床中，以鼻痔汤加减内服及外用鼻痔散治疗本病30余例，均收到满意效果。鼻痔汤方中的穿山甲、皂角刺软坚散结；败酱草、大青叶、露蜂房、崩大碗苦寒清热，泄肺胃之火；丹参、川芎、红花活血解凝；白芷、川足散风通络，并配以生地养阴清热凉血。全方有清肺泄火，行气活血，解凝散结的功能。配以解毒燥湿收敛之鼻痔散外治，使局部与整体相结合，以达表里同治，共奏腐蚀、消肿、祛瘀、收敛等功效，能使鼻息肉腐烂脱落，或萎缩吸收。上两法亦可用于慢性鼻炎、鼻窦炎的治疗。疗效的快慢与病程长短、息肉大小有关。病程长、息肉质老蒂固者，经逐步腐烂脱落，故疗程较长；病程短、息肉小者，施药后一般能自然萎缩、脱落，疗程较短。临床一般连用10天为1疗程，相隔7天再用第2疗程。轻者一般2个月后可愈，重者则需3～6月方愈。

注 外用鼻痔散时，以芦茎频频吹于息肉上，每天2～3次；或用麻油、茶油将药粉调成软膏状，薄棉包裹，敷于息肉尾端，每天换3次。需要注意的是，此药散刺激性较强，如使用不当，可致鼻腔干燥充血，因此药前可用甘油滴鼻，以防直接刺激。

酒 渣 鼻

病例1 郭树威，男，50岁。初诊：1981年5月14日。

【病史】 患得4～5年前鼻尖和鼻翼部出现潮红，逐渐扩大蔓延至两颊和前额，渐起红色米粒大之血疹。鼻尖部有红丝，自觉微痒。平时有饮酒史，大便经常秘结。经中西药治疗未效，遂来我科治疗。

【检查】 舌红，脉滑数；鼻部潮红，鼻周围、面部有散在米粒样大的红色血疹和稍大之坚硬小结节，间有针头样脓疹，鼻尖部有明显的毛细血管扩张及毛囊孔扩大。

【辨证】 肺胃积热，血毒蕴结。

【治法】 清热凉血，化瘀解毒。

【处方】 水牛角30克（先煎） 生地30克 赤芍18克 丹参18克 野菊花30克 金银花18克 紫花地丁30克 黄连6克，水煎服，7剂。

外治：用201消炎水（见淋巴结核276页）洗患处，每天2～3次。

复诊：1981年5月22日。经上治疗后，自觉症状稍减，但仍口苦咽干，大便秘结、4天未解。此为热结大肠，毒热内生，拟以釜底抽薪法，使邪有去路。

【处方】 大黄18克（后下） 枳实15克 水牛角30克（先煎） 生地30克 黄连6克 赤芍18克 丹参18克 金银花18克 紫花地丁30克，水煎服，7剂。便通去大黄。

外治同前。

三诊：1981年6月2日。药后，大便通畅，鼻部红斑颜色转淡，原坚硬结节变软，红斑上脓疱见吸收，痒感减轻。继服上方，外治同前。

四诊：1981年6月10日。药后，鼻部红斑已明显好转，颜色渐趋于正常，鼻尖部毛细血管扩张已全部消失，基本痊愈。嘱其继服上方10剂以作巩固。

病例2 黄小薇，女，24岁。初诊：1981年6月12日。

【病史】 患者3年前鼻两侧和眉毛间经常发粟米大疖子，有时成脓溃破，有时自行消退，反复不断，以后鼻部毛孔变粗，皮色变红。曾经某医院诊断为“脂溢性皮炎”，多次治疗效果不显。

平时经常口干唇燥，心烦失眠，两颧潮红，大便干结，久治不效，转我科门诊治疗。

【检查】 舌质红、尖有红刺，苔薄黄，脉细数；鼻部及两眉附近有油腻性鳞屑，鼻尖两翼毛细血管扩张，毛孔扩大，可挤出油腻性粉汁，鼻周围散在高粱米样大的红色血疹和稍大之坚便结节。

【辨证】 素体阴虚，肺胃积热上蕴。

【治法】 养阴清热，凉血化瘀。

【处方】 玄参18克　赤芍18克　生地18克　丹皮12克　水牛角30克（先煎）　金银花18克　蒲公英30克　连翘12克　土茯苓30克，水煎服。

上方服30多剂后，症状明显减轻，皮损减少，鼻部红斑颜色转淡，再服10余剂后痊愈。

【按语】

酒渣鼻好发于鼻尖、鼻翼、两颊、前额，多见于青壮年，男女均可得病。中医学认为本病由肺胃积热上蒸，复遇风寒外束，血液凝结而成；或因嗜酒之人，酒气熏蒸所致。在临床上有初、中、后期的不同症状表现。初期表现为皮肤弥漫性潮红，表面油腻光滑，尤以得热食或情绪紧张时为甚；中期表现为斑上出现散在性血疹及脓疹，或有豆大坚硬血疹，鼻尖上并有红丝缠绕，自觉轻微瘙痒，患处红色渐变紫褐；后期表现为鼻尖部丘疹增大，整个聚合，高出皮面，皮肤肥厚，成为鼻赘。《东垣十书》云：诸阳聚于头，则面为阳中之阳，鼻居面中央，而阳明起于额中，一身之血运到面鼻阳部，皆为至清至精之血矣。酒性善行而喜升，大热而有峻急之毒，嗜酒之人，酒气蒸蒸，面鼻得酒，血为极热，热血得冷为阴气所搏，汗浊凝结，滞而不行，宜其先为紫而后为黑色也。须融化滞血，使之得流，滋生新血，使之运化，病乃可愈。故治疗宜清热凉血，融化滞血。同时平素饮食上亦须注意禁食辛辣热毒之品，绝对禁酒。可多吃青菜水果，保持大便通畅，对本病早日治愈能起主要的作用。

慢性化脓性鼻窦炎

病例1　黄惠英，女，28岁。初诊：1985年3月10日。

【病史】 患者鼻塞流涕4年，平素易患感冒，感冒则症状加重，流脓浊涕，伴头痛，曾在广州多间医院多方诊治，诊为“慢性鼻窦炎”。初期用鼻炎净或麻黄素滴鼻，症状能缓解，但以后症状逐渐加重。2年前在某医院X线片示“窦腔模糊、混浊、密度增高，可见液平面，嗅裂处有脓性分泌物”，经局部冲洗、注射及口服抗生素等，未能彻底好转，今来求治。

【检查】 鼻腔内可见黄白色分泌物，秽臭，中鼻甲肥大；前额及眉心处压痛明显，舌红微紫苔薄黄，脉弦数。

【辨证】 肺胃郁热，鼻窍不通。

【治法】 清热泻火，解凝通络，宣肺通窍。

【处方】 自拟鼻渊汤：

蒲公英18克　野菊花15克　露蜂房18克　崩大碗30克　生石膏24克　板蓝根18克　川足3条　辛夷花10克　苍耳子10克，水煎服。

外治用鼻渊散：鹅不食草15克　崩大碗15克　辛夷花15克　苍耳子10克　浮萍10克　大青叶12克，上药共研细末，每次0.3克，吹入鼻内，每天2～3次。

复诊：1985年3月17日。经服上药7剂和外治疗后鼻塞减轻，流涕渐少，前额胀痛亦减轻。

上方加赤芍15克、川芎12克，继服7剂，并继续以鼻渊散吹鼻。

前后共服药40剂后，临床症状完全消失。随访2年未再复发。

病例2　苏成，男，30岁。初诊：1985年10月15日。

【病史】 患者2年来经常鼻塞、流涕，甚则头痛；左鼻孔流黄浓浊涕，时有鼻血，味腥臭。经广州某医院五官科X片检查确诊为“慢性化脓性鼻窦炎”，用中西药（具体不详）治疗，病情反复，未能彻底好转，今来诊治。

【检查】 鼻腔内可见多量脓性分泌物、味腥臭，中鼻甲肥大，嗅觉减弱，前额压痛（+），舌质红、苔黄，脉弦。

【辨证】 肺胃郁热，鼻窍不通。

【治法】 清肺泻火，宣肺通窍，解凝通络。

【处方】 自拟鼻渊汤加味：

蒲公英18克　野菊花15克　露蜂房18克　崩大碗30克　生石膏24克　板蓝根18克　川足3条　辛夷花10克　苍耳子10克　山栀15克　白茅根30克　鱼腥草18克，水煎服。

外治：用鼻渊散，同病例1。

复诊：1985年10月23日。服药7剂和外治后，头痛、鼻塞明显减轻，仍流浊涕。继用上方10剂。外治法同前。

三诊：1985年11月3日。症状已基本好转。

为巩固疗效，上方去野菊花、蒲公英、鱼腥草，加生地30克，继服7剂，并以鼻渊散吹鼻，每天1～2次，并嘱患者忌煎炒、辛辣烟酒等刺激性食物。

共服药32剂，临床症状消失，随访1年未再复发。

【按语】

慢性化脓性鼻窦炎是临床常见病，常继发于急性鼻窦炎治疗不当或不彻底而致。西医学疗效不甚理想，治疗方法往往令患者难以坚持，笔者运用中医辨证论治，经治20余例，效果较为满意。

本病属中医学鼻渊范畴。《医学入门》云："鼻渊者，鼻流浊涕，热甚。"《明医杂著》云："鼻塞不时举发者，世人皆以为肺塞而用解表通利辛温之药不效，殊不知此是肺经有火，邪火甚则喜得热而恶见寒，故遇寒便塞，遇感便发也。"肺主皮毛，开窍于鼻。风邪上受，首先犯肺。外感风寒，入里化热，或外感风热，加之肺胃素有伏火，使肺气失宣，肺燥阴伤，邪热循经上扰，皆可导致本病发生。因此在治疗上当从清热泄火、宣肺通窍着眼。笔者自拟鼻渊汤中的蒲公英、野菊花、露蜂房、崩大碗性味甘苦寒，入肺胃经以清热解毒为主；配板蓝根、生石膏加强清热作用；内清肺胃之火，适当加以辛苦温之苍耳子、辛夷花，川足以宣肺通窍；因病久入络，故以赤芍、川芎以治血消肿。在内服药同时，配以解毒清热的鼻渊散吹鼻，内外合治，局部与整体相结合，更加强疗效。因用药恰当，临床往往收到满意效果。

结核性咽后脓肿

病例 邓合安，男，27岁。初诊：1979年8月13日。

【病史】 患者于10多年前，感到背驼，全身无力，休息后如故，日渐消瘦，到某医院诊治。经X线摄片诊为“胸椎结核”，用抗结核药物治疗后，体力有所增加，一度恢复健康。1979年元月初，因生活工作较繁忙，感体力有些下降，同年3月中旬突然感觉咽喉有阻塞现象，伴吐大量痰涎，在某医院检查，发现咽喉部位有1形似花生米状大的肿物突出，治疗1月多，病情未见好转，且日益加重，肿物增大，呼吸困难，食欲减退，体重下降。同年6月转院，经40多天的治疗观察，会诊确诊为“咽后冷性脓肿”，决定手术治疗。由于术前说明术后伤口可能较难愈合，患者不愿手术，自服“利福平”及一些营养品，病情更为恶化，五心烦热，潮热盗汗，四肢无力，咽喉部疼痛伴阻塞感，进食时吞咽疼痛，发音困难，吐较多稀痰，呼吸困难，食欲减退，遂来我科诊治。

【检查】 神志清楚，精神萎靡，形体消瘦，痛苦面容，呼吸困难，舌质红、舌苔白滑腻，脉弦细滑；颈右侧可见肿大的淋巴结，质软，活动，无粘连；脊背突出，向前弯曲；咽后壁向前鼓出，如半个鸡蛋大，脓肿偏右侧，粘膜稍苍白。

血常规：红细胞 3.75×10^{12}/L；白细胞总数 7.8×10^{9}/L，中性0.7，淋巴0.3；血沉65mm/h。

【辨证】 痰火结聚，肺肾阴亏。

【治法】 清火涤痰通络，兼滋肾益阴。

【处方】 猫爪草30克　法夏15克　川贝母12克　咸竹蜂8只　皂角刺12克　炒山甲21克　全蝎9克　蜈蚣4条　僵蚕15克　百部30克　生地30克　玄参30克，水煎服。

复诊：1979年8月16日。服3剂药后，咽喉部疼痛明显减轻，呼吸稍平顺，吞咽困难亦减轻，痰量减少。药既对症，应予守方，嘱原方连续服用。

三诊：1979年8月29日。2周后，患者五心烦热、四肢无力等症状基本消除，咽喉部疼痛、阻塞感继续减轻，呼吸平顺，发音好转，右侧肿大的淋巴结消失，头部活动自如，可进食。检查咽后壁脓肿缩小，如龙眼核大，由于症状消退较快，心情舒畅，体重开始增加。

四诊：1979年9月15日。续服上方10余剂，咽喉部症状完全消失，余症亦除，转五官科检查，咽后壁冷性脓肿治愈。为善其后，嘱继服原方1周，并加强体质锻炼。

1980年、1982年随访未见复发。

【按语】

结核性咽后脓肿是现代医学咽喉科疾病。认为其病因是由颈椎结核或咽后筋膜间隙中的淋巴结核扩散而来。

对本病的治疗，目前西医还须借助于手术和抗痨药物配合，且术后尚有伤口愈合较难之弊，因此运用中医中药治疗本病的问题值得临床探讨。

中医学文献中虽未见有关咽后冷性脓肿的记载及有效方药，但对结核病的治疗，前人已经积累了丰富的经验和有效方药。结核病在中医学称“痨病”或“流痰”，发生在肺部的结核病称为“肺痨”；发生在骨与关节的结核病称为“骨痨”；因结核所致的腰部冷性脓肿则称肾俞虚痰等。这些论述，在《疡科心得集》、《医门补要》及《外证医案汇编》等文献中均有记载。

笔者根据历代中医学文献中关于“百病兼痰”、“五脏六腑能生痰”、“百病多由痰作祟”的经验之谈，对咽后壁冷性脓肿从“痰”论治，获得良效。如本例患者由于工作繁劳，忧思过度，气郁化火，火邪炼液成痰，加之素体肺肾阴亏，水亏火旺，肾中虚火上炎，灼液为痰，痰火结聚，阻滞经络，积聚漫肿而发病。患者舌质红、苔白滑腻，脉弦细滑，为肺肾阴虚，虚火上炎，炼液为痰，痰结气滞之候。故以清火涤痰通络，兼滋肾益阴之法治疗。方中猫爪草、法夏清热化痰，散结消肿；川贝母利肺化痰解郁；咸竹蜂善利咽消肿；生地、玄参养阴清热而增津液；配以皂角刺、炒山甲祛痰攻坚；并取百部以治劳瘵；再配以全蝎、蜈蚣、僵蚕，一则取其解毒消坚，二则取其化痰通络，搜透经络中之痰浊，使结聚于咽喉之痰浊迅速消散。

历代医家在治疗流痰之疾中常用蜈蚣、僵蚕、全蝎屡起沉疴。现代药理学实验也在一定程度上证实了上述虫类药的解毒作用，蜈蚣由于内含类似蜂毒的有毒成分，对结核杆菌有抑制作用，并能促进人体的新陈代谢；全蝎不仅长于熄风定痉，而且又有化痰散瘀解毒，医治顽疽恶疮之功；至于白僵蚕，由于其性味咸辛平，临床上皆取其辛咸而气味俱薄，轻浮上升，兼能得桑气（指桑叶之气）疏散风热之力，治瘰疬之验方秘方甚多见。清·叶天士有“久病入络”之说。故本方以三味昆虫合用，使涤痰通络之功更显著。据临床观察，本方对改善咽后壁冷性脓肿的症状，推陈致新，促进脓肿的消退、吸收起很大作用，故是一条治疗咽后冷性脓肿的有效方剂。

喉　痈

病例1　谭耀新，男，30岁。初诊：1979年6月29日。

【病史】　患者素有咽痛史，每逢劳累，辄易发作。1周前因工作，连续3夜不寐，以致咽喉疼痛。初起有低热，3天后咽痛更甚，热度增高，吞咽困难。3天前到某医院检查，诊为“咽后脓肿”。并建议手术摘除，患者不愿手术，转诊到肿瘤医院检查，诊断为“咽喉肿瘤”。3天之内，咽喉壁肿物发展很快，已有半个鸡蛋样大，伴发热，无恶寒，不能吞咽，大便5天未解，遂来我科诊治。

【检查】　体温38℃，精神疲乏，气粗痰鸣；右颌下肿胀焮红如鹅蛋大，右乳蛾后面红肿高突于悬雍垂，表面有白腐，不光滑，以压舌板触之较软；舌苔腻而糙，脉数。

【辨证】　心肝火旺，胃热炽盛，痰毒内蕴。

【治法】　引吐涤痰，通幽泄热。

【处方】　通里解毒汤合瓜蒂散加减：

瓜蒂12克　大黄18克（后下）　川朴12克　马齿苋30克　田基黄18克　崩大碗18克　虎杖15克　丹皮12克　水牛角30克（先煎）　僵蚕15克　皂角刺9克　炒山甲12克（先煎），水煎服，嘱服1剂以观察病情。

外治：用牛黄散（见炭疽329页）吹喉，右颌下外敷回春膏（见背痈287页），每天1次。

服药后腹痛阵作，泻下臭屎。随后又觉胸闷不舒，涌吐出脓液1大碗，始觉咽痛减轻，前方去瓜蒂服2剂。

复诊：1979年7月2日。进通里涌吐解毒之剂后，大便解2次，疼痛见减，吞咽稍利，咽部肿势渐退，颌下之肿胀亦消，病情续有好转，但感右耳尚胀痛，咽部硬结不收，根坚不软，脉象细数，舌苔腻而糙。为内热不清，痰瘀结聚不化所致。再以清热化痰，消肿，用蒲蒌汤加味。

【处方】 蒲公英20克 栝蒌仁20克 青皮12克 金银花15克 枳壳9克 八月扎30克 川连6克，水煎服，3剂。

外治：用201（见淋巴结核276页）消炎水漱口，外敷通气膏（见丹火透热疗法34页），每天1次。

三诊：1979年7月5日。咽部硬结渐退，开始食粥。续服上方5剂，痊愈上班。

病例2 黄敏冰，女，28岁。初诊：1982年5月7日。

【病史】 患者于1981年曾患喉痈已愈，1周前因过食狗肉而发作。咽痛，吞咽艰难，痛引左耳窍，左颌下有1肿核，身热头痛，痰黄稠、量多。在医院注射青霉素3天，无效而转我科。

【检查】 咽部左侧红肿散漫，延及咽关，以压舌板触之尚坚硬，舌苔黄腻，脉滑数。

【辨证】 胃火炽盛。

【治法】 清胃降火。

【处方】 白头翁18克 青皮9克 僵蚕15克 白芷12克 板蓝根18克 蒲公英30克 黄连6克 知母12克，水煎服，2剂。

外治：用牛黄散吹喉，并以201消炎水漱口。每天1次。

复诊：1982年5月9日。仍咽痛不利，左咽关红肿突出，触之未软，上方续服2剂。

三诊：1982年5月11日。喉痈酿脓已熟，左咽关红肿、高突、光亮、顶软。上药加皂角刺15克，炒山甲15克，服2剂。

四诊：1982年5月13日。药后喉痈已攻破，流出脓液甚多，咽痛好转，咽部红肿消退，左颌下核肿已无压痛，惟左耳尚有牵引痛。前方去僵蚕、炒山甲、皂角刺，嘱服4剂。前后治疗共10天痊愈。

病例3 陈洁玉，女，37岁。初诊：1980年7月5日。

【病史】 患者既往有咽痛史，半月前曾患肺炎，已治愈。3天前起觉咽痛，伴有发热，恶寒，头痛，大便干结、每天1次，继则咽喉右侧肿胀，疼痛更甚。自服“牛黄解毒片”，似觉咽痛稍微减轻，但今复咽痛甚，进食吞咽困难而来诊。

【检查】 右颌下焮红，右乳蛾后有1李子大小的喉痈，红肿突起，以压舌板触之尚有坚硬之感，舌苔黄白，脉浮数。

血常规：白细胞总数17×10^9/L。

【辨证】 风热外袭与火毒互搏于喉。

【治法】 疏风解表，清热消肿。

【处方】 蠲风汤加减：

柴胡12克　僵蚕12克　川贝母9克　金银花15克

蒲公英30克　板蓝根18克　连翘12克　防风9克，

水煎服，2剂。

外治：用201消炎水漱口后，用牛黄散吹喉，每天1次。

复诊：1980年7月7日。药后，恶寒、发热诸症消失，咽中刺痛亦减轻。检查咽部喉痈仍未减小，喉痈表面红肿无白腐，无酿脓之兆，脉转数。表证已除，热毒亢盛，故着重清热解毒，泻火消肿，使喉痈消散于无形，用蒲蛇汤加减。

【处方】 蒲公英30克　白花蛇舌草18克　石上柏18克　玄参18克　地龙12克　半边莲24克　了哥王18克　青皮6克，水煎服，4剂。

外治：在右颌下红肿处外敷通气膏，每天1次。

三诊：1980年7月11日。疼痛见减，吞咽稍利，咽部肿势渐退，颌下肿胀亦消，病情续有好转，唯右耳尚有轻微胀感，舌苔腻而糙，脉仍数。此内热未清，火毒未除所致，再以上法加减。

【处方】 白头翁18克 青皮6克 蒲公英30克 白花蛇舌草18克 石上柏18克 半边莲24克 了哥王18克 蜈蚣3条，水煎服，3剂。

服上方后肿渐退尽，已能进食稀饭。

【按语】

咽喉痈是痈疡发生于咽喉间的一种疾病，其主要症状是：局部焮赤肿胀，疼痛灼热，吞咽不利，甚则壮热化脓。此证大多为实热证，其病因和病机不外三焦郁火上攻，气血凝滞则起于颈咽，肺胃积热上壅，则起于结喉。亦有因口齿生疳，余毒未清，结而成患者。

1. 喉痈的类别

历来喉科书籍中，喉痈的名称很多，范围很广，凡一切咽喉、舌、上腭及颈、腮、颌部的痈疡都包括在内。其命名的依据，大体有以下四方面：

（1）以病因分类，如伏寒喉痈、积热喉痈等。

（2）以局部色泽分类，如大红喉痈、淡白喉痈等。

（3）以发病部位分类，如单喉痈、双喉痈、里喉痈、外喉痈、颌痈、兜腮痈、夹喉痈、结喉痈等等。

（4）以症状分类，如肿烂喉痈、锁喉痈、声哑喉痈等（上列喉痈名称类别见于《咽喉经验秘传》、《喉症全科紫珍集》、《咽喉秘集》、《医宗金鉴》)。

以上分类法，表面上明了，实际上对诊断的帮助不大，有的仅从某一个角度来观察，病因、症状、部位等掺杂一起，有的混淆不清，如大红喉痈和积热喉痈实为一证。只是大红喉痈以症状立名，积热喉痈取病因立名而已。至于局部的色泽与症状，只能作为诊断时的辨证依据之一，故笔者在临床上对喉痈的分类和命名，认为以发生的部位来分，较为确切。

2. 喉痈的辨证

（1）辨部位：痈发于正咽关的称喉痈；发生于咽关之外者称外喉痈；发生在咽关内一直至喉底处的称里喉痈。喉痈和外喉痈病位浅，病情较轻，一般病程较短；惟里喉痈发于咽关之内，气道比较狭窄，肿胀过甚则有窒息之虞，不可忽视。

（2）辨色泽：喉痈焮赤红肿者居多，色大红甚至肿烂者，往往是脾肺积热，心肝火旺；色淡红者，多见于肺胃热蕴，复感风邪而发；如患处肿而色不甚红者，大多为肺脾受寒或体弱不能抗病之故；如肿物红中带紫，肿而凹凸不平，声嘶哑者，属瘀毒互结，败症无疑。

3．症状的鉴别

（1）声音：语声清朗者病轻；重浊者有寒遏郁；声音不清者为痰盛；声嘶语塞者为病重。

（2）吞咽：涎多而吞咽不利者痰盛；无涎而吞咽不利者热甚或阴虚津液亏耗而病甚。

（3）外喉：颌下淋巴结肿大者，喉痈大多发于咽关之内；颈侧、耳垂下淋巴结肿大者，喉痈大多发于咽关之外；前颈粗肿者，喉痈发于咽底与危候。

（4）身热：喉痈焮赤、红肿、高突，先喉痛而后身热炽盛，脉大有力者为实热之证；喉痈色淡微肿，先身热，有恶寒之象，或身无大热，脉细无力，则为体弱无力抗病。

（5）肿胀：肿胀散漫，可以用压舌板触患处，坚硬者脓未成，或脓在深层尚未达于表；如红肿光亮、高突、顶点微白、按之软者，可攻溃排脓；如肿硬麻木或高低不平者为恶候。

（6）疼痛：痛处散漫者，脓未成；痛处集中，压之反跳，脓已成。

（7）二便：初病大小便不通者，必内有实火；大小便通利者，为热在营分，或阴分不足。

4．喉痈的治疗

喉痈高热红肿者，治疗大法与一般痈疡同，初起以疏风清热，解表消肿为主，用𫗴风汤；中期以清热解毒，泻火消肿为主，用蒲蛇汤，使痈肿消散于无形；兼便结烦躁者，用通里解毒汤荡涤积热，泻火解毒；如清之无效而有成脓趋势，可加炒山甲、皂角刺以透脓；脓已成用托毒排脓法，并与托里流气饮，必要时结合手术切开；溃后，一般热退肿痛亦减轻，宜和胃和营。同时在喉痈的治疗过程中要配合外治法。喉痈初起，可用201消炎水漱口；脓已成可用牛黄散外吹；如兼见颈、颌等因喉痈而引起肿胀之处，可用回春膏外敷，外治法对局部的症状改善有很大的帮助。

在喉痈的治疗过程中尚须注意以下几点：

1．使用清热药时，必须顾及脾胃。如病属实热而脾胃正常者，则应及时应用苦寒泄热；但脾胃虚弱者，则不可纯用苦寒，避免有上热未除，中寒复起之弊，因胃气一败，则对疾病恢复大有妨碍。

2．治疗喉症时要注意清热化痰。喉为肺之门户，肺为贮痰之器。病在喉间，痰涎每甚，而痰为火之标，火为痰之本，因此，在急性喉症中，豁痰、引吐是治痰之标，而清热、泄热为治痰之本。此类病症应标本兼治，故治喉痈痰涎壅盛者，清热消肿、化痰利咽是一个主要的方法。

3. 通利大小便，必须抓住时机。若应通不通，则上焦之火无以下泄；不应通而通，则反伤元气。如《尤氏喉科秘书》中说："凡喉症初起……须问其大小便通利否，如二便通利，证候虽加，不过浮火上攻，服解毒消风清火之剂即愈；若二便不通利，必内有实火，非用降火解毒重剂及通利二便之药，火何以出？病何以解？……故喉症初起，大便秘结者宜大黄、玄明粉通之，则大便解而易愈，若至五、六日，久而不食，大便闭结，用之立毙，盖病久元气已虚，岂宜再用硝、黄，当用蜜导引……。"由此可见，二便通利与否是治疗喉痈的一个主要环节。笔者临床上体会到：对于喉痈肿痛，壮热不退，而兼有大便干结者，即可运用通利二便之法，目的在于泄热降火也，而不一定要待大便秘结数天而始通之。

4. 吐法在治疗喉痈症亦要相应用之。肺为华盖，位居最高，火毒升腾，灼津为痰，壅塞门户，而现喉肿气喘痰涎壅盛之状，当用吐法，因势利导，邪毒尽吐，正气方有复转之机。

5. 切开排脓亦须适当，过早徒泄其气血，过迟则肉腐益深，皆不易痊愈。如明《薛氏医案》："疮疡用针，当辨生、熟、深、浅……若脓生而即针，则徒泄其气血，而脓反难成；若脓熟而不针，则腐溃益深，疮口难敛；若脓深而针浅，则内脓不得外出，血反泄；若疮浅而针深，则内脓虽出，良肉反伤"。治喉痈亦不例外，故必待红肿光亮，顶点微白，以压舌板按之软者，方是脓熟之时。

以上3例患者都是青壮年，形体壮实，但症状各有轻重。病例1，患者发病于睡眠不足之后，大便秘结，是心肝火旺，胃热炽盛为主，其发病急骤，痰毒上升闭阻咽喉气道，故现气喘痰鸣，呼吸急迫之症，若病情稍有拖延，则可形成喉痈阻塞气道而危及生命，故采用上吐痰毒，下泄实热之法应急，以图转危为安。患者因痰毒壅塞喉间，清消不能，下之途远，远水不能救近火，故采用吐法，吐毒涤痰，最为相宜。病例2，患者因过食狗肉等燥热炙煿之品，致使胃火聚积，上关肺门，酿脓成痈，故以清胃降火为法。至脓已酿成之际，加入皂角刺、炒山甲代刀破脓，脓溃而愈。病例3，患者因风热之邪与火毒相搏于咽喉而成痈，治疗时有先后之分，因其时有表证所以解表消肿合而用之，至表邪去而转用解毒清热之法，因本例无酿脓之虞，故用消法将喉痈消散于无形之中。必须指出，治疗喉痈时，外治的方法亦是必不可少的。

喉 喑

病例1 李卫平，女，30岁。初诊：1982年6月28日。

【病史】 患者半个多月前开始发高热（体温达40℃），咽喉肿痛，声音嘶哑，咳嗽痰黄，经西医诊断为“急性化脓性咽炎”。即服抗生素及清热解毒之剂，体温渐降，咽痛减轻，但仍低热，咽微痛，声音嘶哑，说话难以听清，口干欲饮，吞咽微觉物阻，小便短黄，大便秘结。

【检查】 体温37.8℃，舌质红、苔微黄，脉滑数。喉科检查咽喉充血，扁桃体Ⅰ°肿大；间接喉镜检查声带充血水肿。

血常规：白细胞总数9×10^9/L，中性0.79，淋巴0.21。

【辨证】 热邪壅肺，气机失宣。

【治法】 清热解毒，宣肺利咽。

【处方】 诃子12克　金果榄18克　板蓝根30克
胖大海18克　金银花18克　野菊18克　玄参18克
咸竹蜂4只　蟋蟀4只，水煎服，3剂。

复诊：1982年7月1日。咽痛减轻，声音嘶哑随着好转，舌红、苔薄白。肺气得宣，谨守原法，续服上方。

三诊：1982年7月3日。又进药2剂，诸症皆消失，语音恢复正常，咽痛亦好。嘱其停药，注意休息，不高声说话，以巩固疗效。

病例2 陆洁昕，男，32岁。初诊：1982年1月10日。

【病史】 患者1981年6月间，因工作繁忙，通宵达旦，继而嗓子嘶哑，后至完全失音，伴咽干口燥、觉口鼻冒火，多经中西药治疗，时好时坏，效不显著。因声哑难出，头痛眩晕，睡眠不佳，梦多易醒，尿黄，便秘而来诊。

【检查】 形体消瘦，口唇干裂，舌质淡红、苔薄干，脉细数。

喉科检查：咽部暗红，散布粟粒大小颗粒和灰白分泌物。

间接喉镜检查：喉粘膜充血、肿胀，声带增厚。

【辨证】　肺肾阴虚，虚火上炎，咽喉失利。

【治法】　滋肾润肺，清热利咽。

【处方】　生地30克　麦冬15克　天冬15克　丹皮12克　百合18克　蜈蚣3条　蝉蜕12克　咸竹蜂4只　蟋蟀4只，水煎服，4剂。

复诊：1982年1月14日。药后自感咽部清爽，咽痛喉干已消失，头晕头痛减轻。但声音仍嘶哑，失眠梦多，口干渴。虚火尚盛，守前法稍增减。

【处方】　生地30克　麦冬18克　天冬15克　沙参18克　丹参18克　百合18克　咸竹蜂4只　熟枣仁18克　牡蛎30克，水煎服，6剂。

三诊：1982年1月20日。药后已能发出声音，音调逐渐提高，睡眠已安，诸症消失。再投知柏八味丸以巩固疗效。

治愈1年后随访，一切如常，自觉咽部无不适感，可作高声喊叫。

【按语】

喉喑即失音。是指说话无音、哑而无声。《景岳全书·声喑》云：声音之病，虽由五脏，而实惟心之神，肺之气，肾之精三者为主耳，……声音，标在心肺，而声音之本在肾。又云：喑哑之病，当知虚实，实者其病在标，因窍闭病也；虚者其病在本，因内夺而喑也。失音有外感、内伤之异。临床上常因发病的急缓，而分为暴喑和久喑。暴喑多实，有风寒、风热之分，治宜宣肺透邪为主；久喑多虚，有肺燥、肾虚之别，治宜润肺养阴为主。叶天士概括为“金实则无声，金破亦无声”。

病例1，患者因风热之邪客肺，阻塞肺窍，致肺气壅遏，失于宣畅，声道开合不利，音不能出。此为金实无声之实证。故以板蓝根、野菊花、金银花清热解毒；金果榄、玄参清咽利膈，解毒消炎；诃子敛肺顺气，为治久咳失音良药；胖大海清热润肺，利咽解毒；咸竹蜂甘酸寒，能清热泻火，利咽化痰；蟋蟀味咸而性微温，有利咽开音之功。据笔者家祖传，上方对失音嘶哑之症确有良效。病例2，患者失音已7个多月，主要为肺肾阴虚，虚火上炎，灼损咽喉，治宜滋肾润肺，清热利咽。方中以麦冬、天冬、沙参、百合润肺滋肾，收敛肺气；生地凉血清热；丹皮清热泻火；蜈蚣通络解毒；蝉蜕、蟋蟀利咽开音；竹蜂清热泻火，利咽解毒。诸药配合竟收全功。

跋

《奇难杂症精选》1996年出版已历廿四载，深得民众喜阅。中医理论及实践历数千年而不衰，迸发其强大生命力。在本次抗新冠肺炎疫情中得到充分体现。

因本期与广东科技出版社续签印刊事宜顺付感言。老医生已七十龄矣，每周出诊为病者诊治。中医杂病所涉宽广，深得其精髓，是要承传。幸有儿子黄天一医师继承衣钵，祈中医民间验方能泽及广大民众。

黄永源

2020.4.2于广州